国家卫生和计划生育委员会"十二五"规划教材

全国中医药高职高专院校教材

全国高等医药教材建设研究会规划教材

供中医学、针灸推拿、中医骨伤、护理等专业用

西医外科学

—— 第 3 版 ——

主　　编　贾　奎

副主编　王玉云　岑小波　朱云根

编　　委　（按姓氏笔画为序）

王玉云（湖北中医药高等专科学校）

王兴焱（黑龙江中医药大学佳木斯学院）

古仕明（四川中医药高等专科学校）

朱云根（江西中医药高等专科学校）

岑小波（泸州医学院）

周家旺（南阳医学高等专科学校）

贾　奎（南阳医学高等专科学校）

熊启燕（保山中医药高等专科学校）

人民卫生出版社

图书在版编目(CIP)数据

西医外科学/贾奎主编.—3版.—北京:人民卫生出版社,
2014

ISBN 978-7-117-19097-8

Ⅰ.①西…　Ⅱ.①贾…　Ⅲ.①外科学-高等职业教育-教材
Ⅳ.①R6

中国版本图书馆 CIP 数据核字(2014)第 129634 号

人卫社官网　www.pmph.com	出版物查询,在线购书
人卫医学网　www.ipmph.com	医学考试辅导,医学数据库服务,医学教育资源,大众健康资讯

西医外科学

第 3 版

主　　编:贾　奎
出版发行:人民卫生出版社(中继线 010-59780011)
地　　址:北京市朝阳区潘家园南里 19 号
邮　　编:100021
E - mail:pmph @ pmph.com
购书热线:010-59787592　010-59787584　010-65264830
印　　刷:三河市君旺印务有限公司
经　　销:新华书店
开　　本:787×1092　1/16　　印张:30
字　　数:749 千字
版　　次:2005 年 6 月第 1 版　　2014 年 8 月第 3 版
　　　　　2018 年 8 月第 3 版第 7 次印刷(总第 15 次印刷)
标准书号:ISBN 978-7-117-19097-8/R · 19098
定　　价:49.00 元

打击盗版举报电话:**010-59787491　E-mail:WQ @ pmph.com**
(凡属印装质量问题请与本社市场营销中心联系退换)

《西医外科学》网络增值服务编委会名单

主　　编　贾　奎

副 主 编　王玉云　岑小波　朱云根

编　　委　（按姓氏笔画为序）

王玉云（湖北中医药高等专科学校）

王兴焱（黑龙江中医药大学佳木斯学院）

古仕明（四川中医药高等专科学校）

朱云根（江西中医药高等专科学校）

岑小波（泸州医学院）

周家旺（南阳医学高等专科学校）

贾　奎（南阳医学高等专科学校）

熊启燕（保山中医药高等专科学校）

全国中医药高职高专国家卫生和计划生育委员会规划教材
第三轮修订说明

全国中医药高职高专卫生部规划教材第1版（6个专业63种教材）2005年6月正式出版发行，是以安徽、湖北、山东、湖南、江西、重庆、黑龙江等7个省市的中医药高等专科学校为主体，全国20余所中医药院校专家教授共同编写。该套教材首版以来及时缓解了中医药高职高专教材缺乏的状况，适应了中医药高职高专教学需求，对中医药高职高专教育的发展起到了重要的促进作用。

为了进一步适应中医药高等职业教育的快速发展，第2版教材于2010年7月正式出版发行，新版教材整合了中医学、中药、针灸推拿、中医骨伤、护理等5个专业，其中将中医护理学专业名称改为护理；新增了医疗美容技术、康复治疗技术2个新专业的教材。全套教材共86种，其中38种教材被教育部确定为普通高等教育"十一五"国家级规划教材。第2版教材由全国30余所中医药院校专家教授共同参与编写，整个教材编写工作彰显了中医药特色，突出了职业教育的特点，为我国中医药高等职业教育的人才培养作出了重要贡献。

在国家大力推进医药卫生体制改革，发展中医药事业和高等中医药职业教育教学改革的新形势下，为了更好地贯彻落实《国家中长期教育改革和发展规划纲要（2010–2020）》和《医药卫生中长期人才发展规划（2011–2020）》，推动中医药高职高专教育的发展，2013年6月，全国高等医药教材建设研究会、人民卫生出版社在教育部、国家卫生和计划生育委员会、国家中医药管理局的领导下，全面组织和规划了全国中医药高职高专第三轮规划教材（国家卫生和计划生育委员会"十二五"规划教材）的编写和修订工作。

为做好本轮教材的出版工作，成立了第三届中医药高职高专教育教材建设指导委员会和各专业教材评审委员会，以指导和组织教材的编写和评审工作，确保教材编写质量；在充分调研的基础上，广泛听取了一线教师对前两版教材的使用意见，汲取前两版教材建设的成功经验，分析教材中存在的问题，力求在新版教材中有所创新，有所突破。新版教材仍设置中医学、中药、针灸推拿、中医骨伤、护理、医疗美容技术、康复治疗技术7个专业，并将中医药领域成熟的新理论、新知识、新技术、新成果根据需要吸收到教材中来，新增5种新教材，共91种教材。

新版教材具有以下特色：

1. **定位准确，特色鲜明**　本套教材遵循各专业培养目标的要求，力求体现"专科特色、技能特点、时代特征"，既体现职业性，又体现其高等教育性，注意与本科教材、中专教材的区别，同时体现了明显的中医药特色。

2. **谨守大纲，重点突出**　坚持"教材编写以教学计划为基本依据"的原则，本次教材修订的编写大纲，符合高职高专相关专业的培养目标与要求，以培养目标为导向、职业岗位能力需求为前提、综合职业能力培养为根本，注重基本理论、基本知识和基本技能的培养和全面素质的提高。体现职业教育对人才的要求,突出教学重点、知识点明确,有与之匹配的教学大纲。

3. 整体优化,有机衔接 本套教材编写从人才培养目标着眼,各门教材是为整个专业培养目标所设定的课程服务,淡化了各自学科的独立完整性和系统性意识。基础课教材内容服务于专业课教材,以"必需,够用"为度,强调基本技能的培养;专业课教材紧密围绕专业培养目标的需要进行选材。全套教材有机衔接,使之成为完成专业培养目标服务的有机整体。

4. 淡化理论,强化实用 本套教材的编写结合职业岗位的任职要求,编写内容对接岗位要求,以适应职业教育快速发展。严格把握教材内容的深度、广度和侧重点,突出应用型、技能型教育内容。避免理论与实际脱节,教育与实践脱节,人才培养与社会需求脱节的倾向。

5. 内容形式,服务学生 本套教材的编写体现以学生为中心的编写理念。教材内容的增减、结构的设置、编写风格等都有助于实现和满足学生的发展需求。为了解决调研过程中教材编写形式存在的问题,本套教材设有"学习要点"、"知识链接"、"知识拓展"、"病案分析(案例分析)"、"课堂讨论"、"操作要点"、"复习思考题"等模块,以增强学生学习的目的性和主动性及教材的可读性,强化知识的应用和实践技能的培养,提高学生分析问题、解决问题的能力。

6. 针对岗位,学考结合 本套教材编写要按照职业教育培养目标,将国家职业技能的相关标准和要求融入教材中。充分考虑学生考取相关职业资格证书、岗位证书的需要,与职业岗位证书相关的教材,其内容和实训项目的选取涵盖相关的考试内容,做到学考结合,体现了职业教育的特点。

7. 增值服务,丰富资源 新版教材最大的亮点之一就是建设集纸质教材和网络增值服务的立体化教材服务体系。以本套教材编写指导思想和整体规划为核心,并结合网络增值服务特点进行本套教材网络增值服务内容规划。本套教材的网络增值服务内容以精品化、多媒体化、立体化为特点,实现与教学要求匹配、与岗位需求对接、与执业考试接轨,打造优质、生动、立体的网络学习内容,为向读者和作者提供优质的教育服务、紧跟教育信息化发展趋势并提升教材的核心竞争力。

新版教材的编写,得到全国 40 余家中医药高职高专院校、本科院校及部分西医院校的专家和教师的积极支持和参与,他们从事高职高专教育工作多年,具有丰富的教学经验,并对编写本学科教材提出很多独到的见解。新版教材的编写,在中医药高职高专教育教材建设指导委员会和各专业教材评审委员会指导下,经过调研会议、论证会议、主编人会议、各专业编写会议、审定稿会议,确保了教材的科学性、先进性和实用性。在此,谨向有关单位和个人表示衷心的感谢!

希望本套教材能够对全国中医药高职高专人才的培养和教育教学改革产生积极的推动作用,同时希望各位专家、学者及读者朋友提出宝贵意见或建议,以便不断完善和提高。

全国高等医药教材建设研究会
第三届全国中医药高职高专教育教材建设指导委员会
人民卫生出版社
2014 年 4 月

全国中医药高职高专第三轮规划教材书目

中医学专业

1	大学语文（第3版）	孙　洁	12	中医妇科学（第3版）	盛　红
2	中医诊断学（第3版）	马维平	13	中医儿科学（第3版）★	聂绍通
3	中医基础理论（第3版）★	吕文亮	14	中医伤科学（第3版）	方家选
		徐宜兵	15	中药学（第3版）	杨德全
4	生理学（第3版）★	郭争鸣	16	方剂学（第3版）★	王义祁
5	病理学（第3版）	赵国胜	17	针灸学（第3版）	汪安宁
		苑光军	18	推拿学（第3版）	郭　翔
6	人体解剖学（第3版）	盖一峰	19	医学心理学（第3版）	侯再金
		高晓勤	20	西医内科学（第3版）★	许幼晖
7	免疫学与病原生物学（第3版）	刘文辉	21	西医外科学（第3版）	贾　奎
		刘维庆	22	西医妇产科学（第3版）	周梅玲
8	诊断学基础（第3版）	李广元	23	西医儿科学（第3版）	金荣华
9	药理学（第3版）	侯　晞	24	传染病学（第2版）	陈艳成
10	中医内科学（第3版）★	陈建章	25	预防医学	吴　娟
11	中医外科学（第3版）★	陈卫平			

中医骨伤专业

26	中医正骨（第3版）	莫善华	30	骨科手术（第3版）	黄振元
27	中医筋伤（第3版）	涂国卿	31	创伤急救（第3版）	魏宪纯
28	中医骨伤科基础（第3版）★	冼　华	32	骨伤科影像诊断技术	申小年
		陈中定	33	骨科手术入路解剖学	王春成
29	中医骨病（第3版）	谢　强			

中 药 专 业

34	中医学基础概要（第3版）	宋传荣	40	中药方剂学（第3版）	吴俊荣
		何正显			马　波
35	中药药理与应用（第3版）	徐晓玉	41	有机化学（第3版）★	王志江
36	中药药剂学（第3版）	胡志方			陈东林
		李建民	42	药用植物栽培技术（第2版）★	宋丽艳
37	中药炮制技术（第3版）	刘　波	43	药用植物学（第3版）★	郑小吉
		李　铭			金　虹
38	中药鉴定技术（第3版）	张钦德	44	药事管理与法规（第2版）	周铁文
39	中药化学技术（第3版）	李　端			潘年松
		陈　斌	45	无机化学（第3版）	冯务群

46 人体解剖生理学（第3版）　　刘春波　　48 中药储存与养护技术　　　　沈　力

47 分析化学（第3版）　　　　　潘国石
　　　　　　　　　　　　　　　陈哲洪

针灸推拿专业

49 针灸治疗（第3版）　　　　　刘宝林　　52 推拿治疗（第3版）　　　　　梅利民

50 针法灸法（第3版）★　　　　刘　茜　　53 推拿手法（第3版）　　　　　那继文

51 小儿推拿（第3版）　　　　　佘建华　　54 经络与腧穴（第3版）★　　　王德敬

医疗美容技术专业

55 医学美学（第2版）　　　　　沙　涛　　61 美容实用技术（第2版）　　　张丽宏

56 美容辨证调护技术（第2版）　陈美仁　　62 美容皮肤科学（第2版）　　　陈丽娟

57 美容中药方剂学（第2版）★　黄丽萍　　63 美容礼仪（第2版）　　　　　位汶军

58 美容业经营管理学（第2版）　梁　娟　　64 美容解剖学与组织学（第2版）杨海旺

59 美容心理学（第2版）★　　　陈　敏　　65 美容保健技术（第2版）　　　陈景华
　　　　　　　　　　　　　　　汪启荣　　66 化妆品与调配技术（第2版）　谷建梅

60 美容手术概论（第2版）　　　李全兴

康复治疗技术专业

67 康复评定（第2版）　　　　　孙　权　　72 临床康复学（第2版）　　　　邓　倩

68 物理治疗技术（第2版）　　　林成杰　　73 临床医学概要（第2版）　　　周建军

69 作业治疗技术（第2版）　　　吴淑娥　　　　　　　　　　　　　　　　符逢春

70 言语治疗技术（第2版）　　　田　莉　　74 康复医学导论（第2版）　　　谭　工

71 中医养生康复技术（第2版）　王德瑜
　　　　　　　　　　　　　　　邓　沂

护 理 专 业

75 中医护理（第2版）★　　　　杨　洪　　83 精神科护理（第2版）　　　　井霖源

76 内科护理（第2版）　　　　　刘　杰　　84 健康评估（第2版）　　　　　刘惠莲
　　　　　　　　　　　　　　　吕云玲　　85 眼耳鼻咽喉口腔科护理（第2版）肖跃群

77 外科护理（第2版）　　　　　江跃华　　86 基础护理技术（第2版）　　　张少羽
　　　　　　　　　　　　　　　刘伟道　　87 护士人文修养（第2版）　　　胡爱明

78 妇产科护理（第2版）　　　　林　萍　　88 护理药理学（第2版）★　　　姜国贤

79 儿科护理（第2版）　　　　　艾学云　　89 护理学导论（第2版）　　　　陈香娟

80 社区护理（第2版）　　　　　张先庚　　　　　　　　　　　　　　　　曾晓英

81 急救护理（第2版）　　　　　李延玲　　90 传染病护理（第2版）　　　　王美芝

82 老年护理（第2版）　　　　　唐凤平　　91 康复护理　　　　　　　　　　黄学英

★为"十二五"职业教育国家规划教材。

8

第三届全国中医药高职高专教育教材建设指导委员会名单

顾　问

刘德培　于文明　王　晨　洪　净　文历阳　沈　彬　周　杰
王永炎　石学敏　张伯礼　邓铁涛　吴恒亚

主任委员

赵国胜　方家选

副主任委员（按姓氏笔画为序）

王义祁　王之虹　吕文亮　李　丽　李　铭　李建民　何文彬
何正显　张立祥　张同君　金鲁明　周建军　胡志方　侯再金
郭争鸣

委　员（按姓氏笔画为序）

王文政　王书林　王秀兰　王洪全　刘福昌　李灿东　李治田
李榆梅　杨思进　宋立华　张宏伟　张俊龙　张美林　张登山
陈文松　金玉忠　金安娜　周英信　周忠民　屈玉明　徐家正
董维春　董辉光　潘年松

秘　书

汪荣斌　王春成　马光宇

第三届全国中医药高职高专院校中医学专业教材评审委员会名单

主任委员

王义祁　郭争鸣

副主任委员

吕文亮　高晓勤

委　员（按姓氏笔画为序）

刘　冰　汪　欣　宋传荣　陈卫平　陈建章　陈景华　范俊德

　　为了更好地贯彻落实《国家中长期教育改革和发展规划纲要》和《医药卫生中长期人才发展规划(2011—2020年)》,推动中医药高职高专教育的发展,培养中医药类高级技能型人才,在总结汲取前两版教材成功经验的基础上,在全国高等医药教材建设研究会、全国中医药高职高专教材建设指导委员会的组织规划下,按照全国中医药高职高专院校各专业的培养目标,确立本课程的教学内容并编写了本教材。

　　根据全国中医药高职高专第三轮规划教材暨全国高等医药教材建设研究会规划教材主编人会议精神,自2013年10月启动了第3版教材的编写工作。本版教材在编写过程中,重在体现新医改要求,尊重医药高等职业教育规律,顺应社会发展与医药卫生领域及健康产业发展趋势,把培养学生的职业道德与职业素养、职业综合能力作为教材编写的主要目标;同时教材力争体现科学性、先进性、思想性、启发性和适应性,认真汲取了第1版、第2版教材使用师生的意见和建议。坚持"够用、适用、实用"六字方针,突出应用性和针对性,使学生通过对本教材的学习,掌握西医外科学的基本理论、基本知识和基本技能,并能了解本专业新的进展和动态,切实培养出职业素质优良、基本理论扎实、实用能力较强的应用型人才。

　　本书编写力争使内容更为系统化、科学化、合理化,强调文字流畅、通俗易懂,便于教学,利于学生系统掌握基础理论、基本知识和基本技能;注意体现素质教育和创新能力与实践能力的培养,为学生知识、能力、素质协调发展创造条件。本书继承了第2版教材的架构和主旨精神,删除了与其他专业相互交叉、重复以及对本专业而言不很实用的部分章节;考虑到近年来微创外科的发展日益成为引领外科学发展的引擎,故在第3版教材中增加了外科微创技术章节。本书共36章,编写约600千字,主要包括,外科学总论各章及外科学各论,在第2版基础上对章节重新作了编排,力求更有条理性。根据统一要求,本书另配置了网络增值服务。本教材计划教学时间为90个学时,其中实验课时13个。各使用教材单位可根据本校实际情况进行必要的调整。

　　本书的编写工作得到了全国高等医药教材建设委员会的精心指导,在编写过程中,参考了梁力建教授主编的《外科学》及陈孝平、汪建平教授主编的《外科学》,谨在此一并表示最真诚的谢意！由于编者水平有限,书中恐有不足疏漏之处,希望使用本教材的师生能多提宝贵意见,以便进一步修订提高。

《西医外科学》编委会

2014年3月

目　录

第一章 绪 论

学习要点

国外外科学发展史;我国外科学发展史;如何学习西医外科学

外科学是医学科学的一个重要组成部分,其范畴是在整个医学科学发展过程中形成并且不断发展和变化的。古代外科学的范畴仅限于一些体表疾病,但随着医学科学的发展,以及诊断方法和手术技术的进步,人类对各种疾病的病因病理等方面都有了比较明确的认识,现代外科学的范畴已经包括了许多内部的疾病。按病因分类,外科疾病可分为以下五类:

1. 损伤 由暴力等因素导致人体组织破坏,如内脏破裂、骨折、烧伤、外伤性出血等,需用手术或手法加以整复或修复。

2. 感染 由病原微生物或寄生虫对人体的组织和器官造成损害,发生坏死或脓肿,这种局限性的感染灶需要手术治疗,如阑尾炎、坏疽性胆囊炎手术切除,以及肝脓肿、急性胰腺炎的引流等。

3. 肿瘤 不论良性、恶性肿瘤,大部分都需要手术切除。如乳房肿瘤、食管癌等。

4. 畸形 如先天性心脏病、先天性唇裂、烧伤后瘢痕挛缩等。都需要手术对畸形进行矫正。

5. 其他疾病 常见的有器官梗阻如肠梗阻、尿路梗阻;血液循环障碍如下肢静脉曲张、门静脉高压症;结石形成如尿路结石、胆石症等;内分泌功能失常如甲状腺功能亢进症以及器官移植等。

外科学的范畴是相对的。如上所述,外科一般是以需要手术或手法为主要疗法的疾病为对象,而内科主要是以药物为主要疗法的疾病为对象。然而外科疾病也并非绝对需要手术治疗,一些内科疾病发展到一定时期也有可能需要手术治疗。由于医学科学的发展和进步,有的原来认为需要手术的疾病,现在可以采用非手术治疗,原来一些不能手术治疗的疾病现在创造了有效的手术治疗方法。总之,外科学的范畴是随着医学科学的发展和进步在不断地更新和变化的。

第一节 国外外科学发展史

外科学(surgery)源于希腊文,其原含义为手工、手艺。据古代埃及文献记载,大约在公元前3000—公元前1500年间,古代埃及人便能做截肢术、眼球摘除手术。古希腊的伟大医学家希波克拉底(Hippocrates,公元前460—公元前377年),将伤口分为化脓性和非化脓性两种,他在手术前严格要求清洁,手术中用沸水清洗伤口,使伤口容易愈合。赛尔萨斯(A. C. Celsus,公元前1世纪)首先采用丝线结扎止血法,并对炎性症状红、肿、热、痛等做出了形象的描述,且沿用至今。盖伦区别了动脉和静脉,阿维森纳(Avicenna,980—1037 年)写出举世闻名的《医典》,其中记载了骨折时石膏固定法、肿瘤的治疗原则等许多问题。1731年,法国创立了第一所外科学院,诞生了第一所对外科医生进行系统教育、培训的基地。19世纪 40 年代起,西方社会生产力的迅猛发展为西方外科学的发展创造了有利的条件,先后解决了外科学领域中一系列关键性问题,使现代外科学出现了突飞猛进的发展。

1846 年,Morton 首先使用乙醚作为全身麻醉剂。1892 年,Schleich 用可卡因做局部浸润麻醉,此后麻醉药物及麻醉方法不断完善,为外科手术创造了良好的条件。1846 年,Semmelweis 首创在对产妇进行检查前用漂白粉洗手,使产妇死亡率由 10% 下降为 1%。1867 年Lister 用苯酚溶液冲洗手术器械,1877 年 Bergmann 首先采用蒸汽灭菌法,并对布单、敷料、手术器械的灭菌技术进行了深入的研究,1889 年 Fürbringer 倡导手臂消毒法,1890 年 Halsted倡议戴手套进行手术,使无菌技术进一步完善。

关于手术出血的问题,1872 年 Wells 介绍了止血钳,1873 年 Esmarch 在截肢时首先使用了止血带,1901 年美国 Landsteiner 发现了血型,从此可用输血来补偿手术时的失血。1915年德国 Lewisohn 用枸橼酸钠防止凝血,以后又有了血库的建立,为手术的广泛开展打下基础。

1929 年英国 Fleming 发现了青霉素,1935 年德国 Domagk 倡用百浪多息(磺胺类药),继而一系列抗菌药物的出现,为外科学的发展开辟了新的时代。随着低温麻醉、输血补液、手术前准备和手术后处理、静脉高营养的应用,进一步扩大了外科手术的范围并增加了手术的安全性。

近年来随着血管外科的发展,显微外科技术的应用,使器官移植技术有了长足的进步。过去外科所能做的,仅限于对解剖结构破坏的、失去正常功能的或已坏死的器官的恢复或切除;现在我们已开始着眼于器官(解剖的、功能的)重建。

第二节 我国外科学发展史

中医外科学是我国临床医学的重要组成部分,包括疮疡、皮肤病、肛肠病和外科杂病。中医外科学具有悠久的历史。周代就有了主治脓疡、溃疡、金疡和折疡的外科医师(称疡医)。汉代杰出的外科学家华佗用"麻沸散"进行全身麻醉施行死骨剔除术和剖腹术等。张仲景的《金匮要略》对后世外科的发展也有很大的影响,如治疗肠痈、寒疝、浸淫疮、狐惑病等的方药,至今仍被临床应用。南北朝时的《刘涓子鬼遗方》是我国最早的外科学专著,其中对痈疽的鉴别诊断,金创、痈疽、疮疖、皮肤病等的治疗已有了较为详细的总结。隋代巢元方等编写的《诸病源候论》是我国第一部病因病理学专著,该书对瘿瘤、丹毒、疔疮、痔瘘、蛇咬伤等外科病的病因病理学给予了系统论述。唐代蔺道人著的《仙授理伤续断秘方》是我国第一部伤科专著,对骨折整复固定方法和处理开放性骨折制定了需要注意的规则。宋代王怀隐所著的《太平圣惠方》中记载了砒剂治疗痔核。金元时期齐德之著有《外科精义》,总结了前人各种方书的经验,提出了内外结合、标本兼治的观点。到了明代,中医外科学的发展已相当成熟,名医名著很多,如《外科枢要》、《外科发挥》、《外科经验方》、《外科理例》、《疡科选萃》等,其中尤以陈实功的《外科正宗》影响最大,该书细载病名、治疗方法,条理清晰,内容充实。清代以后如祁广生的《外科大成》、陈士铎的《外科秘录》、顾世澄的《疡医秘录》等,更加完善和丰富了中医外科学系统理论及临床经验。

新中国成立后,根据中西医结合的方针政策,用现代科学技术来研究整理中医中药理论,取得了丰硕的成果,如针刺麻醉、中西医结合治疗急腹症、骨折、多脏器功能衰竭、肿瘤、痔瘘、脉管炎等方面都有显著成绩,为中医外科学走向世界打下了基础。

西医外科学在我国的发展也有百余年的历史,但是在旧中国发展极为缓慢和落后,新中国成立后在党的领导下,我国西医外科学有了高速的发展。早在20世纪五六十年代,我国在救治大面积烧伤及断肢再植方面就取得了很大的成就。目前外科学各专业学科齐全,如腹部外科、胸部外科、骨外科、显微外科、烧伤科、心脏外科、神经外科、泌尿外科、老年外科、小儿外科、麻醉科以及许多二级学科。尤其是近年来,各种新设备和新技术的应用加快了我国外科学的发展,显微外科、微创外科、器官移植等也有了长足的发展,均接近或达到了国际先进水平。

第三节 如何学习外科学

一、坚持正确的学习方向

西医外科学是西医院的主要学科,同时在许多中医院里西医外科学也发挥着越来越重要的作用。中医药学专业学生学习西医外科学的目的不仅是为了吸收西医外科学的知识,用科学的方法继承、发扬、整理祖国的医药学遗产,来丰富中医药学宝库,而且是为了提高自身的综合素质、提高医院自身的诊疗能力、适应大型中医院诊疗工作的需要。在临床实践中,要学会应用中西医结合的方法诊断和治疗常见疾病,善于取长补短、去粗取精,善于分析、发现自身的优势和不足,探索、创造出新的、更有效的外科治疗理念和治疗方法,为人类健康作出贡献。

二、理论与实践相结合

外科学是一门在医学理论指导下实践性很强的特殊学科。外科学的每一步进展都体现了理论与实践相结合的原则。学习外科学既要认真学习书本上的理论知识,同时又必须亲自参加临床实践。要仔细观察外科患者各系统、各器官的形态学和功能的变化;要见习和参加各种诊疗操作;要分析实践中遇到的各种问题,通过思考将感性认识和理性认识有机地结合起来,从而提高我们发现问题、分析问题和解决问题的能力。

三、重视临床技术操作和训练

西医外科学的特点是以手术为主要治疗手段,因此,作为一个外科医生,既要有扎实的理论基础,同时又要具备娴熟的手术操作技巧和严格的无菌操作观念。从学习阶段开始,就要规范操作,对基本操作技术如切开、缝合、打结、止血、引流、换药等要多加训练。这对今后的临床工作将是大有裨益的。

(贾　奎)

第二章　无菌术和手术基本技术

 学习要点

　　无菌术的基本概念；手术器械物品的消毒和灭菌；手术人员和病人手术区域的准备；手术中的无菌原则；外科手术常用器械及应用；手术基本操作技能。

第一节　概　　述

　　无菌术(asepsis)是临床医学的一项基本操作规范，对外科工作而言尤显重要。在人体及周围环境中广泛存在微生物，手术、注射、穿刺、插管、换药等侵入性操作中，微生物可通过以下途径引起手术切口感染：①人体皮肤表面的细菌可经过切口进入组织；②通过未消毒好的手术器械、敷料和其他用品污染或感染伤口；③空气中的细菌直接落入伤口；④人体鼻腔内的细菌可通过谈话、喷嚏或咳嗽引起的飞沫污染伤口；⑤人体的某些自然腔道(胃肠道、呼吸道等)本身存在着细菌，手术中可污染伤口引起感染。无菌术就是针对微生物及感染途径所采取的一系列预防措施，主要由灭菌法、消毒法、一定的操作规则和管理制度三项不可分割的部分组成。

　　1. 灭菌法　指预先用物理或化学方法，彻底消灭与手术区域伤口接触的相关物品上附着的一切活的微生物。

　　2. 消毒法　指应用化学药液杀灭病原微生物和其他有害的微生物，并不要求彻底杀灭所有的微生物(如芽孢等)。主要用于手术区、术者手臂皮肤以及手术环境等的准备。

　　3. 操作规程和管理制度　为避免已经灭菌和消毒的物品，已作好无菌准备的手术人员或手术区再受污染所制定的相关操作规则及管理制度。

　　此外，机械除菌法是指通过刷洗、隔离或过滤方法，起到清洁、减少细菌数量及阻挡细菌扩散的作用，也是无菌术的重要组成部分。

　　总之，上述方法的配合使用，能杀灭所有致病微生物和有害微生物，可达到无菌术的要求；严格执行防止再污染的规定，可达到无菌术的目的。

第二节　手术器械、物品的消毒和灭菌

　　手术用品必须绝对无菌，按照其种类不同，选用物理或化学方法进行灭菌或消毒。

【物理灭菌法】

　　为主要的灭菌方法，包括高温、紫外线及电离辐射。目前常用的高温灭菌法有高压蒸汽、煮沸、干热三种，其中以高压蒸汽灭菌法最有效、最常用。

（一）高压蒸汽灭菌法

常用的是下排气式高压蒸汽灭菌器,它由一个具有两层壁的耐高压的锅炉构成。当蒸汽进入消毒室内,不断积聚压力,温度随之升高。蒸汽压力达 104.0~137.3kPa 时,温度可达 121~126℃,持续 30 分钟,通常可杀灭包括具有极强抵抗力的细菌芽孢在内的一切微生物。预真空式蒸汽灭菌器由于灭菌室内先经抽吸呈真空状态,蒸汽进入后分布均匀,灭菌所需时间更短,对物品损害更小。

1. 临床应用　适用于耐高温的钝性金属器械、玻璃、橡胶制品及敷料等的灭菌。因各种物品传热速度不同,灭菌所需时间不同(表2-1)。

表2-1　各类物品灭菌所需压力、温度与时间

设备类别	物品类别	蒸汽压力(kPa)	温度(℃)	所需时间(分钟)
下排式	器械、玻璃、搪瓷	104.0~137.3	121	20~30
	橡胶	104.0~137.3	121	15~20
	敷料	104.0~137.3	121	30~45
	药液	104.0~137.3	121	20~40
预真空式	器械、敷料、玻璃、搪瓷	205.8	132~134	4~6

2. 注意事项　①专人负责,规范操作,经常维护;②包裹体积不宜过大,限于 40cm×30cm×30cm 以内,包扎不宜过紧;③包与包不宜排列过紧,以免妨碍蒸汽透入;④检查灭菌效果,预置指示纸带于包外、包内各一条,当压力和温度达到灭菌要求并维持 15 分钟,指示纸带即出现黑色条纹,表示已达到灭菌效果;⑤已灭菌物品应标明日期,并与未灭菌的物品分别存放,注明有效期,通常为 2 周。若潮湿或过期应重新灭菌。

（二）煮沸灭菌法

煮沸灭菌法简便易行,适用于耐热、耐湿的物品灭菌。

1. 方法　将钝性金属器械、玻璃、搪瓷制品及橡胶类物品等放在水中煮沸至 100℃,持续 20 分钟,能杀灭一般的细菌,超过 1 小时能杀灭带芽孢的细菌。若水中放入碳酸氢钠,成为 2% 碳酸氢钠溶液,沸点可提高到 105℃,灭菌时间可缩短为 10 分钟,且可防锈。高原地区因气压低,沸点下降,宜用高压煮锅煮沸灭菌。此时水的沸点温度为 124℃,10 分钟可达灭菌效果。

2. 注意事项　①物品应完全浸没在沸水中;②缝线、橡胶类应在水煮沸后才放入,维持煮沸 10 分钟即可取出;③玻璃类物品先用纱布包妥,再放入冷水中逐渐加温煮沸,以免因骤热而爆裂,玻璃注射器应将内芯抽出,分别用纱布包裹;④煮沸器锅盖应密闭,以保持沸水的温度;⑤灭菌时间从水煮沸后算起,若中途加入物品应重新计算灭菌时间。

（三）干热灭菌法

适用于耐热,不耐湿,蒸汽或气体不能穿透的物品。如粉剂、有机玻璃等物品的灭菌。温度 160℃,灭菌时间为 2 小时,170℃为 1 小时,180℃为半小时。

【化学药液消毒灭菌法】

目前用于无菌术的化学药液,当其浓度较低或作用时间较短时,只能消毒;若提高药液浓度或延长作用时间,多可灭菌。适用于皮肤的消毒和不耐高温灭菌的锐利的金属器械、内

镜、缝线、有机玻璃制品等的灭菌。常用的化学消毒灭菌剂有以下几种。

1. 70%酒精　杀菌力较强。常用于皮肤的消毒,也有脱碘作用。浸泡器械需30分钟以上,每周过滤并核对浓度一次。

2. 2%戊二醛溶液　适用于金属锐器、显微器械、导管等灭菌,浸泡30分钟达到消毒效果,10小时达到灭菌效果。药液每周更换一次。

3. 2.5%~3%碘酊　杀菌力强,但刺激性大,现已少用,婴幼儿、黏膜、面部会阴部皮肤与伤口内禁用。

4. 0.1%氯己定(洗必泰)溶液　浸泡锐利器械,时间为30分钟,灭菌效果满意。

5. 络合碘(碘伏、碘络酮)　广谱强效消毒剂,作用持久,毒性低,不致敏,对皮肤、黏膜、伤口无刺激,不需脱碘,已广泛用于临床。用于器械浸泡灭菌时,浸泡10~30分钟。

注意事项:①浸泡物品须去油脂、洗净擦干;②消毒物品应全部浸没在药液中,有轴节应打开;③使用前将浸泡的物品用无菌生理盐水或蒸馏水彻底冲洗,以免药液对机体造成损害。

对于不耐高温、湿热的电子仪器,专用器械、内镜、心导管等可用化学气体灭菌法。目前主要采用的化学气体灭菌法有环氧乙烷气体法、过氧化氢等离子体低温法和低温甲醛蒸气法。电离辐射灭菌法是利用放射性核素^{60}Co发射的γ射线或电子加速器产生的高能电子束穿透物品进行辐射灭菌。适用于不耐热的物品灭菌,如橡胶、塑料、高分子聚合物(一次性注射器、输液输血器等)、精密医疗仪器、生物医学制品、节育用具等。

 知识链接

关于无菌术

无菌术是临床医学的一项基本操作规范,其目的在于使医疗工作者在医疗过程中,掌握和运用"有菌观念,无菌操作"基本理论和基本操作技术,为临床医疗工作奠定坚实基础。无菌术贯穿于整个临床工作之中,正确应用无菌术是医护人员最基本、也是最重要的素质之一,每一位医护人员都应该掌握并应用好无菌术。外科无菌技术是手术成败的基础。

第三节　手术人员和病人手术区域的准备

一、病人手术区的准备

目的是消灭拟行切口处及其周围皮肤上的细菌。

【皮肤的一般准备】

1. 皮肤清洁　术前除洗澡、更衣、修剪指甲外,要重视手术区皮肤的清洁。注意清除腋、脐、会阴等处污垢。

2. 手术区剃毛发　剃除切口部位汗毛,头部手术应剃去术侧或全部头发,颈部手术剃除胡须,腹部手术剃除阴毛,一侧肩部、胸部手术剃除同侧腋毛,小儿只需剃去头发。备皮时勿伤及皮肤。剃毛时间以接近手术时为好。

【手术体位】

手术体位的安置应能充分显露手术野,不影响麻醉,又要使患者舒适避免神经受压等并发症的发生。不同部位的手术有其特殊要求(图2-1)。

1. 仰卧位

2. 头后仰卧位

3. 肾侧卧位

4. 胸侧卧位（90°）

5. 半侧卧位（30°~50°）

6. 脊椎俯卧位

7. 弓形俯卧位

8. 头低俯卧位

9. 乳腺手术体位

侧面　　　　　　　　　正面

10. 折刀位

侧面　　　　　　　　　正面

11. 截石位

图 2-1　常用手术体位

【皮肤消毒】

1. 消毒范围　各手术区消毒范围不同,但一般不应小于切口周围15cm。如手术有延长切口的可能,应适当扩大消毒范围(图2-2)。

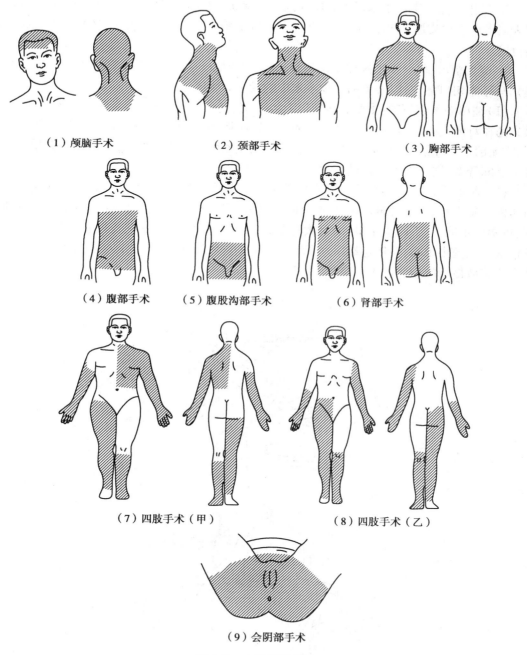

（1）颅脑手术　　　　（2）颈部手术　　　　（3）胸部手术

（4）腹部手术　　（5）腹股沟部手术　　　（6）肾部手术

（7）四肢手术（甲）　　　　（8）四肢手术（乙）

（9）会阴部手术

图2-2　皮肤消毒范围

2. 消毒方法　常用的皮肤消毒方法有三种。

（1）皮肤消毒常用2.5%碘酒涂擦皮肤一遍,略干后再用75%酒精脱碘两次。

（2）10%络合碘涂擦皮肤2~3次。

（3）婴幼儿、面部、会阴部、外生殖器及植皮时供皮区的皮肤用 0.75% 吡咯烷酮碘、0.1% 洗必泰或 0.1% 新洁尔灭溶液消毒三遍。会阴部应先用肥皂水擦洗，清水冲净，拭干后再消毒。

3. 操作要点　①自手术区中心向周围顺序涂擦；②前、后两次涂擦处应有部分重叠，不留未消毒的空白皮肤；③感染伤口或肛门手术区的消毒，应由外向内反向涂擦，以免扩大污染范围。

4. 铺无菌巾、单　手术区皮肤消毒后，铺盖无菌巾、单（可在手术区先贴上无菌保护薄膜），只显露切口部位，以避免和减少手术中的污染。

（1）铺单的无菌原则：①要有两层以上的无菌巾、单的覆盖；②术者未穿手术衣时，无菌巾先铺在对侧或相对不洁区；已穿手术衣，则先铺术者同侧的手术区，后铺对侧或相对不洁区；③无菌巾一经铺下，不应再移动，确有需要也只能由手术区向外移；④所铺无菌单的头端要盖过麻醉架，周边应下垂超过手术台边 30cm。

（2）铺单程序：①一般由第一助手洗手未穿无菌手术衣时执行；②先铺四块无菌巾且用巾钳固定其交角处；术者再次泡手或涂擦消毒液，穿手术衣、戴手套；③在器械护士的协助下，再铺手术区上、下两块中单，加盖大孔单；④上、下肢手术，手术区皮肤消毒后，先在肢体下铺双层无菌中单布；肢体近端手术，消毒后用双层无菌巾将手（足）包裹；手（足）手术，消毒后应将肢体近端用无菌巾包绕（图 2-3）。

图 2-3　腹部手术铺单法

二、手术人员的术前准备

【一般准备】

进入手术室的手术人员,先更换手术室内专用的鞋、衣裤,戴帽(不露头发),口罩(盖住鼻孔),剪短指甲,去除甲缘下的积垢。用普通肥皂和流水清洗手臂。凡手部和臂部皮肤有破损或感染者不能参加手术。

【手、手臂消毒】

包括清洁和消毒两个步骤,只能清除皮肤表层的暂居菌。常用的方法有碘伏、碘尔康、灭菌王等刷手法。

1. 碘伏刷手法　先用肥皂水刷洗双手前臂至肘上 10cm,两遍共刷洗 5 分钟,清水冲净、擦干。再用 0.5% 碘伏纱布涂擦手和前臂两遍。

2. 碘尔康刷手法　先用肥皂水刷洗双手、前臂至肘上 10cm,共 3 分钟,清水冲净擦干。再用 0.5% 碘尔康纱布涂擦手和前臂一遍。

3. 灭菌王刷手法　灭菌王属不含碘的消毒液。先用清水冲洗双手、前臂至肘上 10cm 处。再用无菌刷蘸灭菌王溶液 3~5ml,刷洗双手和前臂 3 分钟,流水冲净擦干手臂,后用灭菌王纱布涂擦手和前臂。

注:传统的肥皂水刷手法现已被新型消毒剂刷手法所替代。其步骤如下:①普通肥皂水洗至肘上 15cm;②取无菌软刷蘸浓肥皂水刷洗。自指尖至肘上 10cm,采用两手、前臂、上臂分段、交替刷洗顺序,着重刷洗甲缘、甲沟、指蹼及皮肤皱纹处;③刷毕用清洁流水将肥皂液冲净。此时指尖朝上,肘部朝下;④另取软刷按同法刷洗两次。3 次刷手共需 10 分钟左右;⑤刷洗完毕擦干,将双手臂至肘上 6cm 处在 70% 酒精或 0.1% 苯扎溴铵(新洁尔灭)溶液中浸泡约 5 分钟。

【穿无菌手术衣和戴无菌手套】

因手臂消毒不能消灭藏于皮肤深处的常居菌,在手术过程中,这些细菌可移至皮肤表面。故手臂消毒后,还需穿无菌手术衣,戴无菌手套,防止污染手术切口。

1. 穿无菌手术衣　其要点如下(图 2-4):

(1)取出无菌手术衣,于室内空旷处双手提起衣领两角,轻轻抖开并使衣的内面朝自己,勿接触未灭菌物品。

图2-4 穿无菌手术衣

（2）将手术衣轻轻向上抛起，两手插入衣袖内，双臂向前、向上伸，由旁人从背后协助拉紧衣角，系好衣带，稍弯腰，使腰带离开手术衣后，双臂交叉提起腰带置于身侧，再由旁人在身后系紧之。要求术者在无菌手术衣内面操作完成穿手术衣，而不接触手术衣的外面。

2. 戴无菌手套　其要领如下（图2-5）：

图2-5 戴无菌手套

（1）取出手套夹内的滑石粉包，将其抹匀在双手上；

（2）提起两只手套的翻折部，一般先戴好右手，再用已戴好手套的右手2、3、4、5指尖插入左侧手套翻折的鞘内，戴好左手；

（3）将手套的翻折部翻回盖住手术衣袖口；

（4）最后用生理盐水洗净手套外面的滑石粉。若手套未戴平整，可用生理盐水纱布抹平。要求术者在手套的内面操作完成戴好无菌手套，不允许接触手套的外面。

第四节　手术进行中的无菌原则

通过手术人员及病人手术区域的准备后，已为手术提供了无菌操作的环境。但是在手术进行中，全体参加手术的人员还必须执行无菌操作规则，才能确保手术在无菌条件下顺利进行。具体原则如下：

1. 分清有菌与无菌区　手术人员已经洗手穿无菌手术衣和戴无菌手套后,肩以下、腰以上、胸部腋前线以前,及手术台缘以上属无菌区。除此以外均视为有菌地带,无菌区及无菌物品不能与之接触。

2. 严格无菌操作　不允许通过手术人员背后传递手术用品。也不要从手术台面以下拾回坠落的器械物品重新使用。

3. 防范污染　在手术中若有手套破损或触到有菌部位,要及时更换。如前臂或肘部触碰有菌区,应立即更换无菌手术衣或加套无菌袖套。无菌巾一旦湿透,即失去有效隔离作用,应随时加铺干的无菌布单。

4. 在皮肤切开及缝合皮肤前,常规使用70%酒精或络合碘再消毒皮肤一次。

5. 皮肤切缘要用无菌巾或大纱布垫遮盖,并用巾钳或缝线固定,只显露手术切口。

6. 手术中,同侧手术人员若需调换位置时,其中一人先稍后退,再背靠背地转身至另一位置,以免触及对方背部非无菌区。

7. 手术开始前清点手术台上器械、敷料、线卷等,如数登记。术中有增添也应累计。术毕应检查胸、腹等体腔,核对无误才能关闭切口,以免物品遗留腔内。

8. 参观手术人员一般不超过2人,且不要与手术人员靠得太近或站得过高。不要在室内频繁走动,以免增加污染机会。

9. 不要面对手术区谈话、咳嗽、喷嚏,流汗时将头偏向一侧,由他人协助擦净。

10. 连台手术时,更换手术衣、手套的步骤:先脱手术衣,后脱手套。脱手套时,手不与手套外面接触;常规手臂消毒,重新穿无菌手术衣、戴无菌手套。

第五节　手术室的设置、消毒和管理

【手术室的设置】

1. 手术室的位置及布局　手术室尽量安排在楼房的较高层,便于保持清洁,光线充足恒定。一般靠近外科、妇产科、五官科病房,有利病人接送。手术室要分成有菌区、无菌区和两者之间的缓冲地带。至少要分设无菌和有菌手术室,有条件可设置更衣室、卫生间、办公室、洗手间、器械室、敷料间等。室内装修要便于清洁、消毒、防虫蝇。

2. 必需的医疗设备　应有手术台、无影灯、麻醉机、输液架、氧气瓶、吸引器、药品等。有条件可安装空调、空气过滤器、杀菌用超声波等。以保持室内空气新鲜洁净,温度、湿度适宜。要装备呼吸、循环、血气分析、血液电解质监测仪等。保证手术、麻醉更加安全。

3. 农村基层医疗单位或紧急状况下,也应选择地势高、相对安全、污染少、有水源的地方建立简易手术间。因地制宜,布置室内:房顶、墙壁、门、窗挂洁净的白布单,以防虫蝇、灰尘进入。地面喷洒10%漂白粉,既能消毒又可防止尘土飞扬。在无电源照明时,可利用自然光或手电筒替代。

【手术室的无菌管理】

严格执行和自觉遵守必要的规章制度,以保证手术在无菌条件下进行。

1. 凡进入手术室的人员,均应换用手术室的衣、裤、鞋、帽和口罩。患有上呼吸道感染及其他急性感染者不许入内,必须进入者,宜戴双层口罩。

2. 手术室内不得大声喧哗,以免干扰手术或影响病人的情绪。

3. 同一手术室在一天内,应安排无菌手术先做,有菌手术后做,特殊感染最后做。

4. 每次手术结束后,都应及时清除污染、杂物,彻底洗刷地面。每周大扫除 1 次。并定期用紫外线照射 2 小时,或乳酸熏蒸空气消毒 30~60 分钟。特异性感染术后用 40% 甲醛按每立方米空间用 2ml 配高锰酸钾 1g,关闭门窗 12 小时熏蒸消毒;绿脓杆菌感染术后,先乳酸空气消毒后再清扫;乙肝患者术后,地面和手术台等处可用 0.1% 次氯酸钠溶液擦洗消毒。

第六节 手术基本技术

一、外科手术基本器械及其应用

外科手术基本器械是指各种手术都必须使用的器械。熟练掌握其使用方法是正确完成手术基本技术操作的保证。

【常用的基本手术器械】
包括手术刀、手术剪、手术镊、持针器、缝针、组织钳、血管钳、巾钳、海绵钳、牵开器等。

1. 手术刀(scalpel) 由可自由装卸的刀柄和刀片组成。

(1)用途:主要用于切开组织和锐性分离。也可用刀柄作组织的钝性分离。

(2)操作:用时,以持针器钳夹刀片前端背侧,将豁口对准刀柄的纵形槽沟向后推进,将刀片卡入。拆卸刀片时,则用持针钳将刀片之后端背面夹住并稍抬起,向前退出(图 2-6)。

图 2-6 手术刀片的安放、拆卸

(3)执刀方式(图 2-7):有下列五种:
①执笔式:常用于精细操作。如解剖血管、神经、切开腹膜等。主要由手指的动作和力量完成组织切开;②挑起式(或反挑式):执刀姿势同执笔式,但刀刃向上,以免伤及深部组织,用于各种脓肿、胆总管前壁、气管切开;③指压式(抓持式或餐刀式):执刀时,食指压在刀背上,用于切开较坚韧的皮肤、肌腱等组织。用力主要在腕部;④持(执)弓式:用于以较小的力量,较快地切开松软组织。如腹膜后组织的分离。动作主要涉及腕部,力量在手指;⑤握拳式:用于握截肢刀,环形切断肢体。

图 2-7 正确执刀法

2. 手术剪（scissors） 分为两种（图2-8）。

组织剪　　　　角形组织剪　　　　线剪

图2-8　手术剪种类

（1）组织剪：其尖端较钝圆，用于剪开剪断组织和沿组织间隙作锐性分离。在剪开或分离组织时，不致刺伤邻近重要组织。一般分为直、弯两种。直剪适用于浅部手术操作，弯剪则用在深部组织的解剖。

（2）线剪：尖头或一钝一尖的直剪。用于剪线、敷料、引流物等。

正确的执剪方法（图2-9）：以拇指和无名指分别伸入剪柄的两个环内，中指置于剪环的前方，食指压在剪轴处，起稳定和定向的作用。

正确　　　　　　　　　　　　错误

图2-9　持剪法

3. 手术镊（forceps） 用于夹持、稳住或提起组织。分两种（图2-10）。

（1）有齿镊：用于夹持较坚韧的组织，如皮肤、筋膜等。有一定的损伤性。

（2）无齿镊：用于夹持较脆嫩的组织（血管、神经、黏膜等）。

正确持镊方法（图2-11）：用左手拇指对食、中指、紧贴在镊臂的粗糙处，操作方便、灵活、稳妥。

图2-10　手术镊类型

图2-11　正确持镊法

4. 持针器(needle holder)　夹持缝针用于缝合。外形似直血管钳,但钳头较宽而短(图2-12)。使用方法:以其尖端夹持缝针的中、后1/3交界处,夹针的钳尖端稍露于针外,钳与针的内夹角稍大于90°,便于操作。执持针器的方法多用掌握法(图2-13)。

图2-12　持针器

图2-13　掌握法执持针器

5. 缝针(suture needle)　有两种(图2-14)。

(1)三棱针:用于缝合较坚韧的皮肤、韧带等。

(2)圆针:用于缝合较脆嫩的血管、神经、脏器等。

6. 组织钳(tissue forceps)　钳尖有鼠齿状小齿,故又称鼠齿钳(图2-15)。常用于钳夹、牵引软组织、阑尾系膜等,也可用于钳夹纱布垫。

图2-14　各种缝合针　　　　　　　　图2-15　组织钳

7. 血管钳(artery forceps)　主要用于钳夹出血点或血管止血。也可用于钝性分离、牵引缝线、拔针等,常用的有四种(图2-16)。

(1)直血管钳:用于浅部组织钳夹止血或协助拔针。

(2)弯血管钳:用于钳夹深部组织或体腔内的出血点止血。

(3)蚊式血管钳:分直、弯两种。用于精细手术的止血。

(4)有齿血管钳:有直、弯两种。尖端有锐齿,咬合面是全齿。常用以夹持较厚的组织及易滑脱的组织内血管出血。如肌肉、胃肠壁等。

血管钳止血时注意事项:用钳尖夹住出血点,尽量少夹周围组织。血管钳不能夹持皮肤,以免损伤。

8. 巾钳(towel clip)　常用于钳夹固定手术巾(图2-17)。

血管钳　　　　有齿血管钳　　　蚊式血管钳

（1）

血管吻合镊　　弯柄血管钳　　　肾蒂钳

（2）

直角血管钳　　　　弯头血管钳

（3）

图2-16　各种类型血管钳

9. 卵圆钳（ring forceps）　分两种（图2-18）。

（1）有齿卵圆钳：多用于夹持纱布块、棉球等，作皮肤消毒用，也可用于夹持递送无菌物品。

（2）无齿卵圆钳：不损伤组织。可用于夹提胃肠等脏器。使用时不要扣紧。

凡钳类器械执钳方法与执剪相同。开钳方法是：右手开钳时，用已套入钳环口拇指反向挤压同时内旋；左手开钳时，拇、食指持住一个环口，拇指和环指稍加压对顶，即松开（图2-19）。

10. 探针（probe）　分两种（图2-20）。

（1）圆形探针：用于探测瘘管，或组织内异物。

图 2-17 巾钳   图 2-18 卵圆钳

右手   左手

图 2-19 开钳法

（2）有槽探针：试探或引导组织切开，以免伤及深部组织。

11. 拉钩（retractors）   用于牵开组织，以显露深部组织和脏器。分两类（图 2-21）。

（1）手持拉钩：有三种：①爪形拉钩用于牵开皮肤、瘢痕、骨等坚硬易滑组织；②直角拉钩用于牵开腹壁；③S 形拉钩用于牵开内脏等。

（2）自动拉钩：可代替人力持续牵引。如三翼腹壁固定牵开器等。

普通探针

有槽探针

尿道探子

胆道探子

图 2-20 各种探针   图 2-21 各种拉钩

18

12. 吸引器（suction）　由吸引器头、橡皮管、抽吸器的负压瓶连接而成。用于吸除手术野的血液、脓液、分泌物及冲洗液等。

【缝线】

常用于结扎血管和缝合组织的缝线有两类。

1. 丝线　用于出血点的结扎和各种组织（如皮肤、筋膜、肌腱、血管、神经等）的缝合。不被吸收。型号：7-0～10，零数越多，线越细，号数越大，线越粗。结扎出血点、缝合皮肤、皮下组织常采用 1 号丝线，缝合筋膜、肌肉、腹膜等采用 4 号线。

2. 肠线　分普通与铬制两种。常用铬制肠线进行胃肠、膀胱及胆道等黏膜层的缝合。型号：7-0～7 号，常用 2-0～2 号。能被吸收而消失。

 知识链接

外科治疗的特点

　　不同于内科以药物和饮食为主要手段治疗疾病，外科治疗疾病是以手术或手法为主要手段，甚至是唯一的手段。手术水平的高低关系治疗的成败，甚至决定病人生死。手术水平与术者手术技能密切相关。因此，手术操作技能娴熟、精湛，自然成为临床外科的核心。外科手术必须通过各种基本操作来完成。无论手术多么复杂，都是切开、显露、分离、止血、缝合、引流等多种基本技术的综合运用。因此，外科医生应重视手术基本功的练习与操作。另外，也应了解和懂得高科技发展给现代外科领域带来的新设备与新技术的应用。

二、手术基本操作技能

外科手术必须通过各种基本操作完成。无论手术怎样复杂，都是切开、显露、止血、缝合、结扎、引流等基本操作的综合运用，只是由于所处的部位不同，病理变化性质不一，在手术方法上有区别而已。因此，手术医生应重视手术基本功的练习和掌握。

【显露】

手术时充分显露是保证手术顺利进行的前提，只有充分显露手术野，看清病变情况，使局部解剖层次清晰和便于操作，才有可能达到目的。

1. 切开

（1）手术切口的要求：表浅部位手术切口可直接于病变部位之上或其附近作切口。深部手术切口要求做到以下几点：①切口选在病变附近，通过捷径显露患处，切口要够长且易于延长；②尽可能少损伤组织，尤其是重要血管和神经；③愈合牢固，不易裂开，不易形成切口疝，不形成过多的瘢痕，能最大限度地恢复该处的功能和外貌。

（2）切开的要点（图 2-22）：①由浅入深，逐层切开：以腹壁切开为例，第一层切开皮肤时，刀刃与皮肤垂直切入，移动时转为 45°斜角，1 次切开皮肤、皮下组织，切口完成时，使刀又呈垂直位，要求创口整齐。肌肉（或腱膜）应尽可能沿其纤维方向分开，需要时也可切断。为防止伤及深部组织或器官，腹膜需用止血钳稍提起切一小孔，然后伸入两指保护深面的肠管，再向上、下剪开；②切口整齐，避免反复切割；③各层组织切开的长度应一致，忌外宽内窄。

2. 分离　指将组织和器官与邻近组织分开的操作。是显露和切除病灶的必要步骤。其方法有两种。

图 2-22 皮肤切开法

（1）锐性分离：使用刀、剪在直视下操作。常用于精细解剖和紧密粘连的分割。其优点是组织损伤少，但动作要准确、精细。

（2）钝性分离：利用钝性手术器械（如刀柄、血管钳等），或手指进行操作，分离疏松结缔组织、肌肉、筋膜间隙及良性肿瘤。

在实际手术中，多为两种方法互相配合运用。

【止血】

手术中止血是极重要的操作技术，手术者应熟练掌握各种常用的止血方法。

1. 结扎止血法 是最常用的永久性止血法，有单纯和缝合结扎两种。

（1）单纯结扎止血法：凡活动性出血点即用止血钳垂直对准夹住出血点（尽量少夹周围组织），随后用粗细适宜的丝线结扎，结扎较大血管时应作双重结扎。

（2）缝合结扎止血法（图 2-23）：适用于下列两种情况：①较大血管尤其是动脉出血或重要部位的止血；②钳夹的组织较多、结扎有困难或线结容易滑脱时。其操作要领：先钳夹离断血管或组织，在钳下做一"8"字贯穿缝合（二次贯穿点要尽量靠近而不直接穿过血管壁），并做三重结。

图 2-23 缝合结扎止血法

2. 压迫及填塞止血法 采用手指、纱布块（或纱布垫）等压迫或填塞于出血部位。

（1）若为小静脉出血或创面渗血，只要凝血功能正常，1～3 分钟后出血可停止。

（2）如果是深部创腔有大量渗血，病情危急时，可用纱布垫或大块凡士林纱条填塞于出血部位，暂时压迫止血。

3. 其他止血方法

（1）电凝止血法：利用高频电流作用于出血处组织，使血液凝固而止血，常用于浅部广泛的小出血点止血。

（2）局部药物止血法：使用促凝物质（如明胶海绵、纤维蛋白泡沫体等），填塞在一般方法难以止血的创面内止血，也可用于实质脏器的渗血及伤口止血。

【打结】

手术中结扎止血和缝合组织都需要以打结来完成。是外科手术中极重要的基本操作。

（1）结的种类：有三种①方结：由两个方向相反的单结组成。此种结最常用于结扎中、小血管和各种组织缝合的打结；②三重结：以方结为基础，再加上一个与第一个单结方向相同的单结构成。用于有张力的缝合、大血管的结扎或肠线的打结等；③外科结：第一结线绕2次，再打第2道结。此结较为牢固可靠。用于结扎大血管，但因费时故少用。

（2）打结方法：①单手打结法（图2-24）：以一只手操作为主（左、右手均可）。简便、迅速，故最常用；②持钳打结法或器械打结法（图2-25）：用持针器或血管钳代替单手打结。适用于手术野深、狭小或缝线较短时；

（3）打结要领：①两拉线点与结扎处，均匀用力拉成一直线；②拉线方向与结扎方向一致（即两线头拉线方向相反），拉成平结；③打第二个单结时，不让第一个单结松动，可用血管钳轻轻夹住结扎上方或利用线头压住结扎；④防止打成滑结或假结。滑结是打方结时，一线牵拉过紧，另一根线沿着其拉紧的线向下滑行而形成两个单结；假结则由两个相同方向单结组成。两者均易松散、滑脱。

图2-24　单手打结法

21

图2-25　持钳打结法

【剪线与拆线】

1. 剪线　结扎血管或缝合组织后作结的线头均应剪断。其要领是按靠、滑、斜、剪的操作顺序进行。即在直视下以稍张开的线剪尖靠着拉成一直线的缚线下滑至结扣处，再将剪刀刃向上倾斜一定角度剪断。倾斜的角度大小取决于需要留下线头的长短。一般丝线留1~2mm，肠线留3~5mm，三重结留短些，结扎动脉者留长些。皮肤缝线留1cm左右，便于拆线。（图2-26）

图2-26　剪线方法

2. 拆线　皮肤缝线需要拆除。先用70%酒精由内向外消毒缝线及周围皮肤，用无菌镊子或血管钳提起线头，将埋在皮内的线段拉出针眼之外少许，在该处用拆线剪将其剪断（即结下剪线），并从剪线方的对侧与切口垂直方向拔出，以免造成伤口裂开（图2-27）。

皮肤缝合线拆除时间由切口部位、局部血供、年龄、营养状况决定。一般来说，头、面、颈部4~5日拆线；下腹、会阴部6~7日拆线；胸、上腹、背、臀部7~9日拆线；四肢10~12日拆线；减张缝合14日拆线；青少年可缩短时间；老年、营养不良可延长时间；较长的腹部切口，可分次拆线。切口一旦发生感染,拆线的时间应该提前。

（1）　　　　　　　　　（2）

图 2-27　拆线方法

【缝合】

将切开的组织对合,以促进其愈合的措施称缝合。

1. 缝合的要领

(1)按解剖层次自深而浅逐层缝合。

(2)切缘对合要整齐、严密。缝线的针距、边距匀称。要求间断缝合皮肤的针距、边距 1cm 左右,筋膜约 3mm,肠吻合边距约 2mm,针距 1.5mm 左右。

(3)不留死腔,切口两侧被缝合的组织要等量,深度达切口的基底下。

2. 缝合的方法　常用的有三类:单纯、内翻和外翻。每类又分间断与连续缝合两种。

(1)单纯缝合:要求将切口边缘平整对合。①单纯间断缝合:每缝 1 针作 1 个结,各结之间互无连接。优点是简单、安全、不影响创缘的血供。常用于皮肤、皮下、筋膜、腱膜等组织的缝合;②单纯连续缝合:缝合始于切口一端,先以间断缝合作结,不剪断缝线,连续缝合至切口的另一端再作结。优点是省时、组织内存留的线头少。但缝合后一旦有一处缝线断裂,则会全线松脱,后果较严重。常用于腹膜及胃、肠吻合的后壁缝合;③"8"字缝合:缝线斜形交叉缝合,行程似"8"字。若当缝线交叉于组织表面称外"8"字,当缝线交叉于组织深面则称内"8"字。多用于筋膜、横断肌肉及肌腱的缝合。④连续锁边缝合(毯边缝合):以缝合互相交锁连续缝合,形似毛毯边缘;⑤减张缝合:采用粗丝线(10 号)或不锈钢丝,在缝线穿出皮肤后,再套上一段橡皮管,然后拉紧结扎。用于一般情况较差或切口张力较大估计不容易愈合的切口,以保证愈合良好和预防切口裂开(图 2-28)。

(2)内翻缝合:按"同边进、同边出,对边进、对边出"的行程缝合,使两边切缘朝内翻入,保持缝合处的外面光滑,内面粗糙。适用于胃肠吻合。分间断和连续两种:①浆肌层垂直褥式间断内翻缝合(Lembert 缝合法):同侧浆膜、肌层及黏膜下层进针,与切缘垂直越过吻合口内层,缝线至对侧浆肌层穿出,不透过黏膜,不进入胃肠腔。用于胃肠道吻合时的外层缝合;②胃肠连续全层内翻缝合(Connell 缝合法):以间断内翻缝合开始,先作与切口平行的全层缝合,后跨至对侧作同样行程的水平全层缝合。按此连续操作,并随即拉紧缝线,使肠壁或胃壁内翻,缝毕作结。常用于胃肠吻合时前壁的缝合或关闭肠道断端的缝合;③荷包缝合:环状缝合浆肌层。常用于空腔脏器小穿孔关闭、阑尾残端的包埋。若缝合疝囊颈,则缝线应穿过囊壁的全层(图 2-29)。

图 2-28　单纯缝合

图 2-29　内翻缝合

（3）外翻缝合：按"同边进，对边出"的行程缝合。切缘翻出，内面光滑，外面粗糙。分三类：①间断垂直外翻缝合：与切缘垂直的"同边进，对边出"的缝合方法。用于缝合松弛、多皱的皮肤（如阴囊、腋窝等处）；②间断水平外翻缝合：与切口平行的"同边进，对边出"的缝合方法。用于腹膜缝合、减张缝合及血管吻合等；③连续外翻缝合：不间断的"同边进，对边出"的缝合方法。常用于较大的血管吻合及腹膜缝合等（图 2-30）。

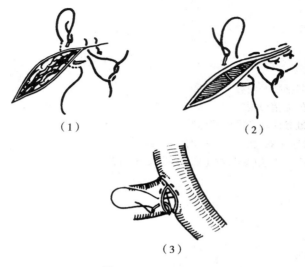

（1）　　　　　　　　　　　　　（2）

（3）

图 2-30　外翻缝合

3. 辅助缝合法

（1）纤维蛋白黏合剂：属能吸收的生物制品，并有止血、覆盖创面、黏合组织的作用。用于无法缝合、缝后不愈合或需加固缝合处（如周围神经、小血管、肌腱）等的缝合。

（2）伤口黏合胶：系人工合成品。适用于除了出汗而潮湿的部位以外的各种皮肤伤口或切口（先作细丝线皮下组织缝合）。

【引流】

是将创口或体腔中聚积的脓液、血液、分泌液等导引于体外的措施。正确的引流可防止感染的发生和扩散，促使炎症尽快消退，保证缝合部位良好愈合，减少并发症的发生。

1. 适应证

（1）脓肿或积液切开后留有残腔。

（2）切口污染严重。

（3）切口内或手术区渗血难以彻底制止。

（4）空腔脏器术后，缝合不满意有渗漏可能者；或肝、胆、胰和泌尿道手术后，为了防止胆汁、胰液或尿液从缝合处的渗漏。

（5）术后减压，如脑室引流、胸腔闭式引流、胆道内"T"管引流等。

无混合感染的结核病灶，在病灶清除后，一般不应放置引流。

2. 引流的分类

（1）被动引流：常用的有四种：①乳胶片引流：常用于表浅伤口的引流，1～2天后可拔除；②干纱布或油纱条引流：多用于深部脓肿的压迫止血或引流脓液。术后第3天更换；③烟卷式引流：用乳胶膜包裹纱布条制成烟卷状，其表面光滑，刺激小，主要用于腹腔引流。

每次换药时需转动1~2圈,并拔出少许剪短,以防粘连和影响引流。一般术后2~3天左右拔除;④管状物引流:以橡皮管、硅胶管、蕈形管、"T"形管等进行引流,常用于需要引流的手术。

(2)主动引流:利用负压作用将体内液体吸出。其优点是引流速度快,可防止逆行污染。分为闭式引流和半开放套管吸引引流等。

(王兴焱)

 复习思考题

1. 什么是无菌术? 包括哪些内容?
2. 简述手术进行中的无菌原则?
3. 病人手术区域的准备应注意哪些问题?
4. 手术人员刷手、穿手术衣、上手术台后的无菌范围是什么?
5. 简述手术人员刷手的方法(碘伏刷手法、碘尔康刷手法)。

第三章 麻 醉

学习要点

麻醉的概念和分类;麻醉前准备及用药;麻醉中和麻醉后的监测和处理;常用麻醉药物及毒性反应;针刺镇痛与辅助麻醉,局部麻醉,椎管内阻滞麻醉,全身麻醉;术后镇痛和疼痛治疗。

第一节 概 述

疼痛的产生是一个复杂的过程,其感受依赖于感受器、传入神经和中枢神经。临床麻醉就是利用麻醉药物或其他方法使中枢神经系统或神经系统的某些部位受到暂时的、完全可逆的抑制,使痛觉暂时消失,保证手术、诊断及治疗工作安全顺利地进行。

随着现代医学及麻醉学的发展,手术止痛已不是麻醉的全部内容,现今疼痛的治疗、重症监测治疗、急救复苏,控制性降压、低温等都已成为麻醉学专业的重要内容。

目前,麻醉理论日臻完善,麻醉技术不断提高。在手术止痛应用中,依患者情况和手术需求,采用不同药物作用于不同部位,据此将临床麻醉方法分为:①全身麻醉;②局部麻醉;③椎管内麻醉;④基础麻醉;⑤复合麻醉。

第二节 麻醉前准备和麻醉前用药

(一)麻醉前准备

充分的麻醉前准备,为的是增强患者对手术与麻醉的耐受力,保障患者安全,避免或减少围术期的并发症。

【了解病情】

麻醉前必须访视病人,了解情况,评估全身情况,判断患者对麻醉的耐受力,选择适当的麻醉计划,根据手术和病情制订围术期最佳处理方案。

1. 询问病史 包括饮酒、吸烟、哮喘、过敏、高热等。重点是有针对性检查呼吸道、心肺,并了解对麻醉有影响的有关因素,如穿刺部位有无感染、脊柱有否畸形等。

2. 查阅病历及实验室检查结果,了解临床诊断、病史记录和相关检查。

3. 了解用药史 如降糖、降压药等,决定该病人服、停药与否及时间。

4. 建立良好医患关系,争取病人的信任与合作。

5. 与手术医师及时交流,就麻醉方案取得一致意见。

6. 评估术前患者身体健康状况(表3-1),参考美国麻醉医师协会分类方法(ASA)。

表3-1 ASA病情分级和围术期死亡率

分级	标准	死亡率（%）
I	体格健康,发育营养良好,各器官功能正常	0.06~0.08
II	除外科疾病外,有轻度并存疾病,功能代偿健全	0.27~0.40
III	并存病较严重,体力活动受限,但能应对日常活动	1.82~4.30
IV	并存病严重,丧失日常活动能力,经常面临生命威胁	7.80~23.0
V	无论手术与否,生命难以维持24小时的濒死患者	9.40~50.7
VI	确诊为脑死亡,其器官拟用于器官移植手术	—

【病人准备】

1. 改善营养状况、纠正生理功能紊乱 拟施手术病人,麻醉前应尽力改善病人营养状况,纠正生理功能的紊乱和治疗合并症,提高病人对手术和麻醉耐受力。包括:纠正失水、电解质紊乱、酸中毒;低蛋白症应补充白蛋白;高血压病人术前应用药物使血压控制在一定范围内;糖尿病人应用降糖药或胰岛素治疗;冠心病病人应用抗心律失常药、抗心绞痛药物;严重贫血者,需少量多次输血,以改善贫血状况等,即使是急诊手术前,也应抓紧时间作好必要的准备,切忌仓促上阵。

2. 胃肠道准备 一般择期手术前8~12小时开始禁食,4小时禁饮,为了防止呕吐物误吸而导致吸入性肺炎。

3. 麻醉用具及药品准备 麻醉前必须对麻醉和监测设备、麻醉用具及药品进行准备和检查。无论选择何种麻醉方式,均应准备麻醉机、急救设备和药品,防患于未然。

【麻醉前用药】

1. 麻醉前用药 用药目的:①消除病人对手术的恐惧和紧张心理,提高手术的安全性;②对抗或消除不良神经反射;③提高痛阈、降低痛感,增强麻醉效果;④对抗某些麻药的毒性反应;⑤抑制呼吸道腺体分泌,保持气道通畅。

2. 常用药物 ①镇静安定药:具有镇静催眠、抗焦虑及抗惊厥作用,对局麻药的毒性反应也有一定的防治作用。常用药物有:地西泮（安定）、咪达唑仑（咪唑安定）,异丙嗪等;②催眠药:具有镇静、催眠及抗惊厥作用,预防局麻药的毒性反应。常用药物:苯巴比妥钠（鲁米那）、司可巴比妥（速可眠）;③镇痛药:具有镇痛、镇静作用,增强麻醉效果。常用药物:哌替啶（杜冷丁）、吗啡和芬太尼;④抗胆碱药:能阻断 M 胆碱受体,抑制腺体分泌,解除平滑肌痉挛和迷走神经兴奋对心脏的抑制及胃肠蠕动增强所致恶心、呕吐。常用药物:阿托品和东莨菪碱;⑤其他用药:针对患者的具体病情给予相应的药物。如哮喘患者用氨茶碱、糖尿病患者给予一定量的胰岛素、过敏体质患者使用苯海拉明或异丙嗪等。

3. 应用方法 ①成人全麻:阿托品0.5mg,哌替啶100mg,术前半小时肌内注射;②局部麻醉:鲁米那100mg,哌替啶100mg,手术前30分钟肌内注射;③椎管内麻醉:阿托品0.5mg,苯巴比妥钠100mg,术前30分钟肌内注射。

全麻病人术前必不可少的是要使用阿托品,抑制腺体分泌,保持气道通畅。老年人、体弱、休克等病人,镇静和镇痛剂应酌情减量。

第三节　麻醉期和麻醉后的监测和处理

（一）麻醉期间的监测

病人在手术期间,由于外科疾病或并存疾病的影响,麻醉方法和药物的影响,手术损伤刺激与失血等方面因素,可引起病人呼吸、循环及神经系统的生理改变。因此,麻醉期间应主动采取预防措施,密切观察病人各种生理功能的变化,力求及早发现和及时处理,以避免发生严重并发症。

1. 一般监测　严密观察呼吸、脉搏、血压及神志的改变,每5~10分钟观测一次。发现异常立即采取相应措施予以纠正。

2. 特殊监测　主要用于危重病人或复杂性手术,检测中酌情选择相应的监测项目。包括心电图（ECG）、血氧饱和度（SpO_2）、动脉血气分析、中心静脉压（CVP）、肺毛细血管楔压（PCWP）、或左房压（LAP）等。

3. 麻醉深度监测　是指全麻药的控制作用与手术刺激反作用之间相平衡时所表现的中枢神经系统功能状态,目前无一种准确、有效判断深度的方法。临床上主要依据病人术中血压、心率、呼吸深浅和节律、眼部症状、肌肉松弛情况。当前临床上主要用于麻醉监测的技术参数有:量化脑电图、诱发电位、食管下段收缩性、心率变异性等指标。

麻醉期间对输液、输血、用药、手术重要步骤等,均应及时准确记录在麻醉单上,以便分析当前病情和术毕麻醉备案。

（二）麻醉后的监测与处理

1. 保持呼吸道通畅　全麻后病人未完全清醒时,反射性呕吐物、呼吸道梗阻（舌后坠、分泌物增多）、颈部手术后血肿压迫等均是导致气道不畅的原因。处理方法:托起下颌,放置口咽或鼻咽道气管,及时将分泌物吸尽,去除梗阻或压迫因素,并以面罩加压给氧,紧急情况下可在床旁行气管切开。

2. 维持循环的稳定　麻醉与手术后一定时间内,血压的波动、体位的变化、血容量不足、酸碱失衡、术后疼痛等均可诱发循环功能不全。术后应根据血压、脉搏、尿量、中心静脉压来补充血容量,及时适当止痛。对心律失常的病人,术后应进行心电图监测和必要的药物治疗,纠正电解质与酸碱失衡。

3. 恶心、呕吐的处理　全麻后的病人发生率高,尤其是吸入麻醉;腰麻和硬膜外麻醉中应用辅助药或发生低血压者也可发生。麻醉恢复期发生恶心、呕吐可致呼吸道梗阻,如发生误吸则更加危险。应用氟哌利多或枢复宁可明显减轻恶心、呕吐的发生。

第四节　常用麻醉药物及毒性反应

一、局麻药

【分类】

局麻药按其化学结构中间链的不同,分为两大类,即酯类和酰胺类。常用酯类麻药有普鲁卡因和丁卡因,酰胺类药物有利多卡因和布比卡因。

【理化性质和麻醉性能】

1. 脂溶性与阻滞效能 脂溶性是局麻药麻醉效能的决定因素,一般来说,脂溶性愈高,效能愈强。

2. 离解常数与显效时间 不同的局麻药有其固定的离解常数(pKa),pKa 是局麻药起效快慢的决定性因素,组织液的 pH 接近 7.4 的生理状态下,局麻药显效时间快慢与 pKa 成反比关系。另外局麻药显效快慢还与用药浓度及剂量有关。

 知识链接

局麻药的离解常数

局麻药在水溶液中会发生解离,一部分成为非离子状态的碱基(B),另一部分成为离子状态的阳离子(BH⁺),二者的浓度取决于溶液的 pH,溶液的 pH 愈低,离子部分浓度愈高,非离子部分浓度愈小。当溶液中药物离子浓度与非离子浓度相等时,即各占50%时,溶液的 pH 值称为该药的离解常数(pKa)。常用局麻药物都有其固定的 pKa,如普鲁卡因的 pKa 为8.9,利多卡因的 pKa 为7.8。当它们进入组织后,由于组织液的 pH 接近7.4,故药物的 pKa 越大,非离子部分愈小。非离子部分具有亲脂性,易透过神经鞘等组织,其含量愈高,麻醉起效愈快,弥散性能愈好。故上述两药中,利多卡因的起效时间快,弥散性能好。

3. 蛋白结合率与作用持续时间 蛋白结合率大的局麻药对神经阻滞作用时间较长。各种局麻药的扩张血管作用与注射部位不同对局麻药的阻滞作用时间及显效快慢也有影响。

根据局麻药理化特点,又可将局麻药归纳为三类:①麻醉效能弱、阻滞作用时间短的,如:普鲁卡因;②麻醉效能与作用时间为中等的,如:利多卡因;③麻醉性能强,作用时间长的,如:丁卡因和布比卡因。

【局麻药的药代动力学】

1. 吸收 局麻药物吸收速度与进入循环的量取决于:①注射部位:吸收快慢依次为静脉注射、黏膜表面麻醉、皮下或皮内注射;②缩血管药:局麻药物都有扩张血管作用,加入少许肾上腺素,使血管收缩可延缓药液吸收、延长作用时间,并减少毒性作用;③药物剂量与浓度:血药峰值浓度与单位时间内注射药物剂量成正比,用药剂量越大、浓度越高,吸收越快。

2. 分布 局麻药吸收后分布至各器官组织,首先是随血流迅速灌注到心、脑、肾、肝等灌流好的器官。然后以较慢速率再分布到灌流较差的肌肉、脂肪和皮肤组织。

3. 生物转化及排泄 酯类局麻药主要经血浆中假性胆碱酯酶水解,产生芳香酸和氨基醇,属肝外代谢。酰胺类局麻药主要在肝内由线粒体酶水解代谢,因此肝功能障碍病人应减少用量。

【局麻药的不良反应】

1. 毒性反应 单位时间内局麻药超过机体所能耐受能力,出现一系列中毒症状者,称之为毒性反应。产生局麻药毒性反应原因有:①一次用量过大;②误注入血管内;③注射部位血管丰富,吸收增快;④病人体弱耐受力低。临床上有病人用小量局麻药后即刻就出现毒性反应,称为高敏反应(hypersusceptibility)。

毒性反应的临床表现:①兴奋型:谵妄、多语、心率增快、血压升高、肌肉震颤、抽搐等;②抑制型:嗜睡、呼吸困难、血压下降,甚至呼吸心跳停止。

预防措施:①麻醉者应熟悉局麻药的药理及解剖知识;②准确掌握用药的剂量、浓度;③适当加入肾上腺素,延缓吸收,但高血压、甲状腺功能亢进的病人不能加肾上腺素;④为防止注入血管内,每次注药前须回抽,无回血方可注药;⑤术前用安定或苯巴比妥类药物,以减少毒性反应。

救治关键:一经发现中毒反应,立即终止给药,对症处理,包括给氧和维持呼吸,躁动不安者,给予地西泮 5~10mg 肌注,惊厥者用 2.5% 硫喷妥钠 1mg/kg 静注,低血压者行静脉输液和麻黄碱或间羟胺等升压,发生心跳呼吸骤停者立即行心肺复苏。

2. 过敏反应 少见,酯类发生机会较酰胺类多。使用少量局麻药,即出现荨麻疹、喉头水肿、支气管痉挛、低血压及血管神经性水肿等,甚至危及患者生命。对严重病人必须立即进行抢救,静脉推注肾上腺素 0.2~0.5mg,然后给予皮质激素或抗组胺药物。

【常用局麻药】

临床常用局麻药及其作用强度、毒性、使用浓度、持续时间和最大剂量见表3-2。

表3-2 常用局麻药比较

	普鲁卡因	丁卡因	利多卡因	布比卡因
pKa	8.9	8.4	7.8	8.1
脂溶性	低	高	中等	高
血浆蛋白结合率(%)	5.8	76	64	95
相对麻醉效力	1	10	4	10
毒性	1	12	4	10
组织穿透力	弱	最强	强	强
维持时间(小时)	1	3	2	5~6
主要用途	浸润麻醉 腰麻	表面麻醉 神经干阻滞 硬膜外麻	表面麻醉 神经干阻滞 硬膜外麻	神经干阻滞 腰麻 硬膜外麻
成人一次限量(mg)	1000	40*~80	100*~400	15#~150
常用浓度%	0.5~1	0.5~2	0.25~2	0.2~0.5

* 表面麻醉一次极限用量;# 腰麻一次极限用量

二、全身麻醉药

(一)吸入麻醉药

吸入麻醉药是指经呼吸道进入人体内并产生全身麻醉作用的药物。常用于全身麻醉的维持,有时也用于麻醉诱导。

【吸入麻醉药的评价】

吸入麻醉药最终以原形从肺中排出,主要从可控性、麻醉强度、对循环和呼吸的影响等方面进行比较。

1. 可控性 可控性与血/气分配系数有关,血/气分配系数愈小,麻醉药在血液内溶解度愈低,就容易控制其在中枢神经系统中的浓度。

2. 麻醉强度　一般以最低肺泡有效浓度 MAC（minimal alveolar concentration）表示，即指在一个大气压下同时吸入麻醉药与纯氧时，使 50% 患者对于刺激不产生运动性反应时的最低肺泡浓度。MAC 与麻醉强度成反比（表 3-3）

表3-3　常用吸入麻醉药的血/气分配系数与 MAC

药物	油/气	血/气	MAC（%）	代谢率（%）
氧化亚氮	1.4	0.47	105	0.004
氟烷	224	2.4	0.75	15~20
恩氟烷	98	1.9	1.7	2~5
异氟烷	98	1.4	1.15	0.2
七氟烷	53.4	0.65	2.0	2~3
地氟烷	18.7	0.42	6.0	0.02

3. 对心血管系统的抑制作用　现有强效吸入麻醉药，都有不同程度的扩张血管和降低心肌收缩作用。这种作用可被儿茶酚胺所掩盖。若病人有心功能不全时，此种负性作用表现突出，氟烷可增加心肌对儿茶酚胺的敏感性，易诱发心律失常。

4. 对呼吸的影响　现有强效吸入麻醉药均会产生剂量依赖性呼吸抑制，使通气量减少，呼吸频率增加，动脉血二氧化碳分压增加。

5. 对运动终板的影响　吸入麻醉药具有剂量依赖性肌肉松弛作用，与肌松弛药联合应用可减少肌松弛药的用量，增强肌松药的效果。

6. 对颅内压的影响　大多数吸入麻醉药均会导致颅内压升高，尤其是在快速提高麻醉药浓度时更为明显。

【常用吸入麻醉药】

1. 氧化亚氮（N_2O）　又名笑气，是麻醉效能最弱的吸入麻醉药，常须与其他强效吸入麻醉药联合应用。N_2O 吸入时均混合氧气，以防止低氧血症。N_2O 在短时间内应用，毒性很小，对循环系统基本上无抑制，对呼吸道无刺激，对肝、肾无影响。因此，N_2O 适合肝、肾功能障碍及危重病人的辅助麻醉。

2. 恩氟烷（安氟醚）　麻醉效能较强，成人 MAC 为 1.7%。恩氟烷化学性质稳定，不燃烧，与钠石灰接触也不会分解。常用浓度为 0.5%~2%，麻醉诱导快速，苏醒也迅速而平稳。对外周血管有轻度舒张作用，导致血压下降和反射性心率增快。对呼吸道无刺激，不引起唾液和气道分泌物增多，有明显肌肉松弛作用。恩氟烷可使眼压降低，对眼内手术有利。因深麻醉时脑电图显示癫痫样发作，临床表现面部及肌肉抽搐，因此有癫痫病史者应慎用。

3. 异氟烷（异氟醚）　麻醉效能强，MAC 为 1.15%，常用浓度为 0.5%~1.5%，可使脑血管扩张，增加脑血流量，但颅内压升高的作用较恩氟烷为轻。对心肌抑制较恩氟烷为轻，也不引起心律失常。异氟烷不引起痉挛性脑电图，是颅脑手术较好的麻醉方法之一。

4. 七氟烷（七氟醚）　具有血/气分配系数小，麻醉诱导和苏醒迅速，不增加心肌对肾上腺素的敏感性，无异味，不刺激呼吸道等优点，故适合麻醉诱导。七氟烷麻醉效能较强，MAC 为 2%，常用浓度为 1.0%~1.5%，对心肌抑制作用与异氟烷相当，比恩氟烷弱。循环稳定，苏醒迅速，苏醒过程平稳。恶心、呕吐的发生率低，故用于麻醉维持。但在钠石灰中和温度升高时可发生分解。

5. 地氟烷(地氟醚)　麻醉效能较弱,成人 MAC 为 6.0%～7.25%,其化学性质稳定,对肝、肾功能影响较小。地氟烷最大的优点是起效和苏醒迅速,且醒后即恢复定向力,能缩短监护时间,适宜于门诊病人麻醉。又因地氟烷对心、肝、肾功能影响小,适合于心脏手术及严重肝、肾功能障碍病人的麻醉。

地氟烷气味不佳,价格昂贵,麻醉效能弱,浓度过大易刺激气道,故临床上宜采取复合麻醉。

6. 氟烷　麻醉效能极强,MAC 仅为 0.75%,常用浓度为 1.0%～1.5%。氟烷且有果甜味,诱导和苏醒迅速,术后很少发生恶心、呕吐,易被病人接受。对呼吸道无刺激,而且可使下腹及子宫肌松弛,适合于产科麻醉。还有对抗支气管痉挛作用。

氟烷对心肌有抑制,容易引起低血压,偶可出现心律失常及心动过缓,应禁用肾上腺素。能升高颅内压,故开颅手术应慎用,最严重的不良反应为氟烷相关性肝炎,有肝脏疾患或曾发作过肝细胞性黄疸患者应禁用。

(二)静脉麻醉药

静脉麻醉药是指经静脉注射直接进入血液循环,作用于中枢神经系统而产生全身麻醉作用的药物。因诱导迅速、患者舒适、操作简便、便于掌握而广泛用于各种手术。

1. 硫喷妥钠　是超短效巴比妥麻醉药,易溶于水,呈强碱性。静注后 1 分钟患者神志消失,很快进入麻醉状态。硫喷妥钠脂溶度高,容易透过血脑屏障,能降低脑耗氧量和颅内压,是开颅手术较理想的麻醉药。但易分布到肝、肾组织,并在脂肪组织内蓄积中毒。硫喷妥钠能强烈抑制交感神经,使副交感神经相对兴奋,麻醉中对气管的各种刺激易诱发喉痉挛或支气管痉挛,有支气管哮喘者禁用。

因无镇痛作用,一般不单独作为麻醉药使用,而以静脉诱导应用为主。全身诱导用 2.5% 的水溶液,静脉注射量为 4～8mg/kg。基础麻醉多用于小儿,剂量为 15～20mg/kg,深部肌内注射。注药前应用足量阿托品,以对抗迷走神经兴奋。

2. 氯胺酮　能选择性抑制大脑联络径路和丘脑-新皮质系统,而兴奋边缘系统,注药后很快出现痛觉消失,但肌张力增强,可睁眼,这种意识与感觉分离的现象称为分离麻醉。氯胺酮兴奋循环,可用于休克时的麻醉。它增加脑耗氧量和颅内压,故不宜用于颅脑手术。此外患者术后可出现幻觉、复视等精神症状。门诊病人应留观,以防意外。

临床上主要用于体表小手术、烧伤、清创、换药、各种检查的麻醉以及全麻诱导。氯胺酮静注首次剂量为 2mg/kg,5～30 分钟追加 1/3～1/2 量,也可肌注,剂量为 4～10mg/kg。

3. 地西泮　为镇静药,在静脉麻醉中作为麻醉诱导的辅助用药。小剂量地西泮对血流动力学影响轻微,且能改善冠脉循环,对呼吸影响小,能降低颅内压和脑耗氧量。

临床应用地西泮 0.3～1.0mg/kg,诱导麻醉时可引起类似自然睡眠状态,约 3 分钟起效,略长于硫喷妥钠。

4. 异丙酚　具有镇静、催眠作用,有轻微镇痛作用。起效快,静脉注射 1.5～2mg/kg 后 30～40 秒钟病人即入睡,维持时间仅为 3～10 分钟,停药后苏醒快而完全。异丙酚对心血管系统有显著抑制作用,表现为血管扩张,血压下降,心率减慢,外周阻力和心排出量降低。对于血容量不足及老人要慎用,以防低血压的危险。对呼吸有明显抑制作用,表现为通气量降低和频率减慢,甚至呼吸暂停,抑制程度与剂量相关。经肝代谢,代谢产物无活性。反复注射或持续静滴时体内有蓄积,但对肝、肾功能无明显影响。

临床应用:用于全麻静脉诱导,剂量为 1.5~2.5mg/kg,可作静脉滴注与其他全麻药复合应用于麻醉维持,用量为 6~10mg/(kg·h)。因苏醒快而完全,对于门诊手术的麻醉具有较大优越性,用量 2mg/(kg·h)。亦可作为阻滞麻醉时的辅助药,剂量为 1~2mg/(kg·h)。副作用是对静脉有刺激,对呼吸抑制较等量硫喷妥钠为强,必要时应行人工辅助呼吸,麻醉后可出现恶心、呕吐。

5. 麻醉性镇痛药　是一类具有吗啡特性的天然生物碱和人工合成或半合成阿片类药物,通过与脑和脊髓中的特异性阿片受体结合而产生镇痛、镇静作用。该类物对呼吸有抑制作用,有使胃肠平滑肌痉挛和成瘾性等副作用。临床主要用于辅助其他麻醉。

(1)芬太尼:为人工合成强镇痛药,作用强度为吗啡的 75~125 倍。用药后脑组织吸收迅速,大剂量用药后可出现呼吸抑制和胸壁肌强直。芬太尼 4~6μg/kg,静注,可作为麻醉诱导辅助用药,以缓解插管时心血管反应。较大剂量(>50μg/kg)芬太尼静脉复合麻醉常用于心血管手术的麻醉。氟哌利多与芬太尼按 50:1 比例组合起来称依诺伐(氟芬合剂),用于神经安定麻醉。

(2)吗啡:具有镇静、镇痛、欣快感、呼吸抑制、组胺释放、心率减慢、末梢血管扩张等作用,而无明显心肌抑制作用。临床用于左心衰竭所致肺水肿,麻醉前、术前用药或术后硬膜外镇痛。成人用量为 5~10mg,皮下或肌内注射。

(3)哌替啶:具有镇痛、安眠、解除平滑肌痉挛作用。对呼吸有抑制,有欣快感和成瘾性。对心肌收缩力有抑制作用,可引起血压下降和心输出量减少。临床常作为麻醉前用药,成人用量 50~100mg 肌注。与异丙嗪或氟哌利多合用作为麻醉辅助用药。用于术后镇痛,成人用量为 50mg 肌注,间隔 4~6 小时可重复用药。

6. 肌肉松弛药　简称肌松药,是一种选择性作用于神经肌肉接头处的药物,可干扰神经肌肉兴奋传递,使骨骼肌松弛。按其作用机制,可分为非去极化与去极化两大类。肌松药可松弛骨骼肌以利气管插管和机械通气,并为手术操作创造良好条件。

(1)琥珀胆碱:为去极化肌松药,起效快,肌松完全且短暂,可被血浆胆碱酯酶迅速水解,代谢产物随尿排出。临床主要用于全麻时的气管插管,用量为 1~2mg/kg 快速静脉注入。副作用:可引起心动过缓及心律失常,广泛骨骼肌去极化时可致血清钾升高,肌肉强直收缩可引起眼压、颅内压及胃内压增高,有的病人术后诉肌痛。

(2)筒箭毒碱:是较早用于临床的非去极化肌松药,起效缓慢,作用时效较长。肌松效果与剂量有关,0.1~0.2mg/kg 可使四肢肌松弛,0.4~0.5mg/kg 可使腹肌松弛,0.5~0.6mg/kg 可满足气管插管。临床主要用于维持术中肌肉松弛,也可用于全麻诱导插管。但有释放组胺作用,引起低血压和心动过速,并可致支气管痉挛。对哮喘和重症肌无力患者应避免使用。

第五节　针刺镇痛与辅助麻醉

针刺镇痛与针刺辅助麻醉是在人体某些穴位或特定部位进行刺激,辅以一定量的镇静、镇痛药物,产生提高痛阈和调节人体生理生化等功效,在此基础上可施行某些手术的一种麻醉方法。穴位针刺(刺激)具有多方面生物学作用,镇痛即为其中之一,故成为临床疼痛治疗的常用方法之一,后被引入临床麻醉,称为"针刺麻醉"。但实践发现,单纯"针刺麻醉"难以完全消除手术创伤所造成的疼痛,需与其他麻醉方法复合应用,才能达到完全消除手术疼痛目的,故现多将"针刺麻醉"称为针刺镇痛或针刺辅助麻醉。

（一）针刺镇痛与辅助麻醉的特点

"针刺"在针刺镇痛中起到:①镇痛作用;②抗内脏牵拉反应的作用;③抗创伤性休克的作用;④抗手术感染的作用;⑤促进术后创伤组织修复的作用。由于以上的作用及针刺自身的特点,使针刺镇痛表现出几个方面的特点:

1. 使用安全,适用范围广 临床上可用于多种手术,如拔牙术、剖腹产术、输卵管结扎术、甲状腺切除术、颅前窝颅内手术、颈椎前路手术等。

2. 使用较安全 针刺镇痛下无须担心麻醉药过量或过敏等并发症,对组织器官功能干扰小,适用于合并肺部疾病、肝肾功能不全、休克、危重及年老体弱的病人。

3. 操作简便,易于掌握 目前穴位配方已不断精炼,并可用电刺激代替手法运针,使针刺镇痛技术更为简便易行。

4. 便于术中医患的配合 针刺镇痛手术中,病人保持清醒,能发挥其主观能动性,与手术人员密切配合,以判断手术效果。

5. 生理干扰少,利于术后恢复 通过针刺穴位调整人体功能活动,可增加机体抵抗力,稳定术中病人血压、脉搏,并发症较少。

6. 患者经济负担小 整个过程仅需几根毫针,无需任何复杂的麻醉设施,药物应用也仅限于一定量。

但针刺镇痛法仍存在镇痛不全、肌肉不够松弛、不能抑制内脏神经牵拉反射三大缺点,因此对很多手术尤其是深部手术效果不佳。且使用中存在个体差异大的局限性,使针刺镇痛在临床麻醉中的应用受到一定限制。临床上大多用"针药复合麻醉",即在针刺镇痛的同时辅以麻醉性镇痛药或复合应用其他麻醉药,可相应减少麻醉药物的用量而达到相同的麻醉效果,对病人生理功能的扰乱比单用药物轻,以保证病人在麻醉期间的安全,满足手术的需要。

（二）"针刺麻醉"类型

1. 单一针刺麻醉 应用单一的方法刺激经穴,如针刺、电极板、激光、指压、穴位注射等。

2. 针刺复合麻醉 指针刺与各种形式的小剂量麻醉药物相结合的一种麻醉方法。如:针刺复合局麻、针刺复合硬膜外麻和针刺复合全麻。一般麻醉中常规用镇痛、镇静药物相配合,不作针刺复合麻醉论。

另外,还可按所取经穴部位不同而分为体针麻醉、耳针麻醉、头针麻醉、鼻针麻醉及面针麻醉等;如按穴位刺激方法不同又可分为手法运针麻醉、电针麻醉、穴位注射麻醉、指压麻醉、激光穴位照射麻醉。

（三）"针刺麻醉"的临床运用

目前针刺镇痛与针刺辅助麻醉主要用于头面部、颈部、腹部、妇产科及四肢的手术。

【适应证与禁忌证】

1. 适应证 ①对麻醉药物过敏者;②肝、肾、肺功能不良,病情危重、休克和年迈体衰不能接受麻醉药物者;③病情诊断明确、无需广泛探查者;④愿意接受针麻,耐痛能力较好而不肥胖者;⑤有接受针刺并能发挥针刺调整作用者。

2. 禁忌证 ①凡针刺治疗中视为禁忌者;②惧怕针刺,术前预测针刺效果欠佳者;③精神系统的某些疾病如痴呆、精神分裂症、躁狂抑郁性精神病及神经系统损坏性疾病;④诊断不明,需做术中广泛探查者;⑤病灶局部广泛粘连,手术复杂者;⑥顾虑重重,经反复解释仍不能排除精神紧张者。

【操作程序】

针刺辅助麻醉的临床常规操作要点：

1. 选择适宜的病例 临床上运用针刺辅助麻醉时，应对手术种类进行选择。应选择针麻效果稳定的手术如甲状腺摘除术、额顶枕区及后颅窝手术、胃大部切除术及拔牙术等。对体质虚弱，或药物过敏，不宜药物麻醉者，则可首选针刺辅助麻醉。

2. 术前准备 针刺辅助麻醉的一般术前准备与其他麻醉相同。另外，针刺麻醉还要了解病人的针感情况和对针刺的耐受力，必要时可进行针麻效果的术前预测、试针或是术中患者配合手术的训练等。还要做好解释工作，因为在针刺麻醉手术中患者处于清醒状态，除痛觉迟钝外，其他感觉、运动功能都保持正常，积极的精神状态可以通过大脑的调节功能，调动人体组织器官的生理功能对抗手术造成的损害。

3. 选穴原则 根据手术部位及患者病情选取不同的穴位，以达到最佳针刺麻醉效果。体针的常用选穴法有：循经取穴、辨证取穴、邻近取穴和根据神经节段取穴；耳针常用选穴法：采用基本穴、手术部位取穴和配穴相结合的原则。

4. 刺激方法 手法运针、电脉冲刺激法、穴位注射法和穴位按摩法等。

5. 辅助用药 为加强镇静、镇痛，提高麻醉的效果，可于术前及术中配合使用辅助用药，主要有镇静、镇痛和抗胆碱等药物。术前多可用苯巴比妥、安定等。

第六节 局部麻醉

局部麻醉(local anesthesia)简称局麻，是用局部麻醉药物暂时阻断某些部位神经的冲动传导，使受其支配的相应区域产生麻醉作用。局麻适用于较浅表局限的中小型手术，该麻醉简便、易行、对重要器官功能干扰轻微，并发症较少，费用低廉，不失为一种受欢迎且较安全的麻醉方法。如手术范围大、病情复杂，局麻难以奏效，则需考虑应用其他麻醉方法。

【表面麻醉】

将渗透能力强的局麻药施于黏膜表面，使其透过黏膜阻滞黏膜下的浅表神经末梢的方法，称为表面麻醉。适用于眼、鼻、咽喉、尿道等处的浅表手术、检查和治疗性操作。常用药为 1%~2% 丁卡因或 2%~4% 的利多卡因。方法分别是：滴入、涂敷、喷射、注入等。

【局部浸润麻醉】

将普鲁卡因或利多卡因注射至拟行手术部位，阻滞神经末梢，产生麻醉作用，称之局部浸润麻醉。

注意事项：①掌握麻药浓度与剂量：普鲁卡因常用浓度 0.5%~1%，成人一次用量不超过 1000mg；利多卡因常用浓度 0.25%~0.5%，成人一次用量不大于 400mg。②一针技术：针斜面向下刺入皮内，注药后形成橘皮样隆起，称皮丘。将针拔出，在第一个皮丘边缘再进针，如法操作形成第二个皮丘，如此继续往下，在切口线上形成皮丘带，上述操作法的目的是使病人只有第一针刺入时的痛感。③逐层浸润：手术部位较深者，依次浸润皮肤、皮下、筋膜、肌肉，体腔手术尚需浸润腹(胸)膜后切开，直至病灶充分显露。④回吸无血方可注药，以免局麻药误入血管引起毒性反应。⑤为减少渗血，延长麻醉时间，减少麻药吸收，可加入少量肾上腺素。

【区域阻滞麻醉】

包围手术区,在其四周及底部注射局麻药,以阻滞进入手术区的神经干和神经末梢,称为区域阻滞麻醉。主要适合于肿块、小囊肿的切除及组织活检、腹股沟疝修补等门诊小手术。

区域阻滞麻醉操作要点及局麻药配制与局部浸润法相同。其优点在于:①避免直接穿刺病理组织;②可避免因麻药液使小肿块不易扪及或局部解剖难以辨认而增加手术难度。

【神经干(丛)阻滞麻醉】

在神经干、丛、节的周围注射麻醉药,阻滞其冲动传导,使受它支配的区域产生麻醉作用,称为神经阻滞麻醉。它操作较简便,需药量少,效果好,且十分安全。但必须熟悉局部解剖,以免产生严重并发症。临床常用神经阻滞麻醉有指(趾)神经阻滞、臂丛神经、肋间神经阻滞等。

1. 指(趾)神经阻滞　先在指(趾)根一侧正中处,垂直进针直抵指(趾)骨,回吸无血才注药,阻断指神经,然后稍退针分别向指(趾)掌面和背面注药;按同法阻滞另一侧指(趾)神经,并使药液环绕指(趾)根。通常用2%普鲁卡因或1%利多卡因4ml左右,忌加肾上腺素。

2. 臂丛神经阻滞　臂丛神经由 $C_{5\sim8}$ 和 T_1 脊神经的前支组成。这些神经自椎间孔穿出后,在颈部位于前、中斜角肌之间,从锁骨的外下方于第一肋骨上面穿过,经腋窝分布于上肢,支配上肢的感觉和运动。臂丛神经由椎前筋膜形成的三角形管鞘包膜,该神经血管鞘向腋窝延伸即为腋鞘。在成人鞘内任何部位注入 1%~1.5% 利多卡因 20~30ml(加肾上腺素),可使臂丛神经阻滞2小时左右。临床上臂丛神经阻滞,可经肌间沟、锁骨上路或腋路操作,阻滞部位越高,上肢麻醉范围越大(图3-1)。

图 3-1　臂丛神经阻滞麻醉

(1)肌间沟法:病人仰卧,头偏向对侧,手臂贴身旁,使肩下垂,充分显露操作部位。操作者立于患侧,食指尖络合碘消毒后,沿锁骨向后摸寻,于前、中斜角肌间隙、锁骨上2cm处,以6~7号针垂直穿刺,穿破椎前筋膜时有突破感,继而向后、下、内方向探触,病人诉异样感,此时回抽无血或脑脊液,即可注射局麻药,一般用含 1:200 000 肾上腺素的 1.3% 利多卡因 25ml。

(2)锁骨上路法:病人仰卧,肩下垫枕,充分显露操作部位。麻醉者站在病人头端,确定锁骨中点,在锁骨上窝摸到锁骨下动脉搏动,臂丛神经一般在其外侧,将盛有加肾上腺素的麻醉药,取20ml的注射器,连接7号针头,于锁骨中点上1cm,搏动点外侧0.5cm进针,并向后、内、下方向推进 $1\sim2cm$,触及第 1 肋骨,反复针刺骨面,当病人诉有异样感时,固定针头,回抽无血、无气即可注药。

（3）腋路法:因安全 、易掌握,临床多采用此法。病人仰卧,剃除腋毛,患肢外展 $90°$,呈行军礼姿势,于腋动脉搏动最明显处作皮丘,用两指固定皮肤及动脉,以 6 号针垂直缓慢刺入腋鞘,当阻力突然消失停止进针,松指后针头随动脉搏动而摆动,示针尖已进入腋鞘内,回抽无血注药。

臂丛神经阻滞适应证:适用于上肢手术,肌间沟法也可用于肩部手术,腋路法仅用于前臂和手部手术。

并发症:常见并发症为局麻药毒性反应。肌间沟法和锁骨上路法还可发生膈神经麻痹、喉返神经麻痹和霍纳综合征。肌间沟径路如穿刺不当,药液误入硬膜外腔可致高位硬膜外阻滞,药液误注蛛网膜下腔可引起全脊髓麻醉。锁骨上径路如穿刺不当可并发气胸。

第七节　椎管内麻醉

将局麻药注入到椎管内不同腔隙,阻滞脊神经根或脊神经的传导,使其所支配的区域产生麻醉作用,称为椎管内麻醉(intrathecal anesthesia)。根据局麻药注入部位不同,将椎管内麻醉分为蛛网膜下腔阻滞、硬膜外腔阻滞与腰麻-硬膜外间隙联合阻滞麻醉。

【椎管内解剖】
脊柱由骨性结构、韧带、脊髓与脊神经、被膜与相应腔隙组成。

1. 骨性结构　脊柱由脊椎连结而成,椎体和椎弓构成椎管,脊髓位于其中。脊柱有颈、胸、腰和骶尾(分别用 C、T、L、S 表示)四个生理弯曲,病人仰卧时,颈、腰前曲且 C_3 与 L_3 部位最高,胸与骶曲向后且 T_5 与 S_4 最低,这对一定体位下的麻醉药液扩散有影响。

2. 韧带　连接椎弓的纤维组织,自外而里依次为棘上韧带、棘间韧带、黄韧带。棘上韧带连结脊柱棘突尖端,质地较坚韧,老年时常发生钙化。棘间韧带连结上下两棘突,质地较疏松。黄韧带连结上下椎板,覆盖着椎板间孔,几乎全由弹力纤维构成,组织致密厚实,穿刺时具有阻力抵抗感。故行椎管内麻醉时,穿刺针需经过皮肤、皮下组织、棘上、棘间和黄韧带,即进入椎管内的硬膜外腔。如刺过硬脊膜和蛛网膜,即进入蛛网膜下腔。

3. 脊髓与脊神经　椎管内的脊髓,在成人终止于 L_1 椎体下缘,儿童位置较成人低,行腰椎穿刺成人应选择 L_2 以下椎间隙,而儿童则在 L_3 以下间隙,以免损伤脊髓。脊神经有31 对(颈 8、胸 12、腰 5、骶 5、尾 1),分前根和后根。前根含运动和交感(骶段为副交感)传出纤维,后根含感觉和交感(骶段为副交感)传入纤维。各种神经纤维粗细不同,交感和副交感最细,最易被局麻药所阻滞,其次是感觉纤维,最粗是运动纤维。

4. 硬膜与腔隙　脊髓的被膜自内向外,分别为紧贴于脊髓表面的软脊膜、透明而薄的蛛网膜和坚硬结缔组织形成的硬脊膜。软膜与蛛网膜之间称蛛网膜下腔,内有脑脊液 $25\sim30ml$,pH7.4,比重为 $1.003\sim1.009$,与颅内相通,下端终止于 S_2。硬膜在外层,与蛛网膜之间有一潜在的硬膜下腔。硬膜与椎管内壁构成硬膜外腔,脊神经在此通过。此间隙内有静脉丛、淋巴管及脂肪组织充填。

5. 脊神经根与体表标志　人体脊神经在体表呈节段性分布,甲状软骨部由 C_2 支配、两侧乳头连线为 T_4 支配、剑突下为 T_6 支配、脐为 T_{10} 支配、耻骨联合部为 $T_{12}\sim L_1$ 支配、下肢前面是 $L_{1\sim5}$ 支配,大腿后面,骶部及会阴部属 $S_{1\sim5}$ 所支配(图3-2)。

一、蛛网膜下腔阻滞麻醉

将局麻药注入蛛网膜下腔,被药物波及的脊神经根及脊髓表面部分受到阻滞后,使脊神经所支配的相应区域产生麻醉作用,称为蛛网膜下腔阻滞麻醉(spinal anesthesia),简称脊麻或腰麻。

【适应证与禁忌证】

1. 适应证 适用于 2~3 小时内的脐以下部位(下腹部、盆腔、肛门会阴及下肢)的手术。

2. 禁忌证 ①神经系统疾病:如颅内高压、椎管内疾病;②心血管疾病:如严重高血压、冠心病及心衰;③休克、严重贫血及其他危重病人;④脊柱畸形、外伤、结核或穿刺部位有感染;⑤腹内压增高,如大量腹水、巨大肿瘤;⑥不合作者,如婴幼儿及精神病患者;⑦凝血功能障碍;⑧脓毒症。

【麻醉方法】

1. 常用麻醉药物 多用重比重药液(所配药液比重高于脑脊液比重)。

(1)普鲁卡因:用普鲁卡因 150mg 溶于 5% 葡萄糖液或脑脊液 2.7ml,再加 0.1% 肾上腺素 0.2~0.3ml。

(2)丁卡因:丁卡因 10mg 结晶用脑脊液 1ml 溶解,再加 10% 葡萄糖溶液和 3% 麻黄碱液各 1ml,配成所谓 1:1:1 溶液。

2. 体位 一般取侧卧位,病人双手抱膝、大腿贴

图3-2 脊神经在体表的节段分布

腹、下颌贴胸,脊柱背屈呈弓形,使棘间隙尽量增宽,有利穿刺针进入。

3. 定位与消毒 一般选择 L_{2-3} 间隙为穿刺间隙。定位方法:可用四指按摸髂骨翼最高点,拇指在两侧髂骨翼连线与脊柱中线交叉处,正相当于 L_{3-4} 棘突之间(图3-3)。皮肤消毒后覆盖孔巾。

图3-3 腰椎间隙定位图

4. 脊椎穿刺　常用直入穿刺法和侧入穿刺法。

(1)直入穿刺法:用左手拇、食指固定穿刺针刺入棘突间隙中点,保持与病人背部水平垂直位,针尖稍向头侧缓慢进针,当针头抵达黄韧带时阻力增加,突破黄韧带时阻力消失,即所谓落空感。穿破硬脊膜与蛛网膜时进入蛛网膜下腔,可出现第二个落空感。

(2)侧入穿刺法:由棘突间隙中点侧1.5cm进针,针杆与皮肤呈75°,对准棘间孔刺入。避开棘上韧带与棘间韧带,经黄韧带和硬脊膜而达蛛网膜下腔。

穿刺成功的标志是拔出针芯,见有脑脊液流畅滴出,穿刺成功后,将装有配制好的局麻药注射器与穿刺针紧密衔接,稍加回抽后将药液以每5分钟1ml的速度注入,再回抽以证实注入蛛网膜下腔后,将针体同注射器一起拔出。

5. 麻醉平面调控　使用重比重局麻药液时应注意体位、穿刺间隙、注药速度及斜面的朝向,调节麻醉平面达到手术所需要求。

(1)病人体位,重比重药物进入脑脊液后先流向低处。如病人右下肢手术,除穿刺与注药时患侧朝下外,注药后仍继续维持头高足低侧卧位10分钟。

(2)穿刺间隙:仰卧位,L_3 最高、L_5 及 S_4 最低。经 $L_{2~3}$ 注药后,应立即转向仰卧位,局麻药循脊柱斜坡流向胸段,将出现较高的麻醉平面。经 $L_{4~5}$ 注药后转向仰卧位,药液流向骶部,使会阴部出现麻醉效应。

(3)针斜面朝向与注药速度:针斜面决定注入药液的流向,如针斜面朝头端,易使麻醉面升高。注药速度快,药液扩散广,相反药液较集中(5秒钟注射1ml)。

【不良反应及并发症】

1. 血压下降和脉搏缓慢　与麻醉平面过高、交感神经受阻滞过广有关。一般阻滞平面超过 T_4 时,常出现血压下降,伴心动过缓。血压下降的处理:可先快速静脉输液,以扩充血容量,如无效,静注麻黄碱15mg。遇心动过缓,可给予阿托品 $0.3~0.5mg$ 静脉注射。

2. 呼吸抑制　麻醉平面过高时,可因肋间肌麻痹致呼吸抑制,其症状为胸闷气促,咳嗽无力,胸式呼吸减弱或消失。应给氧或面罩给氧辅助呼吸,一旦呼吸停止,应立即行气管插管和人工呼吸进行急救。

3. 恶心呕吐　多因麻醉平面过高抑制呼吸与循环,导致脑缺氧而兴奋呕吐中枢;交感神经被阻滞,副交感兴奋,胃肠蠕动增强;内脏牵拉反射等因素也易发生恶心、呕吐。应针对原因采取治疗措施。如升压、吸氧、麻醉前使用阿托品,暂停手术牵拉等。若恶心呕吐较剧,可静脉注射氟哌啶 2.5mg 镇吐。

4. 头痛　头痛是腰麻后较常见并发症,多发生于麻醉后 1~3 天,一般 7~14 天消失,但个别病人的病程可长达半年以上。头痛原因至今不完全清楚,大多认为与脑脊液丢失所致颅内压降低有关。

头痛处理:①去枕平卧,轻度头痛 2~3 天自行消失;②采用细针穿刺;③静脉补液;④应用小剂量止痛片或安定;⑤如头痛严重,经上述治疗无效,可考虑硬膜外腔注射生理盐水或右旋糖酐 15~30ml,会取得较好的效果。

5. 尿潴留　因支配膀胱的骶神经被阻滞后恢复较晚所致。下腹部、会阴、肛门手术切口疼痛及病人不习惯在床上排尿,均是产生尿潴留的诱因。大多数可自行恢复。必要时可行针刺、热敷、导尿处理。

二、硬膜外腔阻滞麻醉

将局麻药注入硬膜外腔,阻滞部分脊神经根的传导功能,使其支配的区域出现暂时性麻醉,称硬膜外腔阻滞麻醉(epidural anesthesia),简称硬膜外腔麻醉。有连续法和单次法两种。连续硬膜外阻滞是通过硬膜外穿刺针将一合适导管置入硬膜外腔,借此导管注药,根据病情,手术要求范围,时间长短,连续分次给药,使麻醉时间得以延长、避免了单次给药麻醉时间的限制,是目前临床上使用较多的麻醉方法。

【适应证和禁忌证】

1. 适应证　最常用于横膈以下各种腹部、腰部和下肢手术,也可用于颈部、上肢和胸壁手术,但麻醉操作和管理技术都较复杂,采用时应慎重。

2. 禁忌证　同腰麻。

【麻醉方法】

1. 麻醉前准备　术前1小时用苯巴比妥钠100mg、合用阿托品0.5mg肌内注射,可防心动过缓。

2. 硬膜外腔穿刺术　姿势与腰麻相似。根据手术要求可选择颈、胸、腰及骶段间隙进行穿刺,穿刺点应选择支配手术区中央的脊神经相应的棘突间隙。一般参考体表解剖标志确定,如颈椎的棘突为 C_7,胸骨角 T_2,乳头相当于 T_4,剑突 T_6,脐 T_{10},耻骨联合相当于 $T_{12\sim}L_1$棘间。硬膜外腔穿刺可用直入法或侧入法。硬膜外腔穿刺成功的标志是穿破黄韧带有落空感。因硬膜外腔呈负压状态,临床上负压测定法判定穿刺针是否进入硬膜外腔,方法有:悬滴法和毛细玻璃管测定法。连续硬膜外麻醉将特制硬膜外导管插入超过针口约3~4cm,然后边拔针边置入导管,最后将针体拔出,将硬膜外导管固定。

3. 注射药物　用1%~2%利多卡因和0.5%~0.75%布比卡因。穿刺置管成功后,将病人仰卧位,先注入试验剂量3~5ml,观察5~10分钟,排除误注入蛛网膜下腔,即可以每间隔5分钟注入5ml直到麻醉作用完全(追加剂量),即可开始手术。当初量(试验剂量+追加剂量)作用将消失时,再注入第二次量,其剂量约为初量的1/2~2/3。

4. 麻醉平面的调节　硬膜外阻滞的麻醉平面呈节段性,麻药的扩散主要取决于:①局麻药容积:注入的量愈多、扩散愈广、麻醉范围愈宽;②穿刺间隙:麻醉上下平面的高低决定于穿刺间隙的高低。若间隙选择不当,常常导致麻醉失败,尤其平面过高而影响呼吸与循环;③导管方向:导管向头端置放,药液易向胸、颈段扩散;④注药方式:药量相同,如一次集中注入则麻醉范围较广,分次注入则范围缩小;⑤年老、妊娠、脱水、恶液质的病人,注药后麻醉范围较一般人为广,故应减少药量。

【并发症】

1. 全脊椎麻醉　原因为穿刺针或硬膜外导管误入蛛网膜下腔。临床表现为全部脊神经支配区域均无痛觉、低血压、意识丧失及呼吸停止。可在注药后数分钟内出现,若处理不及时可导致心跳骤停。

处理原则:①维持患者循环和呼吸功能;②患者意识丧失者,应立即行气管插管,机械通气,加速输液,使用升压药;③心跳骤停者,按心肺脑复苏术进行处理。

2. 血压下降　多发生在胸段硬膜外阻滞,一般在注药后15~30分钟出现,应加快输液补充血容量,必要时静注麻黄碱15mg,可有效提高血压。

3. 呼吸抑制　颈、胸段硬膜外阻滞多有不同程度呼吸抑制,尤其是阻滞平面达 T_2 以上时,患者呼吸功能明显低下,应严密观察患者呼吸,面罩给氧应列为常规,并做好呼吸急救的准备。

4. 脊神经损伤　多因穿刺时操作粗暴所致。穿刺中患者自诉有电击样痛并向单侧肢体放射,须调整进针方向,以防损伤。术后出现该神经根分布区疼痛,感觉障碍,可采取对症处理,数周或数月自愈,一般预后较好。

5. 硬膜外血肿　多因穿刺和插管时损伤出血、凝血机制障碍等引起。表现为麻醉作用持久不退或消退后又出现,同时腰背部剧痛。由于血肿压迫造成截瘫 24 小时后就很难恢复,应及早诊断,争取在血肿形成 8 小时内行椎板切开清除血肿。

6. 硬膜外脓肿　无菌操作不严或穿刺部位感染所致。病人出现剧烈腰背痛、寒战高热和白细胞增多,肌无力,随后截瘫等神经症状。治疗应予大剂量抗生素,并在出现截瘫前行椎板切开引流。

7. 脊髓前动脉综合征　较少见。与患者有动脉硬化史、局麻药中肾上腺素浓度过高、麻醉中长时间低血压有关。

三、骶管阻滞麻醉

经骶裂孔将局麻药注入骶管腔内以阻滞骶神经,称骶管阻滞麻醉,是硬膜外阻滞麻醉的一种方法。适用于直肠、肛门及会阴部手术。

1. 穿刺体位　病人取侧卧位或俯卧位。

2. 穿刺点定位　穿刺前先摸清尾骨尖端,再沿中线向头的方向扪摸,约 3～4cm 处可摸到一个 V 形或 U 形凹陷,即为骶裂孔。

3. 穿刺术　近年来,骶管穿刺常采用更简易的方法。嘱病人侧卧,摸清骶裂孔后,在其上端采取垂直进针法,用 7 号短针刺过骶尾韧带后,即可注药。改进后的方法成功率高,又减少了损伤血管的几率,比较安全。

4. 常用局麻药　常用 1.33%～1.6% 利多卡因或 0.5% 布比卡因溶液,需加入 1:200 000 肾上腺素,麻醉持续 2～6 小时。成人一般用药量为 20ml。

5. 并发症　骶管有丰富的静脉丛,吸收加快易发生局麻药物毒性反应,另可发生术后尿潴留、误注入蛛网膜下腔而发生全脊椎麻醉。

四、蛛网膜下腔与硬膜外腔联合阻滞麻醉

因腰-硬联合阻滞麻醉是利用腰麻和硬膜外麻醉的各自优点又弥补了二者各自不足,具有起效迅速、局麻药用量小、镇痛完善与肌松弛及长时间手术不受限制等优点,被广泛用于下腹部及下肢手术。穿刺方法有两种。①一点法:临床多用,经 L_{2-3} 间隙用特制的联合穿刺针作硬膜外腔穿刺,成功后再用配套的 25G 腰穿针经硬膜外穿刺针行蛛网膜下腔穿刺并注入局麻药(腰麻);然拔出腰穿针,再经硬膜外针向头端置入硬膜外导管 3～4cm 固定备用。②二点法:先于较高位如 T_{12}、L_1 棘突间隙作硬膜外穿刺并置管备用;再于 L_{3-4} 或 L_{4-5} 间隙行蛛网膜下腔穿刺给药行腰麻。

第八节　全身麻醉

麻醉药经呼吸道吸入或静脉、肌内注射进入人体内,产生中枢神经系统的抑制,使病人意识丧失、痛觉消失、反射抑制和肌肉松弛,这种方法称为全身麻醉(general anesthesia),简称全麻。全麻时中枢神经系统的抑制是可逆和可调控的。理想的全身麻醉能满足手术的全麻四要素,即镇痛完全、意识丧失、肌肉松弛及神经反射迟钝。现代麻醉采用多种麻醉药或

辅助药进行复合麻醉,以满足手术的要求。

一、全身麻醉的实施

(一)全身麻醉的诱导

全麻诱导是指患者接受全麻药后,由清醒状态到神志消失,进行气管内插管的阶段,方法有:

1. 吸入诱导法

(1)开放点滴法:以金属丝网面罩绷以纱布扣于病人口鼻部,将挥发性麻醉药滴于纱布上,病人于吸气时吸入麻醉药的蒸汽逐渐进入麻醉状态。以往主要用于乙醚麻醉,现今有时也用于小儿麻醉。

(2)面罩吸入诱导法:将麻醉面罩扣于病人口鼻部,开启麻醉药挥发器,逐渐增加吸入浓度,待病人意识消失并进入麻醉状态时,静注肌松药行气管内插管。

2. 静脉诱导法　开始诱导时,先以面罩吸入纯氧 $2 \sim 3$ 分钟,增加氧储备并排出肺及组织内的氮气。根据病情选择合适的静脉麻醉药及剂量,从静脉缓慢注入并严密监测病人的意识、循环和呼吸的变化。待病人神志消失后再注入肌松药,应用麻醉面罩进行人工呼吸,然后进行气管内插管。插管成功后,立即与麻醉机相连接并行人工呼吸或机械通气。

(二)全身麻醉的维持

全麻维持期的主要任务是维持适当的麻醉深度以满足手术的要求,同时加强对病人的管理,保证循环和呼吸等生理功能的稳定。

1. 吸入麻醉药维持　经呼吸道吸入一定浓度的吸入麻醉药,以维持适当的麻醉深度。目前吸入的气体麻醉药为氧化亚氮,挥发性麻醉药为氟化类麻醉药恩氟烷、异氟烷等。临床上常将 N_2O-O_2-挥发性麻醉药合用,N_2O 的吸入浓度为 $50\% \sim 70\%$,挥发性麻醉药的吸入浓度可根据需要调节,需要肌肉松弛时可加用肌松药。挥发性麻醉药应采用专用蒸发器以控制其吸入浓度。连续监测吸入麻醉药浓度,使麻醉深度更容易控制。

2. 静脉麻醉药维持　全麻诱导后经静脉给药维持适当麻醉深度的方法。静脉给药方法有单次、分次和连续注入法三种,应根据手术需要和不同静脉全麻药的药理特点来选择给药方法。单一的静脉全麻药仅适用于全麻诱导和短小手术,复杂或时间较长的手术,多选择复合全身麻醉。

3. 复合全身麻醉　是指两种或两种以上的全麻药复合应用,彼此取长补短,以达到最佳临床麻醉效果。随着静脉和吸入全麻药品种的增多,麻醉技术的不断完善,应用单一麻醉药达到所有全麻作用的方法基本上不再应用,而复合麻醉在临床上得到越来越广泛的应用。根据给药的途径不同,复合麻醉可大致分为全静脉复合麻醉和静脉与吸入麻醉药复合的静吸复合麻醉。

(三)全身麻醉气管内插管

是建立人工气道的最有效及最可靠的一种方法,是将一种特制的气管导管通过口腔或鼻腔,经声门置入气管的技术。是麻醉医师必须掌握的基本操作技能,也是临床麻醉的重要组成部分。这一技术能为解除呼吸道梗阻、保证呼吸道通畅、清除呼吸道分泌物、防止误吸、进行辅助或控制呼吸和吸入麻药的应用等提供最佳条件。也常用于危重病患者的抢救。常用的插管方法有经口腔或鼻腔明视插管和经鼻腔插管。

1. 经口腔明视插管　借助喉镜在直视下暴露声门后,将导管经口腔插入气管内(图3-

4)。导管插入气管内的深度成人为 4~5cm,导管尖端至门齿的距离约 18~22cm。插管完成后确认导管已进入气管内且位置适当后固定并接麻醉机。确认方法有:①压胸部时,导管口有气流;②人工通气时,可见双侧胸廓对称起伏,并可听到清晰的呼吸音;③如用透明导管时,吸气时管壁清亮,呼气时可见明显的"白雾"样变化;④病人如有自主呼吸,接麻醉机后可见呼吸囊随呼吸而张缩;⑤如监测呼气末二氧化碳分压($P_{ET}CO_2$)则更易判断,$P_{ET}CO_2$ 图形有显示则可确认无误。

2. 经鼻腔插管　在口腔内手术等特殊情况下,不能经口腔插管者,导管可经鼻腔插入气管内(图 3-5)。插管可在明视下进行,也可在保留自主呼吸的状况下盲探插管。

图 3-4　用喉镜显露声门

图 3-5　导管经鼻腔插入气管内

二、全身麻醉的意外和并发症

全身麻醉的意外和并发症多发生在呼吸系统、循环系统和中枢神经系统中,强调预防为主,及早发现和及时处理。

【呼吸系统并发症】

1. 反流与误吸　全麻时容易发生反流与误吸。原因:①饱餐后,剖宫产术等内脏牵拉反射诱发呕吐;②全麻诱导时,患者咽部反射消失,一旦有反流物即可发生误吸;③胃排空延迟,如大量胃内积液、积气;④全麻后患者没有完全清醒时,吞咽反射未恢复引发胃内容物反流及误吸。

预防与处理:①饱餐后需行急诊手术者,尽量选择其他麻醉方法,必须用全麻者,可先置胃管排空胃内容物后,在清醒状态下插入带气囊导管方可诱导麻醉;②麻醉完全清醒后才拔出气管内导管;③患者呕吐时,应立即将患者的头部置于低位,头偏向一侧,及时清除、吸尽呕吐物或分泌物;④若有较多呕吐物进入气管,应即行气管内插管,彻底吸尽呕吐物;⑤使用一定量支气管解痉药及抗生素(氨茶碱、庆大霉素)。

2. 呼吸道梗阻　以声门为界,分上呼吸道与下呼吸道梗阻或同时两者都存在。

(1)上呼吸道梗阻:①原因:舌后坠、咽喉部分泌物增多及胃肠反流物存积等;②临床表现:患者表现为吸气性呼吸困难、鼾音咕噜声及鸡鸣音;③处理:托起下颌,或放置咽通气管,清除分泌物,吸氧。若不能缓解,应即静脉注射琥珀胆碱,行气管插管。亦可用 16 号针头行环甲膜穿刺或紧急气管切开。

(2)下呼吸道梗阻:①原因:气管内异物堵塞、气管痉挛、气管内导管插入过深;②临床表现:患者出现呼气性呼吸困难、缺氧发绀、痰鸣音,听诊肺部湿啰音,肺不张时呼吸音消失;

③处理:去除异物,解除支气管痉挛(氨茶碱250mg或氢化可的松100mg静滴)。

3. **通气量不足**　呼吸抑制,缺氧,二氧化碳蓄积。①原因:全麻过深,麻醉性镇痛药和肌松药用量过大,硫喷妥钠静注过快;②临床表现:呼吸困难、缺氧、发绀、心率增快、血压下降、严重者可导致心跳骤停;③处理:立即气管内插管人工辅助呼吸,必要时给予抗生素。

4. **低氧血症**　吸空气时,$SpO_2 < 90\%$,$PaO_2 < 8kPa(60mmHg)$或吸纯氧时$PaO_2 < 12kPa$(90mmHg)即可诊断为低氧血症。

(1)原因:①麻醉机的故障,氧供应不足所致吸入氧浓度过低;②弥散性缺氧:多见于N_2O吸入麻醉;③肺不张:因分泌物过多或通气不足等因素引起肺容量降低;④肺误吸;⑤肺水肿:见于急性左心衰竭或肺毛细血管通透性增加。

(2)临床表现:患者出现呼吸急促、发绀、躁动不安、心动过速、心律紊乱、血压升高等。

(3)处理:①吸氧,严重者应以呼气末正压吸氧;②保持气道通畅,严重者应行机械通气治疗;③左心衰者:治疗包括强心、利尿、扩血管、吸氧及机械通气治疗;④有感染时,应用抗生素等。

【循环系统并发症】

1. **低血压**　低血压是指麻醉期间收缩压下降超过基础值的30%或绝对值低于80mmHg。

(1)原因:①麻醉过深;②血容量不足;③胸、腹腔手术,因牵拉或直接刺激迷走神经所致血压下降。

(2)处理:及时控制和调节麻醉深度;补充血容量;手术中力求操作轻柔,使用阿托品和局部封闭治疗。

2. **高血压**　麻醉期间舒张压高于100mmHg或收缩压高于基础值的30%。

(1)原因:①原发性疾病:如高血压、甲亢、颅内压增高等;②与麻醉、手术操作有关:如手术探查,压迫腹主动脉、气管插管等;③通气量不足、二氧化碳蓄积;④药物所致高血压:如氯胺酮等。

(2)处理:①原有高血压史者,在全麻诱导前给以芬太尼$3 \sim 5\mu g/kg$静滴,可减轻气管插管时的心血管反应;②术中根据手术刺激程度适当调节麻醉深度;③对顽固性高血压者,以药物控制血压:乌拉地尔$12.5 \sim 25mg/$次静滴、硝普钠$0.5 \sim 5.0\mu g/kg \cdot min$泵入、酚妥拉明$0.5 \sim 2.5mg/$次静滴。

3. **心律失常**　表现为心动过速和心室纤颤或心跳骤停。①原因:麻醉深浅不当,手术刺激、失血、低氧血症及高碳酸血症均可引起心律失常;②处理:去除诱因,室性早搏者,先静滴利多卡因$1 \sim 1.5mg/kg$,再以$1 \sim 4mg/min$的速度静滴。如发生心室纤颤,按心肺复苏处理。

【中枢神经系统并发症】

1. **高热、惊厥**　多见于小儿患者,因婴幼儿体温调节中枢尚未发育完善,极易受环境温度的影响。高热处理不及时,可引起抽搐甚至惊厥。小儿麻醉时应重视体温的监测,尤其是手术时间长者,一旦发现高热、抽搐,应立即给氧,保持气道通畅,肌注硫喷妥钠、同时行物理降温,特别是头部,以防脑水肿而引发脑疝的发生。

2. **苏醒延迟**　凡手术后超过30分钟呼唤不能睁眼,对痛觉刺激无明显反应,即视为苏醒延迟。多因全麻药过量,镇静药的残留作用,肝、肾功能不全排泄减慢等引起。因此,应分析原因,作出相应处理。若反射消失,呼叫不醒,伴躁动不安或瞳孔散大等现象,应考虑缺氧产生脑水肿,需吸氧、人工辅助呼吸、头部脱水、降温等措施。

第九节　术后镇痛和疼痛治疗

一、概述

疼痛(pain)是机体受到各种伤害性刺激时产生的一种主观感觉。很多疾病都有疼痛的症状,并促使患者求医诊治,有时疼痛难以忍受,引起一系列病理生理变化,使人体各器官、系统的功能发生紊乱。如手术后疼痛可影响患者的恢复,慢性疼痛长期困扰着许多患者的生活和工作,亟需医务工作者采取措施,解除疼痛,让患者在无痛中接受治疗。

麻醉学涵盖了许多有关解除疼痛的专门知识和技术,因此,疼痛治疗已成为麻醉科学的重要分支。近年来,通过有组织的多学科合作,在疼痛理论研究、临床诊治等方面都取得了不少经验。目前,许多医院开设了疼痛门诊,有些医院还设有病房或疼痛治疗中心,专门对疼痛进行研究和治疗。

【疼痛的分类】

1. 按疼痛的程度分类　①轻微疼痛:程度很轻或仅有隐痛;②中度疼痛:较剧,如切割痛或烧灼痛;③剧烈疼痛:难以忍受,如绞痛。

2. 按疼痛的病程长短分类　①急性疼痛:如创伤、手术、急性炎症、心肌梗死、脏器穿孔时的疼痛;②慢性疼痛:如慢性腰腿痛、晚期癌症的疼痛。

3. 按疼痛所在的解剖位置分类　头痛、颌面痛、颈痛、肩痛、腰痛、腿痛、胸痛、腹痛等。

4. 按疼痛所在的深浅分类　①表浅痛:位于体表皮肤或黏膜,主要由 A_δ 有髓神经的纤维传导,性质多为锐痛,较局限,定位准确。②深部痛:起源于内脏、关节、胸腹膜、骨膜等部位,主要由 C 类无髓神经纤维传导,性质多为钝痛,不局限,其中牵涉痛是内脏发散到远离脏器的体表皮肤而出现的一种疼痛。

【疼痛的测定与评估】

疼痛是一种主观感觉,要客观、准确判断疼痛的程度比较困难,目前多采用主观测定或评估法,即利用患者的主诉来评估疼痛的强度,其方法有:

1. 视觉模拟评分法(VAS)　一般采用10cm 长的评分标尺,两端分别表示从"无痛"(0)到"最剧烈疼痛"(10)。让患者根据自己所感受的疼痛程度,在直线上标出相应位置,然后用尺量出其距起点的长度(以 cm 表示),即为评分值。分值越高,表示疼痛程度越重。

2. 口述疼痛评分法(VRS)　患者描述自身感受的疼痛状态,一般将疼痛分为四级:Ⅰ无痛;Ⅱ轻微疼痛;Ⅲ中度疼痛;Ⅳ剧烈疼痛。每级 1 分,若为剧烈疼痛其记 4 分。此法患者易理解,简单实用,但不够精确。

【疼痛的病理生理变化】

1. 精神情绪变化　急性剧烈疼痛可导致患者精神兴奋、烦躁,甚至哭闹。长期慢性疼痛可使人情绪抑制、表情淡漠。

2. 内分泌系统　疼痛产生应激反应促使机体释放多种激素,如儿茶酚胺、促肾上腺皮质激素、抗利尿激素、醛固酮、甲状腺素等分泌增多,引起血糖增高和负氮平衡等代谢紊乱现象。

3. 循环系统　剧痛时交感神经兴奋,血中儿茶酚胺和血管紧张素Ⅱ水平升高,患者血压升高、心动过速和心律失常，对伴有高血压、冠脉供血不足的患者极为不利。疼痛可引起水、钠潴留，加重心脏负担，而剧烈的深部疼痛有时可引起交感神经兴奋，导致血压下降、脉率减慢、甚至发生虚脱、休克。

4. 呼吸系统 胸、腹部手术后的急性通气/血流比值下降，易引起低氧血症。由于疼痛，患者不敢用力咳嗽与深呼吸，气管和支气管内分泌物不易咳出，易造成肺炎或肺不张，尤其是年老体弱者。

5. 消化系统 慢性疼痛常引起消化功能障碍，食欲不振。强烈深部疼痛可反射性引起恶心、呕吐。

6. 泌尿系统 因肾血管反射性收缩、垂体抗利尿激素分泌增加，尿量减少。疼痛可引起排尿困难和尿潴留，长时间排尿不畅将导致尿路感染。

7. 免疫系统 疼痛将引起免疫功能下降，对预防或治疗感染及控制肿瘤扩散不利。

8. 凝血机制 手术后急性疼痛等应激反应可改变血液黏稠度，使血小板黏附功能增强，纤溶功能降低，使血液处于高凝状态，容易导致血栓形成。

二、慢性疼痛的镇痛

慢性疼痛患者人数多，疼痛持续时间长，给病人带来极大的痛苦，长期的疼痛折磨甚至产生厌世而轻生，因此，诊治慢性疼痛，提高患者生活质量是现代临床医学非常重要的课题。

【诊治范围】

在疼痛门诊中经常需要诊治的慢性疼痛的有：①神经痛：肋间神经痛、三叉神经痛、带状疱疹和带状疱疹后遗神经痛等；②头痛、偏头痛、丛集型头痛；③颈肩腰腿痛：颈椎病、肩周炎、腰椎间盘突出症、腰椎骨质增生、腰肌劳损；④四肢慢性损伤疾病：滑囊炎、狭窄性腱鞘炎、肱骨外上髁炎、腱鞘囊肿；⑤周围血管性疾病：血栓闭塞性脉管炎、雷诺综合征；⑥癌症性疼痛；⑦心理性疼痛。

【常用治疗方法】

1. 药物治疗 是急性疼痛治疗最基本、最重要的手段。但对治疗慢性疼痛患者的效果欠佳。

(1)镇痛消炎药：阿司匹林、保泰松、吲哚美辛、布洛芬、酮洛芬、萘普生等。镇痛作用均是通过抑制环氧化酶活性，减少体内前列腺素的合成而发挥作用。上述药物对头痛、牙痛、神经痛、肌肉痛等均有一定效果，但对创伤性剧烈疼痛和内脏痛无效，还具有较强的消炎和抗风湿作用。

(2)麻醉类镇痛药：吗啡、哌替啶、芬太尼、美沙酮、可待因等，这类药主要通过激动阿片受体产生强烈的镇痛作用，易产生依赖性或成瘾性，因此，仅用于急性剧痛和癌症晚期患者。新一代非麻醉性镇痛剂曲马朵，适用于急慢性疼痛，口服与注射给药效果几乎相等。

(3)镇静催眠药：地西泮、苯巴比妥、异戊巴比妥和司可巴比妥等，此类药物长期使用可引起药物依赖性和耐药性，不可滥用。

(4)抗抑郁药：丙米嗪、阿米替林、多塞平和马普替林等。该类药多用于因受长期慢性疼痛折磨并出现精神忧郁、情绪低落、言语少、行动迟缓的患者，亦用于治疗四肢痛和带状疱疹后遗神经痛。

(5)其他类药物：苯妥英钠与卡马西平治疗三叉神经痛有效，维生素、糖皮质激素、解痉药等可用于辅助治疗。

2. 神经阻滞治疗　是治疗疼痛的重要手段,尤其是慢性疼痛。当伤害性刺激的传入冲动被阻滞后,患者顿感疼痛消失。阻滞用药多选用长效局麻药,辅以类固醇激素和神经营养剂药物。癌性疼痛或顽固性疼痛,如三叉神经痛可采用无水乙醇或 5%～7% 酚甘油破坏神经使之达到长期止痛效果。常用于三叉神经痛、舌咽神经痛、带状疱疹、晚期癌症等。其具体神经阻滞方法和适应证有:

(1)痛点注射:是许多慢性疼痛疾病如肩周炎、肱骨外上髁炎、紧张性头痛、腰肌劳损等最重要的治疗手段。此类疾病多有明确的痛点,可用 1% 利多卡因或 0.25% 布比卡因 1～4ml 加泼尼松悬液 0.5ml 作痛点注射,每周 1～2 次,3～5 次为一疗程,效果确切。

(2)周围神经阻滞:将 1% 利多卡因或 0.25% 布比卡因加类固醇激素适量,在疼痛区所支配的神经干(丛)或神经根处进行阻滞。常用的有三叉神经阻滞、肋间神经阻滞、枕大和枕小神经阻滞、椎旁神经阻滞、腰大肌间沟阻滞等。

(3)硬膜外阻滞:①颈椎痛:选颈 6～7 间隙穿刺,成功后注入含 0.5% 利多卡因或 0.25% 布比卡因加泼尼松悬液 50mg 再加生理盐水 6～8ml,注药后平卧,每周注射 1 次,3～6 次为一疗程。若病情虽有好转,但仍未康复,间隔 1～2 个月后再注射一疗程。②腰椎间盘突出:一般选椎间盘突出的上或下一个间隙进针穿刺,成功后注入上述混合液 10ml 左右。

(4)交感神经阻滞:①颈胸神经阻滞:患者取仰卧位,肩下垫薄枕,头后仰,伸展颈部。嘱患者张口,消除肌紧张,在环状软骨平面摸清第 6 颈椎横突。术者用二指将胸锁乳突肌、颈内动脉和静脉一起推向外侧。用 22G3.5～4cm 长的 7 号穿刺针,在环状软骨外侧垂直进针,触及第 6 颈椎横突,将针后退 0.3～0.5cm,回抽无血,注入 1% 利多卡因或 0.25% 布比卡因 5～10ml,注药后同侧出现霍纳(Horner)综合征和手指温度增高,说明阻滞有效。主要适应证:颈交感神经支配区的有关疼痛,如耳鸣、过敏性鼻炎、偏头痛、颈椎病、肩周炎、带状疱疹、心肌梗死、自主神经功能紊乱。并发症:将药物误注入血管内引起毒性反应;药液误入椎管内引起血压下降,呼吸停止;气胸;膈神经麻痹;喉返神经麻痹;臂丛阻滞麻醉。②腰交感神经阻滞:腰交感神经节位于腰椎体前侧面,左右有 4～5 对神经节,支配盆腔内脏器官及下肢等,阻滞时患者俯卧,腹部垫枕,在 X 线电视荧屏下确认 L_3 棘突上缘旁开 4cm 处作皮丘,以 22G10cm 长的穿刺针,经皮丘垂直刺入,直到针尖触及第 3 腰椎横突,测得皮肤至横突距离。将穿刺针退至皮下,使之向内向头侧呈 30° 倾斜,再刺入而触及椎体。继而调整针的方向,沿椎体旁滑过再进入 1～2cm,抵至椎体前外侧缘,即达腰交感神经节所在区域,回抽无脑脊液及血液,注入含肾上腺素的 1% 利多卡因或 0.25% 布比卡因 10ml,即可阻滞 L_2 交感神经节,阻滞后下肢温度升高,血管扩张。适应证:下肢末梢循环障碍疾病如血管闭塞性脉管炎、雷诺综合征、股骨头无菌性坏死、反射性交感神经萎缩等。

3. 物理治疗(理疗)　常用理疗方法有电疗、光疗、磁疗、蜡疗、超声波与温热疗法等。理疗的主要作用是消炎、消肿、解痉、镇痛、改善局部血供、软化瘢痕和兴奋神经肌肉等。

4. 推拿治疗　是祖国医学宝贵遗产。利用活筋手法及活动关节手法,解除疼痛,防病治病,对软组织损伤、无菌性炎症、慢性颈肩腰腿痛等有很好的治疗效果。

5. 针灸治疗　利用金属针,在人体特定穴位(部位)刺入,或用艾叶制成艾条点燃熏烤,或用梅花针、经皮神经电刺激(TENS)等治疗,以达到提高痛阈、促进局部血循环、缓解疼痛的目的。

6. 其他治疗　如心理疗法、小针刀疗法、醋疗、蜂疗等。

三、手术后镇痛

术后疼痛所致的病理生理改变,及其发生的呼吸、泌尿以及心血管系统的并发症,直接影响手术预后,因此,术后镇痛有利于患者的康复,现已成为术后常规开展的治疗工作。

【药物镇痛】

术后镇痛药物常用的有阿片类药,如吗啡、哌替啶和芬太尼等,解热镇痛剂因对内脏痛和锐痛效果较差,多与其他药物联合使用以增强镇痛作用。局麻药常用布比卡因,用于硬膜外镇痛,其作用时间较长,浓度在 0.2% 以下不会阻滞运动神经,较安全。

【镇痛方法】

传统的方法是术后患者疼痛时肌注哌替啶,其缺点是:不灵活,只能由护士按医嘱作肌内注射,而忽视了病人的个体差异和病人不同时间对止痛剂量的需求。目前较好的方法是硬膜外镇痛和病人自控镇痛。

(1)硬膜外镇痛:采用硬膜外穿刺置管,常用药物为吗啡,成人常用剂量为 2～3mg,用生理盐水稀释至 10ml 注入,约在注药后 30 分钟显效,一般持续 12 小时左右。当患者再度出现疼痛时,可重复给药。常见不良反应有恶心、呕吐、皮肤瘙痒、尿潴留和呼吸抑制。若在药液中加入氟哌利多 2.5mg,可增强麻醉效果,并能减少恶心、呕吐的发生率。

(2)病人自控镇痛(PCA):是患者疼痛时借助 PCA 泵自己给予镇痛药物进行镇痛的方法。PCA 仪由①注药泵;②微电脑自动控制装置;③输注管道和防反流的单向活瓣等构成。PCA 依其给药途径的不同可分为患者自控镇痛(PCIA),患者自控硬膜外镇痛(PCEA)。

PCA 使用时先确定几个参数:负荷剂量,为迅速达到镇痛所需的最有效血药浓度,即在开始 PCA 之前给予一个负荷剂量。单次剂量:即按压按钮以后注药泵所输出的剂量。锁定时间:在此期间内,不论按多少次按钮均无药液输出,目的是防止用药过量。

PCIA 常用药物有吗啡、曲马多、芬太尼等。PCEA 常与局麻药和麻醉性镇痛药混合应用,常用 0.25% 布比卡因加小量芬太尼和吗啡。由于 PCA 的良好镇痛效果,故深受患者和医师的喜爱,是目前较受欢迎的术后镇痛方法。

四、癌症疼痛治疗

癌症是多发病,约 70%～80% 晚期癌症患者有剧烈疼痛,一些患者感到绝望甚至轻生,这对患者本人、家属和社会均带来极大影响。故此,对于癌症疼痛的治疗,不但要有效地控制疼痛,而且要重视对患者的心理治疗,包括临终关怀。

【三阶梯疗法】

世界卫生组织(WHO)推荐三阶梯疗法.

癌痛药物治疗原则:①按药效强弱呈阶梯方式顺序使用;②按时服药;③以口服药为首选;④用药剂量个体化。多数患者按此方法治疗后能满意止痛。

(1)第一阶梯:应用非阿片类药。开始时患者疼痛较轻,可用非阿片类药镇痛,代表药如阿司匹林。也可选用胃肠道反应较轻的布洛芬和对乙酰氨基酚等。

(2)第二阶梯:应用弱阿片类药。当非阿片类镇痛药不能控制疼痛时,应加用弱阿片类药,以提高镇痛效果,如可待因。

(3)第三阶梯:应用强阿片类药。重度癌痛及第二阶梯治疗效果欠佳,选用强阿片类药,如吗啡,多采用口服缓释或控释剂型。口服药物有困难者,可用芬太尼透皮贴剂,其作用可持续 72 小时。

（4）辅助用药：癌痛的治疗中，提倡联合用药的方法，加用一些辅助药以协同主药的疗效，以减少其用量与副作用。常用辅助药有：①弱安定药，如地西泮和艾司唑仑等；②强安定药，如氯丙嗪和氟哌利多等；③抗忧郁药，如阿米替林。

【椎管内注药】

（1）硬膜外腔注射吗啡：选择与疼痛部位相应的间隙进行穿刺，成功后置管以便反复给药。吗啡每次剂量为 1～2mg，用生理盐水 10ml 稀释后注入，每日一次。

（2）蛛网膜下腔内注射神经破坏性药物：用苯酚或无水乙醇注入蛛网膜下腔，破坏后根神经，使其产生脱髓鞘作用达到止痛目的。因其效果差，难以控制，仅作为最后的选择方法。

【放疗、化疗和激素疗法】

放疗或化疗用于对其敏感的癌肿，使肿块缩小，减少因压迫和侵犯神经组织而引起的疼痛。对放疗敏感的癌瘤有精原细胞瘤、鼻咽癌、小细胞肺癌及骨转移癌等。化疗可用于乳癌、睾丸癌、卵巢癌等。激素疗法用于一些激素依赖性的肿瘤，如雄激素和孕激素治疗晚期乳癌，雌激素用于前列腺癌，都能起到止痛的作用。

（王兴焱）

？复习思考题

1. 麻醉前用药的目的是什么？
2. 局麻药毒性反应的常见原因、处理原则及预防措施是什么？
3. 腰麻及硬膜外麻的适应证、禁忌证是什么？
4. 全脊髓麻醉的表现与处理措施有哪些？
5. 全身麻醉的并发症有哪些？
6. 癌症疼痛的三阶梯治疗方案是什么？

第四章　心肺脑复苏

 学习要点

心肺脑复苏概念、心跳骤停的诊断;初期复苏处理;后期复苏处理;复苏后处理。

第一节　概　　述

心搏骤停是指心脏因急性一过性的原因突然终止搏血而致的循环和呼吸停顿状态,心搏骤停意味着死亡的来临或"临床死亡"的开始。然而因急性原因所导致的这种"临床死亡"在一定条件下是可逆的。针对心跳呼吸停止所采取的紧急医疗措施称心肺复苏(cardiopulmonary resuscitation,CPR),以人工呼吸替代患者的自主呼吸,以心脏按压形成暂时的人工循环并诱发心脏的自主搏动。但是,心肺复苏成功的关键不仅是自主呼吸和心跳的恢复,更重要的是中枢神经系统功能的恢复。现代医学已将早年所谓的"心肺复苏"扩展为"心肺脑复苏"(cardiopulmonary cerebral resuscitation,CPCR)。心肺复苏是决定预后的基础,脑复苏是决定预后的关键。

心肺脑复苏成功的关键是时间。在心脏停搏(cardiac arrest)后4分钟内开始初期复苏,8分钟内开始后期复苏者的恢复出院率最高。心跳骤停的判断标准是:①意识突然丧失(呼之不应);②自主呼吸停止或抽泣样呼吸;③大动脉搏动消失或10秒钟内不能判断是否有脉搏;④瞳孔散大固定;⑤心电图表现为心室纤颤、心电机械分离、心室停搏、无脉性室性心动过速、室性逸搏心律等。以上标准的前三条最重要。心跳骤停一旦确定,应立即进行心肺脑复苏。心肺脑复苏分为三个阶段:初期复苏(basic life support,BLS)、后期复苏(advanced life support,ALS)和复苏后治疗(post-resuscitation treatment,PRT)。

第二节　初期复苏

初期复苏(BLS)是呼吸心跳骤停时的现场急救措施,需争分夺秒,其主要任务是迅速有效地恢复生命器官的血液灌流和供氧。初期复苏的任务和步骤可归纳为 ABC:A(airway)指保持呼吸道通畅,B(breathing)指进行有效的人工呼吸,C(circulation)指建立有效的人工循环。人工呼吸和心脏按压是初期复苏的主要措施。《2010 美国心脏协会心肺复苏及心血管急救指南》中,建议将成人、儿童和婴儿(不包括新生儿)的基础生命支持程序从 A-B-C(开放气道、人工呼吸、胸外按压)更改为 C-A-B(胸外按压、开放气道、人工呼吸)。

【心脏按压】

心肺复苏应首先进行30次胸外心脏按压。心脏按压(建立人工循环)是指间接或直接按压心脏以形成暂时的人工循环的方法。心脏停搏时心脏丧失排血能力,全身血液循环处于停止状态,使全身组织细胞失去血液灌流和缺氧。脑细胞经受4~6分钟的完全性缺血缺氧,即可引起不可逆性损伤。因此,尽早建立有效的人工循环将对患者的预后产生显著影响。有效的心脏按压能维持心脏的充盈和搏出,诱发心脏的自律性搏动,并可预防重要器官(如脑)因较长时间的缺血缺氧而导致的不可逆性改变。

心脏按压分为胸外心脏按压和开胸心脏按压两种方法。施行胸外心脏按压时,患者必须平卧于木板或地板上,操作者立或跪于患者一侧,选择剑突上4~5cm处(即胸骨上2/3与下1/3交界处)为按压点,右手掌根紧贴于左手背上,手指向上翘起,肘关节伸直,利用操作者自己上身重力垂直下压,使胸骨下陷至少5cm,婴儿和儿童的按压幅度至少为胸廓前后径的1/3(婴儿大约为4cm,儿童大约为5cm),注意双手不离开胸壁,按压频率为至少100次/min,每次按压与放松时间相等,直至心脏恢复有效搏动,要维持胸外按压的连续性且不必与人工呼吸同步。小儿复苏用单手按压,新生儿只用2指按压。胸外心脏按压有效的标志是:①触及大动脉搏动;②发绀的皮肤转红润;③测到血压;④散大的瞳孔开始缩小;⑤呼气末CO_2分压($P_{ET}CO_2$)升高。胸外心脏按压较常见的并发症是肋骨骨折。开胸心脏按压一般在后期复苏进行,应严格遵守无菌操作。开胸的切口位于左侧第4肋间,起于距离胸骨左缘2~2.5cm处,止于左腋前线。开胸后,术者将手掌伸进胸腔并将心脏托于掌心,以除拇指以外的四指握住心脏对准大鱼际肌群部位进行按压。

【畅通气道】

保持呼吸道畅通是人工呼吸的首要条件,尤其对因窒息导致的心搏骤停者。开放气道常用的方法是仰头抬颌,抢救人员一手将其下颌向上、后方钩起解除舌后坠,若有异物堵塞气道时,可用手指或器械清除;另一手压迫患者前额保持头部后仰位置,使口腔直轴与气道成一直线(图4-1)。

（1）抬颈法　　　　　　（2）提颌法

图4-1　畅通气道的方法

【人工呼吸】

先心脏按压30次再进行人工呼吸2次(儿童患者双人施救按压15次连续吹气2次)。有效的人工呼吸,应该能保持病人的PaO_2和$PaCO_2$接近正常。人工呼吸方法可分为两类:一类是无需借助器械或设备的徒手人工呼吸法,其中以口对口(鼻)人工呼吸最适于现场复苏;另一类是利用器械或特制的呼吸器以求得最佳的人工呼吸,主要用于后期复苏和复苏后处理,须有专业人员使用。在畅通气道的基础上,将置于患者前额的拇指与食指捏住患者鼻孔,操作者深吸一口气,对准患者的口部用力吹入,连续吹入2次(图4-2)。对张口困难者,可向鼻腔吹气(即口对鼻人工呼吸)。操作时,每次吹完即将口移开并做深吸气,此时病人凭其胸廓、肺的弹性被动地完成呼气。施行过程中应注意观察胸壁是否起伏、吹气时的阻力是否过大,必要时可重新调整呼吸道的位置或清除呼吸道内的异物或分泌物。进行人工呼吸时,每次送气时间大于 1 秒,以免气道压过高;潮气量以可见胸廓起伏即可,约 $500 \sim 600ml$,尽量避免过度通气;不能因人呼吸而中断心脏按压。人工气道建立后可每 $6 \sim 8$ 秒进行一次人工呼吸,或 $8 \sim 10$ 次/分,而不中断心脏按压。

图 4-2 人工呼吸的方法

 知识链接

人工呼吸

人工呼吸,用于人自主呼吸停止时的一种急救方法。通过徒手或机械装置使空气有节律地进入肺内,然后利用胸廓和肺组织的弹性回缩力使进入肺内的气体呼出。如此周而复始以代替自主呼吸,可使呼吸骤停者获得被动式呼吸,获得氧气,排出二氧化碳,维持最基础的生命。人工呼吸方法很多,有口对口吹气法、俯卧压背法、仰卧压胸法,但以口对口吹气式人工呼吸最为方便和有效。

第三节 后期复苏

后期复苏(ALS)是初期复苏的继续,是借助于器械和设备、先进的复苏技术和知识以争取最佳疗效的复苏阶段。后期复苏的内容包括:继续 BLS;借助专用设备和专门技术建立和维持有效的肺泡通气和循环功能;监测心电图,识别和治疗心律失常,监测 $P_{ET}CO_2$ 判断复苏效果;建立和维持静脉输液、调整体液、电解质和酸碱平衡失调;采取一切必要措施(药物、电除颤等)维持病人的循环功能稳定。接诊时应首先检查病人的自主呼吸和循环是否已经恢复,未恢复者应继续进行心肺复苏,然后进行必要的生理功能监测,根据监测结果进行更具有针对性的处理,包括药物治疗、电除颤、输液输血以及其他特殊治疗。

【建立有效呼吸通道】

1. 呼吸道的管理 心肺复苏患者中约有90%的患者呼吸道有不同程度的梗阻,应放置口咽或鼻咽通气管,采用简易呼吸器,有条件者应尽早行气管内插管,不仅可保证心肺复苏的通气和供氧、防止发生误吸、避免中断胸外心脏按压,并且可监测 $P_{ET}CO_2$ 提高心肺复苏质量。对不宜插管者可施行气管切开,并给以机械通气治疗,以获得最佳肺泡通气和供氧。

2. 呼吸器的应用 利用器械或呼吸器进行人工呼吸,其效果较徒手人工呼吸更有效。凡便于携带于现场施行人工呼吸的呼吸器,都属简易呼吸器,或称便携式人工呼吸器。呼吸囊—活瓣—面罩装置为最简单且有效的人工呼吸器,已广泛应用于临床,应用时只需将面罩紧扣于病人口鼻部,另一手将呼吸囊握于手掌中挤压,将囊内气体挤入病人肺内,当松开呼吸囊时,胸廓和肺被动弹性回缩而将肺内气体"呼"出,由于单向活瓣的导向作用,呼出气体只能经活瓣排入大气;呼吸囊在未加压时能自动膨起,并从另一活瓣吸入新鲜空气,以备下次挤压所用;呼吸囊上还附有供氧的侧管,能与氧气源连接,借以提高吸入氧浓度。便携式呼吸器种类较多,有的以高压氧作为动力,有的以蓄电池作为动力,驱动呼吸器进行自动机械通气,其供氧和通气效果较好,也可节省人力,尤其适用于有气管内插管者和病人的转运。多功能呼吸器是性能完善、结构精细的自动机械装置,可按要求调节多项呼吸参数,并有监测和报警系统;使用这种呼吸器不仅能进行有效的机械通气,还能纠正患者的某些病理生理状态,起到呼吸治疗的作用,主要在重症监测治疗室或手术室等固定场所使用。

【心脏电除颤】

电除颤(defibrillation)是复苏成功的关键措施,应尽早实施。胸外除颤时将一电极板放在靠近胸骨右缘的第2肋间,另一电极板置于左胸壁心尖部,电极下应垫盐水纱布或导电糊并紧压于胸壁,以免局部烧伤和降低除颤效果。电击能量首次成人为360J,小儿为2J/kg。一次除颤不成功者,应立即行胸外心脏按压和人工呼吸。若室颤为细颤,应立即静注0.1%肾上腺素1~2ml,使其变成粗颤,再次电击才能有效。开胸手术或胸内心脏按压时,可作胸内直流电除颤,电击能量成人为20~80J,小儿为5~50J,电击能量不可过大,以免损伤心肌。

 知识链接

心脏电除颤

心脏电除颤是利用除颤仪,以一定量的高能脉冲电流经胸壁或直接作用于心脏,使得心脏的大部分或者全部的心肌细胞在瞬间同时除极,终止导致心律失常的异常折返环或异位兴奋灶,从而恢复窦性心律。电击除颤是心脏复苏最有效的手段。原始的除颤器是利用工业交流电直接进行除颤的,这种除颤器常会因触电而伤亡,因此,目前除心脏手术过程中还有用交流电进行体内除颤(室颤)外,一般都用直流电除颤。心脏电除颤又分为同步电除颤和非同步电除颤:同步电除颤适用于室上性和室性心动过速等患者;非同步电除颤适用于心室颤动和心室扑动患者。

【药物治疗】

复苏用药的目的,是为了激发心脏复跳并增加心肌收缩力,防治心律失常,调整急性酸碱失衡,补充体液和电解质。用药方法首选静脉给药,其次为骨内通路或经气管内给药,心内注射由于并发症较多,一般不用。

1. **肾上腺素**　是心肺复苏的首选药物。成人首次量1mg,必要时每5min可重复一次。

2. **利多卡因**　最适用于治疗室性期前收缩或阵发性室性心动过速。常用剂量1~1.5mg/kg静注,必要时可重复应用,也可以2~4mg/min的速度连续静脉滴注。

3. **血管加压素**　可产生非肾上腺素样的血管收缩作用,增加器官灌流,复苏中的效果与肾上腺素相当,一次用量和重复用量为40U。

4. **胺碘酮**　静脉使用可以阻断钠、钾、钙通道以及α、β受体,用于治疗房性或室性心律失常。在CPR中,持续性室速或室颤引起心脏骤停,使用电除颤和肾上腺素无效,可以使用胺碘酮。成人初始用时为300mg静脉滴注,必要时可重复注射150mg,24小时总量不超过2g。

5. **阿托品**　最适用于有严重窦性心动过缓合并低血压、低组织灌注或合并频发室性期前收缩患者。现今不主张在心脏停搏和无脉性心电活动情况下常规使用;心动过缓时首次用量为0.5mg,每隔5min可重复注射,直至心率恢复达60次/min以上。

6. **碳酸氢钠**　为复苏时纠正急性代谢性酸中毒的主要药物,复苏期间不主张常规应用。有条件最好根据动脉血血气分析结果及血液pH指导碳酸氢钠用量,当碱剩余(BE)达

到 – 10mmol/L 以上时才用碳酸氢钠来纠正。其计算公式为:碳酸氢钠(mmol)= BE × 0.2 ×体重(kg)。复苏期间若不能测知 pH 及血气分析,碳酸氢钠首次剂量可按 1mmol/kg,然后每 10 分钟给 0.5mmol/kg。成人注射 5% 碳酸氢钠以 15ml/min 左右的速度为宜。在用碳酸氢钠时,应采取过度通气以免 CO_2 蓄积。

7. 氯化钙 使用肾上腺素和碳酸氢钠之后心搏仍未恢复时,可以静注氯化钙,尤其适用于因高血钾或低血钙引起的心脏停搏者。成人常用 10% 氯化钙 2.5 ~ 5ml 静注。

第四节 复苏后监测和处理

复苏后监测和处理(PRT)的主要内容是防治多器官功能衰竭和缺氧性脑损伤。防治多器官功能衰竭时,首先应保持呼吸和循环功能的良好和稳定。

【维持良好的呼吸功能】

心脏复跳后,自主呼吸未必立即恢复,即使恢复,其呼吸功能仍可能不全,应进行机械通气治疗,并根据血气分析结果调节呼吸器以维持良好的 PaO_2、$PaCO_2$ 及 pH,直到患者初步清醒再逐步撤机。

【维持有效循环】

有效循环的恢复是一切复苏措施的先决条件。复苏后期必须严密监测循环功能。如循环功能不稳定,表现为低血压和组织器官灌流不足(如少尿、神经功能障碍),应对有效循环血容量及左心室功能进行评估,并及时纠正。血流动力学监测十分必要,重症病人应监测心电图、动脉压、中心静脉压及尿量,必要时应放置 Swan-Ganz 漂浮导管监测肺毛细血管楔压(PCWP)和心排出量以指导临床治疗。

1. 有低心排血量或休克者,应纠正酸中毒、选用正性肌力药物;

2. 心排血量和肺毛细血管楔压均低时,应充分扩容;

3. 肺毛细血管楔压增高而心排血量尚能维持时,应给以利尿剂和静脉扩张剂;

4. 心排血量降低伴周围阻力增高者,应选用扩血管药;

5. 心排血量降低伴肺毛细血管楔压增高者,应选用增强心肌收缩力的药物。

【防治肾衰竭】

最有效的预防方法是维持循环稳定,保证肾脏的灌注压。尽量避免使用可引起肾血管严重收缩及损害肾功能的药物,纠正酸中毒及使用小剂量肾血管扩张剂(如小剂量多巴胺)等都是保护肾功能的措施。应监测肾功能,包括每小时尿量、血尿素氮、血肌酐及血、尿电解质浓度等,以便早期、及时进行有效的治疗。

【脑复苏】

防治心脏停搏后缺氧性脑损伤而采取的措施称为脑复苏(cerebral resuscitation)。脑复苏的主要任务是防治脑水肿和颅内压增高,以减轻或避免脑组织再灌注损伤,保护脑功能。体温升高、肌张力亢进、痉挛、抽搐以及惊厥,都是脑缺氧性损伤的体征。若肌张力完全丧失时,说明已接近"脑死亡"的程度,目前的复苏措施尚无法使其恢复。脑复苏的原则在于防止或缓解脑组织肿胀和水肿。脱水、降温和应用肾上腺皮质激素是行之有效的防治急性脑水肿的方法。

1. 脱水利尿 应在血压恢复后尽早使用。脱水一般以渗透性利尿为主,甘露醇最常用,用量为每次 20% 甘露醇 0.5 ~ 1.0g/kg 快速静滴,每日 4 ~ 6 次,必要时可加用呋塞米20 ~

40mg与甘露醇交替使用。注意应维持血浆渗透压在280～330mmol/L,应适当补充胶体以维持血容量和血浆胶体渗透压。白蛋白和甘油果糖的利尿作用缓和且持久,可与甘露醇同时使用。应用脱水剂期间应密切观察血压、中心静脉压以及尿量变化。

2. 低温 低温是脑复苏的重要措施,可使脑细胞氧需量降低,从而起到脑保护的作用,可阻止脑细胞进一步受损。若患者出现体温升高趋势或有肌紧张及痉挛表现时,应立即降温。心跳停搏未超过3～4分钟或患者肌张力完全丧失时,不是低温适应证。脑组织是降温的重点,头部以冰帽降温效果较好。颈部、腋窝、腹股沟和腘窝等大血管经过部位放置冰袋,可达到全身降温的目的。降温开始宜迅速将体温降到预期水平,一般宜降至35～33℃。降温之前即开始用镇静剂和止痉剂,以防寒战反应。

3. 肾上腺皮质激素 在脑复苏中的应用理论上有优点,但临床应用仍有争议。激素使用宜尽早开始,心脏停搏即开始静滴氢化可的松100～200mg,随后用地塞米松20～30mg/24h。一般用3～4日即停药,以免出现并发症。

4. 巴比妥类药物治疗 巴比妥类药物可控制抽搐,防止颅内压增高,目前仅用于抗惊厥。硫喷妥钠首次剂量为30mg/kg,随后可用2～5mg/kg维持。亦可用10%水合氯醛保留灌肠。

5. 其他 ①高压氧治疗能降低颅内压,延缓或控制脑水肿的发生,要根据患者具体情况及时、合理使用;②肌肉松弛和机械通气有利于控制脑水肿;③钙通道阻滞剂如尼莫地平可适当选用;④能量供给药物ATP、辅酶A、细胞色素C、胞二磷胆碱能减少脑损害,还可以促进苏醒,减少脑缺氧的后遗症,可及时应用。

(王兴焱)

复习思考题

1. 当疑有呼吸、心跳停止时,如何迅速作出确诊?
2. 胸外心脏按压的操作要点有哪些? 如何判断胸外心脏按压是否有效?
3. 口对口人工呼吸的操作要点有哪些? 与心脏按压的比例是多少?
4. 初期心肺复苏操作的基本步骤包括什么? 操作顺序是什么?
5. 后期复苏的给药目的是什么? 给药途径有哪些?

第五章　围术期处理

第一节　概　　述

手术既是治疗外科疾病的重要手段,又具有创伤性,会给患者心理和生理带来负担。围术期是指从确定手术治疗时开始到与本次手术有关的治疗结束为止的这段时间。围术期处理就是为患者手术做准备和促进术后康复,以确保患者手术获得成功。充分的术前准备使患者具有充分的心理准备和良好的机体条件,以便更好地耐受手术;手术后处理应尽快使患者恢复生理功能,防治各种术后并发症,使患者早日康复。

第二节　手术前准备

手术前准备是指做出手术决定后直至麻醉、手术开始前运用各项措施,使接受手术的患者生理功能接近正常,以便更安全地耐受手术,减少术后并发症,为患者早日康复奠定基础。患者的术前准备,与疾病的轻重缓急、手术范围的大小、手术的性质密切相关。通常将手术分为三种:①急症手术:如外伤性肠破裂,需在最短时间内进行必要的准备,即迅速实施手术;②限期手术:如各种恶性肿瘤根治术,手术时间虽然也可以选择,但应在尽可能短的时间内做好术前准备,以免延误治疗时机,造成肿瘤扩散,影响预后;③择期手术:如腹股沟疝修补术等,可在充分的术前准备后进行手术。手术前要对患者的全身情况有足够的了解,必须详细询问病史,全面地进行体格检查,除了常规的实验室检查外,还需进行一些涉及重要器官功能的检查,以便查出可能影响整个病程的各种潜在不利因素,包括心理和营养状态,心、肺、肝、肾等重要器官功能,同时还要估计患者对手术的耐受力,在术前予以纠正,术中和术后加以防治。

一、一般准备

包括心理和生理两方面准备。

(一)心理准备

术前患者难免有恐惧、紧张及焦虑等不良情绪,或对手术及预后有顾虑。医务人员应从关怀、鼓励角度出发,就病情、施行手术的必要性及可能取得的效果,手术的危险性及可能发生的并发症,术后恢复过程和预后,以及清醒状态下施行手术因体位等造成的不适等,以恰当和安慰的语言,对患者做适当的解释,使患者以积极的心态配合手术和术后治疗。同时,也应向患者家属介绍和解释相关的情况,取得他们的信任和同意,协助做好患者的心理准备工作,配合整个治疗过程顺利进行。还要履行书面的知情同意手续,包括手术同意书、麻醉同意书等,由患者本人或委托家属签字。

(二) 生理准备

调整生理状态,使患者能在较好的状态下安全地度过手术和术后的治疗过程。

1. 手术区皮肤准备　术前 1 日,患者应修剪指甲、理发、洗澡、更换衣服,手术区皮肤剃毛,用消毒药皂清洗皮肤。

2. 适应手术后变化的锻炼　包括术前练习在床上大小便,教会患者正确的咳嗽和咳痰的方法。术前 2 周应停止吸烟,做好口腔卫生。

3. 补液和输血　对于存在水、电解质及酸碱平衡紊乱和贫血的患者应在术前予以纠正。凡施行大、中型手术者,术前均应做好血型、交叉配合试验及输血前相关检查,并备好一定数量的全血或成分血。

4. 预防感染　术前应采取多种措施提高患者机体抵抗力,预防感染。严格遵循无菌技术原则,手术操作动作轻柔,减少组织损伤,是防止感染的重要环节。对于可能污染的手术或预计手术操作时间长、创伤大的手术以及癌肿手术、大血管手术、人工制品植入术及脏器移植术等,需要预防性应用抗生素。

5. 热量、蛋白质和维生素　术前准备、手术创伤和术后饮食限制,不仅使消耗增加,而且会造成热量、蛋白质和维生素摄入不足,影响组织修复和伤口愈合,削弱防御感染的能力。因此,对于择期或限期手术的患者,最好有 1 周左右的时间,通过口服或静脉途径,提供充分的热量、蛋白质和维生素。

6. 胃肠道准备　从术前 8 ~ 12 小时开始禁食,术前 4 小时禁止饮水,以防因麻醉或手术过程中的呕吐而引起窒息或吸入性肺炎,必要时应用胃肠减压。涉及胃肠道手术者,术前 1 ~ 2 天开始进流质饮食,术前 1 天做肥皂水灌肠,有幽门梗阻者,术前 1 ~ 2 天应用盐水洗胃。如果施行的是结肠或直肠手术,应在术前 1 天及手术当天清晨进行清洁灌肠,并于术前 2 ~ 3 天开始口服肠道抗菌药物,以减少术后并发感染的机会。

7. 其他　睡眠不佳或精神紧张者,于手术前夜给予镇静剂,以保证良好睡眠。如发现患者出现与疾病无关的发热或妇女月经来潮,应推迟手术日期。进手术室前,应排尽尿液,估计手术时间长或施行的是盆腔手术,应留置导尿管。为防止麻醉或手术过程中义齿脱落导致误吸、误咽,术前应取下可活动的义齿。

二、特殊准备

如患者情况特殊,除要做好一般术前准备外,还需做相应的特殊准备。

1. 营养不良　营养不良患者常伴有低蛋白血症,往往与贫血、血容量减少同时存在,因而耐受失血、休克的能力降低。低蛋白血症可引起组织水肿,影响愈合;营养不良的病人抵抗力低下,容易并发感染。因此,术前应尽可能予以纠正。如果血清白蛋白测定值在 30 ~ 35g/L,应补充富含蛋白质饮食予以纠正;如果白蛋白测定值 <30g/L 或转铁蛋白 <0.15g/L,则需术前行肠内或肠外营养支持。

2. 脑血管病　对近期有短暂性脑缺血发作的患者应进一步检查与治疗,对近期有脑卒中史的患者,择期手术应延迟 2 ~ 6 周。

3. 高血压　血压过高(> 160/100mmHg)者,应选择合适的降血压药物,使血压平稳在一定水平,但不要求降至正常后才做手术。对伴有心脏病的患者,应对心脏危险因素进行评估和处理后才确定是否手术。

4. 心脏病　①长期低盐饮食和使用利尿药物,已有水和电解质失调的病人,术前应予以纠正;②伴有贫血的病人携氧能力差,对心肌供氧有影响,术前应少量多次输血纠正贫血;③有心律失常者,如为偶发的室性期外收缩,一般不需要特殊处理。如有心房纤颤伴有心室率增快者,或确定为冠心病并出现心动过缓者,都应通过有效的内科治疗,尽可能使心率控制在正常范围之内;④急性心肌梗死病人发病后6个月内,不宜施行择期手术;6个月以上且无心绞痛发作者,可在良好的监护条件下施行手术。心力衰竭病人,最好在心力衰竭控制3~4周后,再施行手术。

5. 呼吸功能障碍　老年与吸烟的人群,常有慢性支气管炎、肺气肿和哮喘等,是最常见的慢性阻塞性肺功能不全疾病,术前都应做血气分析和肺功能检查。术前准备应包括:①禁烟1~2周,鼓励练习深呼吸及咳痰;②给予支气管扩张药如氨茶碱等,以及异丙肾上腺素雾化吸入;③应用祛痰药,使痰液稀释便于咳出;④哮喘者可口服地塞米松等药物控制哮喘;⑤经常咳脓痰患者,术前应使用抗生素3~5天,并做体位引流,促进脓性分泌物排出;⑥麻醉前给药量要适当,以免抑制呼吸,造成排痰困难,必要时支气管镜灌洗。

6. 肾疾病　凡有肾病者,都应进行肾功能检查。术前肾功能不全者都应最大限度改善肾功能,经过适当的内科治疗都能较好地耐受手术,损害严重者须在有效地透析治疗后才能实施手术。

7. 肝疾病　术前都应做肝功能检查,以便发现可能存在的肝功能损害。一般来说肝功能轻度损害者,不影响手术耐受力,肝功能损害较严重或濒于失代偿者,需经过较长时间严格准备,方可择期进行手术;对于肝功能严重损害,有明显营养不良、黄疸、腹水或急性肝炎患者,除急症抢救,一般列为手术禁忌。

8. 糖尿病　糖尿病患者手术耐受力差,容易并发化脓性感染,切口愈合能力差,并可出现酮症酸中毒和昏迷,术前应控制血糖水平,纠正水、电解质酸碱平衡失调。凡施行有感染可能的手术,术前需应用抗生素。手术前一般停用口服降糖药或长效胰岛素,改用正规胰岛素皮下注射,使血糖控制在正常或轻度升高状态(5.6~11.2mmol/L,尿糖 +~ + +)。手术应在当日施行,以缩短术前禁食时间,避免发生酮症酸中毒。测定空腹血糖后,开始静脉滴注5%葡萄糖溶液,取平时清晨胰岛素用量的1/3~2/3,做皮下注射。术中可按5:1的比例(葡萄糖5g加胰岛素1U),在葡萄糖溶液中加入胰岛素静脉滴注。术后根据每4~6小时尿糖或血糖测定结果,确定胰岛素用量。

 知识链接

尿病酮症酸中毒

　　糖尿病酮症酸中毒(DKA)是糖尿病最常见的急性并发症之一,指糖尿病患者在各种诱因的作用下,胰岛素分泌明显不足,生糖激素不适当升高,造成的高血糖、高血酮、酮尿、脱水、电解质紊乱、代谢性酸中毒等病理改变的症候群。

第三节　手术后处理

从手术结束到患者康复这一阶段的治疗属于手术后处理。目的是减轻或消除患者术后心理或生理上的紊乱和不适,防治各种手术后并发症,巩固手术疗效并得到康复。

一、一般处理

患者术毕送回病房前,整理好床单位,备齐术后所需的用具,如胃肠减压装置、输液架、氧气、引流瓶等。患者送回病房后,要轻柔而平稳地搬移至病床,注意避免引流管脱出,接好各种引流管及输液管道。做好保暖工作,在病人尚未清醒或麻醉作用未消失前,不要贴身放热水袋取暖,以免烫伤。

术后早期,往往因切口疼痛、体力消耗等原因,患者不愿活动,需要医护人员协助做好病床、口腔、皮肤的清洁工作,在进食、饮水、排便、咳嗽及翻身等方面都应给予指导和帮助。

(一)体位

手术后,应根据麻醉及病人的全身状况、术式、疾病的性质等选择体位,使病人处于舒适和便于活动的体位。全麻未清醒的患者应平卧,头转向—侧,使口腔内分泌物或呕吐物易于流出,避免吸入气管。蛛网膜下腔麻醉病人,应去枕平卧或头低位 6～12 小时,以防发生头痛。全身麻醉清醒后、蛛网膜下腔麻醉 12 小时后、硬脊膜外腔麻醉、局部麻醉等病人,可根据手术需要安置体位。

施行颅脑手术后,如无休克或昏迷,可取 15°～30°头高脚低斜坡卧位。施行颈、胸手术后,多采用高半坐卧位,便于呼吸及引流。腹部手术后,多取低半坐卧位或斜坡卧位,以减少腹壁张力。脊柱或臀部手术后,可采用俯卧或仰卧位。休克病人,应取下肢抬高 15°～20°,头部和躯干抬高 20°～30°的特殊体位。

(二)活动和起床

术后卧床患者,原则上应该早期床上活动,争取在短期内下床活动。这样有利于增加肺活量,减少肺部并发症,改善全身血液循环,促进切口愈合,减少下肢深静脉血栓形成;有利于肠蠕动和膀胱功能的恢复,防止腹胀和尿潴留的发生。骨科手术的患者合理的活动和功能锻炼有利于肢体功能的恢复。如果有休克、器官功能不全、严重感染、出血、极度衰弱,或术后要维持特殊固定、制动要求的手术患者,则不宜早期活动。

早期起床活动,应根据病人的耐受程度,逐步增加活动量。术后第 2～3 日开始,就可试行下床活动。可试着站立排尿,并稍作走动或在椅上略坐片刻,然后逐步增加活动范围、次数和时间。

二、病情观察

1. 监测　术后常规监测生命体征,包括体温、脉搏、血压、呼吸、出入量等。对于施行中、小型手术而情况平稳的病人,手术当日每隔 2～4 小时测定脉搏、呼吸和血压 1 次;大手术或有可能发生内出血、气管压迫者,必须密切观察,每 15～30 分钟测定 1 次,并记录。病情不稳定,或特殊手术后的病人,应送入监护病房(ICU)、随时监测心率、血压、血氧分压等生理指标,直到病人情况稳定。应特别注意呼吸道梗阻、伤口、胸腹腔以及胃肠道出血和休克等的早期表现,找出原因,及时处理。

2. 引流物的处理　部分手术后的患者,其切口、体腔(如腹腔)和空腔脏器(如胃肠减压、导尿等)内可能放置有引流物。要保持引流管的畅通,并应记录、观察引流物的量和颜色。待引流量减少后即可拔除。乳胶片引流一般在术后 1～2 天拔除。烟卷式引流大多在 72 小时内拔除。引流管多用于渗液较多者,视具体情况决定拔除的时间。胃肠减压管一般在肠鸣音恢复、肛门排气后,即可拔除。

3. 术后不适的观察和处理

(1)疼痛:麻醉作用消失后,切口皮肤受到刺激时会出现疼痛。例如咳嗽、翻身时会加剧切口疼痛,因此病人往往取比较合适的制动体位不愿移动。切口疼痛在术后最初 24 小时内最剧烈,2～3 日后疼痛明显减轻。切口持续疼痛,或在减轻后再度加重,可能是切口血肿、炎症乃至脓肿形成,应仔细检查,及时处理。

处理原则:疼痛除造成病人痛苦外,重者还可以影响各器官的生理功能,必须有效地解除。首先应指导病人在咳嗽、翻身、活动肢体时,应用手按抚伤口部位,以减少张力性刺激引起的切口疼痛。一般手术后,可以口服镇静、止痛类药物,对皮肤和肌肉性疼痛都有较好效果。大手术后 1～2 日内,常需用哌替啶做肌内或皮下注射(婴儿禁用),必要时可间隔 4～6 小时重复使用。条件允许可用止痛泵。

(2)发热:发热可能是术后最常见的症状,一般升高幅度在 2℃左右。如体温升高幅度过大,或恢复接近正常后再度发热,或发热持续不退,就应寻找原因,可能的原因是感染、脱水、致热原等。术后 24 小时以内发热,常常是由于代谢性或内分泌异常、肺不张、输血反应和低血压。术后 3～6 天的发热,要警惕感染的可能,如静脉内留置输液导管,引起静脉炎,甚至脓毒症;留置导尿管并发尿路感染;手术切口和肺部感染。如果发热持续不退,要密切注意是否由更为严重的并发症所引起,如腹腔内术后残余脓肿等。

处理原则:除了应用退热药物或物理降温法对症处理外,更应从病史和术后不同阶段可能引起发热原因的规律进行分析,进行如胸部 X 线片、创口分泌液的涂片和培养、血培养、尿液检查等,明确诊断并做针对性治疗。

(3)恶心、呕吐:术后恶心、呕吐的常见原因是麻醉反应,待麻醉作用消失后,即可停止。其他原因如颅内压增高、糖尿病酸中毒、尿毒症、低钾、低钠等。如腹部手术后,反复呕吐,有可能是急性胃扩张或肠梗阻。

处理原则:除了应用镇静、镇吐药物减轻症状外,应着重查明原因,进行针对性治疗。

(4)腹胀:术后早期腹胀一般是由于胃肠道蠕动受抑制,肠腔内积气不能排出所致。随着胃肠道蠕动恢复,肛门排气后,即可自行缓解。如手术后已数日而仍未排气,兼有腹胀,没有肠鸣音,可能是腹膜炎或其他原因所致的肠麻痹。如腹胀伴有阵发性绞痛,肠鸣音亢进,甚至出现气过水声或金属音者,是早期肠粘连或其他原因(如腹内疝等)所引起的机械性肠梗阻。应做进一步检查和处理。严重腹胀可使膈肌升高,影响呼吸功能,也可使下腔静脉受压,影响血液回流。此外,对胃肠吻合口和腹壁切口的愈合,也将发生影响,故需及时处理。

处理原则:可应用持续胃肠减压,放置肛管,以及高渗溶液低压灌肠等。如非胃肠道手术,亦可应用促进肠蠕动的药物,直至肛门排气。对于因腹腔内感染引起的肠麻痹,或已确定为机械性肠梗阻者,在严密观察下,经过非手术治疗不能好转者,尚需再次手术。

(5)呃逆:手术后发生呃逆者并不少见,多为暂时性,但有时可为顽固性。呃逆的原因可能是神经中枢或膈肌直接受刺激引起。

处理原则:手术后早期发生者,可采用压迫眶上缘,短时间吸入二氧化碳,抽吸胃内积气、积液,给予镇静或解痉药物等措施;施行上腹部手术后,如果出现顽固性呃逆,要特别警惕吻合口或十二指肠残端瘘,导致膈下感染之可能。此时,应做X线摄片或超声监测。一旦明确有膈下积液或感染,需要及时处理。

(6)尿潴留:手术后尿潴留较为多见,尤其是老年病人,全身麻醉或蛛网膜下腔麻醉后排尿反射受抑制,切口疼痛引起膀胱和后尿道括约肌反射性痉挛,以及病人不习惯在床上排尿等,都是常见原因。手术后尿潴留可引起尿路感染。凡是手术后6~8小时尚未排尿,或者虽有排尿,但尿量甚少,次数频繁,都应在下腹部耻骨上区进行叩诊检查,如发现有明显浊音区,即表明有尿潴留,应及时处理。

处理原则:应安定病人情绪,焦急、紧张更会加重括约肌痉挛,使排尿困难。如无禁忌,可协助病人坐于床沿或立起排尿。下腹部热敷,轻柔按摩,用止痛镇静药解除切口疼痛,或用氨甲酰甲胆碱等刺激膀胱收缩药物,都能促使病人自行排尿。如采用上述措施无效,则可在严格无菌技术下进行导尿。尿潴留时间过长,导尿时尿液量超过500ml者,应留置导尿管1~2天,有利于膀胱壁的逼尿肌恢复收缩力。有器质性病变,如骶前神经损伤、前列腺肥大等,也需要留置导尿管。

三、饮食与输液

术前、术中和术后的禁食加上手术的创伤等因素,都可使患者丢失与消耗一定量的水分、热量和蛋白质,故术后患者常需要输液。何时开始进何种饮食,与手术范围大小及是否涉及胃肠道相关,通常可以根据下列两种情况来掌握:

1. 非腹部手术　根据手术大小、麻醉方法和病人的反应,来决定开始饮食的时间。小手术、全身反应轻者术后即可进食。大手术、全身反应明显者,需待2~3天后方可进食。局麻术后如无任何不适反应者,即可给予饮食。蛛网膜下腔麻醉和硬脊膜外腔麻醉,在术后4~6小时可少量进食。全身麻醉清醒后,无恶心、呕吐反应方可进食。不能进食者,给予营养支持。

2. 腹部手术　尤其是消化道手术后,一般需禁食24~48小时,待肠功能恢复,肛门排气后,可以开始少量多次进食流质,逐步增加到全量流质,第5~6天开始进半流质,第7~9天恢复普通饮食。

禁食及少量流质饮食期间,应经静脉输液来供给水、电解质和营养物质。如长期禁食,则采用完全胃肠外营养。

第四节　手术后并发症的防治

手术准备不足,或手术造成的组织损伤、细菌污染以及切口疼痛、活动受限、患者抵抗力下降等,均可引发术后并发症。术后并发症可分为两类:一类是各种手术后都可发生的并发症;另一类是某些特定手术后的特殊并发症,如胃大部切除术后的倾倒综合征等。熟悉常见并发症的防治,是最后取得手术治疗成功的关键。本节介绍的是前一类术后并发症。

一、术后出血

造成术后出血的常见原因有术中止血不完善,创面渗血未完全控制,原痉挛的小动脉断端舒张,血管结扎线脱落,凝血功能障碍等。

术后出血可发生在手术切口、空腔脏器及体腔内。覆盖切口的敷料被血渗湿时，就应考虑是否存在手术切口出血。此时，应打开敷料检查伤口，如有血液持续流出，或在拆除部分缝线后看到明确出血点，即可确诊。体腔手术以后出血位置隐蔽，但后果较为严重。腹部手术后腹腔内出血，如果是较小的血管出血，早期的临床表现不一定十分明显，特别是没有放置引流物者，常常需要严密观察生命体征，必要时进行腹部 B 超、CT 检查，腹腔穿刺抽出不凝血，即可确诊。如果是胸腔手术以后，从胸腔引流管内，每小时引流出血液量持续超过100ml，连续 3 个小时，提示有胸腔内活动性出血。术后早期出现失血性休克的各种临床表现：病人烦躁、无高热、心脏疾患等原因的心率持续增快，往往先于血压下降之前出现；中心静脉压低于 0.49kPa（5cmH$_2$O）；每小时尿量少于 25ml；在输给足够的血液和液体后，休克征象和检测指标均无好转，或继续加重，或一度好转后又恶化者，都应考虑术后出血。空腔脏器（如胃肠道）术后出血在相关章节介绍。

预防术后出血务必做到手术时严格止血；结扎确切规范牢靠；关闭切口之前检查手术野有无出血点。一旦确诊为术后出血，常须再次手术止血。

二、切口感染

清洁切口和可能污染切口并发感染称为切口感染。切口细菌侵入、形成血肿、异物存留、局部组织血供不足、全身抵抗力降低等因素均可引起切口感染。

术后 3～4 天，切口疼痛加重，或减轻后又加重，并伴有发热（＞38℃），心率加快，白细胞计数增高，体格检查发现切口局部有红、肿、热和压痛，或有波动感等典型体征，即提示切口感染。若有疑问，可行局部穿刺，或拆除部分缝线后用血管钳撑开，发现有脓液，即可确诊。凡有分泌物者，均应取标本做细菌学检查及药敏试验，为选择有效的抗生素提供依据。

预防切口感染应采取：①严格遵守无菌技术；②手术操作轻柔精细；③严格止血，避免切口血肿形成；④加强手术前后处理，增进病人抵抗力。如切口已有早期炎症迹象，应用有效的抗生素和局部理疗等，防止脓肿形成。对已形成脓肿者，应切开引流，待创面清洁时，行二期缝合。

三、切口裂开

切口裂开可以发生在全身各个部位，但多见于腹部及肢体邻近关节部位的手术后，主要原因有：①营养不良，组织愈合能力差；②切口缝合技术有缺点，如缝线打结不紧，组织对合不全等；③腹腔内压力突然增高的动作，如剧烈咳嗽等，或严重腹胀。

切口裂开常发生于术后 1 周左右。通常在患者一次腹部突然用力时，自觉切口疼痛或突然松开，小肠或网膜脱出，切口流出大量淡红色液体。切口裂开分为完全裂开和部分裂开。前者切口全层裂开；后者除皮肤缝线完整而未裂开外，深层组织全部裂开。

防治切口裂开可采取以下方法：①在逐层缝合腹壁切口的基础上，加用全层腹壁减张缝线；②应在良好麻醉、腹壁松弛条件下缝合切口，避免强行缝合造成腹膜等组织撕裂；③及时处理腹胀；④病人咳嗽时，最好平卧，同时用手对伤口进行加压，以减轻咳嗽时膈肌突然大幅度下降而骤然增加的腹内压力；⑤适当的腹部加压包扎，也有一定的预防作用。

切口完全裂开时，立刻用无菌敷料覆盖切口，保护脱出的肠管和网膜，送手术室，在良好的麻醉条件下重新缝合，同时加用减张缝线。鉴于切口裂开后常有肠麻痹，所以应采取胃肠减压。切口部分裂开的处理，按具体情况而定。

四、肺部并发症

胸、腹部大手术后常发生肺不张、肺炎等并发症,多见于老年人、长期吸烟和患有急、慢性呼吸道感染者。这些患者肺的弹性回缩功能已有削弱,术后由于呼吸活动受限,肺泡和支气管内易积聚分泌物,若不能有效咳出,黏稠的痰液就会堵塞支气管,造成肺不张。临床上出现术后早期发热、呼吸急促和心率加快、咳嗽频繁等。颈部气管向患侧偏移,胸部叩诊常在肺底部出现浊音或实音区,听诊时有局部呼吸音减弱或消失。胸部 X 线、CT 检查,出现典型的肺不张征象,即可确诊。如患者出现发热、咳嗽和咳脓痰,白细胞计数增加,胸部 X 线检查有渗出病变时,可确诊为肺部感染。

预防肺部并发症的主要措施有:①术前锻炼深呼吸、深咳嗽;②术前 2 周停止吸烟,保持口腔清洁;③术后避免限制呼吸的固定或绑扎;④术后有效镇痛;⑤鼓励咳痰,利用体位或药物以利排出支气管内分泌物;⑥防止术后呕吐物或口腔分泌物误吸。

术后并发肺不张或肺部感染,要鼓励患者深呼吸、深咳嗽,帮助患者勤翻身,体位排痰。帮助患者咳痰的方法:用双手按住患者季肋部或切口两侧,限制腹部或胸部活动的幅度,在深吸气后用力咳痰并间断做深呼吸。痰液黏稠不易咳出时,可使用超声雾化吸入,或口服痰液稀释剂,使痰液稀释利于咳出。如痰液过多、黏稠、不易咳出者,可行支气管镜吸痰,必要时气管切开,便于吸引痰液。出现肺炎时应做痰液细菌培养,同时使用抗生素。

五、尿路感染

尿潴留是术后并发尿路感染的基本原因,插尿管操作不当、尿管留置时间过长等因素也可引起术后尿路感染。感染可引起膀胱炎,上行感染引起肾盂肾炎。急性膀胱炎的主要表现为尿频、尿急、尿痛,有时尚有排尿困难,一般都无全身症状,尿液检查有较多的红细胞和脓细胞。急性肾盂肾炎多见于女性,主要表现为寒战、高热,腰部疼痛与触痛,白细胞计数增高,中段尿检查可见大量白细胞和细菌。尿液培养可以明确菌种(多数是革兰阴性菌),并选择有效抗生素。

术后指导患者自主排尿防止尿潴留,及时处理尿潴留,是预防膀胱炎及上行感染的主要措施。尿路感染的治疗,主要是应用有效抗生素,维持充分的尿量及保持排尿畅通。尿潴留量超过 500ml 时,应放置导尿管持续引流。安置导尿管和膀胱冲洗时应严格遵守无菌操作技术。

(王兴焱)

❓复习思考题

1. 试述呼吸功能障碍的患者术前准备包括哪些内容?
2. 简述术前胃肠道准备的内容有哪些?
3. 预防性应用抗生素的适应证有哪些?
4. 试述术后腹胀的常见原因及处理原则?
5. 试述切口裂开的主要原因及预防措施?

第六章 外科病人的体液失衡

学习要点

水、电解质代谢及失调;酸解平衡及失调;外科补液。

第一节 水、电解质代谢及失调

一、正常的体液代谢

体内以水为溶剂,以电解质和非电解质为溶质形成的液体称为体液。正常体液量、渗透压及电解质含量是机体正常代谢和各器官功能正常进行的基本保证。在生理情况下,人体通过各种调节使体液量、渗透压、电解质浓度和酸碱度均保持在一个恒定的范围内,称之为水电解质平衡和酸碱平衡。创伤、手术及许多外科疾病均可能导致体内水、电解质和酸碱的平衡失调,这些问题成为外科病人治疗中一个重要的内容。

1. 体液的含量 正常体液量与性别、年龄及胖瘦有关。成年男性大约占体重的60%,成年女性约为50%,儿童约占体重的70%,新生儿可达80%。

2. 水的分布 体液可分为细胞内液和细胞外液两部分。男性的细胞内液约占体重的40%,女性的细胞内液约占体重的35%;细胞外液则男、女均占体重的20%。细胞外液又可分为血浆和组织间液两部分,血浆量约占体重的5%,而组织间液约占体重的15%。绝大部分的组织间液能迅速和血管内液体或细胞内液进行交换并取得平衡,在维持机体的水和电解质平衡上,起着很重要的作用,故又称为功能性细胞外液。另有10%的组织间液(占体重的1%~2%)交换缓慢,在维持水和电解质平衡方面作用很小,故又称为无功能性细胞外液。结缔组织液和所谓透细胞液(由细胞转运、分泌所形成),如脑脊液、关节液和消化液等,都属于无功能性细胞外液。但有些无功能性细胞外液的变化导致机体水、电解质和酸碱平衡失调却是显著的,如肠梗阻、腹膜炎等病理情况下,可造成体液量及成分的明显变化。

3. 电解质的分布 体液除了水外,其溶质分为电解质和非电解质两类。由于细胞膜和毛细血管壁是两种性质不完全相同的生物半透膜,即细胞膜只允许水分子自由通过,而毛细血管壁可自由通过水分子和小分子物质(葡萄糖及各种离子自由透过,而不允许高分子蛋白质通过),导致电解质在体内分布的不同。组织间液中蛋白质含量很少,而其他成分与血浆基本相同,因此血浆电解质的测定可以比较准确地反映细胞外液的情况。细胞外液中最主要的阳离子是 Na^+,主要的阴离子是 Cl^-、HCO_3^- 和蛋白质。细胞内液中的主要阳离子是 K^+ 和 Mg^{2+},主要阴离子是 HPO_4^{2-} 和蛋白质(表6-1)。细胞内液和细胞外液的渗透压相等,正常血浆渗透压为 290~310mOsm/L。渗透压的稳定对维持血管及细胞内、外液平衡具有非常重要的意义。

表6-1　体内电解质的分布(mmol/L)

电解质	血浆	组织间液	细胞内液
Na^+	142	144	15
K^+	4	4	150
Cl^-	103	114	3
Ca^{2+}	2.5	1.25	1
Mg^{2+}	1.5	0.75	13.5
HCO_3^-	27	30	10
PO_4^{2-}	1	1	50
蛋白质	14	0	63

 知识链接

渗透压及渗透作用

　　渗透压指的是溶质分子通过半透膜的一种吸水力量,其大小取决于溶质颗粒数目的多少,而与溶质的分子量、半径等特性无关。由于血浆中晶体溶质数目远远大于胶体数目,所以血浆渗透压主要由晶体渗透压构成。血浆胶体渗透压主要由蛋白质分子构成,其中,血浆白蛋白分子量较小,数目较多(白蛋白>球蛋白>纤维蛋白原),决定血浆胶体渗透压的大小。

渗透压作用:
晶体渗透压——维持细胞内外水平衡
胶体渗透压——维持血管内外水平衡

　　4. 水的平衡　　正常人每日排出和摄入的水量基本保持平衡。一般成人 24 小时水的出入量约为 2000~2500ml(表6-2)。

表6-2　正常成人每日水的出入量(ml)

摄入量		排出量	
饮水	1000~1500	尿量	1000~1500
食物含水	700	粪便	150
氧化内生水	300	皮肤蒸发	500
		呼吸道失水	350
总计	2000~2500	总计	2000~2500

　　5. 机体对水的调节　　体液和渗透压的稳定是由神经-内分泌系统调节的。体液正常渗透压通过下丘脑-垂体-抗利尿激素系统来恢复和维持,血容量则是通过肾素-醛固酮系统来恢复和维持。这两个系统共同作用于肾,调节水和钠等电解质的吸收及排泄,使机体体液平衡和内环境保持稳定。血容量与渗透压相比,前者对机体更为重要。因此,当血容量锐减,

同时有血浆渗透压降低时,前者对抗利尿激素的促进分泌作用,远远高于低渗透压对抗利尿激素分泌的抑制作用,目的是优先保持和恢复血容量,保证重要器官的灌流,维护生命安全。当体内丧失水分时,细胞外液的渗透压升高,可刺激下丘脑-垂体-抗利尿激素系统,出现口渴,机体主动增加饮水。抗利尿激素的分泌增加,使肾小管对水分的重吸收加强,于是尿量减少,水分被保留在体内,使细胞外液渗透压降至正常。反之,体内水分增多时,细胞外液渗透压降低,抗利尿激素分泌减少,使肾小管对水分的重吸收减少,排除体内多余的水分,使已降低的细胞外液渗透压增至正常。抗利尿激素分泌的这种反应十分敏感,只要血浆渗透压较正常有 ±2% 的变化,该激素的分泌就有相应的变化,最终使机体水分能保持动态平衡。此外,肾素-醛固酮系统也参与体液平衡的调节。当血容量减少和血压下降时,可刺激肾素、醛固酮的分泌增加,后者可促进肾小管对 Na^+ 的重吸收和 K^+、H^+ 的排泄。随着 Na^+ 重吸收的增加,水的重吸收也增多,这样可使细胞外液量增加至正常。

6. 主要电解质的平衡调节　生理情况下,人体内电解质通过饮食摄入,经体液运至身体各部,供机体代谢需要,多余部分在各种激素调节下多经肾排出,少量经汗腺和肠道排出。电解质的生理作用有:①参与细胞代谢;②酸碱平衡的调节;③维持渗透压;④影响神经、肌肉的兴奋性。钠离子和钾离子在生理情况下经肾日排出量分别相当于氯化钠 4～5g 和氯化钾 3～4g,外科患者禁食期间应予以补充。

7. 酸碱平衡的调节　酸碱度适宜的体液环境是维持机体正常的生理活动和代谢功能的前提,通常人的体液保持着一定的 pH 值,亦即 H^+ 的浓度(动脉血 pH 值为 7.35～7.45)。酸碱平衡主要是通过体液的缓冲系统、肺的呼吸和肾的调节来维持。血液中的缓冲系统以 HCO_3^-/H_2CO_3 最为重要(中和过多的酸或碱,避免体液酸碱度发生急剧变化),正常比值(HCO_3^-/H_2CO_3)是 20:1,使血浆 pH 维持在 7.40 左右。肺调节酸碱度是通过排出 CO_2,使血中 $PaCO_2$ 下降,来调节血中的 H_2CO_3,如果机体的呼吸功能失常,本身就可以引起酸碱平衡紊乱,也会影响对酸碱平衡的代偿能力。肾在酸碱平衡调节系统中起最主要的作用,肾通过改变排出酸性物质及保留碱性物质的量,来维持正常的血浆 HCO_3^- 浓度,使血浆 pH 不变。肾调节酸碱平衡的机制为:①Na^+-H^+ 交换,排 H^+;②HCO_3^- 重吸收;③分泌 NH_3^+,与 H^+ 结合成 NH_4^+ 排出;④尿的酸化,排 H^+。

二、常见的水、电解质平衡失调

体液平衡失调可以表现为容量失调、浓度失调和成分失调。容量失调是指等渗性体液的减少或增加,只引起细胞外液量的变化,而细胞内液容量无明显改变。浓度失调是指细胞外液中的水分有增加或减少,以致渗透微粒的浓度发生改变,也即是渗透压发生改变。由于构成细胞外液渗透微粒的90%是 Na^+,因此低钠血症或高钠血症均可发生浓度失调。细胞外液中其他离子的浓度改变虽能产生各自的病理生理影响,但因渗透微粒的数量小,不会造成对细胞外液渗透压的明显影响,仅造成成分失调,如低钾血症或高钾血症。

1. 水和钠的代谢紊乱　在细胞外液中,水和钠的关系密切,发生代谢紊乱时缺水和失钠常同时存在。不同原因引起的水和钠的代谢紊乱,程度上可能不同,根据水和钠丧失的比例,可出现缺水少于缺钠,或多于缺钠,或水和钠按比例丧失。这些不同比例的缺失可引起不同的病理生理变化以及临床表现。水、钠代谢紊乱可分为下列几种类型。

【等渗性缺水】

等渗性缺水又称急性缺水或混合性缺水,即水和钠成比例地丧失,是外科患者最易发生的一种缺水。其病理生理变化有:细胞外液的量(包括循环血量)减少,使肾素、醛固酮的分泌增加,远曲小管对钠、水的再吸收增加,代偿性地使细胞外液量回升,尿量减少;血清钠可在正常范围,细胞外液的渗透压也基本不变,细胞内液不会代偿性地向细胞外间隙转移,因此细胞内液的量一般不发生变化;如果这种体液丧失持久,细胞内液也将逐渐外移,随同细胞外液一起丧失,以致引起细胞缺水。

(1)病因:常见的病因有:①消化液的急性丧失,如肠外瘘、大量呕吐、腹泻等;②体液丧失在感染区或软组织内,如腹腔内或腹膜后感染、肠梗阻、烧伤等。这些丧失的体液成分与细胞外液基本相同。

(2)临床表现:患者无口渴,可表现为恶心、厌食、乏力等;舌干燥,眼窝凹陷,皮肤干燥、松弛,少尿等。若在短期内体液丧失达到体重的5%(相当于细胞外液的25%),患者则会出现脉搏细速、肢端湿冷、血压不稳定或下降等血容量不足的表现。当体液继续丧失达体重的6%时(细胞外液的30%),则可出现严重的休克,导致酸性代谢产物的大量产生和积聚,因此常伴有代谢性酸中毒。如果患者丧失的体液主要为胃液,因胃液中 H^+ 的大量丧失,则可出现代谢性碱中毒。

(3)诊断:根据病史和临床表现常可作出诊断。病史中常有消化液或其他体液的大量丧失。丧失液量越大,症状就越明显。实验室检查可发现有血液浓缩现象,包括红细胞计数、血红蛋白量和血细胞比容均明显增高。血清 Na^+、Cl^- 等一般无明显变化。尿比重增高。如出现有酸或碱中毒时,血液生化检查可有 HCO_3^- 降低或升高。

(4)治疗:应积极治疗原发病,消除引起缺水的原因,缺水将容易纠正。对等渗性缺水的治疗,是针对性地纠正其细胞外液的减少。可补充平衡盐溶液和等渗盐水,使血容量尽快得到恢复。对已有脉搏细速和血压下降等症状者,表明细胞外液的丧失量已达体重的5%,需从静脉快速滴注上述溶液约3000ml(按体重60kg计算),以恢复其血容量。对无明显血容量不足表现者,可按上述量的1/2~2/3,即1500~2000ml补给,再视缺水纠正程度决定是否继续补充剩余液体。注意所输注的液体应该是含钠的等渗溶液,如果输注不含钠的葡萄糖溶液,则会导致低钠血症。另外,静脉快速输注上述液体时必须监测心脏功能,包括心率、中心静脉压或肺动脉楔压等。还应补给日需要水量2000ml和氯化钠4.5g。纠正缺水后注意预防低钾血症,一般在血容量补充使尿量达40ml/h后即开始补钾。

临床常用的等渗盐水为0.9%的氯化钠溶液,其中 Cl^- 含量为154mmol/L,比血清 Cl^- 含量(103mmol/L)高50mmol/L,大量输入会导致血 Cl^- 过高,引起高氯性酸中毒。平衡盐溶液的电解质含量和血浆内含量相仿,用来治疗等渗性缺水比较理想。目前常用的平衡盐溶液有乳酸钠和复方氯化钠注射液(1.86%乳酸钠溶液和复方氯化钠溶液之比为1:2)与碳酸氢钠和等渗盐水注射液(1.25%碳酸氢钠溶液和等渗盐水之比为1:2)两种。

【低渗性缺水】

低渗性缺水又称慢性缺水或继发性缺水。水和钠同时缺失,但失钠多于缺水,故血清钠低于正常范围,细胞外液呈低渗状态。机体的病理生理变化为:抗利尿激素的分泌减少,使水在肾小管内的再吸收减少,尿排出增多,使细胞外液总量更为减少,血容量随之下降;细胞外液的渗透压降低使水分移至细胞内,引起细胞内水肿,血容量进一步下降;为避免循环血量的继续减少,机体不再顾及渗透压的维持,肾素-醛固酮系统发生兴奋,使肾减少排钠,增加 Cl^- 和水的再吸收,尿量减少;血容量下降又会刺激神经垂体,使抗利尿激素分泌增多,水再吸收增加,出现少尿;代偿机制无法维持血容量时出现休克。

（1）病因：主要病因有：①胃肠道消化液持续大量丢失，如反复呕吐、长期胃肠减压引流或慢性肠梗阻等；②大创面的慢性渗液；③较长时间应用排钠利尿剂如氯噻酮、依他尼酸（利尿酸）等；④等渗性缺水治疗时补充水分过多。

（2）临床表现：随缺钠程度的轻重而有不同表现。根据缺钠程度，一般分为三度：轻度缺钠者血清钠浓度在135mmol/L以下，患者感疲乏、头晕、手足无力，尿中 Na^+ 减少；中度缺钠者血清钠浓度在130mmol/L以下，患者除上述症状外，尚有恶心、呕吐、视力模糊、起立时容易晕倒、血压不稳或下降。尿中几乎不含 Na^+ 和 Cl^-；重度缺钠者血清钠浓度在120mmol/L以下，患者神志不清、休克、腱反射减弱和昏迷等。

（3）诊断：有上述的体液丢失病史和临床表现，可初步诊断为低渗性缺水。实验室检查可协助诊断：①血清钠测定，血钠浓度低于135mmol/L，表明有低钠血症；②红细胞计数、血红蛋白量、血细胞比容及血尿素氮值均有增高；③尿液检查，尿比重常在1.010以下，尿 Na^+ 和 Cl^- 常明显减少。

（4）治疗：应积极处理致病原因。针对低渗性缺水时细胞外液缺钠多于缺水的血容量不足的情况，应静脉输注含盐溶液或高渗性盐水。补钠量的计算公式：需补充的钠量（mmol）＝［血钠的正常值（mmol/L）－血钠测得值（mmol/L）］×体重（kg）×0.6（女性为0.5），先补充计算量的1/2，另加每天生理需要量4.5g。其余的一半量可在第2天补给，1gNaCl相当于17mmol的 Na^+。临床绝对按公式计算来决定补钠量是不可取的，一般根据临床表现及检测资料，包括血 Na^+ 和 Cl^- 浓度、动脉血气分析和中心静脉压等，随时调整输液计划。

重度缺钠者出现休克时，应先补足血容量，以改善微循环和组织器官的灌注。可补充晶体溶液（复方乳酸氯化钠溶液、等渗盐水）和胶体溶液（羟乙基淀粉、右旋糖酐和血浆），比例为2:1～3:1；必要时可静脉滴注高渗盐水（一般为5%氯化钠溶液）200～300ml，但应严格控制滴速，每小时不应超过100～150ml；再根据病情及血钠浓度继续输给高渗盐水或改用等渗盐水。

【高渗性缺水】

高渗性缺水又称原发性缺水。水和钠同时缺失，但缺水多于失钠，故血清钠高于正常范围，细胞外液的渗透压升高。机体的病理生理变化有：严重的缺水，可使细胞内液移向细胞外间隙，导致细胞内缺水程度超过细胞外液，可导致脑功能障碍；高渗状态刺激位于视丘下部的口渴中枢，患者感到口渴；抗利尿激素分泌增多，使肾小管对水的再吸收增加，尿量减少，尿比重增加；如缺水加重致循环血量显著减少，为维持血容量，可引起醛固酮分泌增加，对钠和水的再吸收增加，尿量进一步减少。

（1）病因：主要病因有：①水分摄入不够，如晚期食管癌吞咽困难或危重患者补充不足；②水分丧失过多，如高热大量出汗、大面积烧伤暴露疗法、糖尿病未控制致大量尿液排出等。

（2）临床表现：缺水程度不同，症状亦不同。可将高渗性缺水分为三度：轻度缺水者除口渴外，无其他症状，缺水量为体重的2%～4%。中度缺水者有极度口渴，有乏力、尿少和尿比重增高，唇舌干燥，皮肤弹性差，眼窝下陷，常有烦躁不安，缺水量为体重的4%～6%。重度缺水除上述症状外，出现躁狂、谵妄、幻觉、甚至昏迷，缺水量超过体重的6%。

（3）诊断：根据缺水病史和口渴、皮肤弹性差、眼窝凹陷等表现，可初步诊断为高渗性缺水。实验室检查包括：①尿比重高；②红细胞计数、血红蛋白量、血细胞比容轻度升高；③血清钠浓度在150mmol/L以上。

（4）治疗：首先是解除病因。能口服者尽量口服补液，不能口服者可静脉滴注5%葡萄糖溶液或低渗的 0.45% 氯化钠溶液。所需补液量可根据临床表现,估计丧失液体量占体重的百分比,然后按每丧失体重的 1% 补液 400～500ml 计算。计算所得的补水量,一般可分在两天内补给。治疗一天后应监测全身情况及血钠浓度,必要时可根据情况调整次日的补给量。另外,需补充每天正常生理需要量 2000ml。高渗性缺水者实际上也有缺钠,只是由于缺水太多致血钠升高,如果只补给水分而不补充钠,可能出现低钠血症,需加以注意。

体内钾总含量的 98% 存在于细胞内,是细胞内最主要的电解质。血清钾的正常值为 3.5～5.5mmol/L,钾有许多重要的生理功能:参与、维持细胞的正常代谢,维持神经肌肉组织的兴奋性,维持细胞内液的渗透压和酸碱平衡,以及维持心肌正常功能等。临床上钾的代谢异常有低钾血症和高钾血症。

【低钾血症】

血清钾浓度低于 3.5mmol/L 为低钾血症,临床上多见。

(1)病因:低钾血症常见原因有:①钾摄入不足:如禁食或昏迷患者,静脉补液中未补充足够的钾盐;②钾丢失过多:如呕吐、持续胃肠减压、肠瘘等;应用呋塞米、依他尼酸等利尿剂,肾小管性酸中毒,以及长期应用皮质激素等均可使钾从肾脏排出过多;③钾分布异常:大量输注葡萄糖和胰岛素,或代谢性、呼吸性碱中毒时,可使钾向细胞内转移。

(2)临床表现:钾与能量代谢关系密切,缺少时将引起神经肌肉应激性降低和心功能障碍。主要表现有:①神经肌肉系统:血钾浓度小于 3.0mmol/L 出现四肢软弱无力;血钾浓度小于 2.5mmol/L 出现松弛性瘫痪、腱反射减退或消失;②呼吸系统:如呼吸肌受累,可出现呼吸困难或窒息;③胃肠道系统:厌食、恶心、呕吐和腹胀、肠蠕动减弱等肠麻痹的表现;④心血管系统:心脏受累主要表现为传导阻滞和节律异常。典型的心电图改变为早期出现 T 波降低、变平或倒置,随后出现 ST 段降低、QT 间期延长和 U 波(图 6-1),但并非每个患者都有心电图改变,故不应单凭心电图异常来诊断低钾血症。低钾血症的临床表现有时可以很不明显,特别是当患者伴有严重的细胞外液减少时,这时的临床表现主要是缺水、缺钠所导致的症状,当缺水被纠正后,由于钾浓度被进一步稀释,这时就会出现低钾血症的症状;⑤代谢性碱中毒:当血清钾过低时,K^+ 由细胞内移出,与 Na^+、H^+ 的交换增加(每移出 3 个 K^+,即有 2 个 Na^+ 和 1 个 H^+ 移入细胞内),从而使细胞外液 H^+ 浓度降低,另一方面,远曲小管 Na^+、K^+ 交换减少,Na^+、H^+ 交换增多,使肾排 H^+ 增多,引起低钾性碱中毒,但尿液却呈酸性,出现反常性酸性尿。

(1)正常 (2)ST段降低、QT间期延长 (3)U波

图 6-1 低钾血症时心电图的改变

(3)诊断:根据病史和临床表现即可作出低钾血症的诊断。血清钾浓度小于 3.5mmol/L 有诊断意义。心电图检查可作为辅助性诊断手段。

(4)治疗:除积极治疗原发病外,应注意补充钾盐。临床上判断缺钾的程度比较困难,虽可根据血清钾测定结果来计算补钾量,但实用价值小。一般采取分次补钾,边补钾边观察的方法。对于缺钾程度较轻并能正常进食的低钾血症患者,可采用口服补钾;不能口服者需经

静脉补给。由于正常人细胞外液 K^+ 总量大约只有 60mmol,如果静脉补钾过快、总量过多会引起致命性的高钾血症,因此静脉补钾要遵守以下原则:①每天补钾总量 40~80mmol,以每克氯化钾相当于 13.4mmol 钾计算,约每天补氯化钾 3~6g;②补钾的浓度,每升液体中含钾量不宜超过 40mmol(相当于氯化钾 3g),或浓度 <3‰,即 1000ml 液体中通常加氯化钾 3g;③补钾的速度要慢,应控制在 20mmol/h 以下,或 <80 滴/min;④补钾应静脉点滴,不能静脉推注;⑤见尿补钾,对休克患者要先恢复血容量,待尿量在 40ml/h 以上再静脉补钾。临床上常用的钾剂是 10% 氯化钾,由于输入了 Cl^- 而有助于减轻碱中毒。另外,氯缺乏还会影响肾的保钾能力,所以输给氯化钾不仅补充了 K^+,还可增加肾的保钾作用,有利于低钾血症的治疗。由于补钾是分次给予,因此要完成纠正体内的缺钾,常需连续 3~5 天的治疗。

【高钾血症】

血清钾超过 5.5mmol/L 称高钾血症。

(1)病因:高钾血症常见原因有:①钾输入过多:输入大量的库存血液、使用含钾药物、静脉补钾过多过快等;②排钾障碍:急、慢性肾衰竭的少尿、无尿期等;应用保钾利尿剂如螺内酯、氨苯蝶啶等;盐皮质激素不足;③细胞内钾外移:如溶血、组织损伤(如挤压综合征)、酸中毒、缺氧、脓毒血症等,细胞内 K^+ 大量释出。

(2)临床表现:一般临床无特异性表现,有时有轻度的神志改变、感觉异常和四肢软弱等。严重高血钾症者有微循环障碍的表现,如皮肤苍白、发冷、青紫、低血压等。常有心动过缓、心律不齐。最危险的是严重高血钾可出现心搏骤停。特别是血钾超过 7mmol/L 时,几乎都有心电图的异常。典型的心电图改变为早期 T 波高尖,QT 间期延长,随后出现 QRS 增宽,PR 间期延长(图 6-2)。

(1)正常

(2)T波高尖、QT间期延长

(3)QRS增宽

图 6-2 高钾血症时心电图的改变

(3)诊断:对有引起高钾血症原因的患者,出现一些不能用原发病解释的临床表现时,即应考虑有高钾血症的可能。应立即测定血钾浓度,血钾超过 5.5mmol/L 后即可确诊。心电图检查有辅助性诊断价值。

(4)治疗:高钾血症患者有心搏突然停止的危险,因此高钾血症一经诊断,应尽快处理原发病和改善肾功能,停用一切含钾的药物或溶液,同时降低血清钾浓度,具体措施包括下列几项。①使 K^+ 暂时转入细胞内:输注碳酸氢钠溶液:先静脉注射 5% 碳酸氢钠溶液 60~100ml,再经静脉滴注碳酸氢钠 100~200ml。高渗性碱性溶液输入后可增加血容量,使 K^+ 得到稀释,血清钾浓度降低,又可使 K^+ 移入细胞内或由尿排出,有助于酸中毒的治疗。Na^+ 的输入可使远曲小管的 Na^+、K^+ 交换增加,使 K^+ 从尿中排出。输注葡萄糖溶液和胰岛素:一般用 25% 葡萄糖溶液 100~200ml,每 5g 糖加入正规胰岛 1U 静脉滴注。可使 K^+ 转入细胞内,暂时降低血清钾浓度。必要时,可每 2~4 小时重复给药。对于肾功能不全输液量又受到限制者,可用 10% 葡萄糖酸钙溶液 100ml、11.2% 乳酸钠溶液 50ml、25% 葡萄糖溶液 400ml,加入胰岛素 20U,24h 持续缓慢静脉滴注;②阳离子交换树脂的应用:每日口服 4 次,每次15g。可从消化道带走较多的 K^+。为防止便秘、粪块堵塞,可同时口服甘露醇或山梨醇以导泻;③透析疗法:有腹膜透析和血液透析,用于经上述治疗后仍不能降低血清钾浓度时;④对抗心律失常:钙与钾有对抗作用,能缓解 K^+ 对心肌的毒性作用。一般可静脉注射5%氯化钙5ml 或 10% 葡萄糖酸钙20ml。并可重复使用,也可加入静脉输液内滴注。

【低钙血症】

机体内绝大部分钙以磷酸钙和碳酸钙的形式贮存于骨骼中。细胞外液钙仅占钙总量的0.1%。血清钙正常浓度为 2.25~2.75mmol/L。血清钙 <2mmol/L,引起神经肌肉兴奋性增高的症状称低钙血症。不少外科患者可发生不同程度的钙代谢紊乱,特别是低钙血症。

(1)病因:可发生于急性重症胰腺炎、坏死性筋膜炎、肾衰竭、消化道瘘、甲状旁腺受损害的患者,后者是指由于甲状腺切除手术(尤其是双侧甲状腺切除),甲状旁腺的血供被切断或甲状旁腺被切除,或者是颈部放射治疗导致甲状旁腺受累,均可导致甲状旁腺功能低下,发生低钙血症。

(2)临床表现和诊断:主要是神经肌肉兴奋性增强的症状,如容易激动、口周和指(趾)尖麻木及针刺感、手足抽搐、腱反射亢进以及耳前叩击试验(chvostek 征)阳性。血清钙低于2mmol/L 有诊断价值。

(3)治疗:积极治疗原发病,并补充钙剂。临床常将 10% 葡萄糖酸钙 10~20ml 或 5% 氯化钙 10ml 作静脉注射,必要时可 8~12 小时后重复注射。需要长期治疗者可服乳酸钙,同时补充维生素 D,以逐步减少静脉钙剂的用量。

【低镁血症】

正常成人体内镁总量大约一半存在于骨骼内,其余存在于细胞内,仅有1%存在于细胞外液中。镁对神经活动的控制、神经肌肉兴奋性的传递、肌肉收缩、心脏激动性以及血管张力等方面有着重要作用。镁主要从粪便排出,其余经肾排出。肾有很好的保镁作用。正常血清镁浓度为 0.70~1.10mmol/L。低镁血症较少单独发生,常在其他电解质紊乱纠正后,由于镁补充不足引起。

(1)病因:主要见于饥饿、吸收障碍综合征、长时间消化液的丧失(如肠瘘)的患者;还有长期禁食、厌食及长期静脉营养未注意补充镁的患者;其他可见于急性胰腺炎、甲状旁腺功能低下等。

(2)临床表现和诊断:低镁血症的主要临床表现与低钙血症相似,常伴有低钙和低钾的存在。低镁血症可表现为神经肌肉兴奋性增强、面色苍白、肌震颤、手足抽搐及 Chvostek 征阳性、精神紧张、记忆力下降、易激动。严重时出现谵妄、定向力障碍、神志不清、惊厥、癫痫样发作乃至昏迷。对低镁血症有诊断价值的是镁负荷试验。正常人按体重在静脉输注氯化镁或硫酸镁 0.25mmol/kg 后,注入量的 90% 即很快从尿中排出;而在低镁血症患者,注入上述相同量之后,输入镁的 40%~80% 被保留在体内,仅少量的镁从尿中排出。

(3)预防和治疗:需控制原发病,可用氯化镁或硫酸镁溶液静脉补充。一般 0.25mmol/(kg·d)的剂量补充镁盐。可采用 25% 硫酸镁溶液 5~10ml 加入 5%~10% 葡萄糖溶液500ml 中缓慢静注。若已发生抽搐,可将硫酸镁剂量加至 10~20ml,但滴速不宜过快,太快太多的补充可引起急性镁中毒,甚至导致心搏骤停。如果发生镁中毒,应立即静脉注射葡萄糖酸钙或氯化钙溶液作为对抗措施。经上述治疗后症状可迅速好转,完全纠正镁缺乏需时较长,所以在症状缓解后仍应每天补镁持续 1~3 周。

第二节 酸碱平衡及失调

体液的适宜酸碱度是机体组织、细胞进行正常生命活动的重要保证。在物质的代谢过程中,机体不断摄入及产生酸性和碱性物质,并依赖于体内的缓冲系统、肺的呼吸和肾的调节作用,使体液的酸碱度维持在正常范围之内(动脉血浆的 pH 为 7.35~7.45)。如果酸碱物质超量负荷,或是机体的调节功能发生障碍,则平衡状态被破坏,形成不同形式的酸碱平衡失调。

原发性酸碱平衡失调可分为四种类型:代谢性酸中毒、代谢性碱中毒、呼吸性酸中毒和呼吸性碱中毒。如同时存在两种或两种以上的原发性酸碱平衡失调,则称为混合性酸碱平衡失调。

任何一种酸碱失调发生后,机体都会通过代偿机制以减轻酸碱紊乱,尽量使体液 pH 恢复至正常范围。机体的这种代偿,可根据其纠正程度分为部分代偿、代偿和过度代偿。pH、HCO_3^-、及 $PaCO_2$ 是反映机体酸碱平衡的三大基本要素(表6-3)。其中 HCO_3^- 反映代谢性因素,HCO_3^- 的原发性增加或减少引起代谢性碱中毒或代谢性酸中毒。$PaCO_2$ 反映呼吸性因素,$PaCO_2$ 的原发性增加或减少,引起呼吸性酸中毒或呼吸性碱中毒。

表6-3 酸碱平衡失调血液检查诊断指标

指标		正常值	代谢性		呼吸性	
			酸中毒	碱中毒	酸中毒	碱中毒
共用	血 pH	7.35~7.45	<7.35	>7.45	<7.35	>7.45
代谢性	二氧化碳结合力	23~31mmol/L	直接↓	直接↑	间接↑	间接↓
	标准 HCO_3^-	24~29mmol/L	显著↓	显著↑	不变	不变
	剩余碱	−3~+3mmol/L	显著↓	显著↑	不变	不变
呼吸性	动脉血二氧化碳分压	35~45mmHg	↓	↑	显著↑	显著↓

一、代谢性酸中毒

代谢性酸中毒是外科最常见的酸碱平衡失调。是由于体内酸性物质积聚或产生过多,或 HCO_3^- 丢失过多所引起的酸碱平衡失调状态。

【病因】

主要病因有:①碱性物质丢失过多,见于胆瘘、胰瘘、肠瘘、腹泻、绞窄性肠梗阻、腹膜炎或输尿管乙状结肠吻合术后等,此时均有 HCO_3^- 的丧失;②酸性物质产生或摄入过多,失血性及感染性休克致急性循环衰竭、组织缺血缺氧后,可产生大量的丙酮酸及乳酸,发生乳酸性酸中毒,外科最常见;长期不能进食或糖尿病,体内脂肪分解过多,可产生大量酮体,发生酮症酸中毒;此外,大量应用酸性药物如氯化铵、精氨酸等,致血中 Cl^- 增多,HCO_3^- 减少,引起酸中毒;③肾功能不全,由于肾小管功能障碍,内生性 H^+ 不能排出体外,或 HCO_3^- 吸收减少,均可导致酸中毒。

代谢性酸中毒的代偿:上述任何原因所导致的酸中毒均可直接或间接地使 HCO_3^- 减少,血浆中 H_2CO_3 相对过多,机体出现呼吸代偿反应。H^+ 浓度的增高刺激呼吸中枢,呼吸加快加深,CO_2 呼出增多,$PaCO_2$ 降低,保持血 pH 在正常范围,这就是代偿性代谢性酸中毒。

【临床表现】

轻症常被原发病的症状所掩盖,可无明显症状。重症患者可有疲乏、眩晕、嗜睡、感觉迟钝或烦躁。最突出的表现是呼吸深而快,呼吸肌收缩明显。呼吸频率可高达 40～50 次/min。有的呼气中可带酮味。患者面颊潮红、心率加速、血压偏低,可出现腱反射减弱或消失、神志不清甚至昏迷。患者常有缺水的表现。代谢性酸中毒时心肌收缩力降低,周围血管对儿茶酚胺的敏感性降低,患者易出现心律不齐、急性肾衰竭和休克。一旦发生难以纠正。

【诊断】

若患者有严重腹泻、肠瘘或休克等相应病史及临床表现,尤其是出现呼吸深而快,即应考虑代谢性酸中毒的存在。做血气分析可明确诊断,并可了解酸中毒的严重程度及代偿情况。如无条件做血气分析,可测定二氧化碳结合力和 pH,二氧化碳结合力正常值为 25mmol/L。在除外呼吸因素之后,二氧化碳结合力的下降也可确定酸中毒之诊断和大致判断酸中毒的程度。

【治疗】

积极治疗原发病是纠正代谢性酸中毒的关键。若肺和肾的调节功能尚可,除去病因,再补充液体、纠正缺水,则较轻的代谢性酸中毒(血浆 HCO_3^- 为 16～18mmol/L)常可自行纠正,无需使用碱性药物治疗。对于血浆 HCO_3^- 低于 10mmol/L 的重症酸中毒患者,应立即输液及使用碱性药物。常用的碱性药物是碳酸氢钠溶液。临床上根据酸中毒的严重程度,补充 5% 碳酸氢钠溶液的首次剂量一般为 100～200ml 不等。在用后 2～4h 复查动脉血血气分析及血中电解质浓度,根据测定结果再调整用量。边治疗边观察,逐步纠正酸中毒,是治疗的原则。应注意 5% $NaHCO_3$ 为高渗溶液,过快输入可引起高钠血症。另外,纠正酸中毒过快,可引起大量 K^+ 转向细胞内,致低钾血症。酸中毒纠正后还可能引起低钙血症,也要注意防治。

二、代谢性碱中毒

代谢性碱中毒是体内 H^+ 丢失或 HCO_3^- 增加引起的酸碱平衡失调状态。

【病因】

主要病因有:①酸性体液丧失过多:是外科患者中发生代谢性碱中毒的最常见原因。如严重呕吐、长期胃肠减压等,可丧失大量的 H^+ 和 Cl^-,使胆汁、胰液、肠液中的 HCO_3^- 未能充分被胃液的盐酸中和而重吸收入血,Cl^- 的丢失使 HCO_3^- 在肾小管内的重吸收增加;②碱性物质摄入过多:长期服用碱性药物,中和了胃内的盐酸,肠液中的 HCO_3^- 没有足够的 H^+ 来中和,以致 HCO_3^- 被重吸收入血,导致 HCO_3^- 增多。大量输注库存血,抗凝剂入血后转化成 HCO_3^-,也会引起代谢性碱中毒;③利尿剂的作用:使用呋塞米和依他尼酸等利尿剂使尿排出的 Cl^- 比 Na^+ 多,肾重吸收入血的 Na^+ 和 HCO_3^- 增多,可引起低氯性碱中毒;④缺钾:血清钾低时,K^+ 从细胞内移入细胞外,而 Na^+ 和 H^+ 进入细胞内,引起细胞内酸中毒和细胞外碱中毒。同时在血容量不足的情况下,机体为了保存 Na^+ 而排出的 K^+ 及 H^+ 增加,HCO_3^- 的重吸收也增加,加重了细胞外液的碱中毒及低钾血症,这时会出现反常酸性尿。

代谢性碱中毒的代偿:血浆 H^+ 浓度下降,抑制呼吸中枢,呼吸浅而慢,CO_2 排出减少,使 $PaCO_2$ 升高,保持 pH 在正常范围。肾的代偿是肾小管排 H^+ 减少,和 NH_3 生成减少,HCO_3^-

的重吸收减少,而经尿排出增多,从而使血中 HCO_3^- 减少。

代谢性碱中毒时,氧合血红蛋白解离曲线左移,氧不易从血红蛋白中释出。此时尽管患者的血氧含量和氧饱和度均正常,但组织仍存在缺氧。故应认识到积极纠正碱中毒的重要性。

【临床表现和诊断】

缺乏特异性,常被原发病的症状、体征所掩盖,轻者无明显症状,较重者表现有呼吸变浅变慢和中枢神经系统症状,如谵妄、精神错乱或嗜睡,严重时发生昏迷。可有低钾血症和缺水的临床表现。一般根据病史可作出初步诊断。血气分析显示 pH 和 HCO_3^- 增高,也可能有血 K^+ 或 Cl^- 减少,据此可以明确诊断。

【治疗】

首先应积极治疗原发病。对胃酸丢失过多或使用依他尼酸等过多者,可输注等渗盐水或葡萄糖盐水,以恢复细胞外液量和补充 Na^+、Cl^-,轻症低氯性碱中毒即可得到纠正。代谢性碱中毒时几乎都伴有低钾血症,故须同时补充氯化钾,注意补钾应在患者尿量超过 40ml/h 方可开始。对于严重的碱中毒(血浆 HCO_3^- 在 45~50mmol/L,pH > 7.65),为了迅速中和细胞外液中过多的 HCO_3^-,可应用稀释的盐酸溶液。将 1mmol/L 盐酸 150ml 溶入 1000ml 生理盐水或 5% 葡萄糖溶液 1000ml 中,经中心静脉导管缓慢滴入(25~50ml/h)。每 4~6 小时监测血气分析及血电解质。切忌从周围静脉输入,以免溶液渗漏引起软组织坏死。纠正碱中毒不宜过快,一般也不要求完全纠正。

三、呼吸性酸中毒

呼吸性酸中毒是由于肺泡通气或换气功能减弱,不能有效排除体内生成的二氧化碳,使体内二氧化碳蓄积造成血液 $PaCO_2$ 增高所引起的酸解平衡失调状态。

【病因】

常见病因有:①呼吸道梗阻因素:如窒息、上呼吸道分泌物或异物阻塞、血气胸、急性肺水肿、支气管痉挛、喉痉挛、心搏骤停等;②医源性因素:如全身麻醉过深、镇静剂过量、呼吸机使用不当等;③慢性阻塞性肺部疾病;如肺组织广泛纤维化、重度肺气肿等;④胸腹部大手术后,如痰液引流不畅、肺不张、肺炎、腹胀、切口疼痛等;⑤CO_2 吸入过多。

【临床表现和诊断】

患者有胸闷、呼吸困难、躁动不安等,因换气不足导致缺氧,可有头痛、发绀。严重者可有血压下降、谵妄、昏迷等。脑缺氧可致脑水肿、脑疝,甚至呼吸骤停。患者有呼吸功能受影响的病史,出现上述症状,应怀疑呼吸性酸中毒。动脉血血气分析显示 $PaCO_2$ 升高、pH 降低,血浆 HCO_3^- 可正常或增高。

【治疗】

尽快治疗引起呼吸性酸中毒的病因,改善肺泡通气功能,以排出蓄积的二氧化碳。必要时可行气管插管或气管切开,使用呼吸机以有效地改善机体的通气及换气功能。如因呼吸机使用不当引起的呼吸性酸中毒,应调整呼吸机频率及潮气量,保证足够的有效通气量,既可将蓄积在体内的 CO_2 迅速排出,又可纠正缺氧状态。引起慢性呼吸性酸中毒的疾病大多难以治愈。有针对性地采取控制感染、扩张小支气管等措施,可改善换气功能而减轻酸中毒的程度。

四、呼吸性碱中毒

呼吸性碱中毒是由于肺泡通气过度,体内 CO_2 排出过多,引起血 $PaCO_2$ 降低的酸碱平衡失调状态。

【病因】

疼痛、癔症、发热、忧虑、创伤、感染、甲状腺危象、低氧血症、轻度肺水肿、中枢神经系统疾病、肺栓塞、肝功能衰竭和呼吸机辅助通气过度等都可引起呼吸性碱中毒。

【临床表现和诊断】

大多数患者有呼吸急促的表现。引起呼吸性碱中毒后,患者可出现眩晕、手足麻木、肌震颤及手足抽搐。患者常有心率加快。危重患者发生急性呼吸性碱中毒,常提示预后不良,或将发生呼吸窘迫综合征。动脉血血气分析显示 $PaCO_2$ 和 HCO_3^- 下降、pH 增高,结合病史可作出诊断。

【治疗】

原发病应予积极治疗。用面罩罩住口鼻,减少二氧化碳的呼出,可提高血 $PaCO_2$。因呼吸机使用不当引起者,应及时调整呼吸频率和潮气量。手足抽搐者可用钙剂。

第三节　外科补液

水、电解质与酸碱平衡失调的临床表现比较复杂,治疗除针对原发病外,常常需要通过输液进行矫正。补液要结合患者的具体情况,制定出合适方案,掌握好"缺什么、补什么;缺多少、补多少"和"边治疗、边观察、边调整"的补液原则,严密观察患者的情况并不断调整,以获得最佳效果。

【制订补液计划】

制订补液计划时,应考虑"补什么、补多少、如何补"三个基本问题。一般依据患者的临床表现及必要的化验结果进行估计,同时参照疗效与患者的心、肺、肾功能情况,不断进行调整。

1. 补液量　补液应包括已经丧失量、额外丧失量和生理需要量三个部分。其中已经丧失量只补充 1/2,其余 1/2 酌情于第 2 天、3 天输入,额外丧失量和生理需要量则全量补入。

(1)已经丧失量:包括患者入院时已经存在的各种缺水、缺钾、酸碱平衡失调等。临床上一般采用估算方法,主要根据患者的临床表现,推断其脱水程度,算出已经丧失量,并粗略确定补给 NaCl、KCl 及 5% $NaHCO_3$ 的量。

(2)额外丧失量:外科患者的体液额外丧失较多,主要有:①消化液的额外丧失:如呕吐、腹泻、胃肠减压、肠瘘等。②发热、出汗等的丧失:体温每升高 1℃,每千克体重丧失 3～5ml,体温升到 40℃时,每日需多补 600～1000ml,气管切开患者,每天随呼吸蒸发的水分比正常多 2～3 倍,相当于 800～1200ml。出汗湿透一套衬衣裤,约丧失体液 1000ml。③内在性失液的估计:如组织间隙或腹腔的渗出等,一般补给平衡盐水。

(3)当日的生理需要量:即补充生理需要液体 2000～2500ml,氯化钠 4～5g,氯化钾 2～3g。

2. 补液程序　一般先扩容,继而调整渗透压,再适当纠正酸碱平衡,后调整 K^+、Ca^{2+}、Mg^{2+} 的紊乱。临床上要根据患者的具体情况灵活掌握。补液时遵循的一般原则是,先盐后糖,先晶后胶,先快后慢,见尿补钾。

（1）扩容:目的在于迅速提高细胞外液量,使有效循环血量恢复正常,以增加肾的血流量。尿量增多后,机体常能自行调节水、电解质与酸碱平衡。扩容量不大时,多用生理盐水或5%葡萄糖氯化钠溶液,有时也用复方氯化钠溶液。生理盐水大量输入后可引起高氯血症,诱发高氯性酸中毒。因此临床上扩容量大时多采用平衡盐溶液,包括乳酸钠林格氏液、碳酸氢钠生理盐水或碳酸氢钠林格氏液等,休克或肝功能不全时,忌用乳酸钠林格氏液,以免导致乳酸蓄积。

（2）恢复和维持血浆的渗透压:根据患者血浆的高渗或低渗状况进行纠正。若为高渗,则先输入5%葡萄糖液或低渗的盐水;如果低渗,一般输等渗盐水即可,也可考虑使用高渗盐水。凡有失血或渗出者,均需补充胶体液。通常每输入晶体液3000ml,需同时输胶体液500ml,方可恢复体液的渗透压平衡,否则输入的液体将迅速进入组织间液,不能很快提高有效循环血量。

（3）纠正电解质及酸碱平衡紊乱:根据患者临床表现及化验检查,确定电解质及酸碱平衡失调的性质和程度,再制订出治疗方案。

3. 补液的速度　一般约60滴/分钟(标准滴管每ml液体为15滴)。但应根据治疗需要、患者的耐受能力以及所使用的液体性质具体而定:①严重脱水、休克和大面积烧伤等,起初补液需快,以后按疗效和患者的耐受情况不断调整;②心、脑、肺、肾功能障碍者,输液宜慢;③补钾时要控制速度,采用甘露醇脱水则需快速滴入。

【安全补液的监护指标】

水、电解质与酸碱平衡失调的纠正,一般需要一定的时间。有效循环血量的恢复,应在3~6小时内完成;酸碱平衡失调,可在12~36小时内调整就绪;细胞内缺钾或缺水,则需经3~4天、甚至更长的时间逐步纠正。因年老体弱或心、肺、肾、脑功能障碍者,输含钠溶液过多过快,循环血量骤增,易致心力衰竭和肺水肿。而葡萄糖输入过多过快,将引起以急性脑水肿为主要表现的水中毒。因此,补液时,尤其是大量、快速补液时,应对患者的情况进行监护。

1. 测定中心静脉压（CVP）　其大小取决于腔静脉回心血量及右心室搏出量的多少,正常值为0.49~0.98kPa(5~10cmH$_2$O)。CVP低、血压低,提示血容量严重不足,需快速扩容;CVP正常、血压低,提示血容量不足或右心功能不全,可做补液试验,于5~10min内静脉输人生理盐水250ml;若血压升高、CVP不变,表示血容量不足;若血压不变、仅CVP升高0.29~0.49kPa(3~5cmH$_2$O),则考虑右心功能不全;CVP高、血压低,表示右心功能不全或血容量相对过多,宜给予强心剂或控制输液;CVP高、血压正常,表示容量血管收缩过度,需用血管扩张剂;CVP明显升高(>20cmH$_2$O)、血压低,表示充血性心力衰竭,则立即停止输液,并采取强心、利尿措施等。

2. 观察颈静脉的充盈程度　由于测定CVP监测操作复杂,且有一定的并发症,大多病例采用简便的观察颈静脉充盈情况来判断。颈部静脉压力接近中心静脉压,平卧时其瘪陷,说明血容量不足,可安全输液;补液中该静脉膨胀或怒张,提示输液过多或心脏功能不全,应减慢或停止输入。

3. 脉搏　扩容后脉搏由快弱逐渐恢复正常,表明输液量和速度掌握较好。继续补液时,脉搏变快、变弱,则是发生心力衰竭的先兆。

4. 尿量　是反映肾血流灌注情况的主要指标之一。有效循环血量不足时尿量减少,随着输液尿量应逐渐增多,当达到 40~50ml/h,尿比重在 1.010~1.020 之间,说明输液量及速度均较适宜。若尿量增多后又骤降,应警惕出现急性肾衰竭。

5. 其他　如果输液量过大,出现外周水肿(最早见于眼睑、球结膜)、低血浆蛋白、高排尿量,即表明体液超载,宜减慢输液;一旦发现肺部湿啰音、下肢凹陷性水肿,则示细胞外液明显超量,应暂停补液,并酌情强心、利尿。

(周家旺)

复习思考题

1. 试述等渗性脱水的常见病因、诊断要点及治疗原则有哪些?
2. 试述低钾血症的病因、临床表现和静脉补钾的原则有哪些?
3. 代谢性酸中毒的病因、临床表现及治疗原则有哪些?
4. 如何处理高钾血症?

学习要点

外科患者的代谢反应与营养支持;营养状态的评定和营养支持的适应证;全胃肠外营养和肠内营养;外科营养支持的并发症及其防治;外科营养支持的管理与监测。

机体正常的代谢及良好的营养状态,是维护生命活动的重要保证。外科病人常因疾病或手术打击而不能进食、进食不足和高代谢状态,会不同程度引起代谢紊乱和营养不良,进而影响组织、器官功能,减低患者对手术和感染的耐受力,影响术后恢复过程。因此,在外科病人的围术期,利用现代外科营养学知识,根据患者代谢变化,正确评价其营养状况,选择合理的营养支持途径,提供合理的营养底物,能有效避免或减少并发症的发生。

临床营养包括肠外营养(parenteral nutrition,PN)和肠内营养(enteral nutrition,EN)。当胃肠功能障碍时可进行肠外营养,当胃肠功能正常,甚至仅有部分功能时,只要安全,应选择进行肠内营养;必要时可肠内营养和肠外营养同时进行。

第一节　饥饿、创伤、感染后的代谢反应与营养支持

一、外科患者的代谢状况

机体在饥饿或创伤的情况下,受神经-内分泌的调控,发生一系列病理生理变化,包括物质代谢及能量代谢的变化。营养支持治疗时,需适应这些变化。

【饥饿时的代谢反应】

外科患者常因食欲下降、吞咽困难、胃肠道梗阻或治疗需要禁食等特殊情况不能进食,即处于饥饿状态,人体必须用自身组织供能才能维持生存。为使机体更好地适应饥饿状态,许多内分泌物质参与了这一反应。此时,胰岛素素分泌减少,而胰高糖素、生长激素、儿茶酚胺等分泌增加,以加速糖原分解,使糖异生增加。单纯饥饿状态下,葡萄糖作为体内的主要能量物质,仅能维持 12~24 小时的代谢需要,持续饥饿时,上述激素的变化可使氨基酸自肌肉动员,糖异生增加,同时消耗体内蛋白质;受内分泌支配,体内脂肪组织水解增加,而成为机体的主要内源性供能物质。充分利用脂肪能源,减少糖异生,即减少了蛋白质的分解,这是饥饿后期机体为生存而产生的自身保护措施。蛋白质主要是为各脏器维持特定功能而存在,并非能源储备。饥饿状态下,机体的组成会发生显著变化,包括水分丢失,大量脂肪分解,蛋白质不可避免地分解,使组织、器官重量减轻,功能下降,此种变化涉及各种器官。

知识链接

糖 异 生

非糖物质(如乳酸、甘油、生糖氨基酸)转变为葡萄糖或糖原的过程称为糖异生。机体在饥饿、创伤和感染时机体内蛋白质分解代谢增强,蛋白质(分解成氨基酸)经由糖异生作用转化为葡萄糖供能。机体蛋白质过度消耗,会直接影响组织器官的结构和功能。

【创伤、感染后的代谢反应】

在遭受创伤和感染时,机体产生应激反应,出现一系列神经-内分泌反应,表现为交感神经系统兴奋、胰岛素分泌减少,肾上腺素、去甲肾上腺素、胰高糖素、抗利尿激素等分泌均增加,机体处于高分解和高代谢状态,使机体的静息能量消耗(REE)增加,代谢率增高。正常状态下蛋白质合成速度和分解速度基本相同,氮的摄入和排出相等,即处于氮平衡状态。应激时蛋白质分解速率随应激水平增加而明显增加,机体出现明显的负氮平衡。糖异生过度活跃,脂肪分解明显增加。创伤时机体对葡萄糖的利用减少,容易发生高血糖、糖尿。

二、能量需要量及营养物质的代谢

开展合理的营养支持,进行营养方面的研究,必须熟悉生理状态下各种营养物质的代谢过程及其生理作用。

【营养物质的代谢】

食物中含人体所必需的营养物质主要包括糖类、脂肪、蛋白质、无机盐或矿物质、维生素等。糖类、脂肪及蛋白质这三大营养物质主要作用是支持生长、维持细胞群、组织修复及宿主防御。无机盐特别是微量元素和维生素主要用于维持生存所必需的生理代谢过程。此外,尚需足够的水分。

1. 糖类的代谢 糖类是我国国民膳食的主要成分,为热量的主要来源,占维持成人机体正常功能所需总能量的50%~60%。较易获取且最符合人体生理需求和代谢利用的是葡萄糖。1g葡萄糖可提供16.7kJ的能量。

葡萄糖主要经小肠上部吸收后经门静脉入肝,一部分在肝内转变成肝糖原储存,大部分经肝静脉进入血循环成为血糖,血糖流经各组织,一部分被直接氧化利用,另一部分转成组织糖原,主要指肌糖原。糖原储存有限,肝糖原可以转化为葡萄糖被利用,肌糖原不能直接被身体利用,因此,24h的饥饿状态即可把肝糖原耗尽。

2. 脂肪代谢 脂肪是人体能量的主要贮存形式。脂肪所提供的能量占总能量的25%~35%,脂肪在体内的主要功能是氧化供能。1g脂肪可提供38.9kJ能量。大多数饱和及单不饱和脂肪酸可在体内自行合成,称为非必需脂肪酸,而亚油酸和亚麻酸则完全不能在体内合成,必须从植物性食物中获取,称为必需脂肪酸(essential fatty acid,EFA)。糖类摄入不足时,脂肪被动员分解产能,以节约蛋白。

3. 蛋白质(氨基酸)代谢 蛋白质是构成机体的主要成分,占人体体重的15%。平均成人每天需要蛋白质为1g/kg。1g蛋白质或氨基酸氧化可产生能量16.7kJ。事实上,蛋白质的供能作用是次要的,主要作用是作为组织细胞生长、更新、修复和一系列生物活动所需的物质基础。氨基酸是组成蛋白质的成分,根据能否由机体合成分为必需氨基酸(essential amino acid,EAA)和非必需氨基酸(non-essential amino acid,NEAA)。

4. 电解质、微量元素及维生素

(1)电解质:主要用于维持血液的水、电解质和酸碱平衡,以保持机体有恒定的内在环境。钾、钠、钙、氯、磷、镁是人们比较熟知的几种电解质,其中与营养代谢关系更为密切的是钾和磷,钙和镁是许多生物代谢酶的辅酶或激活剂。

(2)微量元素:人体需要的主要微量元素有近十种,包括铁、锌、硒、锰、铜、钼、碘及铬等。体内微量元素虽含量很少,但却是机体不可以缺少的,每一种微量元素都有其特殊功能。

(3)维生素:包括水溶性和脂溶性两大类。维生素在机体生长发育、物质代谢和调节生理功能方面起重要作用。危重患者由于有额外丢失、摄入不足及需要量增加等因素,常导致维生素缺乏,因此,在进行营养支持时应注意补充。

【能量需要量】

健康成人的能量需求与年龄、性别、身高、体重等因素密切相关,可据此推算出其基础能量消耗(占总能量消耗的60%~70%),常用 Harris-Benedict 公式估算:

男性:BEE(kcal/d) = 66 + 13.8 × 体重(kg) + 5.0 × 身高(cm) − 6.8 × 年龄(年)

女性:BEE(kcal/d) = 655 + 9.6 × 体重(kg) + 1.85 × 身高(cm) − 4.7 × 年龄(年)

手术创伤后应激病人的病理生理变化不同于健康人,其能量需要量应加上临床校正系数。临床上用代谢仪测出的各种疾病状态下的病人实际静息能量消耗值(REE)与该公式估算值存在一定差异,REE 较 BEE 低10%,无代谢仪时可用 BEE 值扣除10%得 REE 值。

根据病人静止能量消耗(REE)及活动情况决定非蛋白质能量的供给。维持能量平衡1.2 × REE;应激恢复期 1.5 × REE。

机体可利用的能源物质有三类:糖类、脂肪和蛋白质。这三类物质在代谢过程中所伴随的能量释放、转移和利用称为能量代谢。从营养治疗角度,最重要的是蛋白质代谢及能量代谢。机体热能来源:15%来自氨基酸,85%来自糖类及脂肪。因此在营养支持时,非蛋白热量(kcal)与氮量(g)之比为 125~150:1(高时可达 150~200:1),可减少蛋白质的分解供能,保证所供氨基酸主要用于蛋白质的合成,氨基酸的营养价值在于供给机体合成蛋白质及其他生物活性物质的氮源,而不是作为供给机体能量,不计入总能量。能量的1/3 应由脂肪提供,2/3 由糖类提供。创伤手术后应提高营养供应中氮量,按 2~3g/kg 供给氨基酸或蛋白质;能量的1/2 由糖类提供,1/2 由脂类(脂肪乳)提供,以减少糖入量过多所致的代谢副作用。

成人每日需要的热量与氮量也可粗略按体重估算,正常状态下所需热为 105~125kJ(25~30kcal)/kg,蛋白质 1.0~1.5g/kg,热氮比为 125~150:1。

 知识链接

机体能量消耗的构成

每日总能量消耗(需求量) = 基础能量消耗 + 食物生热效应 + 运动生热效应 + 兼性生热效应。

基础能量消耗(BEE) 是指人体在清醒、空腹(饭后 12~14h)、安静而舒适的环境中(室温 25~30℃)、无任何体力活动和紧张的思维活动、全身肌肉松弛、消化系统处于静止状态下的能量消耗,即指人体用于维持体温、心跳、呼吸、各器官组织和细胞基本功能等最基本的生命活动的能量消耗。占总能量消耗的比例最大,约为 60~70%。

食物生热效应 指人体摄食过程中引起的能量消耗额外增加的现象。

运动生热效应 指人体力活动的能量消耗。

兼性生热效应 环境温度、进餐、情绪应激和其他因素变化而引起的能量消耗变化,占每日总能量消耗的 10%~15%。

静息能量消耗量(REE) 是指机体禁食2h 以上,在合适温度下,平卧休息30分钟后的能量消耗,约占总能量的65%~70%。REE 与 BEE 相比,多了部分食物的特殊动力作用和完全清醒状态时的能量代谢。REE 需用代谢仪测量,无代谢仪可用 BEE 值来估算。

第二节　营养状态的评定和营养支持的适应证

一、营养状态的评定

对患者营养状态的评定,既可判别其营养不良程度,又是营养支持治疗效果的客观指标。

【人体测量】

1. 身高和体重　体重变化可反映营养状态,但应排除脱水或水肿因素的影响。体重低于标准体重的 15%,提示存在营养不良。成人身高体重不成比例表示营养不良或脂肪贮存过多。

2. 三头肌皮肤皱褶厚度(TSF)　是测定体脂贮备的指标,上臂周径的测定可反映全身的肌肉及脂肪的状况。上述测定值若低于正常参考值的 10% 时,提示营养不良。

【实验室检查】

1. 血浆蛋白　较常用的有白蛋白、转铁蛋白、前白蛋白、纤维连接蛋白。血浆白蛋白浓度降低是营养不良最明显的生化特征,但由于半衰期较长(20 天),难以评价短期营养支持的效果。前白蛋白、纤维连接蛋白半衰期各为 2~3 天和 20 小时,是营养不良早期诊断和评价营养支持效果的敏感指标。

2. 肌酐身高指数(CHI)　肌酐是肌肉蛋白质的代谢产物,尿中的肌酐排泄量与体内骨骼肌群基本成正比,CHI =(实测 24h 尿肌酐量/标准尿肌酐量)× 100%(正常值 >1)。CHI <80% 提示有营养不良,<60% 为严重营养不良。

3. 氮平衡测定　氮平衡可以动态地反映机体的蛋白质摄入与蛋白质分解的平衡状况,具体的计算公式为:氮平衡(g/d)= 氮摄入量 −(24h 尿素氮 +3g),式中的 3g 代表经皮肤和肺丢失的未测定的蛋白分解产物。当氮摄入量大于排出量时,称为正氮平衡;反之为负氮平衡,以此来指导营养支持治疗。食物中蛋白质(或静脉输入氨基酸)6.25g 含氮 1g。

4. 血浆游离氨基酸谱　是敏感的评估指标,有助于了解体内蛋白质代谢紊乱的程度,为肠外营养支持时选用合适的氨基酸配方提供参考。

5. 免疫功能测定　营养不良和内脏蛋白质合成减少可造成免疫功能减退,因此,免疫功能不全是内脏蛋白质不足的指标。机体免疫系统包括细胞免疫和体液免疫两大部分,营养不良时多以细胞免疫系统受损为主。总淋巴细胞计数是反映细胞免疫状态的一项简易参数。总淋巴细胞计数低于 $1.5 \times 10^9/L$ 为异常,$0.8~1.2 \times 10^9/L$ 为中度营养不良,小于 $0.8 \times 10^9/L$ 为重度营养不良。

二、营养支持的适应证

营养支持方式可分为肠外营养及肠内营养两种。

肠内营养的可行性主要决定于小肠是否具有能吸收各种营养物质的功能。当患者因为疾病、治疗与诊断的需要而不能经口进食,或进食量不足以满足需要时,如胃肠道功能允许,首先应考虑肠内营养。麻痹性和机械性肠梗阻、消化道活动性出血及休克均系肠内营养的禁忌证;严重腹泻或极度吸收不良时也当慎用。

凡是需要营养支持,但又不能或不宜接受肠内营养的患者均为肠外营养的适应证,但休克、重度肺功能衰竭、重度肝功能衰竭、重度肾衰竭、重度败血症等患者不宜应用或慎用。

第三节 全胃肠外营养和肠内营养

一、肠外营养

全胃肠外营养(parenteral nutrition,PN)是指通过静脉途径补充人体所需全部营养素的营养方式,也被称为静脉营养。根据输入途径可分为:经中心静脉肠外营养和经周围静脉肠外营养两种。凡不能或不宜经口进食超过5~7天的患者,都是肠外营养的适应证。从外科角度,营养不良的术前应用、急性坏死性胰腺炎、严重感染与败血症、短肠综合征、消化道瘘、大面积烧伤以及肝肾衰竭等,都是应用肠外营养的指征。

【肠外营养的供应量】

一般成人主要如下:

1. 热卡量　105~125kJ(25~30kcal)/kg。
2. 热量比　脂肪:糖=1:1~1:1.5
3. 氮入量　0.15~0.20g/kg
4. 热氮比　520~630kJ(125~150kcal):1g
5. 钠　50~100mmol
6. 钾　60~80mmol

【肠外营养液的配制】

配制过程中应严格无菌操作,最好在有空气层流装置的净化台上进行。近年来采用3L袋全营养混合液(TNA)的输注方法,即将上述成分不间断地一次完成混合,充入3L袋中混合后在室温下24h内匀速滴注,暂不用者置于4℃冷藏室保存。全营养混合液的基本组成见表7-1。基本溶液中,根据病情及血生化检查,酌情添加各种电解质和维生素及微量元素,适量加正规胰岛素。

表7-1　全营养混合液基本组成(60kg)

	ml	kJ(kcal)	N(g)
25%葡萄糖	1000	4180(1000)	
20%脂肪乳剂	250	2090(500)	
10%葡萄糖	500	836(200)	
5%糖盐水	500	418(100)	
复方氨基酸	1000		9.4
总量	3250	7524(1800)	9.4

【肠外营养液的输注】

对应用时间不超过两周和营养需求量不大者可采用周围静脉输注,对于长期应用或营养需求量较大者应采用中心静脉输注途径。中心静脉插管常经锁骨下静脉途径或颈内静脉途径,一般情况下每根导管都可保留3个月以上。如从周围静脉做中心静脉插管,更加安全。肠外营养液的输注方法有持续输注法和循环输注法,循环输注较持续输注更接近生理要求。

二、肠内营养

肠内营养(enteral nutrition,EN)是经胃肠道用口服或管饲的方法提供营养物质及其他各种营养素的临床营养支持方法。具有并发症少、应用方便和费用低的优点。只要胃肠道允许,应尽量应用肠内营养。

【肠内营养制剂的种类和选择】

可用于肠内营养的制剂很多,包括管饲膳制品和要素膳。选择时应考虑患者的年龄、疾病种类、消化吸收功能、给予途径,患者的耐受力,必要时调整配方。由于临床营养研究的进展,渗透压不高、低黏度的要素营养已有多种商品供应,基本上分为以氨基酸为氮源、以水解蛋白为氮源和以酪蛋白为氮源的三大类。各种商品经肠营养的维生素与无机盐含量,尤其是电解质的量相差较大,通常配成热量密度为 4.18kJ/ml 的溶液。

【肠内营养的给予途径】

肠内营养的最佳途径是口服,但是由于肠内营养制剂均有特殊气味,患者常不愿口服,或口服量达不到治疗剂量,因此肠内营养的实施基本上均需通过导管输入。用以输注胃肠内营养液的管道有鼻胃管、鼻十二指肠管、鼻空肠管、胃造瘘管、空肠造瘘管等。

【肠内营养的给予方式】

能口服患者每日饮用 6~8 次,每次 200~300ml,必要时加用调味剂。口服不足的能量和氮量可经周围静脉营养补充。经管饲的患者常用以下两种方法。

1. 按时分次给予　将配好的胃肠内营养液用注射器缓缓注入,每日 4~8 次,每次 250~400ml。此方法易引起患者胃肠道反应,尽量少用。

2. 间隙重力滴注　将配好的营养液置于吊瓶内,经输注管与饲管相连,借助重力缓慢滴注。每次 250~500ml,持续 30~60min,每日滴注 4~6 次。

第四节　外科营养支持的并发症及其防治

一、肠外营养支持的并发症及其防治

认识肠外营养可能发生的并发症,并注意预防和及时治疗,是保持肠外营养实施的重要环节。

【技术性并发症】

这类并发症与中心静脉导管的放置或留置有关。最常见的是穿刺损伤肺,产生气胸。损伤血管时可致血胸、纵隔血肿或皮下血肿。也可能因穿刺而损伤臂丛神经或胸导管。空气栓塞是最严重的并发症,空气可在穿刺置管过程中,液体走空或导管接头脱开时逸入静脉。一旦发生,后果严重,可因心脏空气堵塞而致死。

【代谢性并发症】

代谢性并发症从其发生原因可归纳为三方面:补充不足、糖代谢异常以及肠外营养本身所致等。

1. 肠外营养补充不足所致的并发症

(1)血清电解质紊乱:接受肠外营养支持的患者往往病情较重,伴有电解质的额外丢失,若按常规量补充,易发生电解质紊乱。故要严密定期监测血电解质水平,随时纠正补充量。

（2）必需脂肪酸缺乏症:表现为皮肤干燥、鳞状脱屑、脱发及伤口延迟愈合等。每周输注脂肪乳1～2次,可有效地预防必需脂肪酸缺乏症。

（3）微量元素缺乏:锌缺乏最多见,表现为口周围及肢体皮疹、皮肤皱痕和神经炎等。

2. 糖代谢紊乱所致的并发症

（1）低血糖或高血糖:外源性胰岛素过量应用可致低血糖,调整胰岛素用量后即可纠正。对长期肠外营养者,要随时监测血糖水平。高血糖较常见,主要是葡萄糖溶液滴注速度过快或机体的糖利用率下降所致。

（2）肝功能损害:肠外营养时肝功能损害的因素很多,其中葡萄糖用量过大是最主要原因。临床表现为血胆红素浓度升高及转氨酶升高,可出现轻度黄疸。为此,宜采用脂肪和糖的双能源供应,以减少糖用量。

3. 肠外营养本身引起的并发症

（1）胆囊内胆泥沉积和胆石形成;

（2）胆汁淤积及肝酶谱升高;

（3）肠屏障功能减退。应尽早将肠外营养改为肠内营养可有效预防。

【感染性并发症】

主要是导管性脓毒血症。其发病与置管技术、导管使用及导管护理有密切关系。临床表现为突发的寒战、高热,重者可致感染性休克。在找不到其他感染灶时即应考虑导管性脓毒血症的可能,应暂停肠外营养,并取输液袋内液体及血样做细菌培养,更换输液器后改输其他液体,观察8小时,若发热仍不退,应拔除导管,做导管头培养。一般在拔管后发热自退,不必用抗生素。导管性脓毒血症的预防措施有:置管时应严格无菌操作;避免中心静脉导管多用途使用,不应用于输注血制品、抽血及测压;应用全封闭输液系统;定期导管护理等。

二、肠内营养支持的并发症及其防治

肠内营养较肠外营养更安全易行,但也可因营养剂选择或配制不合理,营养液污染及护理不当等,产生一系列与之相关的并发症,包括:

1. 机械性并发症　主要与喂养管的柔软度、放置、所处的位置及护理有关。

2. 误吸　由于年老体弱、昏迷或存在胃潴留,当通过鼻胃管输入营养液时,可因呃逆后误吸而导致吸入性肺炎。这是较为严重的并发症。预防措施是患者取30°半卧位输入营养液,以减轻误吸。

3. 腹胀、腹泻　与输入速度、溶液浓度及溶液的渗透压有关。输注太快是引起症状的主要原因,故应缓慢输入。因渗透压过高所致的症状,可给予阿片酊等药物以减慢肠蠕动。

与肠外营养相比,肠内营养的并发症不多,也不严重;其预防和处理也相对较容易。

第五节　外科营养支持的管理与监测

一、肠外营养的监测

1. 全身情况　有无脱水、水肿,有无发热、黄疸等。

2. 血清电解质、血糖及血气分析 开始时每日测定,3 天后情况稳定改为每周 1~2 次。

3. 肝肾功能测定 每 1~2 周 1 次。

4. 营养指标 包括体重、淋巴细胞计数、血清白蛋白、运铁蛋白、前白蛋白测定等。1~2 周 1 次,有条件时测氮平衡。

5. 中心静脉导管穿刺部位的变化 注意有无红肿、压痛、渗出,每周 1 次作局部细菌培养。

二、肠内营养的监测

1. 生命体征 每日观察患者血压、脉搏、呼吸和体温。

2. 生化指标 每周一次测定肝肾功能,血浆蛋白、电解质、血糖、血脂及尿糖值。血糖异常者勤于复查,随时调节肠内营养液及胰岛素的用量。

3. 临床指标 观察记录患者的每日出入水量、体重、喂养管位置、腹部体征,排便次数、量及性状。

(周家旺)

❓ 复习思考题

1. 全肠外营养的指征有哪些?

2. 肠外营养的并发症有哪些?

3. 手术创伤后的代谢变化有哪些?

学习要点

> 血型的分类;血液的保存;外科输血的适应证、禁忌证及输血方法;输血反应及并发症。

一、概述

输血(blood transfusion)是给病人静脉输注全血或血液成分以补充血液或血液成分的丢失,缺乏或过多破坏,达到维持有效循环血量和恢复血液的携氧能力,抗感染,提高血浆蛋白,增加凝血功能的治疗目的。

输血包括输入全血、成分血和血浆增量剂,是治疗外伤、失血、感染等疾病引起的血液成分丢失(或破坏)和血容量降低的重要手段。输血可以补充血容量和血液中的成分,提高携氧能力,增强免疫力,改善凝血功能,从而增加机体抗病能力,但输血也伴有风险。外科医生应当严格掌握输血的适应证和正确选用各种血液制品。

 知识链接

血液的成分和生理功能

血液是一种流动的液体组织,它是由液态的血浆和有形的血细胞所组成。血细胞包括红细胞、白细胞、血小板;血浆中包括白蛋白、球蛋白、纤维蛋白原、无机盐及凝血因子等。机体中的血液具有运输物质、缓冲、防御功、体液调解、参与生理止血等功能。

二、血型、血源及血液的保存

【血型】

血型是以抗原为表现形式,存在于人体各成分中的遗传性状之一,人类的红细胞、白细胞及血小板表面存在着许多不同的抗原,这些不同的抗原构成了血型系统。自从1900 年奥地利病理学家 Landsteiner 首先发现 ABO 血型以来,人类应用血清学等新技术不断发现新的血型系统,1996 年国际输血协会确认,人类共有 23 个血型系统,200 多个红细胞抗原,400 多个白细胞抗原。一般所说的血型(狭义)是指红细胞血型,由存在于红细胞表面的多种抗原(凝集原)所决定,其中 ABO 及 Rh 是最重要的两个红细胞血型系统。

知识链接

Rh 血型

Rh 血型:Rh 是恒河猴(Rhesus Macacus)外文名称的头两个字母。Landsteiner 等科学家在 1940 年做动物实验时,发现恒河猴和多数人体内的红细胞上存在 Rh 血型的抗原物质,故而命名。凡是人体血液红细胞上有 Rh 抗原(又称 D 抗原)者,为 Rh 阳性,反之为阴性。这样就使已发现的红细胞 A、B、O 及 AB 四种主要血型的人,又都分别被划分为 Rh 阳性和阴性两种。RH 血型系统抗原强度仅次于 ABO 血型系统,Rh 血型不合易发生迟发性溶血反应,Rh 阴性母亲孕育胎儿如为 Rh 阳性,易引起流产、死胎、发生新生儿溶血病,多发生在第二胎。我国汉族人大多为 Rh 阳性,仅 0.34% 为 Rh 阴性。

1. ABO 血型及其鉴定 红细胞表面有不同的抗原,血清中则含有不同的抗体(凝集素),ABO 血型系统按红细胞表面所含抗原及血清所含抗体的不同将血型分为 A、B、AB、O 四型。凡红细胞上有 A 抗原,血清中有抗-B 抗体者,为 A 型;红细胞上有 B 抗原,血清中有抗-A 抗体者为 B 型;红细胞上有 A 和 B 抗原,血清中无抗-A、抗-B 者,为 AB 型;凡红细胞上无 A 和 B 抗原,血清中有抗-A、抗-B 者,为 O 型。此外 Rh 血型系统对临床输血有重要意义。

通常采用正、反定型来鉴定血型。正向定型是用已知抗体(抗-A、抗-B)的标准血清检查受检者红细胞上未知的抗原;反向定型:用已知血型的标准红细胞抗原(A、B、O 红细胞抗原)检测受检者血清中未知的抗体(表 8-1)。

表 8-1 ABO 血型鉴定

供体红细胞(抗原)	标准血清(抗体)			
	O 型(抗 A、抗 B)	**A 型**(抗 B)	**B 型**(抗 A)	**AB 型**(无)
O 型(无)	−	−	−	−
A 型(A)	+	−	+	−
B 型(B)	+	+	−	−
AB 型(AB)	+	+	+	−

2. 交叉配血试验 在输全血或红细胞之前,除需证明供血者与受血者 ABO 血型相同外,还需常规做交叉配血试验。交叉配血试验是指受血者血清加供血者红细胞悬液;供血者血清加受血者红细胞悬液,同时进行凝集试验。前者称主试验,后者称副试验。其目的是验证供者与受者 ABO 血型鉴定是否正确,防范引起溶血性输血反应。两者必须均无凝集或溶血发生,才能输血。据此可知,O 型血并非万能输血者,必须输血而又无同型血时,最好只输 O 型血的红细胞,不输血浆。

【血源】

目前的医疗用血的主要来自献血者,少量来自胎盘血和术中回收的无污染的血。近年来多地开展的术前自体血储备、术前等容性血液稀释等技术减少了异体血用量。供血者年龄 18~55 岁,身体健康,无急慢性疾病,一次供血量为 200~400ml,间隔时间为 3~4 个月。

【血液的保存】

血液一旦离开人体后将迅速凝固。血液的保存是指采用一定的保存液来防止血液凝固

和代谢所需能量物质,并低温(2~6℃)保存,降低红细胞的代谢,延长血液在体外的保存期限。常用保存方法有:

1. ACD全血保存液 是目前临床上最常用的保存液,主要含有枸橼酸、枸橼酸钠和葡萄糖。其中葡萄糖作为红细胞代谢所需能量,枸橼酸作为酸化剂,稳定pH环境,枸橼酸钠作为抗凝剂与钙离子络合防止血液凝固。ACD保存液一般能保存血液21天。

2. CPD全血保存液 CPD血液保存液中的磷酸盐使保存液pH有所提高,使红细胞内的2,3二磷酸甘油酸得以维持。CPD保存液一般能保存血液28天。

3. 加入腺嘌呤的全血保存液 如在ACD中加入6-氨基腺嘌呤磷酸盐,维持细胞内的2,3二磷酸甘油酸和ATP水平,使血液保存期延长至42天。CPDA-1中加入的腺嘌呤使血液保存期延长至35天。

4. 其他保存法 ARC-8全血保存液是在枸橼酸、磷酸、葡萄糖及甘露醇中加入氨盐,4℃保存12周后,还能保持ATP和2,3-DPG的值,红细胞的功能和在机体内的寿命与新鲜血相同。血液成分制品的保存与全血保存不全相同,如冰冻红细胞,将去血浆的红细胞加入甘油作为防冻剂,在-80℃或-196℃下保存5~10年,由于这种方法红细胞保存时间长,可用于保存稀有血型红细胞或备以后自身输血。

血液在低温保存期间仍会进行缓慢代谢,发生生化和血液学变化,因而应针对不同的病例,选择合适的理化数值的血液进行输注。

三、外科输血的适应证、禁忌证及输血方法

【适应证】

1. 急性大出血 用于治疗因手术、严重创伤或其他原因所致的低血容量性休克。凡一次失血量低于总血容量的10%(500ml)者,一般不需输血;当失血量达总血容量的10%~20%(500~1000ml)时,应根据有无血容量不足的临床症状及其严重程度,同时参照血红蛋白和血细胞比容的变化选择治疗方案。患者可表现为活动时心率增快,出现体位性低血压,HCT常无变化,此时可输入适量晶体液、胶体液或少量血浆代用品。如果失血量达到总血容量的20%(1000ml),此时有较明显的血容量不足、血压不稳,还可出现HCT下降。除输入晶体液、胶体液补充血容量外,还应当输入浓缩红细胞,以提高携氧能力。原则上,失血量在总血容量的30%以下时,不输全血;超过30%时可输全血和浓缩红细胞各一半,再配合晶体和胶体液及血浆以补充血容量。当失血量超过总血容量的50%且大量输入库存血时,还应及时补充某些特殊成分如白蛋白、血小板以及凝血因子。

2. 贫血或低蛋白血症 手术前,贫血患者宜少量多次输血,输入新鲜全血或浓缩红细胞;低蛋白血症应输入血浆或人体白蛋白,以提高患者对手术的耐受力。

3. 严重感染 全身严重感染性疾病宜少量多次输入新鲜血,必要时输给浓缩粒细胞以提高血中白细胞总数和抗体、补体的含量,增强患者的抗感染能力。

4. 凝血异常 由凝血功能障碍引起的出血性疾病可输给有关的血液成分,如甲型血友病应输抗血友病因子;纤维蛋白原缺少症应输冷沉淀或纤维蛋白原制剂;血小板减少症或血小板功能障碍者输血小板等。如无上述制品时可输入新鲜冰冻血浆,也可以少量多次输入新鲜血液。

【禁忌证】

肺水肿、心力衰竭、恶性高血压及真红细胞增多症等属输血的禁忌证;肝肾功能不全必

须输血者,可缓慢输入少量新鲜血液。

【输血方法】

1. 输血途径　有静脉和动脉两种途径:①周围静脉输血是常用的输血途径,与一般静脉输液方法相同,针头应该稍粗。必要时可通过切开、穿刺或插入导管,进行快速输血。在病情危重、急性大出血而静脉穿刺困难者可行中心静脉置管输血;②动脉输血是经动脉穿刺将血液加压注入,能在短时间内扩充循环血量,改善心、脑组织的缺血。用于抢救大出血、濒死和重度休克的患者。病情好转后立即改为静脉输入。

2. 血液过滤　所有血液制品均应经过带过滤器的输血器输入,便于滤出细胞聚集物和纤维蛋白块。

3. 输注速度　依病情而定。成人一般控制在 5～10ml/min;老年或心功能较差者要调节到较低的速度(1ml/min);小儿 10 滴/分钟左右。但一次输血不应超过 4 小时,以免室温下引起细菌繁殖,每次以 200～400ml 为宜。但急性大出血时,则可经加压输血器快速输入或将塑料血袋卷起后行手工挤压输血。

4. 注意事项　①输血前,由两人仔细核对患者和供血者的姓名、血型、交叉配血试验,严防输入不同型的血;②检查血袋和血瓶,若有破损、标签模糊不清、封口不严的不能输入;③仔细观察血液质量,如有溶血、浑浊或絮状物不能输入;④输血前,轻摇血袋或转动血瓶,使红细胞和血浆充分混合,但不能用力过大,以免红细胞遭到破坏;⑤从血库取出的血液应在短时间内输入,不能在室温下放置过久;输入大量冷的血液,可造成体温下降和血管痉挛;⑥输血前后应输入少量生理盐水冲洗管道;血液中不可加入任何药物,以防血液凝固或溶血;⑦输血期间应严密观察患者有无输血反应,特别应注意体温、血压、脉率及尿色。输血后血袋应保留一段时间(2 小时左右),以备实验室检查之用。

四、输血反应及并发症

输血可能发生不同程度的并发症,因此,应熟悉输血常见的并发症,并随时给予积极的预防和治疗。

【发热反应】

发热反应是最常见的早期并发症,发生率为 2%～10%。主要表现为寒战、高热,体温可上升至 39～40℃,同时伴有头痛、恶心、呕吐、出汗、皮肤潮红,少数反应严重者还可出现呼吸困难、血压下降、抽搐,甚至昏迷。可在输血后 15～120 分钟内发生,一般认为发热反应是由致热原引起,也可能与免疫反应有关。出现发热反应后,应立即减慢输血速度或停止输血。有寒战时用异丙嗪 25mg 或哌替啶 50mg 肌内注射,或者地塞米松 5～10mg 静脉注射。

【过敏反应】

多见于有过敏体质或多次输血(包括血浆)的病人。过敏反应表现为皮肤局限性或全身性瘙痒或荨麻疹,严重者出现呼吸困难或过敏性休克,甚至死亡。过敏反应轻者,减慢输血速度,肌注异丙嗪 25～50mg;严重者,停止输血,保证有效的液体通路,防治休克,肾上腺素 0.5～1mg 皮下注射,静脉输入肾上腺皮质激素。气管痉挛或喉头水肿严重者,应尽早作气管插管或气管切开。

【溶血反应】

溶血反应的主要原因是误输异型血液,是最严重的输血并发症。一般发生在输血后 2～

3分钟,患者出现头部胀痛、胸闷、呼吸困难、腹痛或腰骶部痛。严重者有休克、黄疸、血红蛋白尿和急性肾衰竭。

怀疑有溶血反应时,立即停止输血。治疗的重点是:①抗休克:扩充血容量,维持血压,输入同型新鲜血液或输注浓缩血小板或凝血因子和糖皮质激素,以控制溶血性贫血;②保护肾功能:5%碳酸氢钠溶液250ml静脉滴注,使尿液碱化,防止肾小管堵塞。血压稳定后,应用甘露醇等药物利尿。必要时应用血液透析疗法;③肝素治疗:发生DIC时,要考虑肝素治疗;④血浆交换治疗:以彻底清除患者体内的异形红细胞及有害的抗原抗体复合物。

【细菌污染反应】

从采血到输血的某一环节操作不当,血液被污染,输入人体后立即发生严重细菌污染反应。表现为高热、寒战、呼吸困难和中毒性休克。诊断方法是对血袋内剩余的血液进行细菌培养及细菌涂片染色。治疗与感染性休克相同。

【疾病传播】

输血可传播疾病,其中最常见的是乙型病毒性肝炎和丙型病毒性肝炎。另外,艾滋病、回归热、疟疾、梅毒等,均可通过输血传播。预防方法是对供血者进行详细严格筛查。

【循环超负荷】

输血过量或过快,可因循环超负荷而造成急性心力衰竭和肺水肿,特别是老年、小儿或心脏病患者。大量输血时要严密观察,调节输血速度。治疗包括立即停止输血、半坐位、吸氧、使用强心剂和利尿剂等。

【出血倾向】

大量快速输入库存血可发生伤口渗血不止或术后持续出血。其原因是贮存时间较长的库存血,血小板被破坏而减少,造成凝血因子V、Ⅷ和Ⅸ的耗损。为了预防大量输血而引起的出血倾向,每输入库存血3~5U,应补充1U保存5天以内的较新鲜血液。也可以根据凝血因子的丧失情况补充冷沉淀、浓缩血小板、凝血酶原复合物、新鲜冰冻血浆、纤维蛋白原等。

五、血浆及血浆增量剂

【血浆】

血浆有新鲜冰冻血浆、冰冻血浆和冷沉淀三种。新鲜冰冻血浆(fresh frozen plasma,FFP)是全血采集后6小时内分离并立即置于-20~-30℃保存的血浆。冰冻血浆(frozen plasma,FP)是FFP 4℃下溶解时除去冷沉淀成分冻存的上清血浆制品。冷沉淀(cryoprecipitate,Cryo)是FFP在4℃溶解时不溶的沉淀物。

【血浆增量剂】

血浆增量剂又称代血浆。血容量不足时,可以代替血浆扩充血容量。常用的有右旋糖酐、羟乙基淀粉代血浆及明胶类代血浆。

1. 右旋糖酐 根据相对分子质量大小分为高、中和低分子右旋糖酐。中分子右旋糖酐具有良好的扩充血容量作用,并有一定的胶体渗透压,临床上多用于治疗低血容量性休克,24小时用量不宜超过1000~2000ml,以防引起出血倾向。低分子右旋糖酐具有降低血液黏稠度、改善微循环的作用,有出血倾向和少尿患者慎用。

2. 羟乙基淀粉代血浆 是玉米淀粉制成的血浆代用品。为6%羟乙基淀粉的电解质平衡代血浆,其电解质成分与血浆相近,能提供碱储备,pH 接近中性,无毒性、抗原性和过敏反应。临床上多用于补充血容量,治疗各种微循环障碍性疾病。每天最大用量为 2000ml。

3. 明胶类代血浆　是由各种明胶与电解质组合的血浆代用品。含 4% 琥珀酰明胶的血浆代用品,其胶体渗透压可达 6.2kPa,能有效地增加血浆容量,防止组织水肿,故有利于静脉回流,能改善心输出量和外周组织灌注。适用于手术、创伤引起的失血性血容量降低和血液稀释、体外循环时,用作胶体性血浆增量剂。

六、自体输血与成分输血

【自体输血】

自体输血(autologous blood transfusion)是指收集自体血液,需要时再回输本人。其优点是:①不需要检测血型和交叉配合试验;②能避免输血反应和疾病传播;③适用于血型特殊和血源困难者;④节约血源。目前外科自体输血常用的方法有三种。

1. 回收式自体输血　是将收集到的创伤后体腔内积血或手术过程中的失血,经抗凝、过滤后再回输给患者。胸、腹腔大血管破裂,闭合性外伤所致的脾破裂或宫外孕等引起的大出血,若无肠内容物污染或癌细胞污染,可将血液收集在自体输血装置内,经抗凝和过滤后回输给患者。

2. 预存式自体输血　于手术前若干日内,定期反复采血贮存,然后在手术时或急需时输还病人。术前自体血预存者必须每天补充铁剂和营养支持,适用于择期手术、一般状况良好、估计术中失血量较大需输血的患者。

3. 稀释式自体输血　麻醉前从患者一侧静脉采血,同时从另一侧静脉输入血浆增量剂和晶体液,保持患者血容量正常,以置换采集的血液。此时血液处于稀释状态。然后根据患者术中失血情况再将自体血回输给患者。

【成分输血】

血液成分输血具备许多优点,临床已被广泛应用。常用的血液成分制品分为:血细胞、血浆和血浆蛋白成分三大类。

1. 血细胞成分　有红细胞、白细胞和血小板三类。

(1)红细胞制品:①浓缩红细胞:其细胞比容 0.70 左右,保存期同全血。主要用于血容量正常而需补充红细胞的贫血患者;②特殊红细胞制品:包括去白细胞的红细胞和洗涤红细胞,保存期 4℃24 小时。两者均适用于多次输血后产生白细胞凝集抗体而发生发热反应以及器官移植、尿毒症、高血钾患者。

(2)白细胞制品:主要为浓缩粒细胞,保存期 22℃24 小时,可用于治疗粒细胞减少症。

(3)血小板制品:有手工制备浓缩血小板和机器单采浓缩血小板两种,22℃轻震荡下保存期分别为 24 小时和 5 天。适用于各种原因引起的严重血小板减少,如再生障碍性贫血、输大量库存血或体外循环后血小板锐减、特发性血小板减少性紫癜等。

2. 血浆成分　主要有:①新鲜冰冻血浆(FFP)和冰冻血浆(FP),-20℃下保质期分别为 1 年和 4 年,主要区别是 FP 中 V 因子和 Ⅷ 因子及部分纤维蛋白原的含量较 FFP 低,其他全部凝血因子和各种血浆蛋白成分含量相同。适用于多种凝血因子缺乏;②冷沉淀(Cryo),-20℃下保质期 1 年,适用于血友病 A、先天或获得性纤维蛋白缺乏症。

3. 血浆蛋白成分　有 20% 或 25% 浓缩白蛋白、5% 白蛋白液及纤维蛋白原、抗血友病因子(AHF)、凝血酶原复合物、免疫球蛋白等。

（周家旺）

？复习思考题

1. 输血的适应证有哪些？
2. 输血发生溶血反应时有哪些表现？如何预防和治疗？
3. 自体输血的优点有哪些？

第九章　外科感染

第一节　概　　述

外科感染(surgical infection)是指需要外科治疗的感染,包括创伤、手术、烧伤等并发的感染,在外科领域中最常见,外科感染的致病微生物种类多,可能侵入人体不同的组织器官,引起多种病变。

【分类】

1. 按病理种类和病变性质　分为非特异性感染和特异性感染,非特异性感染亦称为化脓性感染或一般感染,占外科感染的大多数,常见的病菌有金黄色葡萄球菌、乙型溶血性链球菌、大肠杆菌、绿脓杆菌等,所致疾病有疖、痈,急性淋巴结炎,急性阑尾炎,急性腹膜炎等,手术后感染也多属此类。特异性感染,是指上述一般性感染的病菌以外的细菌、真菌等引起,常见的有结核杆菌、破伤风、气性坏疽等,它们的致病菌、病程演变和防治方法都与非特异性感染不同,可以引起较为独特的病变。

2. 按病变进展过程　分为急性感染、亚急性感染和慢性感染,急性感染一般在发病3周内,慢性感染是病变持续达2个月或更长的感染,亚急性感染的病程介于急性和慢性感染之间。

3. 按发生条件　分为条件性(机会性)感染、二重感染、医院内感染等。条件性感染又称机会感染,指平常为非致病或致病力低的病原菌,由于数量增多和毒性增大,或人体抵抗力下降,乘机侵入而引起的感染。医院内感染一般系指在医院内因致病原微生物侵入人体所引起的感染,通常是指在医院内发生的创伤和烧伤感染,以及呼吸系统和泌尿系统的感染。医院内感染的主要病菌是条件性病原菌。

4. 按病原体入侵来源　分为:①外源性感染,病原体由体表或外环境侵入体内造成的感染;②内源性感染,由原存体内的病原体,经空腔脏器如肠道、胆道、肺或阑尾造成的感染。

【病因】

微生物普遍地存在于自然界、人体皮肤、黏膜表面和消化道内,但一般不致病。是因为人体具有防御功能。这种防御功能能起着阻止致病菌进入人体和将进入人体的致病菌消灭的作用。只有人体局部或全身的防御功能有损坏或不足,或致病菌数量、毒力过大时,才发生感染。所以人体组织接触致病菌,仅属污染,并不都发生感染。

造成外科感染有2个条件,一是人体的正常菌群变成致病菌或者外界的病菌大量侵入组织内繁殖,另一方面人体的抗感染能力有一定的缺陷,全身性抗感染能力降低。过去曾一度在防治外科感染上过分强调了致病微生物的作用,特别是在抗生素的发明和普及应用后,出现了认为只要使用抗生素,消灭细菌,外科感染就可以得到预防和治疗,以致忽视了人体抵抗力的重要性的错误倾向。

引起外科感染的常见化脓性致病菌有葡萄球菌、链球菌、大肠杆菌,绿脓杆菌和变形杆菌,由于各种抗生素的不断制成和广泛应用,常见致病菌在外科感染中所占的比例和重要性已有了改变。在20世纪50年代,耐药性金葡菌所致的外科感染是一个严重问题,而从60年代起,耐药性金葡菌感染虽然仍旧是一个严重问题,但由革兰氏阴性杆菌引起的感染也开始成为另一个突出的问题,因为随着一些对抗生素敏感的致病菌被杀灭或抑制,原来是非致病菌或致病力弱的某些革兰氏染色阴性杆菌,却因对一般的抗生素具有耐药性,可以生长繁殖,而逐渐变为重要性的致病菌,例如克雷白氏细菌、肠细菌、沙雷氏细菌和类杆菌、某些厌氧菌、真菌等。

引起外科感染的易感因素有以下情况:

1. 局部因素 ①皮肤黏膜的病变或缺损如开放性创伤,烧伤,胃肠穿孔,手术,穿刺等使屏障破坏,病菌易于入侵;②留置血管或体腔内的导管处理不当为病菌入侵开放了通道;③管腔阻塞内容物淤积,使细菌繁殖侵袭组织,例如:乳腺导管阻塞,乳汁淤积后发生急性乳腺炎;阑尾腔内有粪石后可发生急性阑尾炎;④异物与坏死组织的存在使得吞噬细胞不能有效发挥功能;⑤局部组织血流障碍或水肿,积液,使得吞噬细胞,抗体等不能到达病原体入侵部位,降低了组织防御和修复的能力;局部组织缺血缺氧不仅能抑制吞噬细胞的功能还有助于致病菌的生长,例如褥疮,下肢静脉曲张发生溃疡均可继发感染。

2. 全身性抗感染能力降低 ①严重损伤,大面积烧伤或休克,可使机体抗感染能力降低。②糖尿病,尿毒症,肝硬化等慢性疾病,严重的营养不良,贫血,低蛋白血症,白血病或白细胞过少等,使得病人易受感染。③使用免疫抑制剂,多量肾上腺皮质激素,接受抗癌药物或放射治疗,使得免疫功能显著降低。④高龄老人与婴幼儿抵抗力差属易感人群。⑤先天性或获得性免疫缺陷(AIDS)因免疫障碍更易发生各种感染性疾病。

3. 条件性感染 在人体局部或全身的抗感染能力降低的条件下,本来栖居于人体但未致病的菌群可以变成致病微生物,所引起的感染称为条件性或机会性感染。如表皮葡萄球菌是人体的正常菌群之一,其毒性很弱,但在人体抵抗力降低时可引起泌尿系统感染,心内手术后感染。另一种条件性感染与细菌的耐药有关。在使用广谱抗生素或联合使用抗菌药物治疗感染的过程中,原来的致病菌被压制,但耐药菌株如金黄色葡萄球菌,难辨梭菌或白念珠菌等大量繁殖,致使病情加重。这种情况称为二重感染或菌群交替症。

与外科感染有重要关系的化脓性致病菌:

1. 葡萄球菌 革兰氏染色阳性。常存在于人的鼻、咽部黏膜和皮肤及其附属的腺体。金黄色葡萄球菌的致病力强,能造成许多感染,如疖、痈、脓肿、急性骨髓炎、伤口感染等。表皮葡萄球菌也能引起化脓性感染,特别是人造瓣膜、人造血管等置换术后,但致病力一般较弱。

金黄色葡萄球菌感染的特点是局部性坏死,脓液稠厚、黄色、不臭。也能引起全身性感染,常伴有转移性脓肿。有时在使用大量广谱抗生素之后,肠道内其他细菌被消灭,而耐药性很强的金黄色葡萄球菌大量繁殖,可引起假膜性肠炎。

2. 链球菌 革兰氏染色阳性。存在于口、鼻、咽和肠腔内。常见的有溶血性链球菌、绿色链球菌和粪链球菌。溶血性链球菌感染的特点是容易扩散而缺乏局限化的倾向,脓液比较稀薄,淡红色、量较多。典型的感染是急性蜂窝织炎、丹毒、淋巴管炎等。也易引起败血症,但一般不引起转移性脓肿。绿色链球菌是某些胆道感染和亚急性心内膜炎的致病菌。粪链球菌则是肠道和阑尾穿孔引起急性腹膜炎的混合致病菌之一,也常引起泌尿道的感染。

3. 大肠杆菌 革兰氏染色阴性,大量存在于肠道内。对维生素 K 的合成有重要作用。它的单独致病力并不大,但常和其他致病菌一起造成混合感染,如阑尾脓肿、急性胆囊炎、尿路感染等。脓液稠厚,有粪臭。

4. 绿脓杆菌 革兰氏染色阴性,存在于肠道和皮肤上。它对大多数抗菌药物不敏感。故成为继发感染的重要致病菌,特别是大面积烧伤的创面感染。也能引起严重的败血症。绿脓杆菌感染的伤口很难愈合。脓液的特点是淡绿色,有特殊的甜腥臭。

5. 变形杆菌 存在于肠道和前尿道,为尿路感染、急性腹膜炎和大面积烧伤的混合感染致病菌之一。变形杆菌对大多数抗菌药物有耐药性,故在抗生素治疗后,原来的混合感染可以变为单纯的变性杆菌感染。脓液具有特殊的恶臭。

6. 克雷白氏细菌、肠细菌、沙雷氏细菌 革兰氏染色阴性。存在于肠道内,常为医院内医源性因素所致感染的致病菌。往往和葡萄球菌、大肠杆菌或绿脓杆菌等一起造成混合感染,甚至形成败血症。

7. 类杆菌 革兰氏染色阴性的专性厌氧菌。存在于口腔、胃肠道和外生殖器,而以结肠内的数量最多。它常是胃肠道手术后感染的致病菌,并常和其他需氧菌和厌氧菌一起形成混合感染。它还可引起浅表感染、深部脓肿、化脓性血栓性静脉炎和败血症等。脓液的特点是恶臭,涂片可见革兰氏阴性的杆菌,但普通培养无细菌生长。

 知识链接

人与感染

微生物普遍地存在于自然界、人体皮肤、黏膜表面和消化道内,但一般并不致病。这是因为人体具有局部和全身防御功能。有损坏或不足,或致病菌数量、毒力过大时,才会发生感染。所以,人体组织接触致病菌,仅属污染,并不都发生感染。实验资料指出,每1g组织内的致病菌数一般需超过106个才引起感染。但局部有坏死组织、血肿或异物等时,抗感染的能力即大为削弱,每1g组织内有 100 个致病菌即能发生感染。

【病理生理】

局部组织的损害如各种创伤,甚至肉眼不能察觉到的微小伤口,构成病菌入侵的门户。随着致病菌的侵入,人体即产生防御反应,在局部出现充血、水肿,以至坏死等炎症病理变化,全身则出现体温升高、白细胞计数增加等反应。致病菌进入人体组织后,在该处即发生炎症反应,将致病菌限制于局部。细菌的毒素、细胞和血浆蛋白释放出来的组胺、激肽和血管活性物质等的作用,导致炎症介质的生成,使小静脉发生收缩,以致毛细血管和微静脉内血流缓慢、压力增加,并发生扩张,血管通透性和血浆蛋白渗出增加;白细胞黏附在受损的血管内皮细胞上,并从内皮细胞连接处游出至血管外组织。在渗出的血浆蛋白中有许多种对人体抵抗力有重要作用的特殊因子,如抗体、补体等。抗体和细菌表面的抗原相结合,形成抗原抗体复合物,为补体的激活提供了场所。补体被抗原抗体复合物激活后,便会引起一系列的酶反应,释放趋化因子,改变细菌的表面性质,使它们容易被中性白细胞和大单核细胞所吞噬。这一过程叫调理作用。如果吞噬作用能很快将入侵的细菌消灭,则炎症停止发展,组织逐渐修复,可无明显的临床感染表现。如果入侵的细菌量大,毒性强,则炎症反应剧烈,出现红、肿、热、痛等临床感染的表现。

吞噬作用是人体最重要的防御功能。主要通过血液中的中性粒细胞、大单核细胞和分布于肝、脾、肺和淋巴结等器官内的网状内皮系统来完成。中性粒细胞和大单核细胞均能吞噬细菌,并在细胞内破坏细菌。但它们对趋化因子的反应性不同,中性粒细胞移动迅速,需要较高浓度的趋化因子的刺激,大单核细胞移动迟缓,对较低浓度的趋化因子的刺激即可发生反应。因此,在感染的早期,渗出的白细胞以中性粒细胞为主,以后大单核细胞逐渐增多。

【病程演变】

外科感染发生以后的演变,决定于人体和致病菌之间相互斗争的结果。受下列因素的影响:①致病菌的毒力:因致病菌的种类、菌株、数量、繁殖速度和毒素的性质而定。在混合感染中,细菌之间可以出现协同作用,例如需氧菌的存在用去了伤口内的氧,即有助于破伤风杆菌的繁殖;②局部抵抗力:与局部组织结构、血液循环和局部受伤情况有关。头颈部血液循环丰富,感染易控制,而臀部、腿部大块肌群损伤,则容易发生气性坏疽;③全身抵抗力:与年龄、营养、一般健康状况有关。患有慢性消耗性疾病、贫血、血浆蛋白减少、维生素C严重缺乏等,都能削弱全身抵抗力;④及时和正确的治疗对控制感染的发展,也起重要的作用。

根据人体抵抗力和致病菌斗争的消长,感染可以有三种结局:

1. 局限化、吸收或形成脓肿 当人体抵抗力占优势,感染便局限化,有的自行吸收,有的形成脓肿。小的脓肿可自行吸收,较大脓肿,破溃或经手术切开排脓后,转为修复过程,病变逐渐长出肉芽组织,形成瘢痕愈合。

2. 转为慢性感染 人体抵抗力与致病菌毒力处于相持状态。感染病灶被局限,形成溃疡、窦道或硬结,由瘢痕纤维组织包围,不易愈合。病灶仍有致病菌,在人体抵抗力降低时,感染可重新急性发作。

3. 感染扩散 在致病菌的毒力超过人体抵抗力的情况下,感染不能局限,可迅速向四周扩散或进入淋巴系统、血液系统,引起严重的全身感染。

【临床表现】

外科感染发生以后常见的临床表现有:

1. 局部症状 红、肿、热、痛和功能障碍是化脓性感染的五个典型症状。但这些症状并不一定全部出现,而随病程迟早,病变范围和位置深浅而异。这些症状的病理基础就是充血、渗出和坏死三个基本变化。

2. 全身状态 轻重不一,感染轻微的可无全身症状。感染较重的常有发热、头痛乏力、呼吸心跳加快、全身不适、食欲减退等表现。严重脓毒症时可有尿少、神志不清、乳酸血症等器官灌注不足的表现,甚至出现休克和多器官功能障碍。

3. 特殊表现 某些感染可有特殊的临床表现,如破伤风有肌强直性痉挛;气性坏疽和其他产气菌蜂窝织炎可出现皮下捻发音;皮肤炭疽有发痒性黑色脓疱等。

【诊断】

外科感染一般可以根据临床表现和检查作出正确诊断。波动感是诊断表浅脓肿的主要依据。深部脓肿,尤其是位于筋膜以下的,波动感不明显,但脓肿表面组织常有水肿现象,局部有压痛,全身症状明显,可用穿刺帮助诊断。

必要时,还可进行一些辅助检查,如化验、超声波、X 线检查等。白细胞计数及分类是常用检测,总数大于 $12 \times 10^9/L$ 或小于 $4 \times 10^9/L$ 或发现未成熟的白细胞,提示重症感染。取脓液、血、尿、痰或穿刺液进行细菌培养以及药物敏感试验,以确定病原体和指导用药。超声波检查可用以探测肝、胆、肾等的病变,还可发现胸膜腔、关节腔的积液。胸部病变和骨关节病变常需 X 线摄片;CT、MRI 可用以发现体内脓肿、炎症等多种疾病,诊断率较高。

【预防】

总的原则是增强人体的全身和局部抵抗力,减少和杜绝致病菌进入人体的机会。

1. 大力开展卫生宣传,注意个人卫生,及时治疗各种瘙痒性皮肤病,以防止体表化脓感染的发生。

2. 做好劳动保护工作,预防创伤的发生;及时和正确处理创伤,包括做好清创术。

3. 糖尿病、尿毒症、白血病、大剂量激素疗法和抗癌疗法等均可削弱人体抗御感染的能力。要加强对这些病人的医疗和护理,以防严重感染的发生。

4. 注意手术时的无菌技术,操作轻柔,爱护组织,彻底止血,防止积液。

5. 换药、气管切开、静脉内插管、留置导尿管,以及烧伤病人的护理,均应遵守无菌操作规则,以预防或减少医源性感染的发生。

6. 应用免疫疗法,如破伤风类毒素或抗毒素预防破伤风,绿脓杆菌疫苗在严重烧伤病人中的应用等。

7. 合理使用预防性抗菌药物。

【治疗】

治疗外科感染的原则是消除感染病因和毒性物质(脓液、坏死组织等),增强人体抗感染和修复能力,应从局部处理和全身性治疗两方面着手。

1. 局部处理

(1)患部制动,休息:可减轻疼痛,而且有利于炎症局限化和消肿,也可防止感染范围扩展。

(2)外用药物:炎症早期可以局部热敷等物理疗法,有改善局部血液循环,促进炎症消散,加速感染局限化,适用于浅部的感染,有时也可用于深部感染。

(3)手术治疗:脓肿形成后应及时切开引流使脓液排出,局部炎症剧烈,迅速扩展,或全身症状明显者可切开减压,以减轻局部和全身症状,防止感染继续扩展。深部脓肿可在超声、CT 引导下穿刺引流,切除或切开病变组织、排脓及留置引流物。

2. 抗感染药物的应用　较轻或局限的感染可不用或口服抗菌药物,范围较大或有扩展趋势的感染,需全身用药。应根据细菌培养与药敏试验选用有效药物,在培养和药敏尚无结果时,可以根据感染部位、临床表现、脓液性状等估计病原菌种类,选用适当抗菌药物。有抗生素类、合成抗菌药类以及其他灭菌药。后者限用于部分体表病变的换药,例如对厌氧菌感染可用过氧化氢溶液、高锰酸钾溶液等。外科感染不同于内科感染,关键是外科处理,假如存在坏死组织不清除、脓液不引流或梗阻未解除,只依赖抗生素,不但感染无法控制,还将招致耐药菌群的产生、微生物生态的失调以及其他的毒副作用。抗菌药物不能取代外科处理,更不能依赖药物而忽视无菌操作,这是必须重视的一条外科原则。

3. 全身支持疗法 外科感染对病人全身有不同程度的影响。对于重要脏器感染、脓毒症、手术后或创伤合并感染以及原先有较重的其他病症者,改善病人的全身状态、增强机体抵抗力尤显重要。

(1)保证病人有充分的休息与睡眠,维持良好的精神状态。

(2)维持体液平衡以免脱水、电解质紊乱与酸碱平衡失调;加强营养支持,补充足够的热量、维生素、蛋白质等,优先采用肠内营养方式;对于不能进食、高分解代谢的病人可采用肠外营养支持,以弥补体内的能量不足和蛋白质过多消耗。

(3)如有贫血、白细胞减少或低蛋白血症,需适当予以成分输血。

(4)体温过高时需要物理降温疗法或解热的中、西药;体温过低时需保暖。

(5)同时治疗感染发生前的原有病症,如纠正糖尿病人的高糖血症与酮症、肾功能不全病人的氮质血症等。

(6)并发感染性休克或多器官功能障碍者应加强监护治疗,改善组织灌注与器官功能,争取康复。

(7)对于感染引起过度炎症反应的重症患者,可考虑短程使用皮质激素或炎症介质抑制剂。严重感染时免疫功能低下也可根据情况给予胸腺素、丙种球蛋白、干扰素等免疫制剂促进康复。

第二节 皮肤和软组织的急性化脓性感染

一、疖

【病因和病理】

疖(furuncle)是单个毛囊及其周围组织的急性化脓性感染,病菌以金黄色葡萄球菌和表皮葡萄球菌为主,好发于颈部、头面、背部毛囊与皮脂腺丰富的部位。因金黄色葡萄球菌的毒素含凝固酶,脓栓形成是感染的一个特征。

【临床表现】

开始时,局部皮肤有红、肿、痛的小硬结,数日后结节中央组织坏死、软化,肿痛范围扩大,中央处出现黄白色的脓栓;破溃后脓液流尽炎症逐步消退,即可愈合。有的疖无脓栓,自溃稍迟,需促进脓液排出。

面疖特别是发生在"危险三角区"(鼻、上唇及其周围)的疖,病情加剧或被挤压时,病菌可经内眦静脉、眼静脉进入颅内海绵状静脉窦,引起化脓性海绵状静脉窦炎,出现颜面部进行性肿胀,病人可有寒战、高热、头痛、呕吐等症状,病情严重者,死亡率高。

不同部位同时发生几处疖,或者在一段时间内反复发生疖,称为疖病。与病人的抗感染能力较低(如有糖尿病),或皮肤不洁且常受擦伤相关。

【预防】

保持皮肤清洁,勤洗澡和勤换内衣,避免表皮组织受伤,婴幼儿更应注意保护皮肤清洁干燥。

【治疗】

1. 促进炎症消退,红肿期可行热敷、红外线等理疗措施。

2. 局部化脓后应及早排脓,禁忌挤压,可用无菌针头将脓栓剔出,敷以湿纱条或呋喃西林纱布。

3. 抗菌治疗,若有发热、头痛、全身不适等症状,并发急性淋巴管炎时,可选用青霉素或复方磺胺甲唑啉等抗菌药物治疗。

二、痈

【病因和病理】

痈(carbuncle)指多个相邻毛囊及其周围组织的急性化脓性感染,也可由多个疖融合而成。致病菌以金黄色葡萄球菌为主。感染与皮肤不洁、擦伤、机体抵抗力不足有关。

感染常从毛囊底部开始,沿皮下组织蔓延,再沿深筋膜向外周扩展,上传入毛囊群而形成多个脓头的痈。病变可累及深层皮下结缔组织,使其表面皮肤血运障碍甚至坏死;自行破溃慢,全身反应重。还可以有其他病菌进入病灶形成混合感染,甚至发展成脓毒症。

【临床表现】

病人年龄一般在中年以上,老年居多;部分病人原有糖尿病,病变好发于皮肤较厚的部位,如项部、背部。开始皮肤硬结,色暗红,疼痛轻,但有发热、食欲减退和全身不适,随着硬结范围增大,周围呈现浸润性水肿。引起区域淋巴结肿大,局部疼痛加剧,全身症状加重。随着病变进展,中心处可破溃出脓、坏死脱落,伤口呈蜂窝状,其间皮肤可因组织坏死呈紫褐色,很难自行愈合,如出现严重的全身反应,引起颅内化脓性海绵状静脉窦炎,危险性很大。

【预防】

注意个人卫生,保护皮肤清洁,及时治疗疖,以防感染扩散。

【治疗】

及时使用抗菌药物,可根据细菌培养和药物敏感试验结果选择用药。有糖尿病者应控制血糖和饮食。局部处理:开始仅局部红肿时,可用50%的硫酸镁湿敷、鱼石脂软膏、金黄散敷贴,同时静脉给予抗生素,争取病变范围缩小。如已出现脓点或表面紫褐色,需及时切开充分引流,在静脉麻醉下作十字切口切开引流,切口线应超出病变边缘皮肤,清除已化脓和尚未化脓、但已失活的组织;然后填充生理盐水纱条,外加绷带包扎(图9-1),术后24小时更换敷料,改呋喃西林纱条,促进肉芽组织生长,以后每日换药一次,直至创面愈合,较大的创面在肉芽组织长出后,可行植皮术以加快修复。

（1）　　　　　　　　　　　　　　　（2）

（3）

图9-1　痈的切开引流

（1）十字切口　（2）切口长度要超过炎症范围少许,深达筋膜

（3）伤口内填塞纱布条

三、急性蜂窝织炎

【病因和病理】

急性蜂窝织炎(acute cellulitis)是指疏松结缔组织的急性感染,可发生在皮下、筋膜下、肌间隙或深部蜂窝组织。致病菌多为溶血性链球菌、金黄葡萄球菌以及大肠杆菌或其他链球菌等。由于受侵组织质地疏松,病菌释放毒性强的溶血素、链激酶、透明质酸酶等,可使病变扩展较快,病变附近淋巴结受侵及,可出现明显毒血症。

【临床表现】

由于病菌的种类与毒性、病人的状况、感染原因和部位的不同,可分为以下几种类型:

1. 一般皮下蜂窝织炎　致病菌以溶血性链球菌、金黄葡萄球菌常见,病人可先有皮肤损伤或手、足的化脓性感染,局部肿胀疼痛、表皮发红,红肿边缘界限不清楚。邻近病变部位的淋巴结肿痛。病变加重时,皮肤部分变成褐色,可起水疱,或破溃出脓,常伴有畏寒、发热和全身不适等症状。

2. 产气性皮下蜂窝织炎　致病菌以厌氧菌为主,如肠球菌、兼性大肠杆菌、变形杆菌、产气荚膜梭菌。下腹与会阴部多见,常有皮肤损伤且污染较重的情况下发生,病变主要局限于皮下结缔组织,不侵及肌层。初期表现为一般性蜂窝织炎,病变进展快,可及皮下捻发音,破溃后有臭味,全身状态较快恶化。

3. 新生儿皮下坏疽　新生儿皮肤柔嫩,抵抗力弱,护理不当导致皮肤擦伤,病菌可侵入皮下组织致病,病变多发生在背、臀部,初起时皮肤发红,触之稍硬,病变范围扩大时,中心部分变暗变软,皮肤与皮下组织分离,脓液多时有波动感,并可破溃,患儿发热、哭闹不安,拒绝进乳。

4. 颌下急性蜂窝织炎　小儿多见,感染起源于口腔或面部,患儿有高热、咽喉疼痛、吞咽困难、颌下肿胀明显,甚至不能进食。

【预防】

重视皮肤日常清洁卫生,防止损伤,受伤后要及早医治,婴幼儿和老年人抗感染能力弱,要注意生活护理。

【治疗】

早期一般的蜂窝织炎局部热敷,如果形成脓肿应切开引流;口底及颌下急性蜂窝织炎应及早切开减压,以防喉头水肿,压迫气管而发生窒息,对产气性皮下蜂窝织炎,伤口要用3%过氧化氢液冲洗和湿敷。抗菌药物一般先用新青霉素或头孢类抗生素,疑有厌氧菌感染时

加用甲硝唑,可根据细菌培养与药敏试验调整用药。

四、丹毒

【病因和病理】

丹毒(erysipelas)是皮肤淋巴管网的急性炎症感染,致病菌为乙型溶血性链球菌,常发生在下肢、面部,病人先有皮肤和黏膜的病损,发病后淋巴管网分布区域的皮肤出现炎症反应,累及引流区淋巴结,很少组织坏死和化脓,治愈后容易复发。

【临床表现】

病变多见于下肢,表现为片状皮肤红疹,鲜红、中间较淡、边缘清楚、边缘高于正常皮肤,有烧灼样疼痛,病变范围扩展时,附近淋巴结常肿大,治疗好转后,可因病变复发而淋巴管阻塞。

【预防】

注意皮肤清洁,及时处理创口,接触丹毒病人后要洗手消毒,防止医源性感染。

【治疗】

患部休息,局部可用 50% 硫酸镁湿热敷,全身应用抗菌药物,如青霉素、头孢类抗生素,静脉滴注等。症状消退后继续用药 3~5 天,防止复发。

五、急性淋巴管炎和淋巴结炎

【病因和病理】

致病菌从损伤破裂的皮肤或黏膜侵入,导致淋巴管和淋巴结的急性炎症,致病菌多为金黄色葡萄球菌和溶血性链球菌。急性淋巴管炎在皮下结缔组织层内。沿集合淋巴管蔓延。急性淋巴结炎好发于颈部、腋窝、腹股沟、肘内侧或腘窝。

【临床表现】

急性淋巴管炎分为网状淋巴管炎和管状淋巴管炎,丹毒为网状淋巴管炎,管状淋巴管炎常见于四肢,以下肢为多。淋巴管炎使管内淋巴回流受阻,淋巴管周围组织有炎症反应,浅层淋巴管炎在皮下可见红色线条,病变部位有压痛,深层淋巴管炎不出现红线,但有肿胀和压痛,两种淋巴管炎都可以引起全身性反应,如畏寒、发热、头痛、全身不适等症状。

急性淋巴结炎先有局部淋巴结肿大,压痛,表面皮肤正常,轻者可自愈;炎症加重时肿大淋巴结可出现红、痛、热并伴有全身症状,可发展为脓肿。

【预防】

及时处理损伤,治疗原发病灶如扁桃体炎、龋齿、手指感染及足癣感染等。

【治疗】

主要是对原发病的处理,及早抗炎治疗,急性淋巴结炎已形成脓肿时,需作切开引流。

六、脓肿

【病因和病理】

急性感染后,组织或器官内病变组织坏死、液化后,形成局限性脓液积聚,并有一完整脓壁者,叫做脓肿。致病菌多为金黄色葡萄球菌。脓肿常继发于各种化脓性感染,如急性蜂窝织炎、急性淋巴结炎、疖等;也可以发生在局部损伤的血肿或异物存留处。此外,还可以远处感染经血流转移而形成脓肿。

【临床表现】

浅表脓肿,局部隆起,有红、肿、痛、热的典型症状,与正常组织分界清楚,压之剧痛,有波动感。深部脓肿,局部红肿多不明显,一般无波动感,但局部有疼痛和压痛,并在疼痛区某一部位出现凹陷性水肿。患处常有运动障碍。在压痛或水肿明显处,用粗针试行穿刺,抽出脓液,即可确诊。

小而表浅的脓肿,多不引起全身反应;大的或深部的脓肿,则由于局部的炎症反应和毒素的吸收,常有较明显的全身症状,如发热、头痛、食欲不振和白细胞计数增加。

结核杆菌引起的脓肿,病程长,发展慢,局部无红、痛、热等急性炎症表现,故称为寒性脓肿。常继发于骨关节结核、脊柱结核。

位于腘窝、腹股沟区的脓肿,应与此处的动脉瘤相鉴别。动脉瘤形成的肿块有搏动,听诊有杂音,阻断近侧动脉,搏动和杂音消失。

【治疗】

脓肿尚未形成时,治疗上与疖、痈相同;如脓肿已有波动,或穿刺抽出脓液,即应做切开引流,以免组织继续坏死,毒素吸收,引起严重的后果。切开大型脓肿时,要慎防发生休克,必要时补液、输血等。

第三节 手部急性化脓性感染

甲沟炎、脓性指头炎、手掌侧化脓性腱鞘炎、滑囊炎和手掌深部间隙感染均为临床上常见的手部急性化脓性感染,致病菌为金黄葡萄球菌。在日常劳动生活中,手部受伤的机会多,一些微小的损伤,有时也可发展为严重的感染甚至造成不同程度的病残,影响手部功能。

手的解剖结构特点决定了手部感染特殊性,与手部感染有关的解剖特点是:①手的表面皮肤表层厚,角化明显,故掌面的皮下感染化脓后可穿透真皮在表皮角化层下形成"哑铃状脓肿";②手的掌面皮下有很致密的纤维组织索,与皮肤垂直,一端连接真皮层,另一端固定在骨膜、腱鞘或长筋膜,这些纤维索将掌面皮下组织分成许多坚韧密闭的小腔,感染化脓后很难向四周扩散,而向深部组织蔓延,引起腱鞘炎;在手指末端则直接延及手骨,形成骨膜炎;③手掌面的腱鞘,滑液囊,掌深间隙等解剖结构相互之间,以及与前臂肌间隙之间有关联,掌面感染可以一定的规律向深部、向近侧蔓延(图9-2);④手部尤其是手指,组织结构致密,感染后组织内张力高,神经末梢受压,疼痛剧烈。

图9-2 手掌的腱鞘、滑液囊和深间隙

一、甲沟炎和脓性指头炎

甲沟炎(paronychia)是甲沟及其周围组织的感染,常因微小创伤引起。脓性指头炎是手指末节掌面的皮下化脓性感染,致病菌多为金黄色葡萄球菌。

【临床表现】

开始时,指甲一侧的皮下组织发生红、肿、痛。有的可自行消退,有的可迅速化脓,脓液自一侧蔓延到甲根部的皮下及对侧甲沟,形成半环形脓肿。甲沟炎多无全身症状,一般疼痛较轻,如不切开引流,脓肿可向下蔓延,成为指甲下脓肿。甲沟炎加重或指尖、手指末节皮肤受伤后均可引起末节手指的皮下化脓感染,即指头炎。指头肿胀加重,有剧烈的跳痛,可有发热、全身不适,白细胞计数升高。感染严重时,神经末梢因受压和营养障碍而麻痹,指头疼痛反而减轻,皮色由红转白,反应局部组织趋于坏死,因末梢指骨常发生骨髓炎,手指皮肤破溃溢脓后,因指骨坏死或骨髓炎致创口愈合迟缓。

【治疗】

甲沟炎未化脓时,局部可用鱼石脂软膏敷贴,口服抗菌药物,脓液形成时需切开引流,沿甲沟旁纵行切开,手术时应避免甲床损伤,采用指神经阻滞麻醉,以免感染扩散。

指头炎初起时,应悬吊前臂平置患手,以减轻疼痛,同时给予抗菌药物治疗,若患指剧烈疼痛,肿胀明显,伴有全身症状,应及时切开引流,采用指神经阻滞麻醉,末节指侧面做纵行切口,使脓液引流通畅,切口不应做成鱼口形,以免术后瘢痕形成影响手指感觉(图9-3、图9-4)。

图9-3 甲沟炎与切开引流

图9-4 指头炎与切开线

二、急性化脓性腱鞘炎和化脓性滑囊炎

【解剖和病理】

手的五个屈指肌腱在手指掌面,各被同名的腱鞘所包绕。在手掌处,小指的腱鞘与尺侧滑液囊相沟通,拇指的腱鞘则与桡侧滑液囊相通。而食指、中指和无名指的腱鞘则不与任何滑液囊相沟通。尺侧滑液囊与桡侧滑液囊有时在腕部互相沟通。因此,拇指和小指发生感染后,感染可经腱鞘、滑液囊而蔓延到对方,甚至蔓延到前臂的肌间隙。食指、中指和无名指有腱鞘发生感染时,常局限在各自的腱鞘内,虽有时亦可扩散到手掌深部间隙,但不易侵犯滑液囊。

【病因】

手的掌面腱鞘炎多因深部刺伤感染后引起,亦可由附近组织感染蔓延而发生,致病菌多为金黄色葡萄球菌。

【临床表现】

病情发展迅速,24小时后症状即很明显,病人都有发热、头痛、不适等全身症状,白细胞计数增高。

1. 急性化脓性腱鞘炎 典型的体征是:除末节外,患指中、近节呈均匀性肿胀,皮肤极度紧张。患指腱膜有压痛,各个指关节轻度弯曲,任何被动伸指运动,均能引起疼痛。腱膜

内感染,如不及时切开引流或减压,脓液积聚,压力增高,导致肌腱发生坏死,患指功能丧失。炎症可蔓延到手掌深部间隙或经滑液囊扩散到腕部和前臂。

2. 化脓性滑囊炎 尺骨滑液囊和桡骨滑液囊的感染,分别由小指和拇指腱鞘炎引起,桡侧滑液囊感染时,拇指肿胀,不能外展和伸直,压痛区在拇指及大鱼际处。尺骨滑液囊感染时小鱼际隆起与小指腱鞘区压痛,小指及无名指呈半屈位,伸直可引起剧烈疼痛。

【治疗】

早期使用抗菌药,休息、平置或抬高患侧前臂和手,以减轻疼痛,发病初期可用红外线、超声波理疗,经治疗无好转且疼痛加剧、局部肿胀明显者,需切开引流减压,可在肿胀肌腱的远端与近端各做一纵行小切口,切开应避开手指、掌的横纹。术后应将手抬高并固定在功能位置,不能在手指掌面正中做切口,以免损及肌腱,或发生粘连、皮肤瘢痕挛缩影响患指功能。

桡侧滑液囊感染时在拇指中节侧面以及大鱼际肌掌面各做约1cm的切口,尺骨滑液囊炎在小指侧面和小鱼际肌掌面各做两个小切口,排出脓液后放置引流管,术后引流与灌洗,病人痛苦小,疗效比较满意。

三、掌深间隙感染

手掌深部间隙位于手掌屈指肌腱和滑液囊深面的疏松组织间隙,外侧和内侧分别为大、小鱼际肌。掌腱膜与第三掌骨相连的纤维结构将此间隙分隔成桡侧的鱼际间隙与尺侧的掌中间隙。腱鞘炎可蔓延至鱼际间隙感染,中指与无名指腱鞘感染,则可蔓延至掌中间隙。

【病因】

掌深间隙感染可以由腱鞘炎感染蔓延而引起,也可因直接刺伤而引起。致病菌多为金黄葡萄球菌。

【临床表现】

掌深间隙感染均有发热、头痛、脉搏快、白细胞计数增加等全身症状,可继发肘内或腋窝淋巴结肿大。

掌中间隙感染可见掌心隆起,正常凹陷消失,皮肤紧张、发白、压痛,手背部水肿严重,中指、无名指和小指处于半屈状,被动伸指可引起剧痛。

鱼际间隙感染时掌心凹陷仍在,大鱼际和拇指指蹼处肿胀有压痛,食指半屈,拇指外展略屈,活动受限不能对掌。

【治疗】

掌深间隙感染要用大剂量抗生素静脉滴注,发病早期可用红外线、超声波理疗,如无好转应切开引流。掌中间隙感染时纵行切开中指与无名指间的指蹼掌面,切口不应超过手掌远侧横纹,以免损伤掌浅动脉弓。

鱼际间隙感染引流的切口可直接做在大鱼际最肿胀和波动最明显处,皮肤切开后,要轻柔分离,避免损伤神经、血管、肌腱。也可在拇指、食指间指蹼处做切口,或第二掌骨桡侧做切口,手掌脓肿常表现为手背肿胀,切开引流应在掌面进行,不可在手背切开(图9-5)。

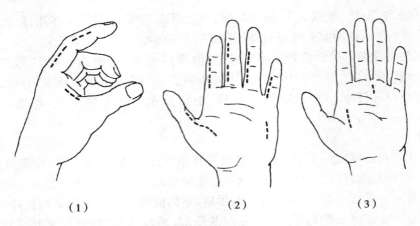

（1）　　　　　　　　　　（2）　　　　　　　　　　（3）

图9-5　手指屈肌腱鞘炎、滑囊炎、掌深间隙感染的手术切口
（1）食指掌侧的腱鞘炎与鱼际间隙感染的切口线　（2）手指腱鞘炎与桡、
尺侧滑囊炎的切口线　（3）掌深间隙的切口线

第四节　全身性感染

　　病原菌侵入人体血液循环，并在其内生长繁殖或产生毒素，引起严重的全身性感染症状或中毒症状的情况，称为全身性感染（systemic infection）。一般分为脓毒症、菌血症和败血症。脓毒症是指因病原菌因素引起的全身性炎症反应，体温、循环、呼吸、神志有明显改变者，以区别一般非侵入性的局部感染。菌血症是脓毒症中的一种，感染灶的病原菌一过性或间歇性入血，即血培养检出病原菌者。败血症是指致病菌侵入血液循环，持续存在，迅速繁殖，产生大量毒素，引起严重的全身症状者。菌血症和败血症只有量的区别没有质的区别。全身性感染不仅由于病原菌，还因其产物，如内毒素、外毒素等和它们介导的多种炎症介质对机体的损害。在感染过程中，细菌繁殖和释放毒素，毒素除其本身的毒性外，能刺激机体产生多种炎症介质，包括肿瘤坏死因子、白介素、氧自由基、一氧化碳等，这些介质适量时可起防御作用，过量时就可造成组织损害。如得不到控制，可因炎症介质失控，导致严重的全身性炎症反应综合征（SIRS），脏器受损和功能障碍，严重者可致感染性休克，多器官功能障碍综合征（MODS）。

　　【病因】

　　导致全身性感染的原因是致病菌数量多、毒力强和机体抗感染能力低下，常继发于严重创伤后的感染和各种化脓性感染，如大面积烧伤创面感染、开放性骨折合并感染、急性弥漫性腹膜炎、急性梗阻性化脓性胆管炎等等，还有一些潜在的感染途径：如静脉导管感染、肠源性感染。静脉留置导管，尤其是中心静脉置管，因护理不慎或留置时间过长而污染，容易成为病原菌侵入血液的途径。肠道内有大量的细菌和内毒素，健康状况下，肠黏膜有严密的屏障功能。在严重创伤等危重病人，肠黏膜屏障功能受损或衰竭时，肠内致病菌和内毒素可经移位而导致肠源性感染。原有抗感染能力降低的病人，如糖尿病，尿毒症、长期大量应用糖皮质激素或抗癌药物的病人，患化脓性感染后容易引起全身性感染。

全身性感染的常见致病菌：

1. 革兰染色阴性杆菌　常见有大肠杆菌、绿脓杆菌、变形杆菌、克雷白菌、肠杆菌等，此类细菌的主要毒性在于内毒素，多数抗生素虽能杀菌，但对内毒素及其介导多种炎症介质是无能为力，所以由革兰阴性杆菌所致的脓毒症一般比较严重，发生感染性休克者多。

2. 革兰染色阳性球菌　较常见的有三种：①金黄葡萄球菌感染常年不减，是因出现多重耐药性的菌株。这类菌株还倾向于血液传播，可在体内形成转移性脓肿；②表皮葡萄球菌由于易黏附在医用塑料制品如静脉导管、气管导管等，细菌包埋于黏质中，可逃避机体的防御与抗生素的作用。近年的感染率明显增高；③肠球菌是人体肠道中的常驻菌，有的肠球菌脓毒素症不易找到原发灶，耐药性较强，可能来自肠道。

3. 无芽孢厌氧菌　无芽孢厌氧菌在普通培养基上无法检出，因此被忽略。由于厌氧培养技术的提高，发现腹腔脓肿、阑尾脓肿、肛旁脓肿、脓胸、脑脓肿、吸入性肺炎、口腔颌面部坏死性炎症、会阴部感染等都含有厌氧菌。厌氧菌感染易于形成脓肿。脓液有粪臭样恶臭。常见病菌是梭状杆菌、厌氧葡萄球菌和厌氧链球菌。

4. 真菌　外科真菌感染中特别要注意白色念球菌、曲霉菌、毛霉菌、新型隐球菌等，属于条件下感染：①在持续应用广谱抗生素，真菌得以过度生长，成为一般细菌感染后的二重感染；②基础疾病重，应用免疫抑制剂、激素等，使免疫功能进一步削弱；③长期留置静脉导管。

真菌可经血行播散，一般血培养不易发现，但在多个内脏形成肉芽肿或坏死灶，易导致血管栓塞，组织进行性坏死。

【临床表现】

脓毒症主要表现为：①起病急，寒战，体温可高达 40～41℃，病情重，发展迅速；②头痛、头晕、恶心、呕吐、腹胀、面色苍白、出冷汗、烦躁；③心率加快，脉搏细速、呼吸急促。实验室检查白细胞计数明显增高，寒战发热时抽血培养较易发现细菌。如病情发展未能控制，可出现脓毒性休克以及多器官功能衰竭。

【诊断】

根据原发感染病灶的基础上出现典型的脓毒症的临床表现，结合实验室检查，不难作出初步诊断，对原发病灶比较隐蔽或临床表现不典型的病人，有时诊断困难，疾病又不能用原发感染来解释时，要提高警惕，应密切观察和进一步检查，以免误诊和漏诊。

【治疗】

全身性感染应用综合性治疗，关键是处理原发病灶。

1. 原发病灶的处理　要明确感染的原发灶，作出及时、彻底的处理，如一时找不到原发病灶，应进行全面的检查，特别注意一些潜在的感染源和感染途径，并予以解决。

2. 抗菌药物的应用　重症感染时不能等待培养结果，根据原发感染灶的性质，选用广谱抗生素，以后再根据细菌培养及药敏试验结果，调整抗菌药物，对真菌性脓毒症应停用广谱抗生素，改用窄谱抗生素，并全身应用抗真菌药物。

3. 支持疗法　补充血容量，纠正低蛋白血症。

4. 对症治疗　控制高热，纠正电解质紊乱和酸碱平衡。

全身性炎症反应综合征(systemic inflammatory response syndrome,SIRS)

指任何疾病因素(包括感染、创伤、烧伤等)作用于机体所引起的全身性炎症反应。该综合征应具备以下 2 项或 2 项以上体征:①体温 >38℃或 <36℃;②心率 >90 次/分;③呼吸 >20 次/分或动脉二氧化碳分压 <4.27kpa(32mmHg);④白细胞 >12.0×10^9 或 <4.0×10^9/L,或幼稚细胞 >0.1%全身性炎症反应。

第五节 特异性感染

特异性感染(specific infection)是指除引起一般性感染以外的病原菌所引起的感染,如结核、破伤风、气性坏疽等。其临床表现特殊,需特殊隔离治疗。

一、破伤风

【病因】

破伤风(tetanus)是常和创伤相关联的一种特异性感染,病菌是破伤风梭菌,为专性厌氧,革兰氏染色阳性。此菌对环境有很强的抗力,能耐煮沸。

【临床表现】

潜伏期一般 7 天左右,个别病人可在伤后 1～2 天就发病,潜伏期越短者,预后越差,还有伤后数月或数年因清楚病灶或异物而发病的,前驱症状是全身乏力、头晕、头痛、咀嚼无力,局部肌肉发紧、扯痛、反射亢进等。典型症状是在肌肉紧张性收缩的基础上,阵发性强烈痉挛。相应出现牙关紧闭、口角下缩、颈项强直、表情痛苦、头后仰,形成角弓反张或侧弓反张;膈肌受影响,发作时面唇青紫、通气困难、可出现呼吸暂停。这些症状可因轻微的刺激,如光、声、饮水、接触而诱发。每次发作时间由数秒至数分钟不等。病人死亡原因多为窒息、心力衰竭或肺部并发症。

【诊断】

实验室检查很难诊断破伤风,但破伤风的症状比较典型,诊断主要根据临床表现。凡有外伤史,不论伤口大小、深浅,如果伤后出现肌紧张、扯痛、张口困难、颈项发硬、反射亢进等,均应考虑此病的可能性。

【预防】

破伤风是可以预防的疾病。由于破伤风梭菌是厌氧菌,其生长繁殖必须有缺氧的环境。因此,伤后早期彻底清创、改善局部循环,是预防破伤风发生的关键;此外,还可以通过人工免疫,产生较稳定的免疫力。临床上常用被动免疫,皮下注射破伤风抗毒素 1500～3000U。

【治疗】

破伤风是一种极为严重的疾病,死亡率高,尤其是新生儿,应采取积极的综合治疗措施,包括清除毒素来源,中和游离毒素,控制和解除痉挛,保持呼吸道通畅和防止并发症等。

1. 凡能找到伤口的,对伤口要彻底清洗,充分引流,局部可用3%过氧化氢溶液冲洗,伤口看上去已愈合,应仔细检查痂下有无窦道或死腔。

2. 抗毒素的应用,目的是中和游离毒素,所以只在早期有效,如毒素已和神经组织结合,则很难收效,一般用药 1 万~6 万 U,分别肌内注射或静脉滴入,静脉用药应稀释,缓慢滴入,用药前应做皮内过敏试验。破伤风人体免疫球蛋白在早期应用有效,剂量为 3000 ~ 6000U,一般只用一次。

3. 病人入院后,应住隔离病房,避免光、声等刺激;根据病情可交替使用镇静、解痉药物,以减少病人痉挛和痛苦。但新生儿破伤风要慎用镇静解痉药物。可供选用的镇静、解痉药物有:10% 水化氯醛,保留灌肠量 20 ~ 40ml,苯巴比妥钠肌内注射,每次 0.1 ~ 0.2g,地西泮 10 ~ 20mg 肌内注射或静脉滴注,一般每日一次。病情严重者,可用冬眠 1 号合剂(由氯丙嗪、异丙嗪各 50mg,哌替啶 100mg 及 5% 葡萄糖 250ml 配成)静脉缓慢滴入。

4. 注意防止并发症,保持呼吸道通畅,防止窒息、肺部感染;发作时防止掉下床、骨折、舌咬伤等,对抽搐频繁、药物又不易控制的严重病人,应尽早进行气管切开,以改善通气,清除呼吸道分泌物,必要时可进行人工辅助呼吸。

5. 由于病人不断阵发性痉挛,出大汗等,消耗热量和水分丢失多,应注意补充水和电解质平衡,必要时采用中心静脉肠外营养。并发肺部感染者,应选用抗菌药物治疗。

二、气性坏疽

【病因】

气性坏疽(gas gangrene)是厌氧菌感染的一种,即梭状芽孢杆菌所致的肌坏死或肌炎。致病菌有产气荚膜梭菌、水肿杆菌、腐败杆菌、溶组织杆菌等,感染发生时,往往不是单一细菌,而是几种细菌的混合。此类细菌在人体内生长繁殖需具备缺氧环境。如开放性骨折伴有血管损伤,挤压伤伴有深部肌肉损伤、上止血带时间过长或石膏包扎过紧,邻近肛周、会阴部位的严重创伤,继发此类感染的几率较高。

【临床表现】

创伤后并发此症的时间最早为 8 ~ 10 小时,最迟 5 ~ 6 日,通常 1 ~ 4 日发病,临床特点是病情急剧恶化,烦躁不安,皮肤口唇变白,大汗,脉搏快,体温逐渐上升。随着病情的发展,可发生溶血性贫血,黄疸、酸中毒。病人常诉伤肢疼痛,局部肿胀与创伤所能引起的程度不成比例,并迅速加重,伤口中有大量浆液性或浆液血性渗出物,当更换敷料时可见气泡从伤口中冒出,由于局部张力,皮肤受压而变白,因组织分解、液化、腐败和大量产气,伤口可有恶臭。

【预防】

对容易发生此类感染的创伤应特别注意,预防的关键是尽早彻底清创,对深而不规则的伤口充分畅开引流,避免死腔存在,对疑有气性坏疽的伤口,可用 3% 的过氧化氢或 1∶1000 高锰酸钾等溶液冲洗、湿敷。对腹腔穿透性损伤,特别是直肠、结肠、会阴部创伤,应警惕此类感染发生。

【治疗】

诊断明确,需立即开始积极治疗,越早越好,可以挽救病人的生命,减少组织的坏死或截肢率。主要措施有:

1. 急症清创　术前准备应包括静脉滴注大剂量青霉素、输血等,准备时间应尽量缩短,深部病变往往超过表面显示的范围,故病变区应做广泛、多处切开,彻底清除变色、不收缩、不出血的肌肉,因细菌扩散的范围常超过肉眼病变的范围,应整块切除肌肉,包括肌肉的起止点。如整个肢体已广泛感染,应果断进行截肢以挽救生命。

2. 应用抗生素　对此类感染,首选青霉素,常见产气荚膜梭菌中对青霉素大多敏感,但要大剂量应用,每天应在1000万U以上,大环内酯类和尼立达唑类(如甲硝唑、替硝唑)也有一定疗效。氨基糖苷类抗生素对此类细菌无效。

3. 高压氧治疗　提高组织间的含氧量,造成不适合细菌生长繁殖的环境,可提高治愈率,减轻伤残率。

4. 全身支持疗法　输血、纠正水与电解质失调、营养支持与对症处理等。

第六节　抗生素在外科临床中的应用

抗生素、磺胺药的发明与应用在医学史上曾有划时代的意义,对防治感染起到不可磨灭的作用。但随着抗菌药物的不断问世,滥用现象与招致细菌耐药性和种种不良反应已相当严重。外科感染不同于内科感染,关键是外科处理,假如存在坏死组织不清除、脓液不引流或梗阻未解除,只依赖抗生素,不但感染无法控制,还将招致耐药菌群的产生、微生物生态的失调以及其他的毒副作用。抗菌药物不能取代外科处理,更不能依赖药物而忽视无菌操作,这是必须重视的一条外科原则。

【适应证】

不是所有的外科感染都需要应用抗菌药物。化脓性感染中,有应用指征的是严重的急性病变,如急性蜂窝织炎、丹毒、急性手部感染、急性骨髓炎、急性腹膜炎、急性胆道感染等,对一些表浅的感染,如毛囊炎、疖等则不需应用,对特异性感染,如破伤风、气性坏疽等则应选用有效的抗菌药。

必须重视正确的预防性用药,应用抗菌药物增强临床的"安全感"是不可取的,反将导致医院感染中耐药菌的滋生和病人体内菌群失调(二重感染)。需要预防性用药者,包括潜在继发感染率高者,如炎症污染的软组织创伤、开放性骨折、火器伤、腹腔脏器破裂、结肠手术或一旦继发感染后果严重者,如风湿病或先天性心脏病手术前后、人工材料体内移植术等。手术的预防性抗菌药是否应用,应根据手术野的局部感染或污染的程度而定。有效合理的用药需在麻醉开始时静脉滴入。

【药物的选择和使用】

应用抗菌药物目的是抗菌,前提是选用的药物需针对病原菌。近代外科感染的病原菌日趋复杂,抗菌药的品种繁多。理想的方法是做细菌学检查和药敏试验,来选择和调整抗菌药物,但微生物检验需要一定的时间,而药物的最佳疗效在感染的早期。为此还需要"经验性用药",特别是对一些危重病人,不能错失时机,经验来自对有关感染的认识,包括本地区、本单位常见菌花蕊药敏的动态而选择用药。下列情况可供参考:①结合感染部位分析:临床医生应熟悉身体不同部位和其邻近组织的常驻菌,如皮肤、皮下组织的感染,常驻菌以革兰氏阳性球菌居多,链球菌、葡萄球菌等,腹腔、会阴、大腿根部感染时,常见肠道菌群,包括厌氧菌,②局部情况也供参考:如链球菌感染,炎症反应较明显,炎症扩散快,易形成创周蜂窝织炎、淋巴管炎等。葡萄球菌感染,化脓反应较明显,脓液稠厚,易有灶性破坏。绿脓杆菌感染,敷料易见绿染,与坏死组织共存时有霉腥味,厌氧菌感染时因蛋白分解、发酵,常有硫化氢、氨等特殊粪臭味,有些厌氧菌有产气作用而致出现皮下气肿。③结合病情分析:病情急剧较快发展为低温、低白细胞、低血压、休克者以革兰氏阴性杆菌感染居多;病情发展相对缓慢,以高热为主,有转移性脓肿者,以金黄葡萄球菌为多;病程迁延,持续发热,口腔黏膜出现霉斑,对一般抗生素治疗不敏感,应考虑真菌感染。

抗生素品种繁多,病原菌对药物治疗的反应可因病原菌株种属和耐药菌株的变化,而随时间、地区甚至单位的不同,而有差异,所以应强调根据细菌学检查和药敏试验选择合理的抗菌药物。下列药物选择可供参考:

表9-1 抗菌药物的选用

致病菌	首选药物	可选药物
葡萄球菌	青霉素、磺胺甲噁唑、苯唑西林、氯唑西林(用于耐药菌株)	红霉素、头孢菌素、克林霉素、环丙沙星、万古霉素(用于多重耐药菌株)
链球菌	青霉素、磺胺甲噁唑 + 甲基苄啶、氨苄西林 + 氨基糖苷类(用于肠球菌)	红霉素、万古霉素、头孢菌素
铜绿假单胞菌	氨苄西林 + 庆大霉素、环丙沙星、多黏菌素	羧苄西林、阿米卡星、新头孢菌素
变形杆菌	庆大霉素(用于奇异变形杆菌)、哌拉西林(用于奇异变形杆菌和其他变形杆菌)	羧苄西林、新头孢菌素、氨基糖苷类
克雷白菌、肠杆菌、沙雷菌	氨基糖苷类	新头孢菌素、哌拉西林、阿米卡星
拟杆菌	甲硝唑、头孢菌素(用于脆弱拟杆菌)、青霉素、氯霉素(用于其他拟杆菌)	克林霉素、氯霉素(用于脆弱杆菌)、头孢菌素(用于其他拟杆菌)
大肠杆菌	哌拉西林 + 庆大霉素、阿米卡星、新头孢菌素、诺氟沙星(用于尿路感染)	氨苄西林、头孢菌素、吡哌酸(用于尿路感染)
真菌	两性霉素 B(全身感染)、氟康唑、制霉菌素(局部感染)	氟胞嘧啶、酮康唑、克霉唑(局部感染)

 知识链接

抗菌药物的选择和使用原则

1. 根据体液、分泌物致病微生物检查和药敏试验结果选择抗菌药。

2. 根据临床经验选择给药种类、途径、疗程,如根据感染病灶所在部位、病灶局部情况、全身病情选择药物。

3. 根据药物在组织器官的分布浓度和渗透能力选择抗菌药物。如氯霉素、氨苄西林、头孢菌素等易穿透血-脑脊液屏障;氧氟沙星、甲硝唑、氯霉素等易穿透血胰屏障。

4. 根据年龄、体重、器官功能状态、药物不良反应等,选择用药剂量、间隔、种类。

5. 应遵循的一般原则为:能单用,不联合;能窄谱,不广谱;能短用,不长期;能一线,不二线。

知识拓展

外科Ⅰ类切口手术围手术期预防用抗菌药物管理

外科Ⅰ类切口手术一般情况下,不需预防用药,仅在下列情况时考虑预防用药:①手术范围大、一般手术持续时间超过2小时、污染机会多;②手术涉及重要脏器,一旦发生感染将造成严重后果者;③异物植入术;④有感染高危因素者,如高龄、糖尿病、恶性肿瘤、免疫功能缺陷或低下、营养不良等;⑤经监测认定在病区内某种致病菌所致手术部位感染发病率异常增高;

一般首选第一代头孢菌素作为预防用药。主要感染病原菌是革兰阴性肠杆菌,建议使用第二代头孢菌素。对β-内酰胺类过敏者,可选用克林霉素(0.6～0.9g静脉给药)预防葡萄球菌感染;可选用氨曲南(1～2g静脉给药)预防革兰阴性杆菌感染。不宜联合用药。严格把握预防用药时机,应于切开皮肤(粘膜)前30分钟或麻醉诱导时开始给药,在麻醉诱导开始前给药完毕,以保证在发生细菌污染之前血清及组织中的药物已达到有效浓度。预防用药应静脉滴注,溶媒体积不超过100毫升,一般应30分钟给药完毕,以保证有效浓度。抗菌药物的有效覆盖时间应包括整个手术过程和手术结束后4小时。选择半衰期短的抗菌药物时,若手术时间超过3小时,或失血量超过1500毫升,应补充一个剂量,必要时还可用第三次。

(岑小波)

？复习思考题

1. 引起外科感染的易感因素有哪些?
2. 外科感染与内科感染的区别?
3. 什么是二重感染?哪些原因易引起?
4. 外科手术应用抗生素时必须考虑哪些基本原则?

第十章 创 伤

第一节 概 述

外界刺激作用于人体,造成组织或器官在解剖上的破坏和生理上的紊乱,称为创伤。创伤在平时和战时都很常见,手术也是一种创伤。因此,它是外科学的重要内容之一。

一、创伤的分类及病因

【分类】

为了使创伤获得准确的诊断、及时的处理,也为了便于进行资料统计、分析和总结,常从不同角度对创伤进行分类。

1. 按致伤因素分类 平时以机械性创伤多见。战时以火器伤多见。两种以上性质不同的因素同时或相继作用于人体所致的创伤称为复合性损伤,如核爆炸所致的放射性复合伤、烧伤复合伤等。

2. 按致伤部位分类 一般按解剖分为颅脑部、颌面颈部、脊柱脊髓部、胸部、腹部、骨盆部、上肢和下肢八个部位。

3. 按有无伤口分类 伤部皮肤完整者称闭合伤,如挫伤、扭伤、挤压伤、震荡伤等。伤部皮肤破损者为开放伤,如擦伤、切割伤、撕裂伤、刺伤和火器伤等。

4. 按火器伤的伤道形态分类 可分为贯通、盲管、切线和反跳伤等。

5. 按是否穿透体腔分类 可分为穿透伤和非穿透伤。

6. 按创伤程度分类 如脑外伤可分为轻、中、重和特重;烧伤按面积和深度分类等。

在野战条件下,必须对伤员进行分类,分类的基本形式有三种:①收容分类,用最简便的方法将成批的伤员迅速分送各相应的病室,使伤员获得及时相应的处理;②治疗分类,依据伤类与伤情,制订治疗措施和次序;③后送分类,依据伤员的诊断和预后,确定留治、后送、后送次序、地点、工具和救治措施。伤及多部位或多器官,则称为多发伤。伤及单一部位或器官,则称为单发伤。

【病因】

1. 机械因素 如锐器切割、钝器打击、重力挤压、火器射击等所致的损伤。

2. 物理因素 如高温、低温、电流、放射线、激光等,可造成相应的烧伤、冻伤、电击伤、放射伤等。

3. **化学因素** 如强酸、强碱可致化学性烧伤,战时可受化学战剂染毒造成化学伤。

4. **生物因素** 如虫、蛇、犬等咬伤或螫伤,可带入毒素或病原微生物致病。

各种致伤因素所致的创伤各有其特殊性,必须根据其特点进行救治。

二、创伤的病理生理

创伤后机体可发生全身及局部反应,均属防御性反应或称应激反应,这些反应有利于机体对抗致伤因子的有害作用,维持内环境的稳定和促进机体的康复。但如反应过于强烈,对机体也会造成有害的影响。

【局部反应】

主要是急性炎症反应,包括组织变质、渗出和增生,先后出现,彼此联系,又互相影响。

【全身反应】

此与创伤性质、程度、机体状态和治疗等因素有关,主要是神经内分泌系统效应,在严重创伤后,机体发生一系列的功能和代谢变化。在创伤初期(1~4天内),主要出现交感神经兴奋,脑垂体、肾上腺等分泌明显增加,如脑垂体分泌的促肾上腺皮质激素、抗利尿素,肾上腺髓质分泌的肾上腺素、去甲肾上腺素、多巴胺、肾上腺皮质分泌的糖、盐皮质激素均增加,而胰岛素分泌则减少。机体能量代谢、蛋白质和脂肪分解代谢均明显增加,出现负氮平衡,血糖升高,醣异生作用加强。而消化系、生殖系等功能暂时受抑制。这些反应大约持续1~4天,此后逐渐复原,约5~8天后恢复至正常状态。(表10-1)

表10-1 创伤反应过程分期

分期	内分泌变化	代谢变化	全身变化	局部改变
第一期(1~4日)	垂体-肾上腺素分泌增加	负氮平衡、血糖、糖原异生、钠和水潴留、钾排出、脂肪消耗	体温高、脉快、尿少、精神差、无食欲	以变质渗出为主
第二期(5~8日)	垂体-肾上腺素分泌趋向正常	氮代谢开始转为正平衡,钠排出增加,钾排出减少	体温、脉搏逐渐恢复正常,尿量增加,食欲恢复,体重下降变慢	以肉芽组织增生为主
第三期(9日~数周或数月)	恢复正常	正氮平衡、钾、钠平衡,脂肪储存	逐渐恢复正常活动,体重、体力恢复	以纤维组织增生为主,伤口愈合

1. **内分泌的改变** 创伤作为一种应激性刺激,通过下丘脑-垂体-肾上腺皮质系统的功能活动,糖皮质内固醇分泌增加,影响碳水化合物蛋白质与脂肪的代谢。创伤性刺激交感神经,使肾上腺髓质产生肾上腺素,交感神经末梢释放去甲肾上腺素。这些儿茶酚胺分泌的增加,不但对循环和代谢起广泛的影响,且能刺激垂体产生促肾上腺皮质激素。创伤后血容量不足,肾由于缺血而产生肾素。肾素使肝的球蛋白转变为血管紧张素,后者刺激肾上腺皮质分泌醛固酮。醛固酮作用于肾小管,增加钠的再吸收和钾的排出。同时,创伤本身和出血都可以刺激垂体后叶释放抗利尿激素使尿量减少,如过多地给予无盐水分,容易导致血浆低渗

状态和低钠血症。此外,胰岛素的产生受肾上腺素的抑制,胰岛素的作用也受肾上腺素和糖皮质激素的干扰和抑制,故创伤后常出现短暂的高血糖。

2. 代谢改变　创伤人体的内分泌改变决定代谢变化,其中主要的有以下几个方面:

（1）体液代谢改变:创伤后常有血容量减少。人体的防御功能主要通过减少钠的绝对排出量来进行调节。如前所述,创伤后,醛固酮和抗利尿激素分泌增加,使尿钠和尿量减少,汗和唾液中钠也减少,空肠远段钠再吸收增加。细胞外液的量和渗透压主要是有钠含量来决定的。创伤后人体保钠能力提高,就能多保留细胞外液量。这样,血容量可借组织间液通过毛细血管壁回渗入血管内而得到补充。故细胞外液及其钠含量是人体补充血容量的储备来源。如给伤员大量含钠液体,则可出现钠正平衡,除了加重钠和水潴留外,还将造成稀释性低蛋白血症,进而加重组织水肿,特别是伤处周围的水肿,甚至可能导致肺水肿和脑水肿等严重并发症。

（2）创伤后碱中毒:创伤后碱中毒有几方面因素,其中最重要的是碳酸氢钠排出降低,血浆 pH 值增高呈碱中毒。创伤后有暂时性高醛固酮的特点:钠潴留,钾和氢排出增加,尿呈酸性。输血后枸橼酸氧化产生的碳酸氢钠可以加重碱中毒。伤员如有过度换气现象,血浆中二氧化碳分压降低,可以造成低碳酸血症。所以创伤后可发生代谢性和呼吸性混合性碱中毒。较重的病例可伴有低钾血症,引起心律失常甚至意识障碍等。但大多数创伤后碱中毒为暂时性的,无特殊处理。而在严重创伤、感染或低血流量情况下,组织供血不足,缺氧代谢可造成乳酸血症;同时,组织分解或饥饿所产生的酸性物质较多,这样创伤后的混合性碱中毒可以转变为代谢性酸中毒。

（3）能源的改变:创伤后早期,儿茶酚胺分泌增加,使人体糖原的分解加速,供应能量。人体内储存可供利用的糖原总量为 300～500g,能产生能量 287～483J;严重创伤的伤员,可在伤后 8～16 小时内消耗殆尽。所以还需利用一部分肌肉蛋白质,通过糖原异生来供给能量。但在创伤后进食很少的一段时间内,人体所消耗的能量主要来源于脂肪。大的创伤后,据测算每日需动用脂肪 250～500g,氧化后可产生热量 538～1070J。脂肪水解成游离脂肪酸和甘油,经血液循环送到能被直接氧化的组织（主要是肌肉）;有时则在肝内分解代谢,再输送到其他组织被利用。1kg 脂肪氧化后能产生水 1000ml,1kg 肌肉经糖原异生氧化后产生水 980ml。这些内生水在损伤后最初几天补液时应该计算在补液量内。以防给水过多。

3. 蛋白质代谢（氮的平衡）改变

（1）分解代谢期:创伤后 2～5 日内,由于糖皮质内固醇和儿茶酚胺的作用,人体蛋白质分解加速。损耗最大的是骨骼肌的细胞群,细胞原生质分解产物释放入细胞外液转化为葡萄糖被氧化,大部分氮质以尿素形势从尿液排出。血液和尿中肌酸和肌酐含量增加,肌肉很快消瘦。细胞内电解质特别是钾、磷酸盐和硫酸盐液在尿中丢失。其次,血浆蛋白的分解也是导致排出大量尿氮的一个重要原因,伤后约 20% 尿氮来自血浆蛋白的分解代谢。成人中等创伤后,每日尿中排氮 7～20g,严重者可达 30g。这种由于创伤后内分泌改变而引起的氮负平衡虽是不可避免的,氮并不妨碍创伤后伤口的愈合。由于脑心肺肝肾胃肠道等重要器官的细胞,并不发生创伤后的分解代谢。

（2）合成代谢期:创伤后第 9～10 日起,人体进入合成代谢期。蛋白质代谢开始进入氮正平衡,甚至完全补足急性创伤期蛋白质分解代谢时总的丢失量。体重 70kg 的伤员每日氮以 3～5g 的贮存速度恢复氮的正平衡。每克氮可供合成 30 余克的肌肉,这样伤员每日可增加约 90～160g 肌肉。氮储存速率远比其丢失的速率慢,恢复期较长。如急性创伤期在 3～7日所丢失 75g 氮,则需要 15～25 日才能恢复。在正氮平衡的早期可能由于继续利尿,伤员的体重增加不快。如创伤后并发严重感染,则将推迟氮正平衡的出现。当蛋白合成已使肌群恢复创伤前水平,氮的代谢转入平衡。如果伤员活动量不大,热量维持在正平衡,则体重继续增加,此时增加的重量几乎都是脂肪。在严重受伤或大手术后大量减轻体重的伤员,脂肪丢失补足到伤前水平需几周到几个月。伤员的体重,一般常超过伤前,主要是增加了脂肪组织,特别是骨折的长期固定严重灼伤治愈或神经瘫痪不能活动的病人。对这种病人在创伤后代谢合成期应适当节制饮食。

三、创伤的修复

【闭合伤的修复】

自伤后即开始进行,最初为隐匿期即为炎症期,持续约 4～5 日,主要为创伤部充血、渗出等炎性反应。随后进入增生期,约在伤后 6～14 日,纤维母细胞和毛细血管内皮细胞增生,纤维母细胞成熟,产生胶原纤维。最后瘢痕形成,进而经过塑形期完成愈合。

【开放伤的愈合】

创伤后局部组织有撕裂、变性、坏死和出血,渗血和渗液中的纤维蛋白原凝结成纤维蛋白,进而从创缘底部和边缘生长出肉芽组织。肉芽组织主要由新生的毛细血管和纤维母细胞组成。约于伤后 5～6 日开始,纤维母细胞开始形成胶原,转化为纤维细胞。上皮细胞由创缘向中心生长逐渐覆盖肉芽创面。最后瘢痕形成和收缩,创口愈合。

开放伤愈合的类型:依据损伤程度、有无感染及治疗情况,可将创伤愈合分为三种类型。

1. 一期愈合　组织修复以原来的细胞为主,再生修复过程迅速,结构和功能恢复良好。多见于组织损伤少,创缘整齐,无感染,经清创缝合,对合良好的开放伤,或无菌手术切口缝合后,上皮于术后 1～2 天可将创口覆盖,肉芽于伤后 2～3 天即可从创缘长出,约 2～3 周创口完全愈合,仅留一条线形瘢痕,此属一期愈合。

2. 二期愈合　以纤维组织修复为主,不同程度的影响结构和功能恢复。多见于组织缺损较多,创缘不整齐,或有感染的创口,肉芽自底部和边缘生长将创口填平后,上皮细胞才开始迅速生长覆盖创面,此属二期愈合。其愈合时间显著延长,瘢痕明显。

3. 三期愈合　开放伤口清创后经 4～7 天再行延期缝合,或 8 天后行二期缝合,以缩短愈合时间,这一愈合过程称三期愈合。

【影响愈合的因素】

人体内部或外部的各种不利因素可以影响创伤的愈合过程,这是治疗创伤时必须注意的问题。

1. 全身因素　全身性疾病,如休克、恶性肿瘤、蛋白质或维生素等,都可妨碍创伤愈合。缺少蛋白质可引起血浆蛋白降低和伤口水肿。各种维生素中以维生素 C 最为重要,缺乏时不仅容易引起伤口内出血,抑制毛细血管新生,而且阻挠胶原纤维的合成,延缓纤维组织的增生。维生素 A 缺乏可以影响上皮再生。复合维生素 B 的缺乏能影响细胞酶的作用。这些都可以直接或间接地影响创口愈合。此外,皮质激素可抑制伤口早期的炎症反应,妨碍胶原纤维的生成而影响愈合。维生素 A 对皮质激素在伤口的这种抗炎性能起拮抗作用。所以因皮质激素造成的创口愈合障碍,可用维生素 A 治疗。皮质激素在最初 3 日对伤口愈合有不良影响,以后作用就逐渐减弱。皮质激素也可影响伤口的收缩。

2. 局部因素　伤口内的血肿,异物和坏死组织,都会妨碍伤口愈合。血肿不仅使创缘分离,而且可以压迫血管,造成血液循环障碍,坏死组织和异物可以引起炎症反应,延长炎症渗出时间。这些因素都能诱致继发感染。感染时,许多细菌毒素都能溶解蛋白质和胶原纤维,引起出血和血栓形成。这些都不利于伤口愈合。术中广泛的剥离和过密的缝合,术后血肿和过紧的包扎,都会造成局部血流障碍,妨碍伤口内毛细血管的新生,延迟坏死组织的排出,减少局部营养的供应,所以对于伤口愈合也非常不利。伤口愈合也受局部温度的影响,温暖部位的伤口愈合较快,例如躯干的伤口愈合较四肢快。伤口供氧缺少也可以影响愈合,因此增加供氧可使伤口愈合加快。现代研究证明,缺氧是多数伤口的共同特点。对没有坏死组织而血液供应不足的伤口,局部给氧能促进伤口愈合。

四、创伤的临床表现

临床表现包括局部和全身两方面。轻度创伤一般仅有局部症状,较重的创伤才有局部和全身症状。局部创伤越严重,全身症状就越显著。

【局部症状】

1. 疼痛　创伤均有疼痛,但其程度因其创伤部位,创伤程度和个体差异的影响而有所不同。一般在创伤2~3日后,疼痛逐渐减轻;若此时疼痛反而加重,体温亦继续升高,则很可能并发感染。

2. 瘀斑或肿胀　瘀斑表示皮下出血,肿胀是组织渗出或血肿引起的。组织疏松的部位如踝部扭伤,头面部挫伤,其瘀斑和血肿都较为明显;相反,在组织紧密的手掌或足底,肿胀则不明显。腹膜后的血肿,因部位深而不易被发现。

3. 功能障碍　主要是局部组织或器官破坏或疼痛所引起的保护性反应。若为骨和关节创伤,则其活动度的影响将更为明显。

4. 伤口和流血　在不同的创伤,伤口形状和出血也各异。利器伤,创口整齐,出血多。尖锐器伤的伤口较深,可能伤及深部大血管和内脏。钝器伤或撕裂伤的伤口不整齐,周围的组织创伤较广泛而严重,但出血较少。皮肤挫伤或擦伤,仅有表皮的点状出血或皮下瘀斑。火器伤所造成的组织损害较为严重,常合并神经,血管和脏器等多处创伤。弹片可能带入泥土或衣服碎片,造成异物存留,以致发生严重的感染。

【全身症状】

1. 一般症状　急性严重创伤后,伤员均有一定过程代谢变化所引起的全身症状。如前所述,这种代谢变化主要与肾上腺功能改变有关。根据创伤后代谢变化的规律性,其全身症状一般可分为三期,概括如表(表10-2)。

表10-2　严重创伤的一般症状

分期	临床表现	代谢变化	内分泌变化
第一期 急性创伤期 (伤后第1~4日)	精神差,不活动,食欲差,尿量少,面色苍白,脉搏快,可有发热	负氮平衡,尿氮、钾排泄增多,血钾稍高。钠及水潴留,血钠降低。糖、蛋白质、脂肪分解增加,体重减轻	血、尿中肾上腺素增加,嗜酸性粒细胞减少或消失
第二期 创伤好转期 (伤后第5~8日)	一般情况差,但活动可增多,食欲好转,胃肠功能开始恢复,尿量增加,体温、脉搏恢复正常	负氮平衡减轻。钾排出减少,呈正平衡。钠排出增加,呈负平衡。血钾、血钠正常	血、尿中肾上腺素下降至正常,嗜酸性粒细胞升高

分期	临床表现	代谢变化	内分泌变化
第三期 创伤恢复期 （伤后第9~80日）	食欲、大小便均正常,体力恢复或超过受伤前	氮、钾、钠的代谢均呈正平衡。脂肪合成达到或超过受伤前水平	逐步恢复到正常

2. 发热　体温往往在38℃左右,这是局部出血或组织坏死分解的产物被吸收所致,故称为吸收热。若有继发感染,则体温还可增高。

3. 休克　即创伤性休克,发生于严重创伤时。其表现为:面色苍白,四肢发冷,脉搏快而无力,血压下降,甚至测不到。若不及时处理,可致死亡。

4. 急性肾衰竭　严重创伤,特别是肌肉丰富的部位,如大腿,臀部等处的挤压伤,可以引起肾衰竭,称为挤压伤综合征。其发生原因往往兼有肾缺血和肾中毒。前者主要是由于受伤部位的血液和血浆大量丢失,而造成长时间低血压或肾血管痉挛;后者主要是由于组织缺氧代谢的产物(如乳酸,丙酮酸),肌红蛋白,血红蛋白,组胺类等物质被吸收。其主要症状是尿少,甚至无尿。

5. 其他症状　如肺活量减少,支气管内分泌物增多;胃肠道的消化和吸收功能不良;肝功能也可有损害。

五、创伤的诊断

根据上述症状,对大多数的创伤可以作出正确的诊断。但也有某些创伤,因其症状隐蔽,往往需要仔细的观察,配合必要的特殊检查才能得出诊断。诊断需要遵循的原则和注意事项,可概括为下列四点:

1. 仔细询问病史　这一点很重要。通过病史可以了解受伤经过和部位,借以估计创伤的严重程度。比如头部撞伤,头皮不一定有伤口,但颅内可能由于冲击力的作用而引起出血或在创伤的对侧出现对冲伤。又如卧倒时颈部受伤,枪弹可贯穿入胸腔、腹腔,而伤及内部脏器。

2. 全面的检查伤员,诊断上要有整体观念　某些严重创伤,可同时造成人体不同部位和脏器创伤,称为多处伤。如颅脑创伤可兼有骨折。塌方所引起的挤压伤,不但造成骨折,而且能引起内脏损伤;塌下的泥土还可堵塞呼吸道,造成窒息。有时创伤的部位与致伤因素作用于身体的部位有较远的距离,如从高处直立跌下,足跟先着地,可以造成脊椎骨折。所以,只有全面地、仔细地检查伤员,才不致漏诊或误诊。

3. 密切地观察病情　某些创伤带来的损害,有时并不能立即充分地表现出来,或者虽是同样的症状但也可能是由不同的原因所造成。这时在诊断上注意不要被表面现象所迷惑而疏忽了其中的主要问题。例如腹部挫伤后合并内脏破裂时,出现腹部疼痛和腹肌紧张,就应该想到这是内脏破裂所致腹膜炎的早期症状,而不要错认为腹壁挫伤。若不能立即肯定,就应该密切观察病情演变,以防延误诊断和治疗。

4. 运用化验、放射线等检查　帮助诊断,X线平片检查对骨折伤员可明确骨折类型和损伤情况。腹部X线、CT等检查可以帮助诊断胃肠道的破裂和肝、脾、肾破裂。颅脑损伤以及胸部损伤可以通过CT检查明确诊断。MRI检查可发现脊髓损伤情况。超声波检查可发现胸、腹腔积血和肝、脾的包膜内破裂等。尿液化验可以帮助诊断泌尿系统的损伤,血红蛋白定量和红细胞的检查,可以帮助了解失血程度。

六、创伤的救治

近代工业交通发达,事故日益增多。在死亡统计中创伤已成为重要原因。有的国家在30岁以前的死亡统计中,创伤已列为首位。很多伤员在受伤的当时、转送途中或在医院的急诊室,由于处理不当而造成死亡或永久性残疾。在受重伤后短时间内,有的伤员处于死亡的边缘,如能及时诊断并合理抢救能转危为安。

1. 处理创伤的原则 首先是抢救伤员的生命。在抢救工作中应分秒必争。在治疗方法上应分轻重缓急。对呼吸、心跳已经完全停止的伤员,应就地立即进行复苏术。抢救重伤员的程序,首先是治疗窒息,因窒息可立刻致死。如遇严重出血或胸部开放性损伤,也应尽快止血或封闭胸部伤口。其次是治疗休克和固定骨折等。最后再做全面的检查。对尚不能肯定的创伤,如内出血、内脏破裂、颅脑损伤等,则须密切观察,根据诊查结果进行治疗。在抢救生命的同时,必须防止加重或增加创伤,如疑有脊柱骨折,搬动时应注意防止脊髓的损伤。倘若遇到同时有大批伤员,则需按病情的轻重分类治疗。

2. 现场急救和后送 创伤发生于工地、厂矿、农村或战地时,首先要组织现场急救。如抢救塌方压伤的伤员,先搬离现场,按上述原则进行抢救,然后迅速后送。现场抢救急需的器材,应因地制宜、灵活采用。开放性伤口用无菌急救包和纱布覆盖伤口,并缠上绷带。出血较多时,可采取加压包扎。如属动脉大出血,要上止血带,并注明缚扎时间,每隔1小时放松一次,每次1~2分钟,以免肢体因长时间缺血引起缺血性组织坏死。运送四肢骨折的伤员时,必须用夹板固定伤肢,脊柱骨折的伤员须卧床板,以免造成或加重脊髓损伤。已判明无合并颅脑损伤及无腹部内脏损伤而疼痛剧烈的伤员,可以注射杜冷丁或吗啡止痛。

昏迷伤员,特别是头颈部或胸部受伤者,在后送途中保持呼吸道通畅,防止舌根后坠阻塞呼吸道。简单的方法是把伤者的下颌骨向前上方托起,或用手指垫纱布或手帕将舌拉出,长时间牵拉易致疲劳,则用一只安全别针穿过舌尖中部,别针别在口外。也可在口腔内放一通气管,最好行气管内插管。伤员面向一侧,头部略放低,可防止呕吐物造成突然窒息或吸入性肺炎。

3. 治疗措施 送到医疗单位后的医疗措施包括:抗休克,纠正水、电解质代谢失调,预防感染,治疗伤员原有的疾病,适当地补充营养等。如果人体一般健康状况良好,可以影响创伤愈合的主要是局部因素,就不应该片面地依赖药物或营养。对污染或感染的创伤,在强调局部处理和注射破伤风抗毒素的前提下,使用抗生素药物。对不同类型的创伤,采用不同的局部治疗方法。

第二节 闭合性创伤

闭合性创伤是局部皮肤或黏膜完整的机械性创伤。

【分类】

闭合性创伤有挫伤、扭伤、挤压伤、冲击伤等。此外,尚有比较少见的创伤性窒息。

1. 挫伤 钝物打击所致的皮下组织创伤。表现为伤部肿胀,疼痛、皮肤青紫、皮下出血、血肿、压痛等。严重者有肌纤维断裂或深部血肿。

2. 扭伤 由于外力的作用,发生关节的异常扭转,致关节囊韧带、肌腱等组织可部分撕裂,称为扭伤。伤处有疼痛、肿胀、皮肤青紫和关节活动障碍。

3. 挤压伤 因重物挤压人体某一部位所致。多见于交通、工矿事故或房屋倒塌。伤处有较广泛的组织破坏、出血和坏死。严重挤压伤可引起休克和急性肾衰竭。

4. 冲击伤(爆裂伤) 由强大爆炸力产生的冲击波所造成的损伤,其特点是体表无明显损伤,但体腔内的器官却遭受严重而广泛的创伤,如耳鼓膜破裂、肺破裂或胃、肠破裂等。

5. 创伤性窒息 创伤性窒息是见于某些胸部闭合伤的综合征,常见的致伤原因有房屋倒塌、工程塌陷或车辆挤压等。在胸部受伤的瞬间,伤者的声门突然紧闭,气管和肺内的气体不能排出,造成胸内压急剧升高,压迫心脏和大静脉,使静脉内的血液沿上腔静脉倒流,引起上半身淤血,甚至小静脉和毛细血管由于过度充盈而破裂。上胸部、肩部、头颈部的皮下组织、眼结膜、口腔黏膜均有多数小出血点。眼眶结缔组织内出血可致眼球凸出,视网膜血管破裂可致失明,颅内静脉破裂可致昏迷,但须与颅脑直接损伤相鉴别。创伤性窒息时,呼吸困难等症状比较严重,预后也决定于胸内脏器的伤情。创伤性窒息本身只需卧床安静休息和对症治疗,2~3周后即可痊愈。

【治疗】

局部应予恰当的制动,如踝部扭伤或腕部挫伤均可采用绷带等器材做暂时的固定。抬高患肢—促进静脉回流,改善局部血液循环,减轻局部挫伤性水肿。骨折者应做复位固定。软组织损伤数日后可以理疗,促进创伤的修复。严重广泛的挤压伤,其全身和局部的反应都很剧烈。如局部肿胀严重,静脉回流有障碍,应考虑做局部切开减压,以改善血液循环,避免组织缺氧坏死和毒素吸收。对于头、胸、腹等部位的闭合性损伤,必须注意有无内部组织器官的损伤,如颅内出血、血气胸、内脏破裂等,应采取相应的治疗措施。

第三节 开放性创伤

开放性创伤是局部皮肤或黏膜破裂的机械性创伤。

【分类】

常见的开放性创伤有擦伤、刺伤、切伤、裂伤等。此外,尚有比较少见的大面积皮肤剥脱伤。

1. 擦伤 皮肤被粗糙物擦过所致的表面损伤。伤处有擦痕、小出血点和组织液渗出。

2. 刺伤 为细长尖锐物件如针、木刺、刺刀刺入人体所致。其特点是伤口细小但较深,可能造成深部器官损伤;刺入物往往可以折断,留在伤口内,有时可将衣服、碎片等异物带入伤口,容易发生感染。

3. 切伤 由锐刀玻璃片等所引起。伤口边缘整齐,多呈直线,出血较多,但周围组织损伤较轻。深的切伤可切断大血管、神经、肌腱等物。

4. 裂伤 因钝器打击所引起的皮肤和软组织裂开,伤口边缘部整齐,周围组织被破坏较重且广泛。裂伤组织常因失去活力而坏死,引起感染。

5. 大面积皮肤剥脱伤 根据致伤原因,大面积皮肤剥脱伤可分为碾轧型(压挤型)和撕脱型。碾轧型是由于车轮碾轧或重物挤压造成,常损伤下肢。肢体位于车轮与地面构成的三角间隙中,受车轮冲击和惯性卷碾,牵拉皮肤时,中心部常造成裂伤或缺损,周围皮肤在皮下脂肪和肌膜间广泛潜行分离,基膜下也常有血肿,肌纤维断裂。重物挤压常在足背等处,重力很大,但作用时间短,伤员迅速将脚拉出,造成大面积皮肤剥离,可无裂口,但剥离之皮肤挫伤很重。撕脱型皮肤剥离多为上肢或头发误入快速转动的机器,造成大块皮肤撕脱,裂口很大。大面积皮肤剥脱时,分离创面有广泛出血。如暴力很大,则深层肌肉肌腱也被撕裂,甚至造成脱臼、骨折或断肢。这种损伤大多很严重,应警惕并积极预防休克和挤压伤综合征。同时,污染也很严重,应预防感染,特别是厌氧菌感染。

【治疗】

开放性损伤的处理原则与闭合性损伤相同。由于伤口的存在,可沾染细菌,并可能有异物进入组织内,所以对伤口的处理极为重要。开放性损伤的伤口分为三类,即清洁伤口、污染伤口和感染伤口。根据不同情况区别对待。

1. 清洁伤口的处理 清洁伤口是指没有污染的伤口,如刀切伤。无菌手术切口也属此类。一般说来,清洁伤口无需清创,经冲洗消毒缝合后,多能一期缝合。

为争取伤口一期愈合,须注意几点:术前清洁皮肤并严格执行无菌操作。在局部营养较差的皮肤上做手术切口时,尽量不破坏其血液循环。禁忌在同一部位作多个切口,手术切口需要转弯时,角度不宜太小;不宜在皮下做过多的分离。深的伤口要逐层缝合,消除残腔;术后包扎不宜过紧。

2. 污染伤口的处理 污染伤口是指伤口虽有致病菌存在,但尚未发生感染。处理污染伤口的原则是采取适当的方法将其变为清洁伤口,即清创术,争取伤口一期愈合。(方法见清创术节)

3. 感染伤口的处理和换药法 感染伤口是指损伤后时间较长或已发生感染和化脓的伤口。处理原则是控制感染,加强换药处理,以促进伤口早日愈合。换药的目的,是清除伤口的分泌物,去除异物如线头和坏死组织等,畅通引流,采取适当的措施,控制伤口感染,促进肉芽组织健康地生长,以利伤口愈合。

 操作要点

换药的操作要点

换药时应准备无菌换药碗两个(盛无菌敷料用)、弯盘一只(放换下的污染敷料)、有齿镊和无齿镊各一把,以及酒精棉球、等渗盐水棉球、纱布、引流条、胶布和必须的外用药品。较深伤口另备探条一根。需要剪去过多肉芽组织时,应备剪刀一把。换药要注意节约敷料。

病人通常采取卧位,伤口充分显露,换药者戴好帽子、口罩。用镊子轻揭紧贴伤口的敷料,敷料与创面粘着时,需先用等渗盐水湿润后再揭,以减少病人疼痛和创面损伤和出血。先用酒精棉球轻轻擦洗伤口周围皮肤,应由伤口边缘向外,注意勿使酒精流入伤口。再用等渗盐水棉球轻轻地沾净伤口里的分泌物。换药时应将异物取出,坏死组织剪去,根据伤口情况选择用药。

(1)伤口平浅,肉芽组织生长健康,颜色鲜红呈细颗粒状,分泌物少易出血,用无刺激性的油膏外敷,如凡士林纱布或中药生肌散、白玉膏。

(2)局部炎症明显,分泌物较多,肉芽组织水肿的伤口,用高渗溶液湿敷,如3%~5%盐水,20%硫酸镁溶液或中药虎杖煎液等。腐败组织尚未排尽、恶臭脓液较多者,可用漂白粉硼酸溶液。

（3）分泌物较多而炎症不明显的伤口，用1:5000呋喃西林、1:1000依沙吖啶溶液或中药虎杖煎液湿敷。

（4）肉芽组织生长不良的伤口，可用鱼石脂软膏外敷。如肉芽组织生长过高，可用剪刀剪平，或用硝酸银棒烧灼，然后用等渗盐水洗净。

（5）绿脓杆菌感染的伤口，条件许可时可采用暴露疗法，否则用1:1000苯氧乙醇湿敷。伤口小者用3%醋酸或10%水合氯醛湿敷。

伤口处理完毕，根据分泌物多少，覆盖一定数量的纱布，一般用换药纱布两块即可。如分泌物很多，可外加纱布棉垫。最后用胶布固定敷料。

第四节 清 创 术

清创术，是一种用手术处理新鲜伤口的方法。清除伤口内的污物和异物，切除因损伤而失去活力的组织，彻底止血，并作一期缝合。这样，既清除了感染源，又使经过清创的健康组织能够直接对合，为伤口一期愈合创造条件。清创术最好在受伤后6～8小时内施行，因为此时间内细菌仅在表面轻度繁殖而未深入组织。随着各种抗生素的发展和应用，清创缝合的时限，可根据伤口污染情况，适当延长至伤后12～24小时。若清创无菌技术操作严格，术后仍可能避免伤口感染。但一般超过12小时或污染严重者，均应按感染伤口处理，或仅清创而不予缝合。在面、颈部血运丰富，又有损外观的伤口，即使超过24小时，清创后仍应考虑缝合。关节附近或有大血管、神经等重要结构暴露的伤口，清创后也应尽量缝合。有的污染较重的伤口清创后暂不予缝合。2～3日后如无明显感染，再行缝合，这叫做延期缝合。清创术的操作要点

清创操作要点是：①先用无菌敷料覆盖伤口，用无菌刷和肥皂液清洗周围皮肤；②去除伤口敷料后可取出明显可见异物、血块及脱落的组织碎片，用生理盐水反复冲洗；③常规消毒铺巾；④沿原伤口切除创缘皮肤1～2mm，必要时可扩大伤口，但肢体部位应沿纵轴切开，经关节的切口应作S形切开；⑤由浅至深，切除失活的组织，清除血肿、凝血块和异物，对损伤的肌腱和神经可酌情进行修复或仅用周围组织掩盖；⑥彻底止血；⑦再次用生理盐水反复冲洗伤腔，污染重者可用3%过氧化氢溶液清洗后再以生理盐水冲洗；⑧彻底清创后，伤后时间短和污染轻的伤口可予缝合，但缝合不宜过密、过紧，以伤口边缘对合为度。缝合后消毒皮肤，外加包扎，必要时固定制动。

 知识链接

创伤急救原则

在受伤现场或医院，急救的首要目的都是抢救伤员的生命。应根据创伤的严重性及需要决定抢救的先后顺序，分别轻重缓急，予以抢救。第一类为需最优先考虑并立刻抢救的有：呼吸道阻塞引起窒息，心血管损害及严重外出血。第二类为需优先考虑抢救的有：腹腔及腹膜后创伤，颅脑脊髓创伤及广泛软组织创伤。第三类需抢救的有：下泌尿生殖系统创伤，面部创伤，骨折，脱位，周围血管、神经、肌腱创伤，软组织创伤。窒息如不解救可以即刻致死，对有头面部创伤的伤员要特别注意，可用鼻咽管或气管内插管维持呼吸道通畅。胸腔开放性或吸气性伤口应立即封闭，否则也可因严重缺氧而死亡。严重外出血可用加压包扎，止血带或抗休克裤控制。应用止血带应每隔1小时放松一次，以免因长时期缺血引起组

织坏死。伤员因出血而休克,可先输入平衡液,如林格氏乳酸盐溶液,以纠正低血容量。骨折或严重软组织创伤应给以固定。经过各种抢救,伤员情况得以转危为安或保持稳定后再运送。运送过程应注意安全、平衡、迅速。

(岑小波)

复习思考题

1. 创伤后机体发生怎样的神经内分泌系统效应?
2. 创伤现场急救的原则是什么? 怎样对开放性损伤的污染伤口进行处理?

第十一章 烧 伤

 学习要点

烧伤伤情的判断及创面的局部处理；烧伤面积的计算方法；烧伤患者的补液治疗。

第一节 烧伤概述

烧伤为平、战时常见外伤。平时烧伤发生率约为外科住院病人的 3%~5%。在现代战争条件下，随着燃烧武器的发展和广泛应用，烧伤的发生率越来越高。烧伤不仅造成皮肤的毁损，而且会引起严重的全身性反应，尤其是大面积烧伤，全身反应甚为剧烈，可出现各系统、器官代谢紊乱，功能失调，谓之"烧伤病"。为了提高严重烧伤的防治效果，目前国内外对此进行了广泛的研究，应用现代科学技术，如引进细胞生物学，分子生物学的理论和实践技术，从细胞和分子水平研究烧伤的创面覆盖和感染防治问题，已取得了一些可喜成果。

我国的烧伤防治工作，实行预防为主的方针，采用中西医结合的方法进行治疗，积累了丰富的经验，取得了显著的成绩。已有烧伤总面积 100%，Ⅱ度达 96% 的烧伤伤员抢救成功的报道，不少基层单位在简陋条件下也成功地治愈了烧伤面积 90% 以上的伤员，使我国的烧伤治疗效果达到国际先进水平。

烧伤的治疗，不仅仅是为了挽救病员生命，还要尽可能减轻或避免畸形，恢复功能和劳动能力。烧伤早期的治疗，就应考虑到晚期外形容貌和功能恢复问题，以满足病人生理、心理、社会的需要。

第二节 烧伤的分类

烧伤按病因的不同，常分为热烧伤、电烧伤、和化学烧伤等。

一、热力烧伤

火焰、热蒸汽、热水、钢水作用于人体所引起的组织损伤称热力烧伤。85%~90% 烧伤都是热力烧伤。烧伤一般指热力烧伤，电能、化学物质、放射线所致的组织损害的临床过程与热力烧伤相近，故习惯将其归为烧伤一类，前冠以病因称之，如电烧伤等。因其临床过程及表现，烧伤的严重程度等有其特殊性，故常单列讲述。热力烧伤主要指皮肤和黏膜损害，严重者能引起一系列的全身变化，如休克，感染。若处理不当，很容易造成死亡。

【病理生理】

1. 局部病理改变

（1）轻度：局部毛细血管扩张、充血、有少量血浆渗出到细胞间隙，故局部出现红肿。

（2）中度：毛细血管壁损伤而通透性明显增加，血浆渗出增多，除了细胞间隙，还渗出到表皮和真皮之间而形成水泡。

（3）重度：直接引起蛋白凝固，细胞脱水，炭化，这样的皮肤就形成焦痂，焦痂的皮肤不能再生。

2. 全身性反应

（1）烧伤的疼痛刺激可引起应激反应，甚至神经性休克。

（2）更重要且常见的，则是烧伤后血容量减少引起的一系列变化。由于毛细血管通透性增高，血浆渗出到创面和组织间隙，损伤组织分解的大分子物质，对水、钠有较大的亲和力，进一步扩大组织间隙，（引起功能性失液）；血液浓缩，血容量减少，心排出量随之减少，血压下降，可发生低血容量性休克。

（3）肾缺血，抗利尿激素和醛固酮分泌增多，尿量减少，烧伤后造成红细胞破坏，释出大量血红蛋白，可引起血红蛋白尿，易引起急性肾衰竭。

（4）约 48～72 小时后，烧伤部位的病理从以渗出转为吸收为主，血液可稀释，尿量可增多。但此时渗出液的蛋白质和大量坏死组织已分解，其分泌物质均对人体有害，所以人体可呈现中毒症状，酸中毒、血氮质增高等。另一方面，重度烧伤可使人体的白细胞功能、调理系统均受抑制，抗感染能力明显下降；加上创面有渗出液和坏死组织，细菌就很容易繁殖而引起感染，中毒性休克。

【烧伤分期】

1. 急性体液渗出期（休克期）　伤后 48 小时内，分两个时期：①立即时期：与组胺、5-羟色胺、激肽及前列腺素有关，在微静脉内皮细胞连接处出现裂隙，使血管内液漏出；②延迟相：烧伤 1～2 小时后出现，大量血浆渗出，丧失大量水分、电解质、血浆蛋白，循环血量明显下降，发生低血容量休克。

2. 感染期　伤后 48 小时后，开始表现为急性蜂窝组织炎，3～5 天自行消退，严重者形成烧伤创面脓毒症。

3. 修复期　伤后 5～8 天开始，直到创面痊愈称为修复期，无明显感染的浅Ⅱ°需 8～14 天，深Ⅱ°需 17～21 天，Ⅲ°面积小可自愈，大面积者需植皮。

【治疗原则】

小面积浅表热力烧伤按外科原则，清创、保护创面，能自行愈合。大面积深度热力烧伤的全身性反应重，治疗原则是：

1. 早期及时补液，维持呼吸道通畅，纠正低血容量休克；

2. 深度热力烧伤组织是全身性感染的主要来源，应早期切除，自、异体皮移植覆盖；

3. 及时纠正休克，控制感染是防治多内脏功能障碍的关键；

4. 重视形态、功能的恢复。

二、电烧伤

电流通过人体可引起全身性和局部性烧伤。其严重程度取决于电流的强度和性质、电压、接触部位的电阻和时间的长短等因素。一般来说，交流电比直流电危险，电流强度越大、接触时间越长，烧伤程度越重。高压电的危险性高，接触部位的电阻低，进入人体内的电流强度大时，往往可立即致死。

【临床表现】

全身性损害 轻者仅有恶心、心悸、头晕、或短暂的意识障碍；恢复后，多不遗留症状。严重者可引起电休克、心室纤颤或呼吸心跳骤停。如抢救不及时，可立即死亡。

局部损害 局部损害主要是电流通过人体组织时对接触部位的组织的烧伤，电流通过人体时，有"入口"和"出口"，入口的损伤较出口重，入口处常炭化，组织损伤可深达肌肉、骨骼和内脏。24～48小时后，周围组织开始出现红肿，炎症反应和深部组织水肿较一般烧伤为重。伤后一周左右开始进行性的广泛组织坏死，如果继发感染，发展更迅速。

【处理】

1. 现场急救　应迅速使病人脱离电源，用不导电的物体拔离电源或立即关闭电闸等。如发现呼吸、心跳已停，应立即进行心肺复苏。

2. 全身治疗　电烧伤的全身治疗基本与一般烧伤相同，但电接触烧伤深且水肿广泛，故液体复苏时补液量较同等烧伤为多，可根据病人全身情况及尿量进行调整。同时由于广泛肌肉和红细胞的破坏，释放出大量肌红蛋白和血红蛋白，为了避免急性肾衰竭的发生，除适当增加输液量以增加尿量外，可选择应用利尿剂和补充碳酸氢钠碱化尿液。早期全身应用较大剂量的广谱抗生素，因深部组织坏死，局部供血、供氧障碍，应特别警惕厌氧菌感染。

3. 局部治疗　以采用暴露疗法为好。清创时应注意切开减张，应尽早（伤后3～5日内）将坏死组织切除植皮，以减少创面感染机会。对于范围小的电烧伤，可采取一次切除植皮。对于一些范围较广的电烧伤，由于一次切除不易彻底，常不能立即进行自体皮瓣移植，可用抗生素溶液纱布包扎、或用异体游离植皮或人造皮覆盖，以减少创面感染机会。2～3日后，再打开观察。如创面有坏死组织，需进行清创清除坏死组织，直至创面组织健康，再进行游离植皮。

三、化学烧伤

最常见的是强酸、强碱及磷烧伤，其特点是化学物质接触人体后，除立即损伤外，还可继续侵入或被吸收，导致进行性的局部损害或全身性中毒，

（一）强碱类烧伤

常见的有氢氧化钾、氢氧化钠、石灰碱的烧伤。对组织的破坏力和渗透性强，除有立即作用外，还能皂化脂肪组织，吸出细胞内水分，溶解组织蛋白，并与之结合，形成碱性蛋白化合物，可使烧伤逐渐变深。

【处理】

立即用大量清水冲洗干净，同时脱去浸有碱液的衣服。在冲洗前后避免使用中和剂，以免产生中和热，加重烧伤。若为生石灰所引起的烧伤，应先将石灰粉擦干净后，再用大量清水冲洗。不可将伤部泡在水中，以免石灰遇水生热，加重烧伤。由于碱烧伤容易使创面继续加深，常常容易对深度估计不足。特别对于烧伤创面需要切痂植皮者，更应切痂后观察48小时，再做延期植皮，以免因切除深度不够，而致植皮失败。

（二）强酸类烧伤

常见的酸烧伤有硫酸、盐酸、硝酸。共同的特点是引起组织蛋白凝固而坏死，吸出组织水分，不引起水泡而形成焦痂，能防止酸类向深部组织侵蚀，所以酸烧伤不像碱烧伤那样容易继续加深。酸烧伤的深浅与酸之种类、浓度、接触时间的长短有关。

【处理】

迅速用大量水冲洗创面,然后用5%碳酸氢钠溶液中和,中和后再用大量水彻底冲洗。由于酸烧伤引起组织蛋白凝固,形成厚痂,容易将Ⅱ°烧伤误认为Ⅲ°。所以在焦痂切除前,应仔细判断清楚,以免切除不必切除的Ⅱ°创面。其余处理按一般烧伤处理。

(三)磷烧伤

特点是磷与空气接触即燃,在燃烧时产生高热,造成烧伤较深;燃烧时产生的白色烟雾(即五氧化二磷粉末),吸入呼吸道可引起肺损伤。五氧化二磷遇水形成磷酸,从创面吸收后引起磷中毒,造成肝、肾损害。

【处理】

用大量水冲洗,尽量除去磷颗粒。对残留的磷颗粒,可用1%硫酸铜溶液湿敷创面,使磷颗粒变成黑色硫化磷,便于识别和移除。创面应用湿敷包扎,禁用油质敷料,因磷易溶于油脂,而更易吸收。全身情况允许,深度创面应早期切除与植皮。

第三节 烧伤的诊治

热力烧伤的伤情判断最基本的要求是烧伤面积和深度,还应兼顾其他脏器如呼吸道的损伤程度。

一、烧伤面积的估计

人体体表面积的计算可有不同的方法。根据我国的调查研究,采用下列计算法:

1. 新九分法　如表11-1、图11-1所示。

表11-1　烧伤新九分法

部位		比例	成人面积	小儿面积
头颅	发部	3%		9 +(12 – 年龄)%
	面部	3%	1 ×9% =9%	
	颈部	3%		
双上肢	双上臂	7%		18%
	双前臂	6%	2 ×9% =18%	
	双手	5%		
躯干	躯干前面	13%		27%
	躯干后面	13%	3 ×9% =27%	
	会阴	1%		
双下肢	双臀	5%	5 ×9% +1% =46%	46 –(12 – 年龄)%
	双大腿	21%		
	双小腿	13%		
	双足	7%		

图 11-1　烧伤新九分法

小儿面积的估算：小儿头部面积相对较大，双下肢相对较小，因此，对小儿应根据不同年龄来计算头部和两下肢的面积。

2. 手掌法　伤者自己一侧手掌面积（五指并拢）占体表 1% 。

计数烧伤面积时，应先将大片烧伤处以九分法计算，零星烧伤处以手掌法计算，两者相加即为烧伤总面积。

二、烧伤深度的估计

采用三度四分法：即Ⅰ°烧伤、浅Ⅱ°烧伤、深Ⅱ°烧伤、Ⅲ°烧伤。

Ⅰ°烧伤　仅伤及表皮浅层，生发层健在。主要变化是毛细血管扩张、充血和轻度渗出，从而出现皮肤红斑和轻度肿胀。

浅Ⅱ°烧伤　伤及表皮的生发层、真皮乳头层。主要变化是血浆从血管渗出，造成局部组织水肿，部分渗出液积聚于表皮和真皮之间，形成水泡。

深Ⅱ°烧伤　已损害真皮深层，局部感觉神经已部分破坏，因此痛觉迟钝。由于创面尚有皮肤附件残留，上皮再生在创面形成上皮岛，多个上皮岛融合成片，愈合后留有轻度瘢痕。

Ⅲ°烧伤　已损害皮肤全层，甚至肌肉和骨骼，创面无水疱；呈蜡黄或焦黄色甚至炭化，感觉神经全部被破坏，痛觉消失，随后形成焦痂触之如皮革，痂下可显树枝状栓塞的血管。因皮肤和附件已全部烧毁，无上皮再生的来源，必须靠植皮才能愈合。较小面积的Ⅲ°烧伤，可以靠周围健康皮肤的上皮爬行而收缩愈合。

应注意早期不易判定烧伤深度，烧伤各度之间往往是移行的和混合存在的，尤其是深Ⅱ°和Ⅲ°烧伤更易混淆。一般在烧伤 2～3 日后，区别便比较明显。创面感染可使深Ⅱ°变为

Ⅲ°。烧伤深度和临床表现的关系,作为烧伤深度的鉴别。

三、烧伤程度的估计

对烧伤病人进行诊治时,需对烧伤病人的严重程度进行分类,常用的分类标准:

1. 轻度　Ⅱ°<10%。
2. 中度　10%≤Ⅱ°<30%;
　　　　或Ⅲ°<10%。
3. 重度　30%≤总面积(Ⅱ°+Ⅲ°)<50%;
　　　　或10%≤Ⅲ°<20%;
　　　　或中度+(休克、呼吸道烧伤、有较重的复合伤)。
4. 特重度　总面积≥50%;
　　　　　或Ⅲ°≥20%;
　　　　　或重度+严重并发症。

四、烧伤的治疗

【治疗原则】
1. 保护烧伤病区,防止和清除外源性污染。
2. 防治低血容量休克。
3. 预防局部和全身感染。
4. 促使创面早日愈合,减少瘢痕增生。
5. 防治器官的并发症。

【烧伤的现场急救、转运及初期处理】
1. 迅速脱离热源　火焰烧伤应尽快脱离火场,脱去燃烧衣物,就地翻滚熄灭火焰,忌奔跑呼叫,以免风助火势,烧伤头面部和呼吸道,也要避免双手扑打火焰,造成重要功能的双手烧伤。
2. 保护受伤部位　在现场附近,创面只求不再污染,不再损伤,可用干净敷料保护,或行简单包扎后送医院处理。
3. 维护呼吸道通畅　火焰烧伤常伴呼吸道受烟雾、热力等损伤,特别注意保持呼吸道通畅。
4. 其他救治措施　大面积严重烧伤有休克时,应就近输液抗休克或作气管切开,安慰和鼓励受伤者,使其情绪稳定,疼痛剧烈时,应镇痛。可肌内注射哌替啶(杜冷丁)50~100mg。
入院时的初期处理:①轻度烧伤主要为创面处理,包括清洁创周健康皮肤,移除异物,如果用包扎疗法,内层用油质纱布,外层用吸水敷料均匀包扎;②中、重度烧伤应对生命体征严密观察,注意有无呼吸道烧伤及其他合并伤,立即建立静脉输液通道,开始输液,按烧伤面积、深度制订第一个24小时输液计划,留置导尿管,观察尿量,根据尿量及生命体征情况调整输液量。广泛大面积烧伤一般采用暴露疗法。创面污染严重者应用破伤风抗毒血清,并应用抗生素。

【烧伤休克的防治】
烧伤休克的防治原则基本上同一般休克。补液疗法为防治休克的主要措施。
1. 输液治疗　主要目的是补充血容量不足和纠正电解质紊乱。维持机体的代偿能力使之战胜休克。在实施输液治疗时,输进去的液体不能过多,也不能过少。过多则造成组织肿胀,增加机体负担,增加以后感染机会,甚至造成肺水肿、脑水肿。过少则达不到抗休克的目的,甚至出现急性肾衰竭。因此需要正确掌握输液治疗,力求平稳过渡休克,同时扶持机体抵抗力,为伤员以后的治疗打下良好的基础。

(1)输液计算法

1)根据国内多年的临床实践,常用下列输液公式:按病人的烧伤面积和体重计算,烧伤后第1个24小时输液量,为每1%烧伤面积(Ⅱ、Ⅲ°),每公斤体重给予胶体和电解质溶液1.5ml,另加水分2000ml。胶体和电解质溶液的比例,一般为0.5:1.0(2:1),伤情严重者为0.75:0.75(1:1)。输液速度:液量的1/2在伤后6~8小时内输入,另1/2在后16小时均匀输入。烧伤后第2个24小时,电解质溶液和胶体液为第1个24小时的一半,水分仍为2000ml。胶体液系指血浆、全血、右旋糖酐、706代血浆等,后两者的用量不超过1500ml为限制。电解质溶液包括平衡盐溶液、等渗盐水、等渗碱性溶液(1.25%碳酸氢钠液,1.86%乳酸钠溶液),电解质液与碱性溶液之比一般为2:1,如有严重血红蛋白尿或酸中毒时,增加碱性溶液输入量,其比例可达1:1。水分系指5%或10%葡萄糖溶液。一般每日为2000ml。如因暴露疗法、室内温度高或炎热季节,则需增加水分输入量,以维持每小时尿量50~60ml,补充经皮肤、肺的不显性失水。

举例:烧伤面积50%(Ⅱ°+Ⅲ°)。体重60kg,第1个24小时输入量:电解质溶液50×60×1.0=3000ml(其中等渗盐溶液2000ml,等渗碱性溶液1000ml),胶体液50×60×0.5=1500ml,基础水分2000ml,输入总量6500ml。

伤后8小时输入电解质溶液、胶体、水分均匀为第1个24小时的一半,共3250ml,以后16小时再输入剩下的3250ml。

第2个24小时输入量 电解质溶液1500ml,胶体液750ml,水分2000ml,共4250ml。

2)简化公式:系上述公式的基础上加以简化,计算较方便而省略体重,运用于青壮年,第1个24小时输入量=烧伤面积(Ⅱ°+Ⅲ°)×100+1000。总量中:电解质液(总量-2000)×2/3,胶体液(总量-2000)×1/3,基础水分2000ml。输液速度及尿量要求同前一公式。

第2个24小时电解质液及胶体液输入量为第一个24小时实际输入量的一半,水分仍为2000ml。

3)小儿输液公式:烧伤后第1个24小时输液量1.5~2.0ml/kg,1%Ⅱ、Ⅲ度面积,婴幼儿为2ml,胶体与电解质液比例以1:1较妥(小儿体重小,要尽量满足其全血或血浆用量)。基础水分,婴儿100~140ml/kg/d,儿童以70~100ml/kg/d较合适,维持尿量1ml/kg小时。Ⅱ度烧伤面积成人15~20%以下,小儿5~10%以下,无严重恶心呕吐,能口服者,可及早服烧伤饮料。婴幼儿可吃母奶,大部分不需静脉输液。但头面颈部组织较疏松,烧伤后水肿严重,尤其是小儿要警惕发生休克,故小儿头面颈部烧伤面积超过5%时,应予输液等抗休克处理,切勿麻痹大意。

(2)调节输液的临床的指标:按输液公式计算的液体量与成分,仅提供一个近似值,供实施输液时有所遵循,但实际执行中必须依据伤员病情特点、年龄、体质强弱,开始输液治疗的早晚等,作适当的调整,达到下列临床监测指标:①尿量保持50~60ml/h,70%以上烧伤患者,尿量应维持在80~100ml/h;②脉搏120次/分以下;③血压:收缩压在12kPa以上,脉压差在2.67kPa以上;④红细胞5×10^{12}/L以下,血细胞压积50%以下;⑤血清钠不高于160mmol/L;⑥病员安静,外周静脉充盈良好,毛细血管充盈反应良好,四肢温暖。

（3）休克期可能遇到一些问题：①烧伤后已处于休克状态者怎么办？输液治疗是从烧伤时开始计算 24 小时的，治疗较晚开始输液时的速度应快一些，但不能为完成计算量而在短期内输入过多的液体（可致肺水肿），应观察尿量、脉搏、血压等临床指标，每小时调整输液量；第二个 24 小时输液量也要相应调整。对于治疗开始晚伤员已处于休克状态时，应迅速开始静脉输液，特别是胶体液，速度应快一些，同时严密观察尿量、血压、脉搏和呼吸等变化；②少尿与无尿：按前述方法进行输液治疗，在排除导尿管阻塞因素后确实是少尿与无尿时，首先应考虑血容量不足，可加快输液速度。一般在补足血容量后再给以利尿剂（如甘露醇、山梨醇）或解痉剂后，大多数可以增加尿量。若仍然少尿或无尿而血压正常时，即诊断为急性肾衰竭。这时输液量应严格控制，同时进行急性肾功衰竭的其他治疗；③血红蛋白尿：大面积Ⅲ°烧伤，尤其是肌肉烧伤多者，由于红细胞大量破坏，常见血红蛋白尿或肌红蛋白尿。为防沉淀堵塞肾小管，应适当增加输液量，维持尿量 80～100ml/h，输碱性溶液碱化尿液，并应用甘露醇，使尿量增加，血红蛋白及时排出，对肾脏也可起保护作用；④烦躁不安：往往是烧伤休克期血容量不足、中枢缺氧的表现。在注射止痛剂后仍然烦躁不安，则勿误认为是疼痛所致，应加速输液，尤其是输胶体液。如果有呼吸道烧伤或面颈部烧伤后肿胀，有呼吸困难伴烦躁不安时，常为呼吸道梗阻的征象，必须迅速作气管切开，以防窒息。在肾功能正常时，尿量是一个很有价值的指标。每小时尿量符合要求，表示血容量接近正常。如果尿量少，血压、脉压差正常，应先输入晶体液或水分。如尿少、血压低、脉压差小，表示血容量不足或已有休克，应先输入胶体液

2. 其他综合治疗　输液是防治烧伤低血容量休克的有效措施，但同时还应重视其他抗休克综合措施，如充分的止痛（可用杜冷丁 50～100mg，每 4～6 小时肌内注射或静脉滴注一次），减少不必要的搬运，注意保暖，必要时间歇给氧，预防感染等，这样才能更好地发挥输液的抗休克效果。

【烧伤创面处理】

烧伤创面处理是贯穿于整个治疗过程中的重要环节。一般处理原则为保护创面，减少渗出；预防和控制创面感染，选用适当的创面外用抗菌剂；尽快地清除失去活力的组织，并立即用各种方法封闭创面；积极预防烧伤后期瘢痕挛缩畸形，争取最大限度地恢复功能和外貌。

1. 清创术　休克期以抗休克治疗为主，在休克得到基本控制，全身情况允许时，及早进行创面的清理。清创要在充分的镇痛、镇静和无菌条件下进行、操作要轻巧，绝不容许过分的洗刷，增加创面损伤而引起疼痛导致或加重休克。

清创的方法与步骤：

（1）简单清创法：适用于污染轻者。用 1∶2000 新洁尔灭液或洗必泰溶液等清洗创面及周围皮肤，亦可用生理盐水清洗创面后，周围皮肤用 75% 酒精消毒，必要时剃去创面周围毛发。

（2）污染明显者：用肥皂水加双氧水轻轻拭洗创面及周围皮肤，除去异物与油污，再以大量生理盐水冲洗，按前述方法进行皮肤消毒。

（3）水泡：可作低位剪开引流，让积液排完后，表皮仍可保护创面，剪除已剥脱之表皮，但未剥脱者严禁撕去。

2. 各种创面处理原则

Ⅰ°烧伤无需特殊处理。

浅Ⅱ°烧伤采用包扎疗法。水泡皮未破者用75%酒精纱布包扎。水泡皮已破,清创后创面可用凡士林纱布,各类中药制剂(如地白忍合剂,紫草油,虎杖煎剂等),磺胺嘧啶银(铈、锌)霜剂,糊剂涂布包扎。6~8天首次更换敷料,继续包扎数天,多可愈合。如出现创面感染,及时去除水疱皮,清洗创面,取半暴露或包扎。

深Ⅱ°烧伤,取暴露疗法,外涂5%~10%磺胺嘧啶银洗必太糊剂,每日1~2次,使坏死组织变成干痂,可最大限度地保留皮肤附件上皮,经3周左右可获痂下愈合。深Ⅱ度创面感染,应及时去除痂皮,创面取半暴露或包扎。超过3周或预计在3周内不能自愈的深Ⅱ度烧伤,应将创面坏死组织切除,在新的基础上植皮,以缩短愈合时间和获得好的功能恢复。

Ⅲ°烧伤,面积较大的需要移植自体皮片才能消灭创面。伤后即取暴露疗法,涂1%磺胺嘧啶银霜剂或碘伏,每日3~4次,烤干焦痂使之干透,干燥的焦痂可暂时保护创面,减少渗出,减轻细菌侵入。然后按计划分期分批地切除焦痂(坏死组织),植皮。已分离的坏死组织可剪去,如有残存的坏死组织,继续涂磺胺嘧啶银;如为肉芽创面,可用生理盐水、抗菌药液湿敷,感染一经控制,即行植皮,消灭创面。

3. 包扎、暴露和半暴露疗法

(1)暴露疗法:即在清创消毒或清洁的床单纱布垫上,创面暴露在温暖而干燥的空气中(室温25~30℃为宜)使创面烤干,有利于防治感染。大面积烧伤伤员睡翻身床,每日翻身4次,彻底暴露创面防止受压是一个良好的办法。做好床边接触隔离。接触创面时,必须注意无菌操作。创面有渗出物,随时用消毒棉球或吸干,保持创面干燥。床单或纱布垫如浸湿应随时更换。浅Ⅱ度烧伤可选择适当中药制剂外涂,深Ⅱ°及Ⅲ°创面涂磺胺嘧啶银糊剂、碘伏,保持创面干燥。

暴露疗法适用于头面部、会阴部及肢体一侧烧伤,严重大面积烧伤,污染重的或已感染的烧伤创面,炎夏季节尤为适用。

暴露疗法的优点是创面干燥不利于细菌生长,便于观察创面,节省敷料。缺点是要求消毒隔离环境;寒冷季节需要保暖装备;不适于后送。

(2)包扎疗法:即在清创后用中药纱布或凡士林纱布覆盖创面,加盖多层消毒纱布与棉垫,以绷带加压包扎,全层敷料应有3~5cm厚,必要时上石膏托固定四肢于功能位。包扎时压力应均匀,患肢远侧端虽无烧伤亦应包扎在内,防止肿胀。指(趾)尖应露出,以便观察血循环改变。抬高患肢,并保持敷料干燥。如敷料被渗透,应及时加盖消毒敷料包扎。如浸湿较广泛,则可将外层敷料解除,在无菌操作下重新包扎。对于包扎疗法的伤员,注意体温变化、伤区有无疼痛加剧、臭味或脓性分泌物等。发现有感染可疑征象时,及时检查创面更换敷料。如无感染现象,可延至10天左右更换敷料。

包扎疗法用于四肢或躯干部的烧伤、转运的伤员以及寒冷季节无条件使用暴露疗法者。

优点是护理方便,对病室环境要求较低;病员较舒适,肢体便于保持功能位;适于后送,缺点是炎热季节或地区,伤员不易耐受,消耗大量敷料,不适于大批伤员,更换敷料时有一定的痛苦。

(3)半暴露疗法:半暴露是用单层的抗菌药液纱布或凡士林纱布黏附于创面,任其暴露变干,用以保证去痂后的Ⅱ°创面,固定所植皮片,保护供皮区,控制创面感染等。

实施半暴露疗法有与暴露疗法相同的优点。对去痂后感染不太重,创面较浅的Ⅱ°烧伤,多可获痂下愈合。如感染加重,出现肉芽创面,应改用浸泡、淋洗、湿敷等方法控制感染,并及时植皮。

4. 烧伤创面植皮 植皮是消灭创面,从根本上防治创面感染,减少败血症的有效措施。大面积Ⅲ°烧伤,应有计划地分期分批清除焦痂植皮,争取在伤后6~7周内基本消灭创面。

5. 创面用药 烧伤外用中草药 我国各地应用中草药治疗烧伤创面的方剂很多,有用于止痛、消炎、收敛的;有用于化腐、拔毒、促进坏死组织脱落的;有用于生肌、收口、促进上皮生长加速愈合、减少瘢痕形成的。可根据浅Ⅱ°、深Ⅱ°、Ⅲ°创面的情况、暴露或包扎疗法,以及药物就地取材等去选用。下面介绍几种应用于Ⅱ°以下创面的制剂。

紫草油:紫草、白芷、忍冬藤、地榆各50g,蜂蜡50g,冰片5g,麻油500g。紫草、白芷、忍冬藤、地榆加入麻油,浸泡24小时,文火炸枯药材,过滤,再入黄蜡溶化,待凉后加入冰片,搅匀即可,用于包扎或暴露疗法。

烧伤药粉:酸枣树皮4份,地榆3份,黄柏3份,甘草1份,粉碎成细粉,过110目筛,混匀,灭菌,外敷创面。

虎杖煎剂:虎杖80g、黄连2.5g、金银花6g。加水800ml,虎杖先煎半小时,再加黄连、金银花文火煎煮两小时以上,滤过,滤液浓缩至100ml,灭菌,外敷创面。

虎杖糊剂:虎杖粉100g、白及粉1.5g、地榆粉15g、黄连粉20g、冰片粉1.5g,过110目筛,混匀,灭菌,用时以浓茶水调成糊状,外敷创面。

其他抗菌药物:

(1)磺胺嘧啶银 对绿脓杆菌有良好的抗菌作用。主要是银离子被细胞摄入,与菌体中的DAN结合,改变其结构,从而抑制了细菌的繁殖。

用法:常用1:2000洗必泰溶液加入磺胺嘧啶银,临用时调配成5%~10%磺胺嘧定银洗必泰糊剂,外涂Ⅱ°或Ⅲ°创面,每日1~2次,用于暴露疗法。配成1%磺胺嘧啶银溶液,浸湿单层纱布外敷创面,用于Ⅱ°创面的包扎疗法。

磺胺嘧啶银需以银为原料,价格较贵,国内已报道用铈,锌制成磺胺嘧啶铈、磺胺嘧啶锌、并已初步应用于临床,可供选用。

(2)磺胺米隆:常用其醋酸盐,抗菌作用不受对氨苯甲酸的影响,能渗入烧伤焦痂,对化脓和有坏死组织的创伤感染也有作用,抗菌谱较广,可用于绿脓杆菌的创面感染。

用法:临用时配成10%水溶液或冷霜软膏,外用。

【烧伤创面感染】

全身侵袭性感染即创面脓毒症和菌血症的防治,往往是严重烧伤抢救成功与否的关键。烧伤感染一直占烧伤死亡原因的首位。常见细菌为金黄色葡萄菌,绿脓杆菌,弗氏枸橼酸杆菌,硝酸盐阴性杆菌以及其他肠道阴性杆菌。严重烧伤还可能出现真菌感染、厌氧菌和病毒感染。

1. 烧伤创面脓毒症 细菌在烧伤创面坏死组织上繁殖生长,迅速扩大并向深部侵入,创面感染严重、潮湿、渗液,出现出血点或坏死斑,进而细菌侵袭至焦痂下健康组织,集中在血管周围,甚至侵入血管内,此时全身感染症状显著,而血培养可为阴性,即为烧伤创面脓毒症。

处理强调预防为主,严重的深度大面积烧伤争取平稳渡过休克期甚为重要。在创面渗出高峰期前应用对烧伤创面细菌有针对性的抗生素,使其在痂下细胞外液中形成抗生素保护屏障也是关键。积极处理创面,尽早以手术或非手术的方法去除感染创面的焦痂或痂皮,用植皮的方法覆盖和封闭创面。

2. 烧伤菌血症 菌血症的防治,必须做到早预防,早诊断、早处理。烧伤菌血症发生时机,多集中在伤后3周内。伤后3~7天(水肿回吸收期)为第一个高峰;脱痂时(10~20天)为第二个高峰。烧伤面积越大,深度烧伤越多,败血症发生率也越高。

（1）感染入侵途径：深Ⅱ°与Ⅲ°创面感染后，常为菌血症的主要来源，尤其是潮湿受压感染的创面，细菌更容易侵入血流。其次是静脉切开或静脉穿刺输液感染成静脉炎时，亦可成为菌血症发生的途径。有些严重病例肠道内源性感染亦有可能，应予以注意。

（2）诊断：主要依靠临床症状作出早期诊断。因此必须密切观察临床症状的变化，分析其变化的原因，抓住下述早期症状变化：①体温骤升39.5～40℃或反常的下降；②心率加快达140次/分以上，呼吸增加，不能以其他原因解释者；③精神症状如谵语、烦躁、幻觉等；④食欲减退，腹胀或腹泻；⑤创面恶化，焦痂变潮湿或其深Ⅱ°痂皮见针尖大小的溢液点或出血点，数目在不断增加或渐趋扩大，或已成活的皮片呈现蚕蚀状被侵袭，不见扩大反而缩小；⑥白细胞增高或不断下降，中毒颗粒增多。可根据这2～3个症状或体征作出早期临床菌血症的诊断，先按菌血症治疗，不必等待血液细菌培养结果。当然菌血症的确诊应该是除临床症状外，还必须有血培养阳性结果为依据。

（3）防治

1）坚持严格的消毒隔离制度：做好床边隔离，减少或防止细菌的入侵，尤其是绿脓杆菌和耐药性金黄色葡萄糖球菌的交叉感染。在静脉输液时，严格无菌操作，及时防治静脉炎。为防导管菌血症，禁止在大隐静脉近端切开，插管至髂外静脉、下腔静脉。静脉切开插管或穿刺应由四肢远侧开始，尽量远离创面和避免通过创面作静脉切开。如急诊抗休克输液已做了通过创面的踝部静脉切开，要妥善保护，及时更换渗湿敷料，插管超过3天即拔管。如静脉通道附近有红肿疼痛反应，输液不够通畅，或由近端挤压出脓性分泌物时，应立即拔管，创面敞开。总之，导管菌血症应十分警惕，并注意预防。

2）营养与支持疗法：这是防治感染的基础。大面积烧伤每天需补充热量10.46～20.92kJ，蛋白质100～150g。热量与氮的摄入以100∶1较合适。营养补充以口服为主，口服不足加静脉补充。根据病人饮食习惯改进烹调技术和内容，进高热量蛋白饮食，脂肪控制在5%～10%，同时放硅胶胃管，滴注要素饮食（可在夜间），其浓度和量均宜逐渐增加，以病人能耐受不引起腹泻为度。外周静脉内可以滴注25%葡萄糖能量合剂，前两者需用双头输液器同时滴注，避免使用深静脉插管带来的感染危险，注意补充全血，血浆及人体白蛋白，维持Hb100g/L以上，血浆白蛋白30g/L以上，肌注丙种球蛋白，皮下注射转移因子。针对绿脓杆菌感染者给予绿脓杆菌免疫血浆，增强抗感染能力。维持水电解质平衡，纠正脱水、低血钾、酸中毒。补充各种维生素及微量元素等。

3）正确处理创面：是防治全身感染关键之一。烧伤休克较稳定后及早清创，外用磺胺嘧啶银，尽早暴露创面。抗休克期间随时更换潮湿的敷料及床垫。48小时后及早翻身，处理并烤干创面，有利于预防感染。对大面积Ⅲ°焦痂作早期切痂植皮，是预防菌血症的积极措施。对于尚未切痂的创面保持干燥，经常检查有无痂下积脓，及时引流。已发生菌血症的情况下施行切痂手术应慎重考虑。衡量病人对手术的耐受性，不但要找准创面感染病灶，还要顾及肺部感染情况，把挽救生命放在第一位。若迫不得已需要手术，应力求简单有效，时间短，仅作抢救性病灶切除，然后用异体（种）皮覆盖。

4）合理使用抗菌药物：抗生素是防治感染的重要武器，但必须通过机体才能发挥作用。由于耐药杆菌的增加，临床常用的一些抗生素，治疗烧伤全身感染逐渐失去应用价值，而需要新一代的抗菌药。如革兰氏阴性杆菌感染，绿脓杆菌、产气杆菌、克雷白杆菌、枸橼酸杆菌等，可先用阿米卡星、头孢哌酮、新型青霉素Ⅱ等。乙型溶血性链球菌感染仍选用青霉素G。羧苄西林对绿脓杆菌的作用降低，哌拉西林对绿脓杆菌、粪链球菌、奇异变形杆菌有良好的抗菌活性,唯此两种药物用量宜大。

在用药方法上,临床未明确细菌学诊断和药敏结果前,可参照创面上分离到的菌种和药敏结果选择抗生素。要用得早,用量足,稀释在100ml葡萄糖液或等渗盐水内静滴,每种抗生素单独给予。2~3种抗生素交替滴入,联合用药。使用抗生素针对性强者,常常在24~36小时可以看到初步效果。菌血症症状控制后及时停药。另外,在切除有细菌集落的焦痂时,菌血症的发生率较高,手术前、手术操作过程中和手术后均要静滴抗生素,直到术后3~4天全身情况较稳定。

【特殊部位烧伤】

1. 手部烧伤 手是人的劳动器官,结构精细,深度烧伤如果处理不当常遗留畸形和功能障碍。为了尽可能地保存手的功能,凡深度烧伤,在伤员全身情况允许下,均应早期切(削)痂,并植以大张中厚自体皮,如因故未能早期切痂,应及早剥(脱)痂,然后植大张中厚皮,术后及早加强功能锻炼。

2. 呼吸道烧伤 多见于头面部烧伤伤员,大多数为吸入火焰、干热空气、蒸汽,以及有毒或刺激性烟雾或气体所致,呼吸道烧伤可分为三类:①轻度烧伤在咽喉以上,表现为口、鼻、咽黏膜发白或脱落,充血水肿,分泌物增多,鼻毛烧焦并有刺激性咳嗽,吞咽困难或疼痛等;②中度:烧伤在支气管以上,出现声嘶和呼吸困难,早期痰液较稀薄,往往包含黑色炭粒,肺部偶有哮鸣或干啰音。经气管切开后严重呼吸困难往往可改善;③重度:烧伤深及小支气管,呼吸困难发生较早而且严重,往往不能因气管切开而改善,肺水肿出现亦较早,肺部呼吸音减低并有干湿啰音。根据受伤史和临床表现,呼吸道烧伤诊断并不困难。轻度者也无需特别处理,中、重度呼吸道烧伤应密切观察。如有呼吸困难,应早行气管切开给氧;控制输液量,防止肺水肿;必要时可用利尿剂。如有哮鸣音,用异丙肾上腺素雾化吸入以解痉。选用有效的抗生素,加强气管切开后的护理。常见的并发症有窒息、肺水肿、肺炎、呼吸道出血、肺纤维性变及支气管狭窄等。

3. 面部烧伤 面部烧伤的特点:①面部血液循环丰富,组织疏松,水肿较剧,发生休克机会增多;②由于面部焦痂,水肿易转向颈部软组织,致呼吸困难,或压迫颈静脉诱发脑水肿;③常合并呼吸道烧伤;④五官分泌物增多,创面易感染。处理:采用暴露疗法;并及时处理呼吸道烧伤及角膜烧伤;一般不宜早期切痂,可在伤后2~3周,清除焦痂,作颜面部分区大片植皮术。

4. 会阴烧伤 创面易被大小便污染,容易感染,而且部位特殊,处理时应注意:①宜采用暴露疗法,双下肢分开,会阴充分暴露;②大小便后应予冲洗,应保持干燥;③一般不宜早期切痂;④防止臀沟两侧粘连愈合;⑤深度烧伤脱痂后尽早作会阴分区植皮。

 知识链接

自体表皮细胞培养

自体表皮细胞培养与移植是20世纪80年代发展的新动向。取自体表皮基底细胞进行细胞培养,3周左右在培养瓶内扩展生长成一张复层表皮皮片。许多张培养皮片移植于部分烧伤创面,成功地治愈一些危重烧伤病例。移植后8天形成角质层,3个月后有10层表皮细胞,基底膜发育良好,表皮下网织纤维较完整。由于表皮细胞培养传代技术复杂,上皮细胞生长中抗感染能力弱,过渡到临床广泛应用尚需攻克一些难关,但其发展前景将使烧伤治疗改观。

(岑小波)

复习思考题

1. 怎样计算烧伤面积、估计烧伤程度?

2. 怎样防止严重烧伤患者发生休克? 烧伤后已处于休克状态者怎么办? 调节输液的临床指标有哪些?

3. 烧伤创面处理原则是什么?

第十二章 外科休克

休克的病理生理变化;休克的临床表现;休克的诊断与监测;常见外科休克的治疗。

第一节 概 述

休克(shock)是机体受到强烈的致病因素侵袭后,出现的有效循环血量锐减、组织灌注不足、细胞代谢紊乱和器官功能受损的一种危急的综合征。

休克的最基本的病理生理改变是有效循环血量锐减。单位时间内在心血管系统内参与循环的血量称为有效循环血量。有效循环血量的正常,有赖于心脏的功能状态、血管的舒缩状态和体内总的血容量这三个基本因素的正常。休克的分类方法很多,按照有效循环血量的三个维持因素这一基本分类依据,可将休克分为心源性、血管源性、低血容量性、复合性;按其他分类依据又可将休克分为失血性、失液性、损伤性、感染性、神经源性、过敏性等。

外科常见的休克有低血容量性休克和感染性休克,低血容量性休克中以失血性和损伤性休克常见。

【病理生理】

1. 微循环障碍

(1)微循环收缩期:强烈的致病因素的侵袭,导致有效循环血量锐减,引起组织灌注不足和细胞缺氧,肾上腺髓质释放大量儿茶酚胺,使外周和内脏小血管收缩,微循环动静脉短路和直捷通路开放,毛细血管血流减少,静脉回心血量增加。这种代偿,维持血压暂时不出现明显下降,保证心、脑等重要器官的血液供应。此期的主要特点是毛细血管括约肌"前紧后紧"、微循环灌注"少灌少流"。此期为休克早期、休克代偿期、轻度休克,若能及时救治,患者很容易、很快好转。

(2)微循环扩张期:机体处于微循环收缩代偿状态时,若未得到及时正确治疗,组织长时间缺氧,导致体内大量酸性代谢产物蓄积,酸性环境使微循环的毛细血管前括约肌松弛开放,大量血液淤积于微循环。毛细血管内静水压增加、毛细血管通透性增强,使血浆大量外渗。血液的淤积和外渗,使回心血量明显减少,血压明显下降,重要器官得不到血流灌注。此期的特点是毛细血管括约肌"前松后紧"、微循环灌注"多灌少流"或"灌而不流"。此期为休克中期、休克失代偿期、中度休克,经及时救治后大部分患者可逆转。

(3)微循环衰竭期:淤滞在微循环中的黏稠血液,在酸性环境中处于高凝状态,细胞和血小板在毛细血管内凝集,形成微血栓,血液流动明显受阻,毛细血管灌注趋于停止,出现弥漫性血管内凝血（DIC）。组织细胞溶酶体破裂，水解酶溢出，造成细胞自溶和死亡、器官功能障碍甚至衰竭。此期的特点是微循环灌注"不灌不流"。此期为休克晚期、重度休克、难治性休克或顽固性休克，但若积极抢救，可有部分患者能够逆转。

2. 代谢障碍　微循环障碍，组织灌注减少，使抗利尿激素（ADH）和醛固酮分泌增加，致使尿量减少水钠潴留。组织缺氧，无氧代谢造成代谢性酸中毒。无氧糖酵解使三磷酸腺苷（ATP）生成减少，细胞膜钠、钾泵功能失常，钾离子出细胞外形成高钾血症，钠离子入细胞内致细胞水肿自溶。体内蛋白质分解加速，引起血尿素氮、肌酐增高。

3. 重要器官继发性损害　微循环障碍的持续存在和发展，使各器官的部分组织严重缺血缺氧而发生细胞变性、坏死和出血，进而引起器官功能障碍或功能衰竭。

血压下降导致冠状动脉血流量明显减少，心肌缺血缺氧导致心功能下降，心肌微循环内血栓形成时可引起心肌局灶性坏死。肺内微循环障碍，导致肺间质水肿、肺泡萎陷、局限性肺不张，最终因"通气/血流比例失调"而致急性呼吸窘迫综合征（ARDS）。肾血流减少以及体内抗利尿激素和醛固酮分泌增加，导致尿量减少、体内代谢废物蓄积；肾脏持续缺血导致肾实质受损，最终出现急性肾衰竭（ARF）。脑血管通透性增高可致脑水肿和颅内压增高，缺血、CO_2潴留和酸中毒可致脑细胞肿胀，病人可出现意识障碍甚至脑疝。肝脏缺血缺氧致肝细胞功能受损，肝脏的合成、解毒和代谢能力下降；肝解毒能力下降可引起内毒素血症，加重原有的代谢紊乱和酸中毒。

 知识拓展

休克时体内炎性介质释放和缺血再灌注损伤

严重创伤、感染、休克可刺激机体释放过量炎性介质形成"瀑布样"连锁放大反应。炎性介质包括白介素、肿瘤坏死因子、集落刺激因子、干扰素和血管扩张剂一氧化氮等。活性氧代谢产物可引起脂质过氧化和细胞膜破裂。

代谢性酸中毒和能量不足还影响细胞各种膜的屏障功能。细胞膜受损后除通透性增加外，还出现细胞膜上离子泵的功能障碍，如 $Na^+ - K^+$ 泵、钙泵。表现为细胞内外离子及体液分布异常，如钠离子、钙离子进入细胞内不能排出，钾离子则在细胞外无法进入细胞内，导致血钠降低、血钾升高，细胞外液随钠离子进入细胞内，引起细胞外液减少和细胞肿胀、死亡，而大量钙离子进入细胞内后除激活溶酶体外，还导致线粒体内钙离子升高，并从多方面破坏线粒体。溶酶体膜破裂后释放出许多引起细胞自溶和组织损伤的水解酶，还产生心肌抑制因子（MDF）、缓激肽等毒性因子。线粒体膜发生损伤后，引起膜脂降解产生血栓素、白三烯等毒性产物，呈现线粒体肿胀、线粒体嵴消失，细胞氧化磷酸化障碍，从而影响能量生成。

【临床表现】

1. 休克代偿期　相当于微循环收缩期。患者精神紧张或烦躁不安，心率增快，呼吸急促，皮肤苍白、四肢湿冷，尿量减少，尿比重增高，血压正常或稍高，脉压缩小。此期若处理得当，休克可较快好转，否则病情发展进入休克抑制期。

2. 休克抑制期　相当于微循环扩张期和微循环衰竭期。患者表情淡漠，反应迟钝，甚至意识模糊或昏迷，皮肤黏膜发绀，四肢厥冷，脉搏细速，呼吸困难，血压下降，少尿或无尿。若皮肤、黏膜出现瘀斑或消化道出血，提示病情已发展至 DIC 阶段。若出现进行性呼吸困难、脉速、烦躁、发绀，一般的吸氧不能改善呼吸状态，应考虑并发 ARDS。（表 12-1）

表 12-1 休克的临床表现及休克的严重程度

分期	程度	神志	口渴	皮肤黏膜		脉搏	血压	体表血管	尿量	*估计失血量
				色泽	温度					
休克代偿期	轻度	神志清楚,表情痛苦,精神紧张	口渴	开始苍白	正常,发凉	<100 次/分,有力	收缩压正常或稍升高,舒张压升高,脉压缩小	正常	正常	<20%（800ml 以下）
休克抑制期	中度	神志清楚,表情淡漠	明显口渴	苍白	发冷	100～200 次/分钟	收缩压为 90～70mmHg,脉压小	表浅静脉塌陷,毛细血管充盈迟缓	尿少	20%～40%（800～1600ml）
	重度	意识模糊,或昏迷	非常口渴,可能无主诉	显著苍白,肢端青紫	厥冷,肢端更明显	细速,或触不清	收缩压<70mmHg,或测不到	毛细血管充盈非常迟缓,表浅静脉塌陷	尿少或无尿	>40%（1600ml 以上）

*成人的低血容量性休克

【诊断】

诊断休克的关键是及时早期发现。较轻的病因一般不会导致休克,各种疾病,发展到一定严重程度时,都可能发生休克。凡是有严重损伤、大量出血、严重感染等强烈的致病因素存在时,均应想到患者可能会发生休克。在临床观察中,有出汗、兴奋、心率加快、脉压小或尿少等症状者,应疑有休克存在;若病人出现神志淡漠、反应迟钝、皮肤苍白、呼吸浅快、收缩压 <90mmHg、尿量明显减少者,应考虑病人已进入休克抑制期。

【监测】

1. 一般监测

（1）意识状态:主要反映脑组织的血流灌流情况。病人安静、神志清楚,对外界的刺激能正常反应,说明病人循环血量基本充足;若病人烦躁不安、表情淡漠、谵妄或嗜睡、昏迷,说明循环血量不足。

（2）皮肤温度、色泽:反映体表组织灌注情况。病人四肢温暖,皮肤干燥,轻压指甲或口唇时,局部暂时苍白,放松压迫后色泽迅速转为正常,表明末梢循环已经恢复、休克好转;反之,则说明休克状况仍然存在。

（3）脉搏和血压:主要反映有效循环血量状况。通常认为收缩压 <90mmHg、脉压 <20mmHg 是休克存在的表现;脉率变化常出现在血压变化之前。当血压仍较低,但脉率已恢复、清楚,且肢体温暖者,常表示休克趋于好转。常用脉率/收缩压二者之比计算休克指数,帮助判定休克的有无及轻重。指数为 0.5 多表示无休克;1.0～1.5 有休克;>2.0 为严重休克。

（4）呼吸:反映肺部功能状况和缺氧情况。呼吸深快提示代谢性酸中毒,呼吸急促或节律不规则表示休克严重。

（5）尿量:能反映肾脏灌注情况,同时能间接反映其他内脏灌注情况。尿量减少较血压降低更早出现。对疑有休克或已确认者,应观察每小时尿量。血压正常但尿量仍少且比重偏低者,提示有急性肾衰竭的可能。尿量维持在 30ml/h 以上、血压虽仍偏低时,提示休克趋于好转。

2. 特殊监测

(1)中心静脉压(CVP):主要反映右心房和胸腔段静脉内压力变化,在反映全身血容量及心功能状态方面比动脉压改变早。正常值为 5~10cmH_2O。当 CVP<5cmH_2O 时,表示血容量不足;CVP>15cmH_2O 时,提示右心功能不全、静脉血管床过度收缩或肺循环阻力增高;CVP>20cmH_2O 时,提示有充血性心力衰竭。连续监测 CVP 的动态变化,能准确反映心脏前负荷的情况,可用于指导临床治疗及估计预后。

(2)肺毛细血管楔压(PCWP):将 Swam-Ganz 漂浮导管随血流漂过右心房、右心室,进入肺小动脉,可测得肺动脉压(PAP)和肺毛细血管楔压(PCWP),有助于了解肺静脉、左心房压力和肺循环阻力情况。通过漂浮导管进行混合静脉血气分析,可了解肺内动静脉分流或肺内通气/血流比例的变化情况。PAP 正常值为 10~22mmHg,PCWP 的正常值为 6~15mmHg。PCWP<6mmHg 提示血容量不足,>15mmHg 提示肺微循环阻力增高,>20mmHg 提示有右心功能不全,>30mmHg 提示存在肺水肿。PCWP 增高时,即使 CVP 正常,也应限制输液量,以免发生或加重肺水肿。

(3)动脉血气分析:动脉血氧分压(PaO_2)正常值为 80~100mmHg,动脉血二氧化碳分压(PaCO_2)正常值为 36~44mmHg。PaCO_2>45mmHg 时,提示肺泡通气功能障碍;PaO_2<60mmHg、吸入纯氧仍无改善者则可能是 ARDS 的先兆。

【治疗】

治疗原则:消除病因,改善循环,纠正缺氧,维持重要器官功能。

1. 一般紧急治疗　积极处理原发病。保持呼吸通畅。避免过度搬动。采用 V 形体位,上身抬高 20°~30°,下肢抬高 15°~20°,以增加回心血量和改善呼吸。建立静脉通道,给予药物维持血压。鼻导管或面罩吸氧。注意保暖。

2. 补充血容量　恢复有效循环血量,是抗休克的基本措施。应全面综合分析各项监测指标,特别是根据血压和中心静脉压这二者的联合分析,来判断扩容的效果。应根据原发病的种类和休克的程度来选用不同的液体,可分别选用平衡液、晶体液、胶体液、成分输血、输全血等。休克患者因常有体液丢失在体腔内和组织间,故扩容之液体量常需大于显性丢失量。

3. 控制原发病　原发病的治疗是抗休克的前提。外科休克,常需要手术来处理原发病。原发病易控制者,可先抗休克,待休克基本控制后再手术处理原发病;对原发病不去除难以纠正休克时,如外伤性脾破裂伴失血性休克等,应边手术边抗休克。

4. 纠正酸碱平衡失调　经给氧、扩容等治疗后,酸碱平衡失调常能自行纠正。对给氧扩容后仍不能自行纠正的严重的酸碱平衡失调,可适当应用碱性或酸性药物进行纠正(参见水电解质酸碱平衡失调章节)。

5. 血管活性药物的应用　是抗休克的重要措施。血管活性药物,一般在有效扩容的前提下使用。

(1)血管收缩剂

1)多巴胺:为外科抗休克时的常用药物。兼具兴奋 α 受体、β 受体和多巴胺受体作用,其药理作用与剂量有关,抗休克时常用小剂量,取其兴奋 β 受体强心扩管疏通循环的作用,能增强心肌收缩力和扩张内脏血管,尤其是能扩张肾脏血管。一般取 40mg 加入到平衡液

500ml 中静脉滴注,滴速为 2~15μg/(kg·min)。当积极扩容后血压仍不能有效回升时、或暂无有效扩容措施时,可加快多巴胺滴注速度,起到大剂量兴奋 α 受体的缩管作用,血压回升后再减缓滴速。

2)多巴酚丁胺:多巴胺的衍生物,能增强心缩力,能明显扩张肺小动脉,而对其余血管作用较弱,故可用于肺换气功能不佳、肺动脉高压的休克患者。静脉滴注用量为 2.5~10μg/(kg·min)。

3)去甲肾上腺素:以兴奋 α 受体为主,轻度兴奋 β 受体。能兴奋心肌,收缩血管,升高血压及增加冠脉血流量。作用时间约 10 分钟。常用量为 1~5mg,加入到生理盐水或平衡液 500ml 内静脉滴注。

4)间羟胺:间接兴奋 α、β 受体,对心脏和血管的作用同去甲肾上腺素,但作用弱,维持时间约 30 分钟。常用量为 2~10mg 肌内注射或 2~5mg 静脉注射;或 10~20mg 加入到生理盐水或平衡液 100ml 中静脉滴注,20~30 滴/min。

(2)血管扩张剂

1)α 受体阻滞剂:①酚妥拉明(苄胺唑啉):能扩张阻力血管、增加组织灌流量。作用短暂,易于控制。常用 10mg 加入到平衡液 100~250ml 内静脉滴注,0.3mg/min。多与去甲肾上腺素合用,以抵消后者的强力收缩血管的作用。②酚苄明:能阻滞 α 受体、间接反射性兴奋 β 受体,作用缓慢而持久,一般可维持 3~4 天。多用于治疗顽固性休克。用量 0.5~1mg/kg,加入到 10% 葡萄糖液或生理盐水 200~400ml 中,1~2 小时内滴完。

2)抗胆碱能药:包括阿托品、山莨菪碱、东莨菪碱。大剂量直接扩张血管,增加冠脉血流量,减轻心脏前、后负荷,且可疏通微循环、防止血栓形成和 DIC,对感染性休克有良效。首选山莨菪碱静脉注射,5~10mg/次,每 10~30 分钟 1 次,总量不超过 30mg。

(3)强心药:包括兴奋 α 受体和兴奋 β 受体兼具强心功能的药物,如多巴胺和多巴酚丁胺等,其他还有强心苷如毛花苷 C,可增强心肌收缩力,减慢心率。充分扩容后 Bp 低而 CVP 高时,可静脉注射毛花苷 C 行快速洋地黄化,首次剂量 0.4mg 加入到 50% 葡萄糖液 20~40ml 中缓慢静脉注射,有效时可再给维持量 0.2mg。休克时心肌缺氧,对洋地黄类药敏感,易致心律不齐,毛花苷 C 用量宜偏小,并应做心电图监测。

6. 改善微循环 休克合并 DIC 时,应用肝素抗凝治疗,1.0mg/kg,6 小时一次,也可用丹参或潘生丁、低分子右旋糖酐。

7. 肾上腺皮质激素 用于感染性休克和其他较严重的休克。可在血容量基本补足、代谢性酸中毒已初步纠正,而病人情况仍不见显著好转,或感染性休克血压急剧下降时,早期、足量、短程使用。常用氢化可的松 10~30mg/kg 或地塞米松 1~3mg/kg,加入到 10% 葡萄糖 500ml 中静脉滴注。一般主张作冲击性大剂量给药,为了防止长时间大剂量应用激素可能产生的副作用,一般只用 1~2 次。

第二节 外科常见休克

一、失血性休克

失血性休克多见于大血管破裂、外伤性肝脾破裂、胃十二指肠溃疡大出血、门静脉高压症所致的食管或胃底曲张静脉破裂大出血、严重骨折、开放性颅脑损伤等。其发生与出血速度和出血量有关。成人急性失血超过全身血容量的20%（800ml），即可出现休克。

【出血量估计】

面色苍白、脉快、呼吸快、乏力，提示出血已较多。成人脉搏 90～100 次/min，收缩压 80～90mmHg，急性失血约 500ml；脉搏 100～120 次/min，收缩压 60～80mmHg，红细胞比积 30%～40%，急性失血约 500～1000ml；脉搏>120 次/min，收缩压<60mmHg，红细胞比积<30%，急性失血在 1000ml 以上。

【治疗】

止血和抗休克宜同时进行。常需通过手术方法来止血，当重要器官功能极差不能耐受手术时，可先抗休克，待情况好转后再行手术处理。

1. 补充血容量　可根据血压和脉率的变化来估计失血量。失血性休克虽然丢失的是血液，但补充血容量时，并不需全部补充血液。扩容量常为估计失血量的 3～4 倍。成人患者可在最初 1～2 小时内静脉输入平衡液 1000～2000ml（20～40ml/kg），然后按血压回升及尿量情况安排输液量，根据治疗反应，再决定输全血或右旋糖酐用量。失血量小于 20%（800ml），胶体液可全部用羧甲淀粉；失血量 20%～40%（800～1600ml），或红细胞比积<30%、血红蛋白<90g/L，羧甲淀粉与全血各输一半；失血量>50%（2000ml），全血应占 2/3。临床上常用血压结合中心静脉压的联合分析来指导补液（表 12-2）。

表 12-2　中心静脉压的测定指导补液

中心静脉压	血压	原因	处理原则
低	低	血容量严重不足	充分补液
低	正常	血容量不足	适当补液
高	低	心功能不全或血容量相对过多	给强心药，纠正酸中毒，舒张血管
高	正常	容量血管过度收缩	舒张血管
正常	低	心功能不全或血容量不足	补液试验*

*补液试验：等渗盐水 250ml 于 5～10 分钟内静脉滴注，血压回升而中心静脉压不变提示血容量不足，血压不变而中心静脉压升高 3～5cmH$_2$O 提示心功能不全。

2. 止血　一般先采取压迫、填塞、包扎等措施，暂时控制出血，待休克病情平稳后再手术彻底止血。对于肝脾破裂、急性活动性上消化道大出血等情况，应在抗休克的同时及早手术止血。

二、损伤性休克

损伤性休克常因多种因素引起，机制较为复杂，临床上一般将其划归低血容量性休克。见于严重的损伤如大血管破裂、多处复杂性骨折、多器官损伤、严重挤压伤、大面积烧伤、严重颅脑损伤、大手术等，损伤引起大量血液或血浆丢失，损伤后的继发改变引起体液丢失，损伤因素直接或间接影响心肺功能，多种因素和机制导致了休克的发生和发展。

【急救】

1. 首先处理好威胁生命的各种伤情，如心跳呼吸骤停、窒息、大出血、开放性或张力性气胸等。

2. 一般暂不随意搬动重伤病人，待血容量基本纠正后，再做需搬动的 X 线、CT 等检查。

3. 需大量持续扩容才能维持正常血压者,常提示存在隐蔽而致命的损伤,如肝脾破裂或较大血管损伤等,需仔细检查,并紧急手术。

【治疗】

1. 镇痛 剧痛可引起或加重休克,可根据情况适当选用吗啡、哌替啶等药物进行止痛,但腹内损伤诊断不明者忌用,有呼吸抑制者禁用吗啡。对骨折的病人,及时妥善固定骨折,可以减轻疼痛。

2. 补充血容量 仔细检查,综合分析各项监测指标,尽量准确估计失血量和失液量,积极有效扩容。

3. 手术 活动性大出血者,边抗休克边手术;非手术方法能暂时控制出血者,待休克较平稳后亦应争取早期手术,妥善处理好损伤的组织和器官。

4. 预防感染 严重损伤和休克,能明显降低病人的抵抗力,伤后的感染,又会引起或加重休克,故应及时应用有效抗生素预防感染。

5. 防治并发症 损伤和休克,可引起损伤器官和非损伤器官的功能障碍或衰竭,应及早预防。

三、感染性休克

感染性休克常继发于各种严重感染,其中以革兰染色阴性杆菌感染多见,如急性腹膜炎、胆道感染、绞窄性肠梗阻及泌尿系统感染等。

【分型】

按血流动力学改变情况,可将感染性休克分为两型。

1. 高动力型(高排低阻型、暖休克) 多由 G^+ 细菌(金葡菌、链球菌、肺炎球菌)感染引起,见于中毒性肺炎、脑膜炎、脓毒症等。血管以扩张为主,临床上较少见。特点是高心排出量、低外周血管阻力、低血压、中心静脉压正常或偏高,四肢皮肤温暖干燥。

2. 低动力型(低排高阻型、冷休克) 多由 G^- 细菌(大肠杆菌、类杆菌、变形杆菌、绿脓杆菌)感染引起,如急性化脓性梗阻性胆管炎、绞窄性肠梗阻、弥漫性腹膜炎、大面积烧伤等。血管以收缩为主,临床上较多见。特点是低心排出量、高外周血管阻力、低血压、低中心静脉压,四肢湿冷发绀。

【临床表现】

见表 12-3。

表 12-3 感染性休克的临床表现

临床表现	冷休克	暖休克
神志	躁动、淡漠或嗜睡	清醒
皮肤色泽	苍白、发绀	淡红或潮红
皮肤温度	湿冷或冷汗	温暖干燥
毛细血管充盈时间	延长	1~2 秒
脉搏	细速	慢而清楚
脉压(mmHg)	<30	>30
尿量(ml/h)	<25	>30

【治疗】

治疗原则:抗休克与抗感染同时进行。休克未纠正前,治疗以抗休克为主;休克纠正后,治疗以抗感染为主。

1. 补充血容量 充分扩容的同时,注意细菌毒素对心、肾的损害。补液过多,有体液超载的危险,因此,扩容时应尽量精准估计,并根据监测指标进行精细调节。

2. 控制感染 包括应用抗生素和控制局部感染灶两方面,二者缺一不可。严重感染或已存在感染性休克者,应及早大量应用有效抗生素预防感染。早期,根据临床判断的可能的致病菌用药,或选用广谱抗菌药,如腹腔内感染多数情况下以肠道的多种致病菌感染为主,可考虑选用第三代头孢菌素加用替硝唑。致病菌明确后,则选用敏感抗生素。原发感染灶的存在是休克发生和持续存在的主要原因,应尽早处理,如切开排脓、切除坏死的肠管等。

3. 纠正酸碱平衡 感染性休克患者,酸碱平衡失调常以代谢性酸中毒为主,可先根据临床表现给以一定量的碱性药物,然后根据血气分析结果进行精细调节。

4. 血管活性药物的应用 经上述治疗后休克仍未见明显好转者,可给以血管活性药物,如多巴胺、山莨菪碱等,其中抗胆碱能药山莨菪碱对感染性休克有良效;当休克较顽固时可应用能阻滞 α 受体又能间接反射性兴奋 β 受体的酚苄明。感染性休克时,心功能常受损。改善心功能可用强心苷(毛花苷 C)、β 受体兴奋剂多巴酚丁胺。

5. 皮质激素治疗 糖皮质激素能抑制多种炎性介质的释放和稳定溶酶体膜。但应用限于早期,用量宜大,可达正常用量的 10 ~ 20 倍,维持不宜超过 48 小时,否则,易发生急性胃黏膜损害和免疫抑制等严重并发症。

(王玉云)

复习思考题

1. 简述休克时微循环的病理变化。
2. 休克时一般监测指标有哪些?
3. 对休克病人应如何进行急救?

第十三章 多器官功能障碍综合征

 学习要点

多器官功能障碍综合征的临床表现及诊断；多器官功能障碍综合征的防治要点；急性肾衰竭的临床表现、诊断及治疗；急性呼吸窘迫综合征的临床表现、诊断及治疗。

第一节 概　述

多器官功能障碍综合征（multiple organ dysfunction syndrome，MODS）是指急性疾病过程中两个或两个以上的器官或系统同时或序贯发生功能障碍。

【病因】

引起 MODS 的常见的外科疾病有：

1. 外科感染引起的脓毒症；

2. 严重损伤引起的大量失血、失液；

3. 各种外科休克；

4. 心跳呼吸骤停复苏后；

5. 缺血-再灌注损伤；

6. 严重的急腹症；

7. 药物、仪器使用不当；

8. 重要器官或系统原已患慢性疾病者更易发生 MODS。

【发病机制】

尚未完全明了。病因不同，其发病机制可能略有差异。

目前认为，全身炎症反应综合征（systemic inflammatory response syndrome，SIRS）是 MODS 的发病基础。各种炎症介质、细胞因子的参与加剧了 SIRS 并导致 MODS 的发生。

各种严重疾病导致全身感染，体内各种炎症介质过度释放，造成广泛的组织破坏，最终导致 MODS 发生。

机体释放促炎症介质同时，也很快释放各种抗炎症介质，控制炎症的过度发展。促炎症介质与抗炎症介质之间的相互作用取得平衡，则保持着内环境的稳定。如果促炎症介质取得优势，将出现 SIRS 及持续过度的炎症反应；如果抗炎症介质过度释放，则为代偿性炎症反应综合征（compensatory anti-inflammatory response syndrome，CAIS），引起免疫功能瘫痪。

机体除释放炎症介质以外，还同时释放前列腺素（PGE_2），强烈抑制淋巴细胞功能，导致免疫功能低下，从而加重 SIRS，最终导致 MODS。

机体受到一次不太严重的打击可导致免疫系统处于预激状态，当受到再次打击时，全身炎症反应过激,更容易发生 MODS。

【临床表现及诊断】

MODS 可分为两种类型:①速发型,是指原发疾病在发病 24 小时后有两个或两个以上器官或系统同时发生功能障碍,此型原发病多为急症且甚为严重。发病 24 小时内发生器官功能衰竭者,属复苏失败而非 MODS。②迟发型,是先发生一个器官或系统的功能障碍,稳定一段时间后,继发更多的器官或系统功能障碍,此型多见于继发感染或存在持续的毒素或抗原。

MODS 的诊断需要对病史、临床表现、实验室和其他辅助检查结果作综合分析。

MODS 的诊断指标目前尚未统一,初步诊断标准见表 13-1。

表 13-1　MODS 的初步诊断标准

器官	病症	临床表现	检验或监测
心	急性心力衰竭	心动过速,心律失常	心电图失常
外周循环	休克	无血容量不足的情况下血压降低,肢端发凉,尿少	平均动脉压降低,微循环失常
肺	ARDS	呼吸加快,窘迫,发绀,需吸氧和辅助呼吸	血气分析有血氧降低等,监测呼吸功能失常
肾	ARF	无血容量不足的情况下尿少	尿比重持续在 1.010 ±,尿钠、血肌酐增高
胃肠	应激性溃疡 肠麻痹	进展时呕血、便血 腹胀,肠音弱	胃镜检查可见病变
肝	急性肝衰竭	进展时呈黄疸,神志失常	肝功能异常,血清胆红素增高
脑	急性中枢神经功能衰竭	意识障碍,对语言、疼痛刺激等反应减退	
凝血功能	DIC	进展时有皮下出血瘀斑、呕血、咯血等	血小板减少,凝血酶原时间和部分凝血活酶时间延长,其他凝血功能试验也可失常

诊断 MODS 的注意点:

1. 熟悉引起 MODS 的常见疾病,警惕存在 MODS 的高危因素。

2. 及时作详细的检查,尽快作特异性较强的检查。

3. 危重病人应常规动态监测心肺肾功能。

4. 当某一器官出现功能障碍时,注意观察其他器官的变化。

5. 熟悉 MODS 的诊断指标。

【防治要点】

1. 控制原发病 只有控制原发病,才能有效防治 MODS。

2. 监测生命体征 对发生 MODS 者,应扩大监测范围。

3. 防治感染 合理使用抗生素,及时处理原发感染灶。

4. 免疫调理治疗 对难以控制的 SIRS,增强免疫功能可防止 SIRS 加剧。

5. 保护肠黏膜的屏障 改善肠黏膜灌注。尽可能采用肠内营养。

6. 及早治疗首发器官　治疗单个器官功能障碍的效果胜过治疗 MODS。

第二节　急性肾衰竭

急性肾衰竭(acute renal failure, ARF)是指短时间(数小时至数天)内发生的肾脏功能减退,即溶质清除能力及肾小球滤过率下降,从而导致水、电解质和酸碱平衡紊乱及氮质代谢产物蓄积为主要特征的一组临床综合征。近年来医学界建议将 ARF 归类于急性肾损伤(acute kidney injury, AKI)。其死亡率高达 50% 以上。

ARF 的主要病理表现是各种原因引起的肾实质损害。

少尿是 ARF 的主要临床表现之一。"自身中毒"是 ARF 的实质。正常人体内每天产生 35~40g 固体代谢废物,若 24 小时尿量少于 400ml,即不能将代谢废物完全溶解排出。代谢废物在体内蓄积,引起自身中毒。

根据尿量是否减少,可将 ARF 分为少尿型和非少尿型。

根据病因,可将 ARF 分为肾前性、肾性、肾后性三类。

【病因】

1. 肾前性　有效循环血量减少或肾动脉阻力增高,使肾脏血流灌注减少。常见原因有休克、心衰、严重损伤、大出血、大量体液丢失等。肾缺血早期,属功能性改变,未及时处理,将发展为肾实质损害。

2. 肾性　包括肾实质病变和肾毒性物质两类原因。肾实质病变常见的有急性肾小球肾炎、急性肾间质疾病及肾血管病变等。肾毒性物质常见的有氨基糖苷类抗生素、造影剂、重金属毒物、生物性毒素、有机溶剂、肌红蛋白、血红蛋白等。

3. 肾后性　急性尿路完全梗阻,梗阻以上尿路压力升高,肾积水使肾实质受压,肾小球滤过降低甚至中断。常见原因有结石、肿瘤、血块梗阻,前列腺肥大等。梗阻如能及时解除,肾功能可以恢复,梗阻时间过长,将引起肾实质损害。

【发病机制】

1. 肾缺血　肾缺血是 ARF 的始动因素。肾缺血时,肾小球滤过减少;收缩压低于 60mmHg 时,肾小球滤过基本停止。血压恢复后,体内的儿茶酚胺、5-羟色胺、血管紧张素等介质,使肾血管反应性收缩,肾小球滤过率仍未恢复。肾小球滤过率降低引起少尿(图 13-1),体内代谢废物蓄积。

2. 肾小管功能障碍　肾小管功能障碍是 ARF 持续存在的主要因素。肾持续缺血时,细胞能量代谢障碍、肾内炎症介质及氧自由基的作用,导致肾小管上皮细胞变性坏死和脱落,发生肾小管堵塞和滤液返漏。肾小管上皮细胞坏死和脱落,使肾小管壁出现缺损区,管腔与肾间质直接相通,原尿反流至肾间质,引起肾间质水肿,压迫肾单位,加重肾缺血,使肾小球滤过率更低。

3. 肾缺血-再灌注损伤　可直接损伤肾实质细胞。肾缺血恢复血流时,血管内中性粒细胞隔离、氧化物质和其他有害物质及氧自由基的释放,使肾小管上皮细胞内膜发生脂质过氧化。导致细胞功能障碍甚至死亡。

4. 非少尿型急性肾衰竭　机制尚不完全清楚,一般认为,肾小管上皮细胞变性坏死、肾小管堵塞仅发生于部分肾小管,而另外部分肾单位血流灌注并不减少、血管无明显收缩和血管阻力不高时,就会出现非少尿型急性肾衰竭。

肾血管收缩
血压低

血浓缩、胶体
渗透压增高

肾素分泌增加

肾小管供血不足

Na⁺流量增高

内皮细胞肿胀

滤过率下降

肾小管坏死

管型阻塞

逆向弥散

肾间质水肿

图 13-1　肾缺血致少尿的示意图

【临床表现】

1. 少尿型急性肾衰竭

（1）少尿或无尿期：是整个病程的主要阶段，一般持续 1～2 周，也可长达 1 月。少尿期越长、病情越重。

1）水、电解质和酸碱平衡失调：

①少尿导致水中毒，引起高血压、肺水肿、脑水肿及心衰，表现为恶心、呕吐、头晕、心悸、呼吸困难、嗜睡和昏迷。水中毒是 ARF 的主要死因之一。

②少尿时钾排出受限引起高钾血症，表现为心律失常等，严重时甚至心跳骤停。高钾血症是 ARF 的常见死因之一。

③少尿时镁排出受限引起高镁血症，表现为肌力减弱、呼吸抑制、嗜睡、昏迷甚至心脏停搏。

④ARF 时 60%～80% 的磷转向肠道排出，与肠道内的钙结合成不溶解的磷酸钙，影响钙的吸收，出现高磷血症和低钙血症。

⑤水潴留引起稀释性低钠血症和低氯血症。

⑥无氧代谢增加和肾排酸障碍引起代谢性酸中毒，表现为呼吸深快、颜面潮红、恶心呕吐、胸闷、嗜睡及神志不清或昏迷，血压下降，心律失常，甚至心跳骤停。

2）蛋白质代谢产物积聚：含氮物质不能经肾排泄，积聚于血中，称氮质血症，同时有酚、胍等毒性物质积聚，称尿毒症。表现为恶心呕吐、头痛、烦躁、倦怠无力、意识模糊甚至昏迷。

3）出血倾向：因血小板改变、凝血因子消耗和毛细血管脆性增加，常有皮下、口腔黏膜、齿龈及胃肠道出血。

（2）多尿期：少尿期之后，当每日尿量增至 400ml 以上，即进入多尿期。此期持续时间约 2 周。当肾功能逐渐恢复后，尿毒症症状逐渐改善。因大量尿液排出，可出现脱水、低血钾、低血钠、低血钙等现象。此时机体抵抗力低，易发生感染，病人并未脱离危险。低血钾和感染是多尿期的主要死因。多尿期尿量增加可表现为突然增加、逐步增加和缓慢增加，若尿量增加一段时间后不再增加，提示肾脏有难以恢复的损害，预后差。多尿期后常需数月肾功能方能恢复正常，少数病人最终遗留不同程度的肾结构和功能缺陷。

2. 非少尿型急性肾衰竭　无少尿表现，每日尿量在 800ml 以上。化验指标改变较少尿型轻。临床表现轻，进程缓慢，并发症少，预后较好，但临床上不可忽视。

【诊断】

1. 病史及体格检查　询问和检查有无肾缺血因素、肾实质病变、肾毒性物质中毒、尿路梗阻等因素。

2. 尿液检查

（1）尿量：不能仅记每 24 小时的尿量，须准确记录每小时尿量，以便更准确及时地了解肾脏及全身的病情变化。

（2）尿液检验：尿呈酸性，比重为 1.010~1.014。镜下可见宽大颗粒管型（肾衰管型）、红细胞管型和大量蛋白。肾前性和肾后性 ARF 早期尿液检查无异常。

3. 肾功能检查

（1）血肌酐和尿素氮：呈进行性升高，每日血尿素氮升高 3.6~7.1mmol/L，血肌酐每日升高 44.2~88.4μmol/L。

（2）尿渗透压：肾前性大于 500mmol/L，肾性常小于 400mmol/L。

（3）尿钠：肾性大于 40mmol/L，肾前性小于 20mmol/L。

（4）肾衰指数：$RFI = U_{Na} \times [P_{cr}(血肌酐)/U_{cr}(尿肌酐)]$。正常值在 1 以下；肾性急性肾衰竭时，一般在 1 以上；肾前性在 1 以下。

4. 血生化检查　测定血清钾、钠、氯、钙、血浆碳酸氢根及血清 pH 值，分析水、电解质及酸碱失衡状况，可了解病情进展情况并用于指导治疗。

5. 影像学检查　可了解有无肾后性因素和肾实质病变变化情况，可行 B 超、KUB、IVP、CT、MRI 等检查。

6. 补液试验　可用于区别患者是单纯的血容量暂时不足引起的少尿还是 ARF。30~60 分钟内输入 5% 葡萄糖或 5% 葡萄糖盐水 250~500ml，血容量不足者尿量可增加，而肾衰竭者尿量不增加。有心肺功能不全者不宜采用此方法。

【预防】

1. 预防肾缺血　对大量失液、休克、严重创伤者应及时纠正血容量不足，必要时测定中心静脉压作为输液的依据。较大手术影响肾血流者应注意扩充血容量，纠正水、电解质酸碱失衡，保护肾功能。慎用肾血管收缩药物。

2. 保持肾小管通畅　对严重挤压伤及错误输血，治疗时应碱化尿液、使用甘露醇，防止血红蛋白、肌红蛋白阻塞肾小管。

3. 药物预防　采用腺嘌呤核苷酸类药物、氧自由基清除剂、血管紧张素转换酶抑制剂、钙离子拮抗剂等，预防肾细胞损伤，改善肾血流，促进细胞的再生与修复。

【治疗】

治疗原则：维持内环境稳定，促进受损肾细胞的再生和修复。

1. 少尿期治疗

（1）控制水电解质入量：补液原则："量出为入，宁少勿多"。补液公式：每日补液量＝显性失水量＋非显性失水量－内生水。补液量应精准估计，并根据补液监测指标进行精细调节，实际每日补液量以每日体重减少 0.5kg 左右为佳。除了纠正酸中毒，一般不需补充钠盐，应注意钙的补充。

（2）预防高钾血症：严格控制钾的摄入。减少导致高血钾的因素，禁用含钾食物和药物，减少组织分解，控制感染，清除坏死组织，纠正酸中毒，不输库存血。促进钾离子进入细胞内。促进钾的排出，必要时可透析治疗。

（3）纠正酸中毒：血浆 HCO_3^- 低于 15mmol/L 时应用碳酸氢盐治疗，但应注意所用的液量，以免导致血容量过多。严重酸中毒时血液滤过治疗是最佳方法。

（4）营养疗法：采用低蛋白、高热量、高维生素饮食或肠外营养，提供足够热量，减少体内蛋白分解。也可应用促蛋白合成激素。

（5）控制感染：严格无菌操作，预防各种介入导管引起的感染。应用抗菌药物预防感染，禁止使用肾毒性药物，根据肾功能及药物敏感试验调整用药剂量及治疗次数，采用半衰期较短的药物。

（6）血液净化：

1）血液净化指征：

①血尿素氮 >21.4mmol/L，或血尿素氮每日升高超过 8.9mmol/L；

②血肌酐 >442μmol/L，或血肌酐每日升高超过 176.8μmol/L；

③血钾 >6.5mmol/L，或血钾每日升高超过 1.0mmol/L；

④CO_2CP <13mmol/L，pH <7.25。

2）血液净化方法：

①血液透析（HD）：通过血泵将血液输送至透析器，利用透析器内半透膜两侧的血液与透析液内溶质的浓度差扩散渗透进行溶液与溶质交换，以达到去除体内过多水分和某些代谢产物的目的，经过透析的血液再回输体内。

②腹膜透析（PD）：腹腔内置管并注入透析液，以腹膜作为透析膜，清除体内积聚的水分和电解质及代谢产物，再将透析交换过的液体排出体外（图 13-2）。适用于建立血管通路有困难者。

③连续性肾替代治疗（CRRT）：利用病人自身血压，将血液持续地送入滤血器，通过超滤清除过多水分和电解质，血液再回流入体内。CRRT 用于治疗有严重合并症的肾衰竭、多脏器功能衰竭、严重创伤、高分解代谢者。

2. 多尿期的治疗　多尿期出现大量排尿时，肾的病理改变未完全恢复，水、电解质仍处于失衡状态，机体虚弱，易于感染。应加强营养，增强机体抗病能力，补充足够的热量和氨基酸、蛋白质以达到正氮平衡，并补充维生素和微量元素。预防感染及并发症。严密监测水、电解质平衡情况，随时调整治疗方案，一般补充前一天尿量的 1/2～2/3，使机体呈轻度负氮平衡又不出现脱水。当 24 小时尿量超过 1500ml 时应给予补钾，口服钾盐或静脉滴注，每日 3～5g。适当补充胶体液，提高胶体渗透压。

3. 恢复期处理　定期复查肾功能。避免使用对肾功能有损害的药物。少数患者需终身依赖透析治疗。

图 13-2　腹膜透析疗法示意图

第三节　急性呼吸窘迫综合征

急性呼吸窘迫综合征(acute respiratory distress syndrome,ARDS)是因肺实质发生急性弥漫性损伤而导致的急性缺氧性呼吸衰竭。其临床特征是进行性呼吸困难和顽固性低氧血症。

ARDS 常是 MODS 的先兆或重要组成部分。死亡率为 48% ~75% 。

【病因】

1. 直接病因　①误吸;②溺水;③肺挫伤;④弥漫性肺部感染;⑤机械通气引起的肺损伤等。

2. 间接病因　①肺外感染并发严重毒血症和感染性休克;②严重的非胸部创伤;③紧急复苏时大量输血输液;④脂肪栓塞;⑤体外循环术等。

【发病机制】

目前认为,ARDS 是全身性炎症反应综合征(SIRS)在肺部的表现。

1. 直接病因　作用于肺部,局部损伤刺激肺部吞噬细胞等炎性细胞,激发炎症反应连锁放大,引起炎症性的自身性破坏反应,使肺损伤恶化。肺损伤后继发性的炎症反应,实际上就是 SIRS,是导致 ARDS 进一步恶化的原因。

2. 间接病因　作用于机体，产生多种细胞因子和炎症介质，造成肺血管内皮细胞的损伤，肺微血管通透性增高，血液成分渗漏，肺间质发生水肿。炎性细胞在趋化因子和黏附分子的作用下，移行入肺间质，继续释放炎症介质，造成肺泡上皮的损伤，气-血交换屏障破坏，肺水肿和肺组织炎症呈进行性加重。

【病理生理】

1. 肺毛细血管通透性增加是 ARDS 的早期特征，大量富含蛋白质的液体从肺毛细血管渗出，表现为肺间质和肺泡水肿。

2. 肺容量降低是 ARDS 的重要特征，表现为肺容量、肺活量、潮气量和功能残气量均明显降低。

3. 肺顺应性降低是 ARDS 的力学特征，表现为需要较高的气道压力才能维持正常的潮气量。

4. 低氧血症是 ARDS 的最终结果，肺内分流增加、通气/血流比例失调等，导致了低氧血症。

【临床表现】

1. 初期　无明显的呼吸困难和发绀。有呼吸窘迫感，且用一般的吸氧方法不能得到缓解。肺部理学检查和 X 线摄片可无明显异常（肺部原有病变除外）。此期实际上是心脏增加搏出量，对低氧血症起一定的代偿作用，而肺部病变则在进展。

2. 进展期　出现明显的呼吸困难和发绀，呼吸道分泌物增多，肺部有啰音，X 线胸片有广泛性点片状阴影，意识发生障碍，体温可增高，白细胞计数增多。此时须作气管插管机械通气支持，才能缓解缺氧症状。

3. 末期　病人陷于深昏迷，心律失常，心跳变慢乃至停止。

【诊断】

1. 有原发病史，如严重创伤、感染或休克、颅脑损伤、体外循环、胃液误吸、急性胰腺炎、急性肺炎等。

2. 原发病抢救过程中或已稳定数小时至数日后，出现呼吸急促，频率大于 28 次/分，并出现缺氧，进行性加重，不能用原发病解释，常规氧疗无效。

3. X 线早期多无异常发现，有时可呈轻度间质改变，表现为肺纹理增多；中晚期有斑片状阴影或大片实变。

4. 血气分析 $PaO_2 < 60mmHg$、$PaCO_2 < 35mmHg$（晚期可增高），吸入纯氧 15 分钟后，$PaO_2 < 300mmHg$。

5. 排除肺部慢性疾病、心源性或其他原因引起的肺水肿。

【治疗】

治疗原则：消除病因，支持呼吸，改善循环，维护其他重要器官功能，防治并发症。

1. 呼吸支持　机械通气是目前治疗 ARDS 最重要、最具疗效的方法，其目的是维持气体交换，恢复肺毛细血管通透性，纠正低氧血症。

（1）初期病人呼吸加快而其他症状较轻时，可用面罩持续正压通气（continuous positive airway pressure，CPAP），使肺泡复张，增加交换面积，并增加吸入氧浓度。

（2）进展期，需作气管插管或气管切开，给以呼气末正压通气（positive end-expira-tory pressure，PEEP），呼气末气压一般从 3～5cmH$_2$O 开始，最高不超过 15cmH$_2$O，过高的气压会减少静脉回心血量和心排出量，并导致气压性肺损伤及颅内压增高。为了迅速纠正低氧血症,使用呼吸机开始时应用较高的吸入氧浓度(FiO_2),然后维持在 $PaO_2 > 65mmHg$ 水平,逐步降低至 $FiO_2 \leq 0.4$,以避免高浓度氧对肺的损害。潮气量为 $6 \sim 8ml/kg$,气道峰压应 $< 40 \sim 45cm\ H_2O$,潮气量过大或气道峰压过高会诱发或加重肺损伤。呼吸频率可维持在 15 次/分左右。

2. 改善循环　低血容量须及时纠正。输液过量会加重肺间质和肺泡水肿,应监测尿量、中心静脉压以指导输液。输液以晶体液为主,适当给予白蛋白或血浆,酌情用利尿剂。低氧血症和肺动脉高压会增加心脏的负荷,加之感染、代谢亢进等可影响心功能,必要时可使用正性肌力药和血管活性药物改善循环功能。

3. 药物治疗

(1)肾上腺皮质激素:如氢化可的松、地塞米松,可减轻炎症反应,宜在短期内(3~4 天)使用,以免出现免疫抑制。

(2)低分子右旋糖酐:可减少红细胞聚集及微血栓形成,改善肺的微循环。

(3)肺表面活性物质:经雾化吸入可降低肺泡表面张力,改善肺泡功能。

(4)一氧化氮(NO):可明显降低肺动脉压,减少肺内分流,改善低氧血症;同时具有抑制肺泡巨噬细胞致炎效应、防止肺毛细血管通透性增加和改善肺损伤的作用。

4. 防治并发症

(1)感染:感染是导致 ARDS 的高危因素;已发生 ARDS 者,易并发感染。有明确的感染征象时,应采用抗生素治疗。

(2)休克:休克是 ARDS 的病因之一;感染性休克是 ARDS 最主要的直接死因。各种原因的休克均需及时纠正。

(3)DIC:ARDS 患者应每日检查血小板计数,若逐日减低,应考虑有 DIC 存在的可能,可参考其他指标,及时采用抗凝疗法。

(4)心律紊乱:缺氧、酸碱失衡、电解质紊乱等,均可导致心律紊乱,应及时纠正。

(5)氧中毒:长时间吸入高浓度氧可致氧中毒,损害肺毛细血管内皮,妨碍气体交换,引起局灶性肺泡不张与透明膜形成。在肺组织缺氧或已有损伤的情况下,氧中毒更易发生。吸入氧浓度应保持在 $40\% \sim 50\%$。

(6)气压伤:应用呼吸机治疗者,应注意随时调整呼吸机参数,防止发生气压伤。

(7)消化道出血:缺氧、皮质激素的使用,均可引起胃十二指肠出血,应及时防治。

5. 其他　肺外器官衰竭是 ARDS 重要的死亡危险因素,治疗 ARDS 时应注意防治肾、肝等器官功能障碍。

(王玉云)

复习思考题

1. 何谓多器官功能障碍综合征?

2. 多器官功能障碍综合征的防治要点有哪些?

3. 急性肾衰竭少尿或无尿期,体内水、电解质和酸碱平衡发生哪些改变?

第十四章 肿 瘤

学习要点

肿瘤的概念、病因、病理、临床表现、诊断、预防及治疗原则;常见体表肿瘤的临床表现及治疗。

第一节 概 述

肿瘤(tumor)是机体正常组织细胞在各种始动因素与促进因素长期作用下,增生与异常分化而形成的新生物。肿瘤细胞在基因水平上失去正常调控,一旦形成,不因病因消除而停止增生。肿瘤组织不受生理调节,不断破坏正常组织器官。肿瘤有良性恶性之分,良性肿瘤一般预后较好,但有可能恶变;恶性肿瘤易转移,治疗后易复发,常危及生命。

随着医学的发展和非肿瘤性疾病诊治技术的进步,恶性肿瘤对人类生命的威胁相对显得更为突出。恶性肿瘤为男性死亡原因的第二位,为女性的第三位。全世界每年约有1000万人患恶性肿瘤。我国每年新发肿瘤病例约200万,死亡约150万,其中60%以上为消化系统癌症。我国常见的恶性肿瘤,城市依次为肺癌、胃癌、肝癌、肠癌及乳癌,农村依次为胃癌、肝癌、肺癌、食管癌、肠癌。

【分类】

根据肿瘤的形态学特征及生物学行为,可将肿瘤分为良性与恶性两大类。

根据恶性肿瘤的细胞分化程度,可将恶性肿瘤分为高分化、中分化及低(未)分化三类。

少数肿瘤,形态上属良性,但呈浸润性生长,易转移,切除后易复发,生物学行为上介于良性与恶性之间,称为交界性或临界性肿瘤。

有的肿瘤虽属良性,但生长在特殊部位,或肿瘤细胞具有特殊功能,可导致恶性的后果。

【命名】

良性肿瘤一般称"瘤",恶性肿瘤来自上皮组织者称"癌",来自间叶组织者称"肉瘤",胚胎性肿瘤常称"母细胞瘤";有些恶性肿瘤仍沿用传统名称"瘤"或"病",如恶性淋巴瘤、白血病等。

肿瘤可根据"部位 + 组织 + 瘤或癌"命名,如乳腺纤维瘤等;或用"器官 + 肿瘤"命名,如肺癌等;相同器官或组织发生不同细胞形态肿瘤,对细胞形态冠以全名,如宫颈鳞状细胞癌、宫颈腺癌等。

【病因】

肿瘤的病因目前尚不完全清楚,一般认为肿瘤是环境因素与体内因素共同作用的结果,或者是外界致癌因素、促癌因素与机体内在因素相互作用的结果。

（一）环境因素80％以上的恶性肿瘤与环境因素有关。

1. 化学因素 煤焦油、煤烟、石蜡、矿物油、燃烧不全的废气中所含有的环碳氢化合物、亚硝胺化合物等，与肺癌的发病有明显关系。接触芳香胺及偶氮染料者，易患膀胱癌。亚硝酸物质可能是食管癌、胃癌的主要病因。被黄曲霉素污染的食物可诱发肝癌。

2. 物理因素 长期吃过热、过硬食物及饮酒、吸烟等与食管癌、肺癌的发生有关。异物的慢性刺激，电离辐射作用，可能引起皮肤癌、骨肉瘤、肺癌、白血病、恶性淋巴瘤等。紫外线可能引起皮肤癌。石棉纤维吸入与肺癌有关。滑石粉与胃癌有关。

3. 生物致癌因素 血吸虫可引起结肠癌。鼻咽癌、白血病、肉瘤、肝癌等，可能与病毒有关。

 知识链接

环境、行为因素与相关恶性肿瘤的发生部位		
	因素	**相关肿瘤发生部位**
职业因素	石棉、沥青	肺、皮肤
	煤烟	阴囊、皮肤
生物因素	细菌、病毒	鼻咽、胃、肝、子宫颈
生活方式	烟草	肺、胰腺、肾、膀胱
	硝酸盐、亚硝酸盐、低维生素 C、真菌毒素	胃、肝
	高脂、低纤维、煎功烤焙食物	大肠、胰腺、乳腺、前列腺、卵巢、子宫内膜
多种因素	烟与酒	口腔、食管
	烟与石棉	肺、呼吸道
	酒与病毒	肝
医源性因素	放射线、药物	皮肤、造血系统

（二）机体因素

1. 内分泌因素 乳癌与雌激素和催乳素有关。子宫内膜癌与雌激素有关。生长激素可以刺激癌的发展。

2. 免疫因素 胸腺发育不全，淋巴细胞缺少，细胞免疫消失者，易发生恶性肿瘤。先天性丙种球蛋白缺乏者，淋巴细胞性白血病发生率增高。器官移植后，长期使用免疫抑制剂者，肿瘤发生率较高。

3. 遗传因素 肠息肉病综合征、乳腺癌、肝癌、胃癌、视网膜细胞的肿瘤、子宫颈癌、鼻咽癌等，有遗传倾向性。少数肿瘤有一定的家族史，可能是有遗传易感性。携带缺陷基因BRCA-1 者易患乳腺癌，APC 基因突变者易患肠道腺瘤病，代谢酶多态性也可构成易感性。

4. 胚胎残留因素 少数肿瘤的发生与胚胎残留组织有关。某些残存的胚胎组织细胞在体内可能呈暂时静止状态，在某些因素作用下可以发展成为肿瘤，如畸胎瘤、皮样囊肿、腮裂源性肿瘤等。

肿瘤的发生可能还与营养、微量元素、精神因素等有关。肿瘤可能是多种因素或综合因素共同作用的结果。

【病理】

1. 良性肿瘤 膨胀性生长,速度较慢,肿块增大过程中挤压周围组织形成包膜,有明显界限,细胞分化程度较高。有些良性肿瘤的细胞仍能保持正常生理功能,可引起肿瘤所属器官功能亢进,如甲状旁腺腺瘤、胰岛素细胞瘤等;部分良性肿瘤的细胞则失去正常生理功能,如平滑肌瘤影响运动功能。

2. 恶性肿瘤 浸润性生长,速度较快,无包膜,界限不清,肿瘤细胞沿组织间隙蔓延。恶性肿瘤按其细胞形态、大小、染色、核改变、细胞分裂相的不同,可分为高分化、中分化和低(未)分化,或Ⅰ、Ⅱ、Ⅲ级。高分化者近似正常分化程度,恶性程度较低;低(未)分化者分化程度极差,高度恶性,核分裂较多。恶性肿瘤细胞的代谢失常,以无氧代谢为主,消耗能量多,导致全身分解代谢加速。

3. 转移

(1)直接蔓延:肿瘤直接向周围浸润;

(2)淋巴转移:肿瘤细胞侵入淋巴管随淋巴液回流发生转移,多数为区域淋巴结转移,也可跳跃式转移;

(3)血行转移:肿瘤细胞进入血液循环,转移到远处组织器官;

(4)种植转移:肿瘤细胞脱落在体腔或空腔脏器内,黏附于浆膜或黏膜表面形成转移灶。

【临床表现】

早期临床表现常不明显。进展期的临床表现与肿瘤性质、发生组织、所在部位、进展程度有关。

1. 局部表现

(1)肿块:是肿瘤的主要表现,表浅者易被发现,深部肿块早期常难被发现。

(2)疼痛:多数肿瘤早期疼痛不明显,肿块增大、破溃、感染、刺激、压迫神经,或导致空腔器官梗阻时,可出现疼痛。不同部位不同性质的肿瘤,其疼痛的性质和程度各不相同。

(3)溃疡:体表或消化道恶性肿瘤,若生长快血供不足可继发坏死或继发感染可致溃烂,周边隆起,中央凹陷,基底不平,有恶臭或血性分泌物。

(4)出血:体表肿瘤、与体外相通的肿瘤,破溃、血管破裂可致出血。在上消化道有呕血或黑便,下消化道为血便或黏液血便,泌尿道肿瘤有血尿,肺癌有咯血或痰中带血,子宫颈癌有阴道出血,肝癌破裂可致腹腔内出血。

(5)梗阻:空腔器官或其邻近的肿瘤,可导致空腔器官梗阻。如食管癌致吞咽困难,腹内肿瘤致肠梗阻,支气管癌致肺不张,胰头癌、胆管癌致胆管阻塞。

(6)转移:恶性肿瘤转移后,在转移灶所在的组织和器官产生相应的临床表现。

2. 全身症状 良性及早期恶性肿瘤,多无明显的全身症状。中晚期恶性肿瘤常有贫血、消瘦、乏力、低热等表现,恶性肿瘤晚期全身衰竭出现恶病质。

【诊断】

恶性肿瘤诊治越早预后越好,但恶性肿瘤早期诊断有一定的困难,诊断时强调反复详细询问病史、反复详细检查、综合分析所获得的各项资料。

1. 病史

(1)年龄:儿童肿瘤多为胚胎性肿瘤或白血病,青少年肿瘤多为肉瘤,中老年多为癌。

(2)病程:良性肿瘤病程较长,恶性肿瘤病程较短。良性肿瘤恶变时增长速度加快。

(3)个人史及过去史:

①个人史：长期吸烟、饮酒、有特殊饮食习惯、有特殊职业史者，患某种相关肿瘤的可能性较大。

②家族史或遗传史：怀疑为乳癌、胃癌、肠癌、鼻咽癌、食管癌、肝癌时，应仔细询问家族中有无类似病史。

③癌前病变：黏膜白斑、宫颈糜烂、结肠或直肠腺瘤性息肉、慢性萎缩性胃炎、慢性溃疡性结肠炎、皮肤慢性溃疡、乙型肝炎、EB 病毒反复感染等，这是目前认为的可能的癌前病变，若患者曾患或正患以上某种疾病，则患相关肿瘤的可能性较大。

2. 体格检查

（1）局部检查：注意检查肿块部位、大小、数目、形态、质地、表面光滑程度、有无压痛或放射痛、活动度、与周围组织器官的关系等，同时注意检查肿块所在器官的功能状况。

（2）区域淋巴结或转移灶检查：怀疑为某种肿瘤时，应注意检查其区域淋巴结的情况，如注意检查颈部淋巴结、锁骨上淋巴结、腋窝淋巴结和腹股沟淋巴结等；还要注意常见的远处转移部位的检查，如肺部、肝脏、脑、骨骼、盆底及颈部等。

3. 实验室检查

（1）常规化验：血、尿、粪常规检查可为肿瘤诊断提供相关线索。

（2）血清学检查：用生化方法测定人体血液、分泌物、排泄物中的肿瘤标记物质，如某些酶、糖蛋白、激素等。

（3）免疫学检查：可检查体内来自肿瘤的胚胎抗原、相关抗原及病毒抗原。

（4）其他：如流式细胞分析术、基因检测诊断技术等。

4. 影像学检查

（1）X 线检查：透视与平片对肺肿瘤、骨肿瘤等有一定诊断价值；钼靶 X 线可检查软组织肿瘤；造影检查：通过口服、静脉或导管注入各种造影剂，可静态或动态显示某些组织器官的形态与功能变化。CT、MRI 常用于实质性脏器肿瘤及神经系统和软组织肿瘤的诊断和鉴别诊断。

（2）超声显像：为安全简便无创伤的方法，有助于了解肿瘤部位、范围及性质，广泛应用于肝、胆、胰、脾、颅脑、子宫及卵巢和泌尿系统等检查。

（3）核素显像：可用于甲状腺、肝脏、脑、肾、骨及大肠的肿瘤检查。

5. 内镜检查　内镜可直接观察病变的部位、范围、形态，并可作细胞或组织取材行病理学诊断。常用内镜有支气管镜、胃镜、食管镜、十二指肠镜、结肠镜、膀胱镜、腹腔镜、胆道镜及阴道镜等。

6. 病理学检查

（1）细胞学检查：取材方便，应用广泛。①体腔脱落细胞：胸水、腹水、尿液沉渣及痰液、阴道分泌物涂片细胞学检查；②黏膜脱落细胞：食管拉网、胃黏膜洗脱液、宫颈刮片、内镜下肿瘤表面刷脱细胞涂片；③穿刺细胞：各种实体组织器官必要时可作穿刺细胞学检查。

（2）组织学检查：用手术切取等方法，直接取得可疑组织做组织切片检查，是确定肿瘤性质的可靠方法。此检查有可能促使恶性肿瘤扩散，因此应在治疗前短期内施行，或于术中施行快速切片检查。

【肿瘤分期】

为了合理制订治疗方案、正确评定疗效和判断预后，国际抗癌联盟提出 TNM 分期方法。

T 指原发肿瘤(tumor),N 为淋巴结(node),M 为远处转移(metastasis);分别在三个字母后面标以 0~4 的数字,表示肿瘤的发展程度,0 为无,1 代表小,4 代表大;T_X 表示无法判断肿瘤体积,Tis 表示原位癌,即癌细胞生长局限于上皮内,尚未破坏基底膜;M_0 表示无远处转移,M_1 表示有远处转移。根据不同的 TNM 组合,可将肿瘤分为 Ⅰ、Ⅱ、Ⅲ、Ⅳ期。肿瘤分期有临床分期(CTNM)和术后病理分期(PTNM)。各种肿瘤的 TNM 分期具体标准,由各专业会议协定。

【预防】

恶性肿瘤的预防不同于非肿瘤性疾病的预防。非肿瘤性疾病的预防一般仅指从病因上进行阻断,而肿瘤的病因及机制目前尚不完全清楚。多数非肿瘤性疾病明确诊断后,经及时正确治疗,常有较好的预后,而恶性肿瘤预后一般较差。因此,恶性肿瘤的预防不能仅局限在那些可能的病因上,应从癌症的发生以及发展的全过程进行预防,意即要树立癌症的病因预防、诊治预防、康复预防的科学观念。

癌症的预防分为三级:

一级预防:消除或减少可能致癌的因素,减少癌症发病率;

二级预防:癌症一旦发生,如何早期发现及时治疗,降低死亡率;

三级预防:诊断与治疗后的康复,提高生存质量,减轻痛苦,延长生命。

【治疗】

有手术、化疗、放疗、生物治疗、中医中药治疗等方法,不同的肿瘤应选择不同的综合治疗方法。良性肿瘤以手术切除为主。恶性肿瘤,Ⅰ期以手术治疗为主;Ⅱ期主要采用局部手术 + 化疗 + 放疗的方法;Ⅲ期采取手术为主的综合治疗,手术前后及术中给予放疗或化疗;Ⅳ期以全身治疗为主,辅以局部对症治疗。

1. 手术治疗　手术切除肿瘤,是目前最有效的治疗方法。

(1)根治手术:切除肿瘤及肿瘤所在器官的部分或全部、周围一定范围的正常组织和区域淋巴结。

(2)扩大根治术:在根治手术基础上适当切除附近器官及区域淋巴结。

(3)对症手术或姑息手术:手术切除的范围及彻底程度,明显小于根治手术,甚至未切除肿瘤本身,主要用于治疗肿瘤已有明显转移以及全身情况较差者,其目的是缓解症状、减轻痛苦、相对提高生存质量和延长生命。

(4)其他手术:有激光手术、超声手术、冷冻手术、去势手术及腔镜下手术等。

2. 化学疗法　是用各种化学药物来抑制肿瘤细胞、或直接破坏肿瘤细胞的治疗方法。

(1)药物分类:一般按化疗药物的作用原理进行分类。

1)细胞毒素类:环磷酰胺、氮芥、卡莫司汀、白消安、洛莫司汀等,由其氮芥基团发挥治疗作用,可导致肿瘤细胞死亡。

2)抗代谢类:氟尿嘧啶、甲氨蝶呤、替加氟等,对核酸代谢物与酶结合反应有相互竞争作用,可阻断核酸的合成。

3)抗生素类:放线菌素 D、丝裂霉素、阿霉素、博莱霉素等,此类抗生素有抗肿瘤作用。

4)生物碱类:长春新碱、长春碱、依托泊苷等,干扰细胞内纺锤体的形成,可使细胞分裂停留在有丝分裂中期。

5)激素类:他莫昔芬、己烯雌酚、黄体酮、丙酸睾酮、甲状腺素及地塞米松等,能改变内环境,影响肿瘤生长,增强机体对肿瘤的抵抗力。

6）其他：甲基苄肼、顺铂、卡铂、抗癌锑等。

还可根据药物对细胞增殖周期的作用,对化疗药物进行分类。

细胞增殖周期有四个时相,G_1 期为 DNA 合成前期,S 期为 DNA 合成期,G_2 期为 DNA 合成后期,M 期为有丝分裂期,G_0 期为暂停增殖时期或静止期。不同的化疗药物,可分别作用于不同的细胞增殖时相,化疗药物可分为细胞周期非特异性药物、细胞周期特异性药物、细胞周期时相特异性药物。

联合用药可使各药物分别作用于各时相肿瘤细胞,可以提高疗效、减轻副作用。

常用的化疗方案有：CMF 方案（环磷酰胺、甲氨蝶呤、氟尿嘧啶）、CAF 方案（环磷酰胺、阿霉素、氟尿嘧啶）、ACMF 方案（阿霉素、环磷酰胺、甲氨蝶呤、氟尿嘧啶）、MFO 方案（丝裂霉素、氟尿嘧啶、长春新碱）等。

（2）给药方式：化疗药物可口服、肌注,目前较常用的方法是静脉点滴或注射。为了增高药物在肿瘤局部的浓度,可选用局部用药方法,如肿瘤内注射、腔内注射、局部涂抹、动脉内注入或局部灌注。

静脉给药的剂量与时间,可有不同方法。大剂量冲击治疗用量大,时间间隔较长（如 3～4 周 1 次）,毒性较显著。中剂量间隔治疗为目前较常使用,每周 1～2 次,4～5 周为一疗程。小剂量维持治疗,每日或隔日 1 次。

（3）化疗副反应：抗癌药物对正常细胞也有一定影响,用药后可出现各种不良反应。化疗时可出现白细胞和血小板减少,用药前及用药后应每周检查一次,低于正常值应及时停药或应用骨髓干细胞刺激因子、利血生等药物。消化道反应有食欲不振、恶心呕吐、腹泻等,可给予呕吐中枢抑制剂及黏膜保护药物。皮肤改变有脱发、色素沉着等。心、肝、肾、脑等功能障碍,可能与用药时间较长有关。免疫功能降低易并发感染等。

近年来开展的肿瘤介入化疗,在肝癌、肺癌等应用较多,在介入治疗肿瘤缩小后可采取手术切除或多次反复治疗使肿瘤得以控制或缓解。

3. 放射疗法　是利用各种放射线照射肿瘤,使其生长受到抑制而死亡的治疗方法。常用的有深度 X 线、γ 射线和粒子加速器等。治疗方法有外照射和内照射。各种肿瘤对放疗的敏感性不尽相同,高度敏感的有淋巴造血系统肿瘤、性腺肿瘤、肾母细胞瘤等低分化肿瘤,中度敏感的有鳞状上皮癌及部分未分化癌,如子宫颈鳞癌、鼻咽癌、乳腺癌、食管癌、肺癌等,低度敏感的有胃肠道腺癌、软组织肿瘤及骨肉瘤等。放疗的副反应有骨髓抑制、皮肤黏膜改变及胃肠道反应等。

4. 生物治疗　是应用生物学方法治疗肿瘤。

（1）免疫治疗：非特异性免疫治疗方法有接种卡介苗、麻疹疫苗、转移因子、干扰素、白细胞介素Ⅱ等。特异性免疫治疗方法有接种瘤苗、肿瘤免疫核糖核酸等。

（2）基因治疗：是应用基因工程技术,干预肿瘤细胞相关基因表达水平的治疗方法。目前正在研究的有细胞因子、肿瘤疫苗、肿瘤药物基因疗法及调整细胞遗传系统的基因疗法。

5. 中医中药治疗　是应用中医辨证施治的原理治疗肿瘤的方法。部分中药可以起到类似西药化疗的作用,一般的中医中药方法主要作为手术、化疗、放疗等的一种辅助治疗。

第二节 体表常见肿瘤及肿瘤样病变

一、皮肤乳头状瘤

皮肤乳头状瘤(skin papilloma)为表皮乳头结构组织增生所致,瘤体向表皮下乳头状伸延,易恶变为皮肤癌。

1. 乳头状疣 又称寻常疣,非真性肿瘤,多由病毒引起。病变处皮肤表面乳头样点状肿物向外突出。常为多发性,有时微痒,有时可自行脱落。可用激光治疗,单发者也可手术切除。

2. 老年性色素疣 又称老年斑,多见于头面部及躯干,呈灰黑色,斑块样,大小不一、高出皮面,表面干燥,基底平整,不向表皮下伸延。局部扩大增高、出血破溃时有恶变可能。恶变时可手术切除。

二、皮肤癌

1. 皮肤基底细胞癌(skin basal cell carcinoma) 好发于头面部。来源于皮肤或附件基底细胞,发展缓慢,浸润性生长,质地较硬,破溃后呈鼠咬状溃疡边缘,很少发生淋巴转移和血行转移。可同时伴色素增多,呈黑色,称色素性基底细胞癌,易误诊为恶性黑色素瘤。对放射线敏感,可作放疗,早期也可手术切除。

2. 皮肤鳞状细胞癌(squamous cell carcinoma) 继发于慢性溃疡或慢性窦道开口处,或为瘢痕部的溃疡经久不愈而癌变。表面为菜花状,边缘隆起而不规则,底部高低不平,易出血,伴感染时有恶臭。可发生局部浸润及区域淋巴结转移。治疗以手术切除为主,应作区域淋巴结清扫。对放疗亦敏感,但不易根治。病变在下肢者有骨髓浸润时,需截肢。

三、黑痣与黑色素瘤

1. 黑痣(pigment nevus) 为色素性斑块。位于真皮层者称皮内痣,少见恶变;位于表皮和真皮交界处者称交界痣,外伤或感染后易恶变;皮内痣与交界痣同时存在者称混合痣。当黑痣色素加深、变大、瘙痒、疼痛时,可能已恶变,应及时切除并送病检。黑痣受激惹后易恶变,忌作不完整切除或化学烧灼。不主张作冷冻或电烧灼,因无病理诊断难以明确其性质。

2. 黑色素瘤(melanoma) 由制造黑色素的细胞组成,高度恶性,向四周和深部浸润性生长,早期即可发生淋巴转移和血行转移,发展迅速,预后极差,应争取早期诊断和进行广泛根治性切除,并辅助化疗和免疫治疗。

四、血管瘤

一般为非真性肿瘤。按瘤体结构可将其分为三类。

1. 毛细血管瘤(hemangioma capillarisum) 多见于女婴,出生时或生后早期见皮肤有红点或小红斑,逐渐增大,局部稍隆起且红色加深。瘤体境界清楚,压之褪色,放手后恢复红色。一般为错构瘤,1年内可停止生长或消退。如增大速度比婴儿发育更快,则为真性肿瘤。

早期瘤体较小时治疗较容易,可手术切除或作液氮冷冻,亦可用[32]磷敷贴、X线照射或激光治疗,愈后一般不留痕迹,效果良好。瘤体增大后再治疗,易留下痕迹。个别生长范围较广者,可试用泼尼松口服治疗。

2. 海绵状血管瘤(hemangioma cavernosum) 一般由小静脉和脂肪组织构成。多数生长在皮下组织内,也可在肌肉内,少数可在骨或内脏等部位。位于皮下者,局部稍隆起,但皮肤正常,或可见毛细血管扩张,或呈青紫色。瘤体质地较软,境界不清,按压时有压缩性,可有钙化结节,可有触痛。位于肌肉内者,局部肌肉肥厚、下垂,在下肢者长时间站立或行走后有发胀感。

治疗应及早手术切除,术前须充分估计病变范围,必要时可作血管造影,术中要注意控制出血、尽可能切除瘤体组织。局部注射血管硬化剂可作为辅助治疗。

3. 蔓状血管瘤(hemangioma racemosum) 由较粗的迂曲血管构成,大多数为静脉,也可有动脉或动静脉瘘。常发生在皮下组织、肌肉或侵入骨组织,范围较大,甚至可超过一个肢体。体表常可见蜿蜒的血管,部分病变可听到血管杂音,或可触到硬结。病变在下肢者,皮肤可因营养障碍而变薄、着色、破溃、出血。病灶累及较多肌群者可影响运动能力。青少年患者病变累及骨组织时,肢体可增长、增粗。

治疗可作手术切除,但因瘤体大、范围广、境界不清、术中出血多,手术难度较大。术前必须作血管造影,详细了解瘤体范围,并准备足够血源,设计好术中止血的措施。少数严重病例,病变位于一侧整个下肢甚至累及到躯体者,广泛迂曲的血管可能明显增加心脏负荷,有导致心衰可能时,必要时可考虑做截肢手术。

五、脂肪瘤

脂肪瘤(lipoma)为正常脂肪样组织的瘤状物,好发于四肢、躯干浅表部位。境界清楚,分叶状,质软,无痛,生长缓慢。瘤体一般较小,直径约 1~2cm,少数患者可单发巨大脂肪瘤。多发性脂肪瘤可能有家族史。

无症状者可暂不作治疗;影响外观及功能的单发性脂肪瘤,可考虑手术切除;肩部、项部的脂肪瘤,质稍偏硬,界限不甚清楚,且术后伤口愈合稍慢、易感染,术后的瘢痕可能影响局部外观及功能,故一般不建议手术。

考虑为深部脂肪瘤时,可做 B 超、CT、MRI、穿刺等检查。深部脂肪瘤有恶变可能,应及时切除。

六、纤维瘤及纤维瘤样的病变

1. 纤维黄色瘤(fibroxanthoma) 位于真皮层及皮下,多见于躯干、上臂近端。由不明的外伤或瘙痒后小丘疹发展而成。瘤体内常有陈旧性出血,含铁血黄素,故呈褐色或深咖啡色。肿块质硬,边界不清,易误为恶性。直径一般在 1cm 以内,增大者应怀疑恶变可能,应及时手术并送病检。

2. 隆突性皮纤维肉瘤(dermatofibrosarcoma protuberans) 好发于躯干,来源于真皮层,呈瘢痕疙瘩样隆起,有假包膜,表面皮肤光薄。低度恶性。治疗应作根治性切除,切除后易复发,多次复发恶性度增高,还可发生血行转移。

3. 带状纤维瘤(desmoid fibromatosis) 见于腹壁,为腹壁外伤后或产后修复性纤维瘤,常夹有增生的横纹肌纤维,无明显包膜。为非真性肿瘤。治疗应手术完整切除。

七、神经鞘瘤和神经纤维瘤

神经纤维包括神经纤维束内的神经轴及轴外的神经鞘细胞与纤维细胞。

1. 神经鞘瘤(schwannoma)　来源于神经鞘细胞。见于四肢神经干的分布部位。①中央型:源于神经干中央,其包膜即为神经纤维。瘤体呈梭形,手术不慎易切断神经,应沿神经纵行方向切开包膜分离出肿瘤。②边缘型:源于神经边缘,神经索沿肿瘤侧面而行。手术易摘除瘤体,较少损伤神经干。

2. 神经纤维瘤(neurofibroma)　来源于神经纤维细胞,可夹杂有脂肪、毛细血管等。常对称生长,沿神经干分布,呈多发性,大小不一。上肢多见于正中神经和尺神经走行区域,下肢多见于大腿和小腿的后侧。多无症状,也可伴明显疼痛,皮肤常呈咖啡样色素斑,肿块可如乳头状。本病可伴有智力低下,或伴原因不明的头痛头晕,可有家族聚集倾向。

八、囊性肿瘤及囊肿

1. 皮样囊肿(dermoid cyst)　为先天性囊性畸胎瘤,好发于眉梢或颅骨骨缝处,可与颅内交通呈哑铃状。手术时应有充分估计和准备。

2. 皮脂囊肿(sebaceous cyst)　俗称粉瘤,非真性肿瘤,为皮脂腺腺管阻塞、皮脂潴留而形成的潴留性囊肿。多见于头面及背部等皮脂腺丰富部位。瘤体较小,质柔韧、圆形、与表面皮肤粘连。囊内容物为皮脂与表皮角化物,外观呈豆渣样,继发感染时有奇臭。治疗方法为手术完整切除,继发感染者待感染控制后再手术。

3. 表皮样囊肿(epidermoid cyst)　为表皮进入皮下组织生长而成的囊肿,一般为外伤或注射引起。囊壁由表皮构成,囊内为角化鳞屑与液体。囊肿指头大小,圆形,质较软。治疗为手术切除。

4. 腱鞘或滑液囊肿(synovial cyst)　由腱鞘或滑囊慢性劳损变性而形成。多见于手腕、足背或关节附近。瘤体较小者一般1~2cm,质硬、边界清楚、表面光滑,活动度差;大者直径可达数厘米,质较软。囊壁为腱鞘或滑囊壁,囊内为稠厚的白色胶冻状物。局部可有疼痛,但一般认为疼痛为劳损所致而非囊肿所致。治疗可手术切除,手术时注意勿损伤肌腱;瘤体小而硬者可用指力按破,大而软者可抽出囊液后注入泼尼松龙。治疗后易复发。

（王玉云）

❓复习思考题

1. 肿瘤的病因及病理变化?
2. 良性肿瘤与恶性肿瘤有哪些区别?
3. 肿瘤的早期诊断方法?
4. 肿瘤的分期及其治疗方法?
5. 血管瘤有哪几种? 各有何临床表现? 如何治疗?

第十五章 颅内压增高症

 学习要点

颅内压增高症的概念、原因、临床表现、诊断及治疗;脑疝的概念、原因、临床表现及治疗。

第一节 概 述

颅腔与脑组织、脑脊液和血液,是颅内压形成的物质基础。颅缝闭合后颅腔容积固定不变,约为1400~1500ml。颅腔的三种内容物,脑组织、脑脊液和血液,使颅腔内保持一定的压力,称为颅内压(intracranial pressure, ICP)。正常成人颅内压为0.7~2.0kPa(70~200mmH$_2$O),儿童为0.5~1.0kPa(50~100mmH$_2$O)。由于某种病因造成颅腔内容物体积增加,使颅内压持续在2.0kPa以上而引起的综合征,称为颅内压增高症。

【颅内压的调节】

成人的颅腔是一个半密闭的腔隙,其容积是固定不变的,因而,颅内容物的总体积也必须维持相对的恒定,才能保持颅内压的相对稳定。颅内的三种内容物,如有其中一种的体积增加,其他两种的体积必须作相应的缩减。由于脑组织不能被压缩,因此颅内压的调节必须通过脑脊液和血液体积变化来实现。为了维持脑的正常代谢,颅内血流量不可能出现大幅的增减,因此,颅内压的代偿主要依靠脑脊液量的变化来完成。颅内压增高时,脑脊液分泌减少,吸收增加,颅内压降低时则相反。颅内脑脊液量仅占颅内容物总体积的10%,因此脑脊液的增减对颅内压的调节作用是有限的;一般认为,颅内容物总体积增加超过5%时,颅内压开始增高,增加8~10%时,将产生严重的颅内压增高。

【病因】

1. **颅内占位性病变** 如颅内出血或血肿、肿瘤、脓肿、肉芽肿及寄生虫病等。为临床常见。

2. **脑体积增加** 脑损伤、炎症、缺氧、缺血、中毒或酸碱平衡失调等,可引起脑水肿,使脑体积增加。

3. **脑血流量增加** 高血压、脑血管畸形、动静脉瘘以及呼吸道梗阻、呼吸衰竭、严重酸中毒等,导致PaCO$_2$增加、PaO$_2$降低,使脑血管扩张,脑血流量增加。

4. **脑脊液增多** 见于某些颅内中线部位的肿瘤、小脑幕下肿瘤或脓肿等,这些病变阻塞脑脊液循环通路,产生梗阻性脑积水。某些颅内先天性畸形、蛛网膜炎及脑脊液分泌吸收障碍等,也可引起颅内压增高。

5. **颅腔容积缩小** 向颅内生长的骨瘤、颅底陷入症、颅缝过早骨化、严重的颅骨凹陷性骨折以及狭颅症等,可使颅腔容积缩小,引起颅内压增高。

【分类】

1. 病因分类 ①弥漫性颅内压增高:特点是颅内各部位压力均匀增高,不存在明显的压力差,脑组织没有明显的移位。多见于脑膜炎、脑水肿、交通性脑积水和弥漫性轴索损伤等。②局灶性颅内压增高:特点是颅内存在局灶性病变,脑组织、脑室和中线结构受病灶挤压而移位,造成颅腔内不同部位之间出现压力差。多见于颅内血肿、肿瘤等。

2. 病程分类 ①急性颅内压增高:病情发展快,见于外伤性颅内血肿、高血压脑出血等。②亚急性颅内压增高:病情发展较快,但没有急性颅内压增高那么紧急,见于进展性恶性颅内肿瘤、颅内炎症等。③慢性颅内压增高:病情发展较慢,可长期无颅内压增高的症状和体征,见于发展较慢的颅内肿瘤、脑血管畸形和慢性硬脑膜下血肿等。

【颅内压增高的后果】

1. 脑血流量减少 脑灌注压为平均动脉压与颅内压之差,正常为 70～90mmHg。严重颅内压升高将导致脑灌注压降低,脑血流量减少。当颅内压接近动脉舒张压时出现代偿性血压升高,以维持脑血流量;当颅内压接近平均动脉压时脑血液供应接近停止,病人处于严重脑缺血状态。

2. 脑疝 是颅内压增高的最严重后果及病人死亡的直接原因。

3. 脑水肿 颅内压增高时,某些因素可直接影响脑的能量代谢和血流量,使水分潴留在神经细胞内,称为细胞中毒性脑水肿;颅内病变使毛细血管通透性增加,水分潴留在神经细胞外间隙,称为血管源性脑水肿。

4. 生命体征改变 颅内压急剧增高时,病人出现血压升高、心跳和脉搏缓慢、呼吸加深变慢、呼吸节律紊乱、体温升高,继之出现血压下降、心跳呼吸停止,这种生命体征变化称为库欣(Cushing)反应,多见于急性颅内压增高,慢性者不明显。

5. 应急性溃疡 颅内压增高时,下丘脑自主神经中枢缺血而致功能紊乱,消化道黏膜血管收缩而致缺血,可产生广泛的消化道溃疡。

6. 神经源性肺水肿 颅内压增高时,下丘脑及延髓受压,血压反应性升高,左心室负荷过重,左心房及肺静脉压增高,肺毛细血管压力增高,液体外渗,引起肺水肿。

【临床表现】

1. 头痛 为颅内压增高最早出现和最常见的症状,多表现为胀痛或撕裂痛,通常在夜间和清晨较重,以前额及颞部明显,当咳嗽、用力、低头活动时头痛加重。

2. 呕吐 头痛剧烈时常伴有呕吐,典型表现呈喷射性呕吐,为呕吐中枢受刺激所致,无恶心前驱表现,与进食无关。呕吐后头痛似稍缓解。

3. 视乳头水肿 是颅内压增高时最重要的体征。眼底检查可见有视乳头充血、边缘模糊不清、生理凹陷消失、视网膜静脉怒张等;严重者视乳头隆起,周边呈火焰状出血;视力在早期可无明显改变或仅有视野缩小,继而可发生视力下降或失明,为继发性视神经萎缩所致。

头痛、呕吐和视乳头水肿是颅内压增高的典型表现,称为颅内压增高的"三主征"。三个征象出现的时间可能各自先后不同,轻重也不一致。

4. 意识障碍 早期表现为嗜睡、反应迟钝;严重时可出现昏睡、甚至昏迷。

5. 生命体征改变 急性颅内压增高时,出现库欣反应。

6. 其他 颅内压增高时,有的病人可出现抽搐。外展神经受到牵拉,可出现眼外直肌瘫痪,眼球外展受限,出现复视,阵发性黑蒙。小儿颅骨骨缝未闭,可见前囟扩大,张力增加,叩击时呈破罐声。

【诊断】

1. 病史和体检　当有颅内压增高的"三主征"出现时基本可以确定存在颅内压增高。视乳头水肿出现较晚,仅出现头痛或呕吐应进一步检查,结合伴随的颅内疾病作出诊断。

2. 辅助检查

(1)CT、MRI:CT 不仅能将脑断面上的解剖结构显示出来,还可将病灶部位清晰地显示出来。如果给病人静脉注入增强剂后,再作扫描,检出率将更高,是目前神经外科定位定性诊断常用的方法。MRI 影像分辨率明显高于 CT,并可进行不同方位的成像,更清楚地显示颅内占位性病变的大小、形态、位置。

(2)头颅平片:可显示颅内压增高征象,如颅缝增宽、脑回压迹加深、蝶鞍扩大、鞍背和后床突骨质吸收、颅骨骨质局部破坏或增生、钙化的松果体移位等。

(3)腰椎穿刺:可测定脑脊液压力,并同时作脑脊液生化检查以辅助诊断颅内某些病变。腰椎穿刺可能诱发急性脑疝,检查时应慎重。对需连续观察颅内压的病人,可采用颅压监护仪,将测压传感器置入硬脑膜外、硬脑膜下或脑室内,可随时监测颅内压的变化。

(4)脑血管造影术:可以帮助了解颅内肿瘤的血供和脑血管的受累情况。对颅内动脉瘤、血管畸形病变,具有重要的诊断价值。

(5)其他检查:如脑电图描记、放射线核素扫描等,对颅内病变有一定的诊断和鉴别诊断意义。

【治疗】

1. 病因治疗　是最根本的治疗方法。如切除颅内肿瘤,清除颅内血肿,控制颅内感染等。

2. 对症治疗　对病因不明或暂时难以控制的颅内压增高的危重病例,可通过脱水、利尿缩减颅腔内容物体积,达到暂时缓解颅内压增高的目的。

(1)脱水疗法:①限制入水量:成人每日输液量控制在 1500ml 左右,以 10% 葡萄糖液为主。②高渗性脱水剂:以甘露醇最常用,可用 20% 甘露醇以每公斤体重 1 ~ 2g 在 10 分钟左右静脉快速滴注或推注,每日 2 ~ 3 次。③利尿剂:常用速尿,每次 20 ~ 40mg,肌内注射,每日 2 次。对于颅内压增高症状较轻者,可选用口服利尿剂双氢克尿噻、乙酰唑胺等。④血浆或白蛋白:20% ~ 25% 的人血白蛋白可提高血液渗透压,减轻脑水肿。脱水利尿治疗时应注意防止发生严重水电解质紊乱,一般脱水治疗至病人处于轻度脱水状态为宜。

(2)激素应用:皮质激素对减轻脑水肿效果明显,宜早期应用,常用的有氢化可的松,每日 100 ~ 200mg,静脉滴注。或地塞米松 20 ~ 40mg 静脉滴注。但不宜久用,以免诱发应激性溃疡。

(3)低温疗法:冬眠低温有利于降低脑细胞代谢,使之能耐受缺氧,防治脑水肿,降低颅内压。对亚低温治疗者,需用肌松剂和呼吸机维持呼吸。

(4)过度换气:用呼吸机等机械方法增加病人肺通气量,以降低 $PaCO_2$,脑脊液碱化,使脑血管床的体积缩小,减少脑血流量和脑血容量,快速降低颅内压。一般短暂应用,以免造成或加重脑缺血。

(5)巴比妥治疗:可减少氧耗量,增加脑组织对缺氧的耐受力;使血管收缩,减少脑血流量;增强细胞膜钠钾泵功能;抑制脑脊液产生,从而降低颅内压。常用药物为硫喷妥钠及戊巴比妥。应用时注意病人的意识状态和呼吸。

3. 颅内减压

（1）脑室穿刺或引流：后颅凹或中线部位占位性病变所致脑积水的病人，发生颅内压增高的危象或脑疝时，可施行急诊脑室穿刺排液或脑室引流。对婴幼儿经前囟，成人经前额发际处钻孔行脑室穿刺。待病情稳定后，再行原发病的处理。若不能彻底治疗原发病可考虑作脑脊液分流术。

（2）减压术：①外减压：对严重的广泛性脑损伤病人，可考虑施行去骨瓣减压，以挽救病人生命，但外减压术往往会使较多的脑组织由骨窗膨出。②内减压：在颅脑手术中，为预防术后严重的脑水肿，可切除部分的脑组织，如一侧额叶、颞叶或已废损的脑组织。以上两种减压术，均有损于脑组织，应慎重施行。

第二节　脑　疝

颅内某区域存在局灶性病变时，病变区与非病变区出现压力差；颅内有病变时，颅腔与椎管腔之间出现压力差。脑组织、血管、颅神经等颅内结构由高压区向低压区移位而产生的综合征，称为脑疝。

【病因】

任何原因引起颅内不同区域的压力差以及颅腔与椎管腔之间的压力差增大到一定程度时，均可导致脑疝。

1. 外伤所致的各种颅内血肿，如硬脑膜外、硬脑膜下及脑内血肿。

2. 颅内脓肿。

3. 颅内肿瘤。

4. 颅内寄生虫病及各种肉芽肿性病变。

5. 医源性因素，如不适当的腰椎穿刺。

【分类】

根据移位的颅内结构的部位不同，或移位时所通过的间隙或孔道不同，可将脑疝分为三类。

1. 小脑幕切迹疝，又称颞叶钩回疝。当一侧小脑幕上方存在局灶性病变时，局部压力持续明显增高，该侧小脑幕上方的颞叶海马回、钩回通过小脑幕切迹，被推移到小脑幕的下方。

2. 枕骨大孔疝，又称小脑扁桃体疝。后颅凹血肿、肿瘤和脓肿以及严重弥漫性颅内压增高时，位于枕骨大孔后缘的小脑扁桃体及延髓经枕骨大孔被推移到椎管内。

3. 大脑镰下疝，又称扣带回疝。一侧小脑幕上方出现占位性病变时，该侧大脑半球的扣带回，经镰下孔被推移到对侧颅腔。

 知识链接

与脑疝有关的解剖知识

颅腔被小脑幕分隔成幕上幕下两个腔隙，幕下腔容纳脑桥、延髓及小脑。幕上腔又被大脑镰分隔成左右两个分腔，分别容纳左右大脑半球。两侧幕上腔借大脑镰下的镰下孔相通。中脑在小脑幕裂孔中通过，其外侧面与颞叶的钩回、海马回相邻。发自大脑脚内侧的动眼神经越过小脑幕切迹走行在海绵窦的外侧壁直至眶上裂。颅腔与脊髓腔相通处的出口即为枕骨大孔，延髓下端通过此孔与脊髓相连。小脑蚓椎体下部两侧的小脑扁桃体位于延髓下侧的背面，其下缘与枕骨大孔后缘相对。

【病理】

1. 脑疝时,脑干受压移位,脑干内血管可能受牵拉而致断裂,引起脑干内部出血。

2. 一侧的大脑脚受压,出现对侧偏瘫。

3. 一侧动眼神经受压,出现同侧动眼神经麻痹症状。

4. 颞叶钩回挤压大脑后动脉,引起枕叶皮质缺血坏死。

5. 小脑幕裂孔、枕骨大孔被阻塞,脑脊液循环通路受阻,进一步加重颅内压增高。

【临床表现】

1. 小脑幕切迹疝

(1)颅内压增高的症状:主要表现为三主征。

(2)瞳孔改变:动眼神经受刺激时,患侧瞳孔缩小,对光反射迟钝。动眼神经受压麻痹时,患侧瞳孔散大,对光反射消失,并有上睑下垂、眼球外斜。脑干内动眼神经核功能丧失时,出现双侧瞳孔散大,为濒死征象。

(3)运动障碍:一侧的大脑脚受压,表现为对侧肢体肌力减退或麻痹,病理征阳性。脑干严重受损时,双侧肢体自主活动消失,甚至出现去大脑强直,为濒死征象。

(4)意识障碍:脑干内网状上行激动系统受损,病人出现不同程度的意识障碍。

(5)生命体征改变:脑干受压,脑干内生命中枢出现功能紊乱或衰竭,表现为心率慢或不规则、血压忽高忽低、呼吸不规则、高热或体温不升,最终呼吸循环衰竭而死亡。

2. 枕骨大孔疝 枕骨大孔被阻塞,脑脊液循环通路受阻,进一步加重颅内压增高,形成恶性循环。表现为剧烈头痛、频繁呕吐、颈项强直、强迫头位;生命体征紊乱出现较早,意识障碍出现较晚;脑干缺氧致瞳孔忽大忽小;延髓呼吸中枢严重受损,病人早期即可突发呼吸骤停而死亡。

3. 大脑镰下疝 一侧小脑幕上出现占位性病变时,首先即可出现大脑镰下疝,超声和CT检查易发现,但此时可仅有颅内压增高的表现,而无明显的颅内重要结构受压的表现;当占位性病变进一步增大、引起明显颅内压增高时,若未及时处理,即逐渐发展为小脑幕切迹疝或枕骨大孔疝。

【处理原则及要点】

1. 脑疝是颅内压增高逐渐发展后的最严重的后果,是病人死亡的直接原因。

2. 当病人出现颅内压增高的症状和体征时,即应及时处理,以免病人发展为脑疝。

3. 当颅内压增高逐渐发展、考虑即将发生脑疝时,应快速输注高渗降颅内压药物,以暂时缓解病情,争取时间作出更全面的降颅压治疗。

4. 已经发生脑疝者,应紧急手术去除病因。

5. 脑疝原因难以确定、虽已确定原因但一时无法去除时,可先作侧脑室体外引流术、脑脊液分流术、减压术等姑息手术,病情缓解后再争取彻底处理。

(王玉云)

❓复习思考题

1. 颅内压增高症的常见病因、临床分型及临床表现?

2. 简述颅内压增高症的治疗措施。

3. 颅内压增高症时常见的脑疝有哪几种? 各有什么表现?

第十六章 颅脑损伤

 学习要点

颅脑损伤的病因及损伤机制；颅脑损伤的分级；头皮损伤、颅骨骨折、脑损伤的临床表现、诊断与治疗。

第一节 概　　述

颅脑损伤较为常见，平时主要因交通事故、坠落、跌倒等所致，战时多因火器伤造成。多年来，尽管在颅脑损伤的基础研究和临床诊治方面取得了许多进展，但其死亡率和致残率仍然高居身体各部位损伤之首。

【分类】

1. 按损伤的层次或部位及病理过程分类

（1）颅损伤

①头皮损伤：有头皮挫伤、头皮血肿、头皮挫裂伤、头皮撕脱伤。

②颅骨骨折：有颅盖骨折、颅底骨折。

（2）脑损伤

①原发脑损伤：有脑震荡、脑挫裂伤等，为致伤因素直接作用于脑组织所致。

②继发脑损伤：有颅内血肿、脑水肿等，为头部损伤后颅内病理变化的继发改变。

临床上，致伤因素相对较轻者，可能仅导致单一的损伤，致伤因素较重者，可能有几种损伤同时存在。就病情而言，颅损伤相对较轻，而脑的损伤往往较重。当暂时仅发现有较轻的损伤存在时，一定要注意观察和分析有无可能存在较重的损伤，必要时可反复多次做CT、MRI等检查。

2. 按损伤组织是否与外界相通分类

（1）闭合性损伤：损伤组织未与外界相通，又分为闭合性颅损伤和闭合性脑损伤。

（2）开放性损伤：损伤组织已与外界相通。病人可出现开放性颅损伤与闭合性脑损伤同时存在，此时头皮、颅骨和硬脑膜在同一部位至少有一层未破；当上述三层结构在同一部位均已破损时，则颅和脑均为开放伤。

临床上，开放伤常较重，如较小的头皮挫裂伤可出现大量出血甚至休克，由火器等造成的开放性脑损伤其死亡率很高。

【病因及损伤机制】

头皮损伤和颅骨骨折的原因及机制分别参见本章第二节和第三节。本节仅叙述脑损伤的原因及机制。

1. 直接损伤 指外力直接作用于头部造成的脑损伤。

(1)加速性损伤:静止的头部受到运动着的外力作用而出现加速运动,如头部遭到汽车撞击、棍棒打击、飞石击伤等,外力直接造成脑组织损伤,脑损伤多发生在外力直接作用部位,是较为常见的一种类型。

(2)减速性损伤:运动着的头部,受到外力的阻碍作用而停止运动,如高空坠落、后仰跌倒等使头部撞击在静止的硬物上,脑损伤多发生在撞击点的对侧。其受伤机制是,颅和脑的整体运动过程中,颅受撞击而突然停止运动,而脑组织因惯性继续在颅内向前运动,在撞击的对侧瞬间形成脑与颅之间的负压空间,导致脑组织出现损伤。

(3)挤压伤:头部受到方向相反的两个力的挤压作用而致伤,如倒地后头部被挤压在车轮与地面之间,除了两个力作用点处发生脑伤外,脑的中间结构、脑干也可能发生损伤。

2. 间接损伤 指外力作用于头部以外部位造成的脑损伤。

(1)力的传导:如高空坠落时臀部或双足着地,外力沿脊柱上传至颅底,造成颅底骨折和脑挫伤。

(2)挥鞭样损伤:如从高坡上滚落时,头部与躯干的运动速度和方向不一致,造成头颈交界处软组织、颈髓和脑组织的损伤。

(3)胸部挤压伤:胸部突然受到巨大压力冲击,胸腔内压力升高致使上腔静脉的血液逆行灌入颅内,引起广泛性脑损伤。

【颅脑损伤分级】

1. 伤情轻重分级(表16-1)

表16-1 颅脑损伤伤情轻重分级

	轻型(Ⅰ级)	中型(Ⅱ级)	重型(Ⅲ级)
主要损伤	脑震荡	轻度脑挫裂伤 颅内小血肿	广泛颅骨骨折 广泛脑挫裂伤 脑干损伤 颅内血肿
次要损伤	有或无颅骨骨折	有或无颅骨骨折 有或无蛛网膜下腔出血 无脑受压征	
昏迷时间	<30分钟	<6小时	>6小时
自觉症状	轻度头痛头昏	明显	严重
神经系统和脑脊液检查	无明显改变	有轻度神经系统阳性体征	意识障碍逐渐加重或出现再昏迷,有明显神经系统阳性体征
生命体征改变	无明显改变	有轻度改变	明显改变

2. 意识障碍分级(表16-2)

表 16-2　颅脑损伤意识障碍分级

	语言刺激	疼痛刺激
嗜睡	+ 叫醒后回答正确	+
昏睡	+ 叫醒后回答有误	+
浅昏迷	−	+ 主动有目的回避
昏迷	−	+ 被动无目的躁动
深昏迷	−	−

3. Glasgow 昏迷评分（表 16-3）

表 16-3　Glasgow 昏迷评分

睁眼反应	记分	言语反应	记分	运动反应	记分
				遵嘱活动	6
		回答正确	5	刺痛定位	5
自动睁眼	4	答非所问	4	刺痛回缩	4
呼唤睁眼	3	言语混乱	3	刺痛屈曲	3
刺痛睁眼	2	仅能发音	2	刺痛过伸	2
无反应	1	无反应	1	无反应	1

轻度颅脑损伤:15~13 分
中度颅脑损伤:12~8 分
重度颅脑损伤:7~5 分
特重度颅脑损伤:4~3 分

第二节　头皮损伤

1. 头皮闭合性损伤　钝性力量撞击头部,轻则引起头皮挫伤,表现为局部疼痛、肿胀和皮下青紫或瘀血;撞击较重则导致头皮血肿(表 16-4)。头皮闭合性损伤有明显头痛、呕吐者,应留院观察,必要时做 CT、MRI 等检查,以排除颅内损伤。

表 16-4　三种头皮血肿的临床特点及处理要点

	皮下血肿	帽状腱膜下血肿	骨膜下血肿
血肿位置	皮下组织	帽状腱膜与骨膜之间	骨膜与颅骨之间
血肿范围	小而局限,常为 1~2cm	大而广泛,波及整个头皮,积血可达数百毫升	仅限于一块颅骨,终止于颅骨骨缝
血肿硬度	质硬,中央稍软或有凹陷感,易误认为颅骨凹陷性骨折	质软,有明显波动感	硬度居中,无明显波动感
处理要点	自行吸收,一般不须作特殊处理	穿刺抽出积血,加压包扎。儿童注意抗休克	穿刺抽血,加压包扎。警惕并存颅内血肿

2. 头皮开放性损伤

（1）头皮裂伤：钝性暴力撞击头部可引起头皮裂伤。伤口常不规则。头皮血循丰富，裂伤处血管断端因其周围有致密结缔组织包绕，不易闭合止血，伤后出血量大，严重者可发生休克。

治疗：尽早清创，单纯伤口缝合即可起到止血作用。由于头皮紧张，清创时创缘不宜修剪，应原样缝合。头皮血循丰富，抗感染能力强，患者就诊时只要伤口未发生感染，均可考虑作一期缝合，已感染者则作换药处理。术后常规使用抗生素和破伤风抗毒素。头皮裂伤应注意检查有无颅骨骨折和颅内损伤。

（2）头皮撕脱伤：多因长发辫卷入转动的机器中，将连同帽状腱膜在内的大块或全部头皮撕脱，颅骨外露，创面大，出血多，病人往往处于休克状态。

治疗：立即给予创口加压包扎止血、镇痛和抗休克治疗，视撕脱情况选择以下处理：①有蒂相连且有一定血运的头皮，可行复位缝合；②完全游离的头皮可修整成中厚或全厚皮片植回；③若骨膜已被撕脱，应找出被撕断的动静脉，用肝素液灌注后，作血管吻合，建立血供后，再作头皮复位缝合；④当大块头皮毁损，颅骨外露难以修复时，可将颅骨外板多处钻孔，术后换药，待生长新鲜肉芽组织后，施行植皮术，修复创面。

第三节　颅骨骨折

头部受到暴力作用使颅骨结构发生改变称为颅骨骨折。颅骨骨折患者，头部所受暴力较重，常合并颅内损伤。根据骨折部位分颅盖骨折和颅底骨折；按骨折形态分线形、凹陷性骨折；按骨折处是否与外界相通分闭合性和开放性骨折。

一、颅盖骨折

（一）线形骨折

局部可有头皮挫伤或血肿，开放性颅盖骨折常在伤口内触到骨折线，闭合性颅盖骨折时需作头颅 X 线摄片确诊。单纯线形骨折一般无需特殊处理，当骨折线横跨颅骨脑膜血管沟或静脉窦时，应警惕发生硬膜外血肿。

（二）凹陷骨折

局部有明显的软组织损伤，着力点处可触及颅骨下陷，着力点切线位 X 线平片或 CT 可明确凹陷部位、深度和范围。手术复位适应证：①有脑受压征象、癫痫或颅内高压者；②凹陷深度超过 1cm（小儿 0.5cm）；③压迫静脉窦使其回流受阻，引起持续颅内压增高或神经功能障碍；④开放性粉碎性骨折，需要作清创、复位者。静脉窦处凹陷性骨折手术时要警惕大出血。

二、颅底骨折

高处跌落臀部或双足着地，伤力向上传导常至颅底骨折，也可为颅盖部骨折线向颅底延伸所至。颅底骨折形态常为线形。临床表现为局部瘀血、鼻腔或外耳道出血或脑脊液溢出，以及相应的颅神经损害。临床诊断主要依据症状和体征，必要时可做 CT 等检查。因颅底结构高低不平，骨折线较细微，X 线平片诊断阳性率不高（30%～50%），对没有脑脊液漏的病人，诊断比较困难。

颅底分前、中、后三个颅凹,根据局部迟发性瘀血部位和脑脊液漏以及相应颅神经损害等情况,可判别骨折的部位(表16-5)。

表16-5 颅底各部位骨折特点

骨折部位	迟发性瘀血部位	脑脊液漏	颅神经损害
前颅凹	球结膜下、眶周(熊猫眼征)	鼻漏	Ⅰ、Ⅱ
中颅凹	颞部耳后皮下	鼻漏、耳漏	Ⅶ、Ⅷ
后颅凹	乳突部、枕部	少见	Ⅸ、Ⅹ、Ⅺ、Ⅻ

【治疗】

颅底骨折本身一般不需特殊治疗,重点是观察有无脑损伤及处理脑脊液漏、脑神经损伤等合并症。凡伴有脑脊液漏者应视为开放性颅脑损伤,需早期使用抗生素;病人取半卧位,头偏向患侧,以利引流,促使漏口早期闭合;禁止堵塞、冲洗耳鼻腔或向腔内滴入药液;禁止做腰穿,避免咳嗽、打喷嚏,以防已外漏的脑脊液反流入颅内,造成颅内感染。对脑脊液流出较多者,可每日补充等量生理盐水,以维持体液平衡。漏口一般可自行愈合,如超过一个月仍未闭合者,可考虑手术修补硬脑膜。

第四节 脑 损 伤

一、原发脑损伤

(一)脑震荡

颅脑受外力作用后出现的一过性脑功能障碍,称为脑震荡。脑部无肉眼可见的病理变化,显微镜下和超微结构可见神经细胞存在广泛的微小改变,可见脑组织轻度充血、水肿,甚至点状出血。

 知识链接

脑震荡的发生机制和病理

传统观念认为,脑震荡仅是中枢神经系统暂时的功能障碍,并无可见的器质性损害。但近年来的研究发现,受力部位的神经元的线粒体、轴索肿胀,间质水肿,脑脊液中乙酰胆碱和钾离子浓度升高,影响轴突传导或脑组织代谢的酶系统紊乱。临床资料也证实,有半数脑震荡病人的脑干听觉诱发电位检查提示有器质性损害。有专家提出,脑震荡可能是一种最轻的弥漫性轴索损伤。

现一般认为,脑震荡患者的意识障碍,主要是脑干网状结构受损的结果。这种损害与受伤时脑脊液的冲击、颅内压力瞬间变化、脑血管功能紊乱、脑干的机械性牵拉和扭曲等因素有关。

【临床表现】

1. **意识障碍** 伤后立即出现短暂的意识障碍,可为神志不清或昏迷,持续数秒或数分钟,一般不超过30分钟。

2. **自主神经功能紊乱** 受伤当时病人可表现为面色苍白、冷汗、脉细弱、呼吸浅慢、血压下降、四肢松软等,但随意识好转而迅速恢复。

3. **逆行性遗忘** 病人清醒后对受伤经过及受伤前一段时间内的情况失去记忆,但对往事回忆良好。

4. **脑外伤后综合征** 在病情恢复过程中病人可仍感头痛、头昏、恶心、呕吐、失眠等,但客观检查无阳性体征,脑脊液、脑电图等检查亦正常。

【治疗】

卧床休息1~2周;可用神经营养药物、脑血管调节剂、镇痛等药物作对症治疗,同时注重心理治疗。脑震荡患者,必须警惕继发性脑损伤。

（二）闭合性脑挫裂伤

外力作用导致的脑的形态结构的破坏,称为脑挫裂伤。轻者仅有脑皮质或其深部组织点状出血或静脉瘀血,重者有脑组织明显形态结构改变,并可出现严重出血、水肿和神经细胞变性坏死等继发改变。

【临床表现】

脑挫裂伤临床表现轻重不一,主要取决于脑挫裂伤的部位、范围和程度等。

1. **昏迷** 伤后立即出现,昏迷深浅与脑挫裂伤严重程度密切相关;昏迷时间超过30分钟,重者可持续昏迷;伤情越严重,昏迷时间越长。

2. **局灶症状与体征** 当伤及中央前回或附近时可出现对侧肢体抽搐、瘫痪等锥体束征;伤及语言中枢时可发生各种类型失语;伤及脑干时除昏迷外,可有瞳孔大小多变、眼球固定、甚至去脑强直和呼吸衰竭等;伤及大脑非功能区或功能区的边缘部位（哑区）如一侧额极或颞极时,临床表现可暂不明显。

3. **生命体征改变** 轻型脑挫裂伤时无明显变化,类似脑震荡;重型脑挫裂伤时可因脑组织出血、水肿而出现急性颅内压增高的表现。若为下丘脑挫裂伤,可出现中枢性高热等。

4. **脑膜刺激征** 脑挫裂伤时,常合并脑血管破裂出血,血液流入蛛网膜下腔,刺激脑膜、神经,出现剧烈头痛、呕吐、颈项强直等脑膜刺激征。

5. **神经精神症状** 在双侧额叶广泛性对冲伤时多见,表现为定向力障碍,尤其是时间、场所的定向障碍;有时出现记忆力减退或虚构、失认症和失算症等。

【诊断】

根据受伤史和上述临床表现可初步诊断,常需选用有关辅助检查以进一步明确诊断:①脑脊液检查,可见血性脑脊液及压力增高;②CT、MRI检查,可显示高低密度混杂影,可了解脑挫裂伤的部位、范围以及脑室受压和中线移位等情况,同时可了解颅内继发出血情况;挫伤灶周围可见大小不等的水肿带。

【治疗】

1. **轻、中型脑挫裂伤** 卧床静息,伤后24~48小时内,密切观察意识、瞳孔和生命体征变化,有休克者要警惕是否存在多发伤;意识障碍逐渐加重者、或有新的体征出现时,须反复多次做CT检查,可了解继发脑水肿的范围及程度、有无继发血肿,以便准确掌握手术时机。

清醒后的病人可适当进食,不能进食者,每日补液量控制在1500ml左右,并限制钠盐的输入;头痛明显时,给予对症治疗,必要时进行腰椎穿刺,放出血性脑脊液,以减少刺激;有神经精神症状者,除给予镇静药物外,应加强心理治疗;颅内压增高明显者,需加用脱水剂和激素治疗。

2. **重型脑挫裂伤** 处理重点在于控制脑水肿、降低颅内压和防治颅内血肿。主要治疗措施有:①保持呼吸道通畅,深昏迷者应尽早行气管插管或气管切开,及时清除呼吸道分泌物。②及时排除或发现颅内血肿,有条件应做 CT 追踪检查,或安装颅内压监护仪,随时掌握颅内病理变化。③控制入水量和应用脱水剂,成人每日以 10% 葡萄糖液 1000～1500ml 补给;并给予 20% 甘露醇 250～500ml 静脉快速滴注,使病人处于轻度脱水状态,以缓解脑水肿。脱水期间要注意水电解质紊乱的发生,予以相应处理。④应用糖皮质激素,可减轻脑水肿。常用地塞米松,10mg/次,2 次/日,连用 3 天后停药,一般不宜超过 1 周。⑤冬眠低温治疗,可有效降低脑组织代谢和减少氧耗量,增加脑组织对缺氧的耐受力,减轻脑水肿和中枢性高热。通常在 5%～10% 葡萄糖液 500ml 中加氯丙嗪、异丙嗪各 50mg 静脉滴注,并用冰袋全身降温及冰枕或冰帽头部局部降温,使直肠内温度维持在 33～34℃,持续 3～4 天。⑥使用能量合剂和促苏醒药物,如氨乙异硫脲、氯酯醒、胞磷胆碱,以调节神经细胞代谢和促进神经功能恢复。⑦严重的脑挫裂伤伴持续性颅内高压(在 3.3kPa 以上)者,可行人工过度换气,维持 $PaCO_2$ 3.33～3.9kPa,促使脑血管收缩和血流量减少,以降低颅内压。⑧对广泛性脑组织坏死、液化所致的颅内压增高,应开颅减压,清除失活脑组织,加以去骨瓣减压。

(三) 开放性颅脑损伤

【临床特点】

1. 脑损伤部位一般与致伤物作用部位一致。

2. 伤口开放,出血多,休克发生率高。

3. 颅内常有异物存留,感染发生率高,易发生外伤性脑脓肿。

4. 伤口愈合后,易形成脑与脑膜或脑与头皮的瘢痕性粘连,癫痫发生率高。

5. 可能存在多发伤,伤情复杂而严重,死亡率高。

【治疗】

1. 急救原则 防治休克,保持呼吸道通畅,控制创口出血,防止创口再污染。

2. 处理措施

(1)用消毒敷料包扎伤口,如有脑组织脱出,包扎时要加以保护以防止脱出的脑组织直接受压;使用足量有效的抗生素和注射破伤风抗毒素。

(2)争取尽早清创缝合,使开放性颅脑损伤变成闭合性颅脑损伤。

(3)伤后 1 周内作延期处理者,若创口已有感染仍可清创,但不完全缝合伤口,保持引流通畅。

(4)伤后 1 周以上作晚期处理者,若伤口化脓,应适当扩大骨窗,敞开引流,以油纱布保护脑组织。

(5)其他措施同闭合性脑挫裂伤。

二、继发性脑损伤

继发性脑水肿的诊治请参考内科学有关章节,本节仅叙述继发性颅内血肿。当颅内出血积聚在某一部位达到一定体积时即对脑组织产生压迫作用,一般认为幕上血肿超过 20ml、幕下血肿超过 10ml,就会出现脑受压的症状和体征。随着血肿体积增加,颅内压不断增高,若不及时处理,最终导致脑疝,危及病人生命。

【分类】

1. 按血肿的部位分 ①硬脑膜外血肿:出血积聚在颅骨与硬脑膜之间;②硬脑膜下血

肿:出血积聚在硬脑膜下腔;③脑内血肿:出血积聚在脑实质内。

2. **按症状出现的时间分**　①急性血肿:为伤后 3 天内出现;②亚急性血肿:为伤后 3 天至 3 周内出现;③慢性血肿:为伤后 3 周以上出现。

【临床表现】

1. **硬脑膜外血肿**　约占颅内血肿的 1/3,多为急性血肿。出血来源于硬脑膜动脉及其分支、静脉窦和板障血管。其典型表现有:

(1)颅内压增高:症状明显,头痛剧烈,频繁呕吐。

(2)意识障碍:可表现为三种情况:①有中间清醒期的昏迷,即伤后立即出现原发昏迷,然后清醒一段时间,再出现继发性昏迷。此种昏迷类型提示有原发脑损伤存在但原发脑损伤并不严重。②持续昏迷并进行性加重,此类型提示患者存在严重的原发性脑伤,原发昏迷尚未清醒时已出现继发昏迷。③迟发性昏迷,即受伤当时并无昏迷,伤后一段时间才出现继发性昏迷,此类型提示患者无原发性脑实质形态结构破坏,仅有颅内血管破裂。

(3)瞳孔变化:血肿侧瞳孔初始暂时缩小光反射迟钝,随后迅速散大,光反射消失,是诊断颅内血肿和血肿定位的重要客观体征,一般认为瞳孔散大有脑疝形成。

(4)肢体运动障碍:血肿对侧可出现偏瘫、感觉障碍和锥体束征。

(5)生命体征变化:即典型的库欣综合征。

后颅凹血肿和亚急性血肿并无上述典型表现,需要根据受力部位、意识障碍特点及其他检查结果进行诊断。

2. **硬脑膜下血肿**　是颅内血肿中最常见的类型。出血来源于脑表面的皮层静脉、桥静脉或静脉窦。其临床表现有:

(1)急性硬脑膜下血肿:①脑挫裂伤重;②昏迷进行性加重,中间清醒期不明显;③病情发展快,出现单侧或双侧瞳孔散大,光反射消失,甚至去大脑强直;④颅内压增高症状明显;⑤腰椎穿刺可见有血性脑脊液。

(2)慢性硬脑膜下血肿:在伤后数周或数月出现颅内压增高症状,有的病人可能已记不清外伤史。表现为记忆力下降,智力减退、精神异常;幼儿可出现头痛、呕吐、头颅增大、前囟饱满等。

3. **脑内血肿**　浅部脑内血肿常与脑挫裂伤和硬脑膜下血肿相伴发生;深部脑内血肿,在血肿较大时才出现明显临床表现。脑内血肿可出现局部脑受压的表现和颅内压增高的表现,意识障碍的程度取决于原发脑损伤的程度和血肿形成的速度。

【诊断】

可根据受伤史及临床表现进行诊断,并适当选择下列有关检查:①颅骨 X 线平片:可见跨越脑膜血管沟、静脉窦的骨折线。②脑超声波检查:可显示脑中线波移位。③CT 检查:可直接显示血肿部位及大小,并可反复多次检查以观察血肿大小变化,以便准确掌握手术时机。④脑血管造影:可显示脑外无血管区,呈梭形位于骨折处者为硬脑膜外血肿;呈新月形或条带状者为硬脑膜下血肿;呈占位性改变者为脑内血肿。⑤MRI:对慢性血肿的诊断优于 CT。

【治疗】

部分病例可通过非手术治疗治愈。如 CT 发现血肿不大(幕上 <40ml,幕下 <10ml),处于非功能区,中线无移位,脑室或脑池无受压,颅内压不太高,伤后意识障碍不明显,可暂不手术。在非手术治疗期间,要密切观察,同时做好急诊手术准备,一旦病情恶化或 CT 监测血

肿进行性增大,应立即急诊手术清除血肿。术后治疗同脑挫裂伤。

（王玉云）

❓复习思考题

1. 简述头皮血肿的临床分类、临床特点及处理。
2. 简述颅骨骨折的临床类型、诊断及处理。
3. 简述硬脑膜外血肿的临床表现、诊断及处理。

第十七章 甲状腺疾病

学习要点

甲状腺解剖生理;常见甲状腺疾病的临床表现及治疗;甲状腺危象的临床表现及防治要点;甲状腺瘤、甲状腺结节以及甲状腺癌的鉴别。

第一节 概 述

【解剖生理概要】

1. 甲状腺位于颈前区,分两个侧叶,左右各有一叶,中间以峡部相连,有时自峡部向上伸出一椎状叶。甲状腺有两层被膜,内层为甲状腺固有膜,很薄,紧贴腺体,称甲状腺真被膜;外层被膜较厚,称甲状腺假被膜,又称甲状腺外科被膜,两层被膜间的间隙甚狭窄,在此间隙内有动脉和静脉网,与内层被膜借着疏松的纤维组织连着,易于剥离。外层被膜在邻近甲状软骨处厚而致密,形成甲状腺悬韧带,将甲状腺连附于喉和气管壁上,因此,甲状腺可随吞咽而上下活动,并以此鉴别颈部肿块是否与甲状腺有关。甲状旁腺位于甲状腺背面,两层被膜之间,左右各两个,呈上下排列,上位甲状旁腺位于侧叶的上中 1/3 交界处,下位甲状旁腺位于侧叶下端的后方。

2. 甲状腺的血液供应十分丰富,主要来自两侧的甲状腺上、下动脉。甲状腺上动脉起自颈外动脉,是颈外动脉的第一分支,沿喉侧下行,到达甲状腺两叶的上极时,分成前、后分支进入腺体的前面、背面。甲状腺下动脉起自锁骨下动脉,呈弓形横过颈总动脉的后方,再分支进入甲状腺两叶的背面;有时尚有一不对称的甲状腺最下动脉,起自头臂干或主动脉弓,在气管前面上行至甲状腺峡部或一叶的下极。甲状腺共有三条静脉,甲状腺上、中静脉汇入颈内静脉,甲状腺下静脉汇入无名静脉。甲状腺的淋巴液流入沿颈内静脉排列的颈深淋巴结。

3. 喉上神经来自迷走神经,与甲状腺上动脉伴行,在甲状腺的上极分为内支和外支,内支为感觉支,分布在喉黏膜上;外支为运动支,支配环甲肌,使声带紧张。喉返神经亦来自迷走神经,走行在甲状腺的后内侧,气管、食管之间的沟中,支配声带运动。一侧喉返神经损伤,可引起声带麻痹,声音嘶哑;两侧都损伤时,可致呼吸困难或窒息(图 17-1)。

4. 甲状腺具有合成、贮存和分泌甲状腺素的功能。甲状腺素在血中与血清蛋白结合,其中 90% 为 T_4(四碘甲状腺原氨酸),10% 为 T_3(三碘甲状腺原氨酸),T_3 的量虽远较 T_4 为少,但 T_3 与蛋白结合较松,易于分离,且其活性较强而迅速,因而其生理作用较 T_4 高 4~5 倍。甲状腺的主要作用是加速一切细胞的氧化率,促进蛋白质、糖类和脂肪的分解,全面提高人体代谢,增进人体的生长发育。甲状腺素的合成和分泌等过程是受下丘脑、腺垂体及其

颈总动脉 ——

甲状腺上动脉 ——

—— 喉上神经内支

—— 喉上神经外支

—— 迷走神经

图 17-1　甲状腺上动脉与喉上神经的解剖关系(前面观)

分泌的促甲状腺素(TSH)所调节。TSH 直接刺激和加速甲状腺分泌和促进甲状腺素的合成,而 TSH 的分泌又受到血液中甲状腺素浓度的影响。当甲状腺激素分泌过多,或给予大量甲状腺激素,都能抑制 TSH 的分泌;反之,在手术切除甲状腺后,或在甲状腺激素的生物合成发生障碍时(如给予抗甲状腺药物),或碘缺乏而致的血中甲状腺素浓度下降时,可引起 TSH 的分泌增加,TSH 又进一步地促进甲状腺的增生肥大和功能上的改变;血中甲状腺素的浓度增加到一定程度后,又能抑制 TSH 的分泌。这种反馈作用维持了下丘脑-腺垂体-甲状腺之间生理上的动态平衡。

第二节　单纯性甲状腺肿

　　单纯性甲状腺肿是以缺碘为主的代偿性甲状腺呈弥漫性或结节性肿大但不伴有功能异常者。常见于居住在离海较远的山区居民,因此亦称地方性甲状腺肿。我国多山的各省,尤其在云贵高原和陕西、山西、宁夏等地区的居民,患此病的甚多,在非流行地区也有散在的发病。患者女性多于男性,大多数自青少年时期发病。

　　【病因】
　　缺碘是引起单纯性甲状腺肿的主要原因。饮水和食物中缺碘,身体摄取的碘减少,合成的甲状腺素不足;在青春期、妊娠期和哺乳期,对甲状腺素的需要量增多,导致体内相对缺碘,形成暂时性的甲状腺肿大,称生理性甲状腺肿。不缺碘时也可以发病,原因是甲状腺素的合成和分泌过程中某一环节发生障碍,如致甲状腺肿物质中的过氯酸盐、硫氰酸盐、硝酸盐等可妨碍甲状腺摄取无机碘化物;磺胺类药、硫脲类药以及含有硫脲的蔬菜(萝卜、白菜)能阻止甲状腺激素的生物合成;或先天缺乏合成甲状腺素的酶等,均可导致甲状腺肿大。综合上述,单纯性甲状腺肿的病因可分为三类:①甲状腺激素原料(碘)的缺乏;②甲状腺激素需要量的激增;③甲状腺激素生物合成和分泌的障碍。

　　【病理】
　　由于血液中甲状腺素水平低,通过神经-体液调节,使腺垂体分泌多量的促甲状腺素,促使甲状腺组织代偿性增生肥大。主要的病理改变是腺体内滤泡扩张,扩张的滤泡分布均匀时,形成弥漫性甲状腺肿;扩张的滤泡集中形成一个或多个结节时,则成为结节性甲状腺肿。

结节肿大,血供不足而发生退行性变,引起液化或出血则形成囊肿,内含褐色液体。部分结节可纤维化或钙化。结节性甲状腺肿可继发甲亢,偶尔可发生恶变。

【临床表现】

女性多见,一般无全身症状,主要是甲状腺肿大和压迫症状,部分结节性甲状腺肿可继发甲状腺功能亢进或癌变。

1. 甲状腺肿大 甲状腺肿大小不等,形状不同。早期为弥漫性肿大,两侧对称,可显示甲状腺轮廓,质地较软,表面光滑。结节性肿大,可触及多个大小和软硬不均的结节。有的结节发生囊性变,结节若并发囊内出血,可在短期内迅速增大;有的腺体很大并悬垂于颈前部;有的肿大腺体外观不明显而深藏于胸骨后方,吞咽时,腺体随喉和气管上下移动。

2. 压迫气管 肿大腺体由一侧压迫,使气管移位或弯曲;由两侧压迫,可使气管变窄;长时间的压迫,可使气管环发生软化。初起为呼吸道不畅,严重时呼吸困难,甚至引起窒息。对于病程较长、年龄偏大的结节性甲状腺肿患者,如果短期内甲状腺结节增长较快,质地进一步变硬,压迫症状明显加重或出现邻近淋巴结肿大者,应怀疑恶变可能。

3. 压迫食管 肿大腺体向气管后方生长时,可压迫食管,出现吞咽困难。

4. 压迫静脉 压迫颈深部大静脉时,引起头颈部的血液回流困难,可出现面部青紫色肿胀,同时出现颈部和胸前表浅静脉的明显扩张。

5. 压迫神经 压迫喉返神经(一侧)引起声带麻痹,出现声音嘶哑;颈交感神经受压迫时,引起霍纳(Horner)综合征,极为少见。

【诊断和鉴别诊断】

依据颈前区肿大,触诊甲状腺呈弥漫性或结节性肿大,且吞咽时随喉和气管上下移动这个特征,不难作出诊断;但如有炎症或恶变存在时,甲状腺肿与周围组织发生粘连,这一特征则不出现。为明确甲状腺肿或结节的性质,可行基础代谢率测定、血清甲状腺激素测定等;结节性甲状腺肿,应根据情况选择 B 超、放射性核素发射计算机断层摄影(ECT)、X 线摄片、CT 等检查帮助诊断;如病变性质难以确定,可行肿物细针穿刺细胞学检查或术中冷冻切片检查以明确诊断。

位于甲状腺峡部的结节或囊肿,可误诊为甲状腺舌管囊肿,后者一般位于舌骨下方颈前区中线,呈圆形,可随吞咽或伸、缩舌上下移动,且多见于儿童;胸骨后或胸腔内甲状腺肿有时不易与纵隔肿瘤鉴别,主要依靠 ECT、CT 等检查帮助诊断;与主动脉弓动脉瘤鉴别不难,后者多有搏动症状。

【治疗原则】

1. 青春期及妊娠期的甲状腺肿大,应该多食含碘丰富的海带和紫菜等食物。

2. 20 岁以前的弥漫性甲状腺肿大不宜手术治疗,常是青春期甲状腺激素需要量激增的结果,多能在青春期过后自行缩小。手术治疗不但妨碍了此时期甲状腺的功能,且复发率提高,可高达 40%。对此类甲状腺肿,可给予小剂量甲状腺片,抑制腺垂体 TSH 的分泌,可缓解甲状腺的肿大。口服甲状腺片 30~60mg,每日 2 次,3~6 个月为一疗程。

3. 有下列情况时应该手术治疗:①气管、食管和神经等受压而引起临床症状者;②巨大甲状腺肿影响日常生活和工作者;③胸骨后甲状腺肿;④结节性甲状腺肿伴继发性功能亢进;⑤结节性甲状腺肿疑有恶变者。

4. 手术方式 多采用甲状腺次全切除术。

【预防】

地方性甲状腺肿主要是缺碘,坚持长期补碘可以预防本病的发生。食用含碘食盐,就可使发病率明显下降。方法是每 10～20kg 食用盐中加入碘化钾或碘化钠 1.0g。近年来推荐肌内注射碘油比服用碘化食盐更为有效、可靠,碘油在体内吸收极慢,并可根据身体需要碘量自行调节,但有碘过敏者不宜采用。

第三节　甲状腺功能亢进的外科治疗

【分类】

甲状腺功能亢进简称甲亢,是由各种原因引起循环中甲状腺素异常增多而出现以全身代谢亢进为主要特征的疾病总称,分为原发性甲亢、继发性甲亢和高功能腺瘤三类:①原发性甲亢最常见(又称 Graves 病),常见于年轻人,在甲状腺肿大的同时出现甲亢症状,多呈弥漫性肿大,两侧对称,常伴有突眼征,故亦称“突眼性甲状腺肿”,有时伴有胫前区黏液性水肿;②继发性甲亢较少见,多发于单纯性甲状腺肿的流行地区,是先有结节性甲状腺肿,多年以后才出现甲亢症状,患者多无眼球突出,也无胫前黏液水肿,腺体呈结节性肿大,两侧多不对称,易发生心肌损害;③高功能腺瘤,实际上是继发性甲亢的一种特殊型:少见,是腺体内有单个的不受脑垂体控制的自主性高功能腺瘤,其周围腺体组织则相对萎缩,甲亢症状一般较轻,患者都无眼球突出,也无胫前黏液水肿。

【病因】

原发性甲亢的病因迄今尚未完全阐明,目前多认为是一种自身免疫性疾病,与 G 类的特异性免疫球蛋白(IgG)有关,统称为 TSH 受体抗体,包括两类:一类称为甲状腺刺激抗体,或称甲状腺刺激免疫球蛋白,这些物质都能与甲状腺滤泡壁细胞膜上的促甲状腺激素受体相结合,从而激活细胞膜上的腺苷环化酶,导致甲状腺分泌大量 T_3 和 T_4;另一类称为甲状腺刺激阻断抗体,或称 TSH 结合抑制免疫球蛋白,能抑制 TSH 与其受体结合,阻断 TSH 的作用。这样,在这两类受体抗体的相互作用下,导致甲状腺的功能亢进。

至于继发性甲亢和高功能腺瘤的发病原因,目前也未完全明确;血液中 TSH 受体抗体等的浓度不高,不受 TSH 的调节而是结节内的滤泡群无抑制地分泌 T_3、T_4 激素,因此反而抑制了腺垂体分泌 TSH,以致结节周围的甲状腺组织功能被抑制而呈萎缩状。

【诊断】

甲亢的诊断主要依靠典型的临床表现,同时结合一些特殊检查以明确诊断。

1. 甲亢的典型表现　甲亢的临床表现主要包括甲状腺肿大伴震颤及杂音、性情急躁、容易激动、怕热多汗、失眠多梦、双手颤动、多食消瘦、心悸(心率多大于 100 次/分,静息时仍快)、脉压增大(主要是收缩压增高)、内分泌紊乱(如月经失调或性功能障碍)、疲乏无力等。其中脉率增快及脉压增大常作为判断病情轻重和治疗效果好坏的重要指标。

2. 甲亢诊断常用的检查方法

(1)基础代谢率(BMR)测定:有基础代谢率公式计算法和基础代谢率测定仪法,前者简便,临床常用,但后者可靠。按 Gale 公式基础代谢率(BMR) = (心率 + 脉压) − 111 测算,须在清晨、安静、空腹时测定,一般连续测定 3 天患者晨起的心率和脉压,按公式计算后取均值为其基础代谢率。BMR 正常值为 ±10％, +20％～ +30％ 为轻度甲亢, +30％～ +60％ 为中度甲亢, +60％ 以上为重度甲亢。

（2）甲状腺摄^{131}I率测定：正常甲状腺24小时摄^{131}I量为人体总量的30%～40%，如果在2小时内摄^{131}I量超过25%，或24小时内超过50%，且吸^{131}I峰值提前出现，均可诊断甲亢。

（3）血清T_3、T_4测定：T_3为血清三碘甲状腺原氨酸，T_4为血清总甲状腺素。甲亢时两者均可增高，T_3常高出正常值4倍，而T_4一般高出正常值2.5倍，故T_3测定较T_4测定更具敏感性。

【外科治疗】

目前外科手术治疗仍是甲亢患者最常用且最有效的方法，手术方法为双侧甲状腺次全切除术。随着外科技术水平的提高和围术期治疗的改进，手术并发症已大大降低，手术死亡率已低于1%。

1. **手术适应证**　①中度以上的原发性甲亢；②经药物或^{131}I治疗无效及停药后复发长期坚持服药困难者；③继发性甲亢；④高功能腺瘤；⑤甲状腺肿大引起压迫症状及有胸骨后甲状腺肿等类型甲亢；⑥妊娠6个月以内，并有上述指征之一者；⑦疑有恶变者。

2. **手术禁忌证**　①甲亢症状较轻者；②年龄较小的青少年甲亢患者；③年龄较大，有严重心、肝、肾等疾病，不能耐受手术者。

3. **术前准备**　甲亢患者在基础代谢率高的情况下进行手术，危险性很大，因此，充分作好术前准备，保证手术顺利进行，避免或减少术中出血、术中神经损伤，预防术后甲状腺危象等严重并发症发生，巩固手术效果。

（1）一般准备：①及时测定基础代谢率，了解甲亢程度以选择最佳手术时机；②行喉镜检查，确定声带功能；③常规心电图检查，并详细检查心脏有无扩大、杂音或心律不齐等心脏受损情况；④做颈部X线摄片，或让患者同时咽下显影剂，以了解气管和食管有无受压及偏移情况；⑤测定血清T_3、T_4了解甲亢控制情况，测定血清钙和磷以判断术后发生抽搐的原因；⑥安慰患者，消除患者的顾虑和恐惧，精神紧张者，给予地西泮镇静。

（2）药物准备：

1）药物准备要求达到的指标：①患者情绪稳定；②睡眠良好；③体重增加；④脉率＜90次/分；⑤基础代谢率＋20%以下。

2）药物准备常用方法：①硫氧嘧啶类药物＋碘剂：多用于重度甲亢。首先应用硫氧嘧啶类药物，如甲硫氧嘧啶100mg或甲巯咪唑10mg，3次/日。通过阻断甲状腺素的合成，控制甲亢症状。但这类药物虽然能控制甲亢症状，却使甲状腺动脉性充血肿大，增加了手术的难度和出血危险，所以甲亢症状基本控制后需要停止应用硫氧嘧啶类药物，改用复方碘溶液（Lugols）3次/日。第1日每次3滴，以后逐日每次增加1滴，至16滴/次维持此量到甲状腺变硬、变小时，抓住时机及时手术，应用碘剂的时间为2周左右。在此应用碘剂有双重作用：一是抑制蛋白水解酶，减缓甲状腺球蛋白水解释放入血，起到缓解甲亢症状的作用。但碘剂对蛋白水解酶的有效抑制作用通常不超过6周。如果用碘剂时间超过6周或应用碘剂时突然停药，均可使甲状腺中储存的甲状腺球蛋白迅速水解释放入血，血液中T_3、T_4明显升高，使甲亢症状又复出现或更加严重，甚至诱发甲状腺危象。因此凡不准备手术的患者，不要服用碘剂。二是可以减少甲状腺血流量，使腺体充血减轻，甲状腺缩小、变硬，降低手术难度及术中出血量；②单用碘剂：对中度甲亢可以单独应用碘剂，通过抑制甲状腺球蛋白水解而控制甲亢症状。按前述方法应用碘剂2～3周，当达到药物准备的指标后，及时手术。如果应用碘剂后症状减轻不明显，则需加服硫氧嘧啶类药物直到症状基本控制，然后停用硫氧嘧啶类药物，再继续单独应用碘剂1～2周后手术；③普萘洛尔＋碘剂：对于常规应用碘剂或合并应用硫氧嘧啶类药物不能耐受或不起显著作用的患者,可使用碘剂与普萘洛尔合用术前准备。普萘洛尔是一种 β 受体阻滞剂,其虽然不能抑制甲状腺素释放,但可选择地阻断各种靶器官组织上的 β 受体对儿茶酚胺的敏感性,降低周围组织对甲状腺素的效应,使甲亢症状得到改善。剂量为每 6 小时口服给药一次,每次 20～60mg。一般 4～7 天后脉率降到正常时,即可进行手术。普萘洛尔半衰期为 3～6 小时。因此,最末一次口服普萘洛尔要在术前 1～2 小时,术前不用阿托品,以免心动过速。术后继服普萘洛尔 4～7 天。近年有人主张完全单用普萘洛尔作甲亢的术前准备。一方面可缩短术前准备时间,另一方面并不影响甲状腺功能,术后立即能了解甲状腺残留部分的功能状态,但完全单用普萘洛尔仅适用于甲亢症状较轻的高功能腺瘤患者的术前准备。

【术中注意事项】
手术方式为甲状腺次全切除术。术中切除腺体过多容易发生甲状腺功能低下;切除过少,又容易复发。通常应该切除腺体的 80%～90%,并同时切除峡部。每侧残留的腺体相当于成人拇指末节大小(约 3～4g),操作应轻柔、细致,认真止血,注意保留背面的腺体,有助于防止喉返神经和甲状旁腺的损伤。

【术后观察及处理】
1. 术后当日应密切观察患者的呼吸、脉搏、血压及体温变化,发现异常情况应及时分析原因,及时进行针对性的处理。注意观察颈部敷料渗血情况,如血性液湿透敷料,应及时更换。

2. 如患者清醒应尽量采取半卧位,有利于呼吸及切口引流,防止或减轻喉头水肿。鼓励并协助患者及时排痰,保证呼吸道通畅,避免肺不张、肺部感染发生。

3. 继续服用复方碘溶液,由每次 16 滴,每日 3 次开始,依次逐日每次递减 1 滴,直至每次 3 滴为止,共服用 2 周左右。

4. 如术前用普萘洛尔 + 碘剂作药物准备,术后除服碘剂外,还须服用普萘洛尔 4～7 天。

【术后并发症的防治】
1. 呼吸困难和窒息　常见的原因有:①手术创面渗血或血管结扎线脱落,血肿压迫气管所致。发现出血应立即拆除缝线,清除血肿,并重新止血;②喉头水肿是由气管内插管麻醉或手术操作刺激所引起。可采用蒸汽吸入疗法和静脉滴入氢化可的松 100～200mg;③气管塌陷是切除大部分甲状腺后,已经软化的气管壁失去支持时引起,应作气管切开;④双侧喉返神经损伤致声带麻痹,出现呼吸困难和窒息。

2. 喉返神经损伤　术中由于切断、缝合结扎喉返神经所致的损伤,为永久性损伤;由钳夹、牵拉、血肿压迫、炎症粘连所致的损伤,为暂时性损伤。经理疗、神经营养药物治疗后,一般 3～6 个月内可逐渐好转。一侧喉返神经损伤,出现声音嘶哑及发音困难;双侧喉返神经损伤,则出现呼吸困难或窒息。避免喉返神经损伤的办法有:熟悉喉返神经的局部解剖,耐心细致地进行手术操作。切除甲状腺时,保持腺体后面部分的完整。缝合腺体断面时,不宜过深,避免缝线结扎喉返神经。局麻下手术,随时了解患者的发音情况,有利于防止损伤喉返神经。

3. 喉上神经损伤　喉上神经与甲状腺上动、静脉伴行且十分靠近,远离上极处理甲状腺上动、静脉时容易被损伤。喉上神经外支损伤时出现音调降低;喉上神经内支损伤时出现喉黏膜感觉丧失,饮水时容易发生误咽而呛咳。一般经针灸、理疗等可逐渐恢复。

4. 甲状旁腺损伤　因甲状旁腺被误切除、挫伤或术后血供不足所致,术后发生甲状旁腺功能低下,表现为四肢和口唇麻木,手足抽搐。若术中发现甲状旁腺被切除,可立即将其植入胸锁乳突肌内,有缓解症状的作用。可给予钙剂和维生素 D₃ 治疗。对手足抽搐最有效的药物是二氢速固醇(AT10)。

5. 甲状腺危象　是甲亢的严重并发症。多在术后 12 ~ 36 小时内发生。表现为高热(＞39℃)、脉速而弱(120 次/分)、血压增高,同时可有恶心、呕吐、腹泻、烦躁不安,甚至昏迷,如果治疗不积极,患者往往迅速死亡,死亡率为 20% ~ 30%。主要原因是术前准备不足、手术时机选择不当及手术应激有关,充分的术前准备和轻柔的手术操作是预防的关键。治疗方法如下:①物理降温,体温维持在 37℃ 左右,用冰袋置于头部、两侧腋窝及腹股沟区,持续 2 ~ 3 天。也可并用酒精擦浴降温;②使用冬眠疗法治疗甲状腺危象效果较好。用冬眠 1 号(哌替啶 100mg、氯丙嗪 50mg、异丙嗪 50mg 的混合剂)半量,每 6 小时或 8 小时肌内注射一次;③氢化可的松 100 ~ 200mg,每日 1 ~ 2 次,加入输液中滴入;④口服复方碘化钾溶液,首次 3 ~ 5ml,或紧急时用 10% 碘化钠 5 ~ 10ml,加入 5% 葡萄糖液 500ml 内静脉滴入;⑤持续性吸氧,血压高时给予利血平,调整心率可用普萘洛尔;⑥静脉输入大量葡萄糖溶液补充能量。

第四节　甲状旁腺功能低下及功能亢进

一、甲状旁腺功能低下

甲状旁腺功能低下症是由于甲状旁腺素(PTH)分泌过少和(或)功能障碍而引起的一组临床症群,表现为神经肌肉兴奋性增高、低钙血症、高磷血症与血清 PTH 减少或不能测得。

【病因】

本症可由多种原因所引起。较常见者为手术后甲状旁腺功能低下症与特发性甲状旁腺功能低下症两种。前者主要是由于甲状腺手术误将甲状旁腺被切除或损伤所致,但也可因甲状旁腺手术而引起。偶或可因颈部放射治疗,或其他原因进行颈部手术而损伤甲状旁腺所致。特发性甲状旁腺功能低下症的病因尚未明确,可能与自身免疫有关。

【病理生理】

由于 PTH 缺乏,骨钙吸收降低,同时因 1,25-二羟维生素 D[1,25(OH)2D]形成减少而肠道钙吸收减少,由于肾小管钙重吸收降低而尿钙排出增加。所以血清钙降低,当血清钙降至约 1.75mmol/L 以下时,尿钙浓度显著减低或消失。同时由于肾脏排磷减少,血清磷增高。低钙血症与高磷血症是甲状旁腺功能低下症的临床生化特征。由于血清钙浓度降低主要是因钙离子浓度降低,神经兴奋性增加,可出现抽搐,甚至惊厥,长期低钙血症可引起白内障、基底神经节钙化、皮肤、毛发、指甲等外胚层病变。在儿童可影响智力发育。

【临床表现】

甲状旁腺功能低下症的症状取决于低钙血症的程度与持续时间。低钙血症的临床表现首先可出现指端或嘴部麻木和刺痛,手足与面部肌肉痉挛,随即出现手足抽搐(血清钙一般在 2.0mmol/L 以下),典型表现为双侧拇指强烈内收,掌指关节屈曲,指骨、肩关节伸张、腕、肘关节屈曲,形成鹰爪状。发作时可有疼痛,但由于形状可怕,患者常异常惊恐,因此抽搐加重;有些患者,特别是儿童可出现惊厥或癫痫样全身抽搐。如不伴抽搐者,常可误诊为癫痫大发作。手足抽搐发作时也可伴有喉痉挛与喘鸣,由于缺氧,又可诱发癫痫样大发作。

【诊断】

本病常有手足抽搐反复发作史。实验室检查如有血钙降低（常低于2.0mmol/L）、血磷增高（常高于2.0mmol/L），肾功能不全者，诊断基本上可以确定，如血清PTH测定结果明显降低或不能测得，或滴注外源性PTH后，尿磷与尿cAMP显著增加，诊断可以肯定。在特发性甲状旁腺功能低下症，临床上常无明显病因可发现，有时可有家族史，手术后甲状旁腺功能低下症常于甲状腺或甲状旁腺手术后发生。

严重低镁血症（血清镁低于0.4mmol/L）患者也可出现低钙血症与手足抽搐，血清PTH可降低或不能测得，但缺镁纠正后，低钙血症迅即恢复，血清PTH也随之正常。手足抽搐也可由其他原因所引起，如代谢性或呼吸性碱中毒，维生素D缺乏，慢性腹泻等，应加以鉴别。

【治疗】

目前主要采用维生素D_3与补充钙剂、使血清钙基本接近正常，血清磷下降，防止手足抽搐发作与异位钙化。

1. 甲状旁腺功能低下症患者每日须补充葡萄糖酸钙6～12g，分次口服。饮食中应适当控制含磷高的食物如乳制品与肉类。

2. 较为常用的维生素D制剂为维生素D_3，可从小剂量开始，每天口服2万单位（0.5mg），以后逐渐增加，一般每天需5万～10万单位（1～3mg），本药作用较长。一旦出现高钙血症，停药后尚可持续多周。

3. 当手足抽搐发作时，应立即静脉注射10%葡萄糖酸钙10～20ml，注射速度宜缓慢，必要时，4～6小时后重复注射，发作严重时，尚可短期辅以安定或苯妥英钠肌内注射，以迅速控制抽搐与痉挛。

二、甲状旁腺功能亢进

甲状旁腺一般有4个，附着在甲状腺两侧叶的背面。腺体呈卵圆形，黄褐色，直径6～8mm。原发性甲状旁腺功能亢进，主要是由单发的甲状旁腺瘤（占86%）所引起，少部分是甲状旁腺增生、多发的腺瘤或腺癌。病变的甲状旁腺分泌过多的甲状旁腺素（PTH），PTH能增进破骨细胞的破骨作用，使磷酸钙自骨质脱出，血中钙和磷的浓度增高，当其血中浓度超过肾阈时，便经尿排出，导致高尿钙和高尿磷；PTH同时使肾小管抑制磷的再吸收，致使血钙增高，而血磷降低，最终导致骨骼、泌尿或消化系统发生改变。

【分类】

甲状旁腺功能亢进可分为原发性与继发性两类。

1. 继发性甲状旁腺功能亢进 多见于下列原因所致的低血钙时：①肾功能不全（慢性肾炎）使血磷潴留，血钙因而相应地降低；②维生素D3缺乏（佝偻病、骨软化症等）使钙在肠道内吸收不良；③在妊娠或哺乳期母体失钙过多。长时期的低血钙和长时期刺激PTH的分泌增加，即发生甲状旁腺代偿性的增生、肿大。临床上亦出现骨骼的脱钙病变，但血钙则低于正常。

2. 原发性甲状旁腺功能亢进

（1）多由于单发的甲状旁腺瘤（86%）所引起，较少由于多发的腺瘤（6%）或所有四个甲状旁腺的增生（7%），很少由于腺癌（1%）。由于腺瘤的自主性地分泌过多的PTH，不受血钙的反馈作用，血钙过高并不能抑制PTH的合成和释放，因此血钙持续增高。

（2）原发性甲状旁腺功能亢进近年已较多见，在内分泌疾病方面仅次于糖尿病和甲状腺功能亢进。临床上可分为三种类型：①肾型：约70%，主要表现为尿路结石，较少为肾实质的钙盐沉积；②肾骨型：约20%，表现为尿路结石和骨骼的脱钙病变；③骨型：约10%，主要表现为骨骼的脱钙病变：骨质疏软，骨外层和骨小梁萎缩、变薄，骨组织多为纤维组织所替代，并形成多个囊肿和巨细胞瘤样病变。

【临床表现】

1. 泌尿系统　此型约占70%。血钙升高，钙经肾小球滤过量增加，尿中钙磷均增高，容易形成尿路结石和肾实质的钙盐沉积。表现为尿路结石、肾绞痛、血尿、尿路感染和肾功能损害。

2. 骨骼系统　约占10%。主要病变为骨骼脱钙。初起有下肢骨痛及关节痛，起立或行走时加重。病久则出现肢体弯曲，身体变矮，容易发生病理性骨折。X线片上可见骨质稀疏、变薄、萎缩，有多个透明的囊肿影。

3. 胃肠道表现　血钙增高，神经肌肉的应激性减低，胃肠蠕动减弱，出现食欲减退、腹胀、便秘、恶心呕吐等。高血钙使胃泌素分泌增加，刺激胃酸分泌增多，发生十二指肠球部溃疡。胰管内钙盐沉积，导致胰腺炎。

【诊断】

典型的临床表现、结合实验室检查，可以明确诊断。①血钙测定：是发现甲状旁腺功能亢进的首要指标，正常人血钙值一般为 2.1~2.5mmol/L，当甲状旁腺功能亢进时血钙超过 3.0mmol/L；②血磷低于 0.65~0.97mmol/L；③PTH 测定值升高；④碱性磷酸酶增高和 24 小时尿钙排出量增加。此外 B 型超声和 CT 有助于定位诊断，核素显像对于异位甲状旁腺的定位尤为有用。

【治疗】

甲状旁腺功能亢进应手术治疗。对于甲状旁腺腺瘤，只切除腺瘤即可；若为增生，需要切除 3 个半甲状旁腺，腺癌时要将肿瘤，同侧甲状旁腺和局部淋巴结一并切除。

第五节　甲状腺肿瘤

甲状腺肿瘤分良性和恶性两大类。良性多为腺瘤；恶性多为癌，肉瘤极少见。

一、甲状腺腺瘤

甲状腺腺瘤是最常见的甲状腺良性肿瘤，在形态学上可分滤泡状和乳头状囊性腺瘤两种，前者较常见，切面呈淡黄色或深红色，具有完整的包膜，部分可退变成囊肿。多发于地方性甲状腺肿的非流行地区。多见于40岁以下女性。

【临床表现】

腺瘤生长缓慢，多在无意中发现。一般为单发，呈圆形或椭圆形，质地较软，表面光滑，无压痛，有完整包膜，与周围不粘连，随吞咽而上下移动。腺瘤生长过程中，因血供不足中心液化或血管破裂出血而形成囊肿，表现为肿块迅速增大，局部胀痛或有压迫症状。腺瘤如在短期内进行性增大，质地变硬，活动受限，出现声音嘶哑等，应考虑有恶变的可能，恶变率为10%。约20%的腺瘤可出现甲亢症状，称高功能腺瘤。

【诊断与鉴别诊断】

主要依靠临床表现诊断。结合 B 超、ECT 检查，可以进一步明确诊断。需要鉴别的疾病主要有结节性甲状腺肿及甲状腺癌。结节性甲状腺肿与甲状腺腺瘤的主要区别为前者多见于单纯性甲状腺肿流行地区,由原发的单发结节多演变成多发结节,组织学上单发结节多无完整包膜;甲状腺癌与腺瘤的区别为前者肿物多表现为质地较硬、表面不光滑、增长较快、随吞咽上下移动幅度小。如多年生长缓慢的结节在较短时期内增大明显,应考虑腺瘤恶变可能。其可靠的鉴别方法还有赖于术前细胞学检查及术中冷冻切片检查。

【治疗】

由于部分腺瘤可发生恶变或形成高功能腺瘤,一经发现应该及早手术治疗。甲状腺腺瘤一般应采取患侧腺体大部切除或全切除术。术中冷冻切片检查,恶变时按甲状腺癌处理。对于高功能腺瘤以手术切除为佳,伴有甲亢症状者,术前应认真准备,待甲亢症状控制后再手术治疗,术后注意防止甲状腺危象的发生。

二、甲状腺癌

甲状腺癌为甲状腺最常见的恶性肿瘤,占全身恶性肿瘤的 0.2%～1%,近年发病率有增多趋势。多数发展缓慢,转移较晚,预后较好。

【病因】

甲状腺癌的病因至今不明,可能与促甲状腺素慢性刺激、摄碘过量、颈部放射性损伤等有关。

【病理】

病理分四种类型:①乳头状腺癌:最为常见,约占成人甲状腺癌的 60% 和儿童甲状腺癌的全部,多发生于年轻女性,属低度恶性,生长缓慢,颈部淋巴结转移多见;②滤泡状腺癌:约占 20%,多发生于 50 岁左右中年人,属中度恶性,生长较快,容易侵犯血管,经血行转移到肺、骨和肝等,而颈淋巴结转移较少(约 10%);③髓样癌:约占 5%～10%,发生于滤泡旁细胞(C 细胞),分泌大量降钙素。可有家族史,属中度恶性,早期转移到颈部淋巴结或经血行转移到肺;④未分化癌:占 10%～15%,多见于 70 岁左右老年人,恶性程度高,生长迅速,早期即可发生颈部淋巴结转移,局部侵犯喉返神经、气管或经血行转移至肺和骨等其他组织。

【临床表现】

早期无明显症状,仅在甲状腺组织内有一肿块,质地较硬,表面不光滑,也可在腺瘤或结节性甲状腺肿的基础上,肿物增长加快,质地变硬。乳头状腺癌一般发展缓慢,未分化癌生长迅速,质硬而不规则,吞咽时活动性差,颈部淋巴结转移较早,侵犯气管、食管和喉返神经时,出现呼吸和吞咽困难,声音嘶哑。颈交感神经节受累,可产生 Horner 综合征,表现为病侧瞳孔缩小、上眼睑下垂、眼球内陷、同侧头面部无汗等。远处主要转移至颅骨、胸骨等扁骨和肺。髓样癌 5%～10% 有明显家族史,是常染色体显性遗传,多为双侧肿瘤。可产生降钙素和 5-羟色胺,出现腹泻、心悸、颜面潮红和血钙降低等症状。

【诊断】

甲状腺肿块坚硬且表面不光滑,活动性差,颈部淋巴结肿大,伴有压迫症状者应高度怀疑甲状腺癌。甲状腺结节已存在多年,近期明显增大,也应提高警惕。辅助检查包括 B 型超声、CT、ECT、细针穿刺细胞学检查、术中冷冻切片检查等。采用放射免疫法测定血清中甲状腺球蛋白(Tg),在分化型腺癌其水平明显增高。特别在手术后的监护和随访中,如果 Tg 水平超过 $10\mu g/L$,就应怀疑癌的复发或有转移,确定诊断最终由病理切片决定。

【治疗】

除未分化癌外,手术是其他各型甲状腺癌主要治疗方法,其他治疗如内分泌治疗、放射性[131]I治疗、外部放射治疗、化学治疗和中医治疗等,均属于手术后的辅助性治疗。

1. 癌肿局限于一侧腺体者,做患侧腺体及峡部全部切除、对侧腺体大部切除术。颈部淋巴结有转移时,多采用保留颈内静脉、副神经和胸锁乳突肌的颈部简化淋巴结廓清术。

以手术为主,而手术的范围和疗效与肿瘤的病理类型有关:①在乳头状腺癌,如果颈淋巴结没有转移,癌肿尚局限在一侧的腺体内,应将患侧腺体连同峡部全部切除、对侧腺体大部切除;如果癌肿已侵及左右两叶,就需将两侧腺体连同峡部全部切除,切除时要尽量不损伤喉返神经,至少要保留一侧的甲状旁腺;②对滤泡状腺癌,即使癌肿尚局限在一侧的腺体内,也应行两侧腺体连同峡部的全部切除,但如颈淋巴结已有转移,大都也已有远处血行转移,因此,即使彻底清除颈淋巴结,也多不能增强手术疗效;③对髓样癌,由于其生物特性不同于未分化癌,积极采用手术切除两侧腺体连同峡部,同时清除患侧或双侧颈淋巴结,仍有较好疗效;④未分化癌,发展甚快,发病后2~3个月即出现压迫症状或远处转移,强行手术切除不但无益,且可加速癌细胞的血行扩散。因此,临床上有怀疑时,可先行针吸或切取活组织检查以证实,治疗则以放射治疗为主。

必须指出的是,在施行甲状腺腺体全部切除时,最好施行所谓"甲状腺囊内切除法",也就是说要尽量保留腺体背面的囊壁。囊壁上面残留的腺体组织可用锐缘的刮匙刮去,可避免喉返神经的损伤,也能保护甲状旁腺。文献统计,行囊内腺体全部切除时,双侧喉返神经麻痹的发生率仅为0.2%(囊外切除约为2%),手足抽搐的发生率也降至1%(囊外切除约为10%)。因喉返神经麻痹和手足抽搐的术后处理远比甲状腺癌复发的处理困难得多。

关于颈淋巴结的清除,近年主张行改良的功能性颈淋巴结清除术,也就是保留胸锁乳突肌、颈内静脉和副神经,清除颈前、颈后三角中的淋巴脂肪组织。但若病期较晚,颈淋巴结受侵的范围广泛,则仍按传统的颈淋巴结清除术。

2. 甲状腺癌术后的辅助性治疗　乳头状腺癌和滤泡状腺癌,术后服用甲状腺素,抑制TSH的产生,对减少或控制肿瘤的复发有作用。如服用甲状腺干制剂,每日120~180mg。滤泡状腺癌主要是经血行发生远处转移,[131]I治疗对原发癌、局部复发癌和远处转移癌均有作用。甲状腺髓样癌对化疗、放疗和内分泌治疗均不敏感,治疗的关键在于肿瘤切除的彻底性,同时治疗可能伴有甲状旁腺增生或嗜铬细胞瘤。未分化癌近年来也主张手术治疗,肿块不大,尚可活动者,可行患侧甲状腺和峡部切除,对侧腺体次全切除或全切除术,术后加放射治疗和化学治疗。颈部淋巴结有转移时,可行颈部淋巴结廓清术。

【预防】

由于4%~7%结节性甲状腺肿有恶变的可能,而甲状腺腺瘤的癌变率高达10%,因此,对结节性甲状腺肿和甲状腺腺瘤早期施行手术治疗,是预防甲状腺癌发生的重要措施。

第六节　甲状腺结节的鉴别诊断

甲状腺内孤立性病变,在未明确其病理性质之前,统称为甲状腺结节,是外科医师经常碰到的问题,成人中约4%可发生甲状腺结节,恶性病变虽不常见,但术前难以鉴别,最重要的是如何避免癌肿漏诊。

【诊断】

诊断甲状腺结节时,病史及体格检查是十分重要的环节。

1. 病史 儿童期出现的甲状腺结节 50% 为恶性;男性,特别是年轻男性的单个结节,也应警惕恶性的可能;过去甲状腺正常,突然发现结节,且短期内发展迅速,恶性的可能性大,平时忽略的乳头状囊性腺瘤,由于囊内出血,短期内瘤体也可迅速增大,但这种病人常有重体力劳动或剧烈咳嗽史,且病变局部有胀痛。

2. 体检 多个结节多为良性病变,单个孤立结节应考虑甲状腺腺瘤或甲状腺腺癌。腺瘤表面光滑,质地较软,吞咽时活动度大;腺癌表面不光滑,质地较硬,吞咽时活动度小或不活动,发生淋巴结转移时同侧颈部常有肿大淋巴结。

3. 放射性核素扫描 行放射性^{131}I扫描时,将结节的放射性密度与周围正常甲状腺组织的放射性密度进行比较:密度较正常增高者为热结节,与正常相等者为温结节,较正常减弱者为凉结节,完全缺如者为冷结节。甲状腺癌均为冷结节,边缘一般较模糊;结节性甲状腺肿囊性变时也可表现为冷结节,但边缘多较清晰;甲状腺腺瘤可表现为温结节、冷结节或凉结节,边缘清晰或模糊;热结节多为高功能腺瘤,一般不恶变。

4. 其他影像学检查 B超检查可鉴别结节是囊性、混合性或实性,实性结节并回声不均匀,边界不清楚,恶性可能大;CT检查常用于甲状腺癌转移灶的发现、定位,并判断甲状腺与周围组织结构的关系。

5. 针吸细胞学检查(FNA) FNA是手术前唯一能确定结节病理性质的方法,对于术前明确结节的性质有重要的意义。但FNA的敏感性、特异性、准确性受穿刺技术、取材部位、染色方法、诊断经验等诸多因素的影响。一般采用多方向穿刺,至少应穿刺6次,以保证标本的质量,可提高诊断阳性率。

【鉴别诊断】

1. 甲状腺腺瘤 单个或多个,呈圆形或椭圆形,质地较韧,表面光滑,边缘清楚,无压痛,随吞咽上下活动,腺瘤生长缓慢,临床上大多无症状。甲状腺显像一般为"温结节",囊腺瘤可为"凉、冷结节"。高功能腺瘤常有甲亢症状,甲状腺显像为"热结节"。

2. 甲状腺囊肿 一般无临床症状,囊肿表面光滑,边界清楚,质地稍硬,随吞咽上下活动,无压痛。偶可因囊内出血,迅速增大,局部出现疼痛,甲状腺显像为"凉、冷结节"。B超示结节内含有液体,边界清楚,即可确诊。

3. 多发性结节性甲状腺肿 病程较长,甲状腺肿大伴有多个大小不等的结节,质地软、硬不一,表面光滑,随吞咽上下活动。部分患者合并甲亢,少数可发生癌变。甲状腺显像为"热、温、凉、冷结节"混合表现。B超示多发性、大小不等结节,包膜不甚完整,分界尚清楚。

4. 亚急性甲状腺炎 起病急、发热、咽痛、甲状腺明显疼痛及触痛。急性期血沉加快,血T_3、T_4升高,吸碘率降低,糖皮质激素治疗效果好。甲状腺显像常示放射性分布减低。亚急性甲状腺炎应与甲状腺腺瘤内急性出血相鉴别,后者一般无全身症状,血沉不快,血T_3、T_4与吸碘率无分离现象。

5. 慢性淋巴细胞性甲状腺炎 甲状腺弥漫性肿大,质地硬如橡皮,无压痛。甲状腺显像示放射性分布不均匀,血Tm-Ab、Tg-Ab明显升高。应注意本病与甲状腺癌可同时并发,难以鉴别。

6. 慢性纤维性甲状腺炎 结节与周围甲状腺组织粘连固定,质地坚硬。起病及发展过程缓慢,局部压迫症状明显,与甲状腺癌难以鉴别,但局部淋巴结不肿大,摄碘率正常或偏低。

7. 甲状腺癌　其病理分型为乳头状、滤泡状、未分化和髓样癌。早期一般无自觉症状，偶尔由本人或他人发现颈前部有一肿物，无疼痛，发展快，质地硬，表面不规则，与周围组织粘连或伴有颈部淋巴结肿大及声音嘶哑、吞咽困难、呼吸困难等压迫症状。甲状腺显像多为"凉、冷结节"，99mTc-MIBI 甲状腺亲肿瘤显像常为阳性。B 超、CT 示肿物边界不规则，与周围组织分界不清，有时可见钙化点等。

【治疗】

甲状腺多发结节恶性率较低，一般可进行内科治疗并密切临床观察。甲状腺单发结节恶性率较高，有时难以准确判定结节的良、恶性，因此，处理方法首选手术治疗，尤其对99mTcO-4 甲状腺显像为"凉、冷结节"、99mTc-MIBI 甲状腺亲肿瘤显像阳性、B 超提示为实性结节的，更应及早手术治疗。术中常规进行冰冻切片，根据冰冻切片病理报告，采取相应手术方式。甲状腺单发良性结节行患侧腺叶次全切除或全切除术即可。如为恶性结节，应进一步扩大切除范围，术后再根据需要进行放疗、化疗及 ^{131}I 同位素治疗等。

（朱云根）

复习思考题

1. 单纯性甲状腺肿在什么情况下需要行甲状腺大部切除术？
2. 简述甲亢行甲状腺大部切除术后的主要并发症。
3. 简述甲状腺危象的临床表现和急救方法。

第十八章 乳腺疾病

学习要点

乳房解剖生理;乳房的淋巴输出途径;乳房检查;急性乳腺炎病因、临床表现及防治要点;乳腺囊性增生病病因、临床表现、诊断及治疗;乳房纤维腺瘤、乳管内乳头状瘤以及乳腺癌的临床表现、鉴别诊断及治疗。

第一节 概 述

【解剖生理概要】

1. 乳房位于第 2~6 肋间,两侧为胸骨旁和腋前线,在浅筋膜的浅、深层之间。乳头位于乳房的中心,由乳晕包围。乳房常有一狭长腺体组织向腋前突出,形成乳房尾部,此部分腺体组织亦可发生癌变。

2. 乳房有 15~20 个呈放射状排列的腺叶,每个腺叶又分若干腺小叶,腺小叶又由许多腺泡组成。每一腺叶由单独的输乳管相连,也呈放射状排列,分别开口于乳头。输乳管在乳头基底部膨大,称输乳管窦。除乳晕外,整个乳房腺体由一层脂肪包围。脂肪层较厚时,乳房触诊呈均质感,脂肪层甚薄时,直接触到腺体,则有结节感。乳房腺体的每一腺叶、腺小叶部由纤维组织包围,将腺体形成一个半球形器官,位于浅筋膜的浅、深层之间。胸部浅筋膜不仅形成乳腺的包囊,还伸向腺小叶间形成小叶间隔,连接在皮肤和胸肌筋膜之间,称之为乳房悬韧带或 Cooper 韧带。

3. 乳房的淋巴管网非常丰富,腺体内各小叶间有着稠密微细的淋巴网。除乳头、乳晕和腺体中部的小部分淋巴管汇集形成乳晕下淋巴丛外,极大部分的腺体内淋巴管都汇集到胸大肌筋膜,形成深筋膜淋巴丛。乳房的淋巴输出有四个途径(图 18-1):①乳房外侧淋巴液经过胸大肌外缘的淋巴结通向腋窝淋巴结,再汇入锁骨下、上淋巴结。乳房上部的淋巴管可直接穿过胸大肌,经胸肌间淋巴结至锁骨下淋巴结;②乳房内侧的淋巴管汇入胸骨旁淋巴结,再至锁骨上淋巴结;③乳房深层淋巴管网与腹直肌鞘和肝镰状韧带的淋巴管相通;④两侧乳房的浅

图 18-1 乳房淋巴引流途径

层淋巴管有广泛联系。

4. 乳腺受腺垂体、肾上腺皮质和卵巢分泌的激素所调节。妊娠及哺乳期受激素的影响,乳腺明显增大,雌激素引起导管的增生,乳管伸长,孕激素刺激腺泡的发育,而催乳素负责腺泡分泌乳汁。受激素的影响,乳腺的生理状态也随月经周期发生改变。

第二节　乳房检查

【一般检查】

1. 视诊　患者对光端坐或站立位,充分暴露双侧乳房以利对比检查。

(1)乳房外形:正常两侧乳房大小、位置和外形对称,不对称则可能有病变。有肿块时表现为局限性隆起。皮肤凹陷常是肿瘤或脂肪坏死的特征,检查时常常让患者两手叉腰或在颈后交叉,背部后伸时才清楚显示出来。

(2)乳房皮肤:乳房皮肤红肿多为炎症。范围较大的浸润性红肿有可能是炎性乳癌,单侧乳房皮肤浅静脉怒张常常是乳腺癌晚期的表现。皮肤呈现"橘皮样"改变是乳腺癌的特征之一。

(3)乳头:正常乳头两侧一般对称。乳头附近有肿瘤时,乳头可被牵拉内陷或偏向一侧。乳头自幼回缩者常为发育不良。而乳头湿疹样癌(Paget 病)的表现则是在乳头、乳晕区呈湿疹样改变。

2. 触诊　乳房触诊是为了发现肿块。患者取坐位或仰卧位均可。仰卧位时肩下垫一薄枕。乳房分五个区,乳头、乳晕为中央区,再以乳头为中心作一个十字线,将乳房分为内上、外上、内下、外下四个象限。触诊时应按顺序进行,对病变处要详查。正确的触诊方法是手指和手掌平放在乳房上,以指腹轻施压力,来回滑动或触按检查,若用手指抓捏乳房,可将正常的腺体误认为肿块。检查乳房肿块应注意其部位、大小、硬度、外形、触痛、活动度和所属淋巴结是否肿大。一般良性肿瘤表面光滑,活动良好,质软或有囊性感,与周围组织界限清楚。恶性肿瘤质地坚硬,表面不光滑,活动性差,与周围组织粘连。检查肿块活动性,主要是了解与皮肤或胸肌是否有粘连。轻轻捏起肿块两侧皮肤,可知是否与皮肤粘连;让患者双手用力叉腰,使胸大肌紧张,分别按上下和左右方向推动肿块,若活动受限则提示与胸肌有粘连,应该常规行腋窝淋巴结检查。检查者与患者相对而立,检查左腋窝时,嘱患者左上肢自然下垂,肘关节屈曲,检查者左手托起患者左前臂,用右手指伸入腋窝顶部,沿胸侧壁向下轻轻滑动,检查中央组淋巴结,在胸大肌深面检查胸肌组淋巴结。站在患者背后,用左手触摸腋窝后壁的肩胛下组淋巴结。然后,检查锁骨下、上淋巴结。触到淋巴结时,要注意位置、数目、大小、硬度和活动性等。最后检查对侧。

【特殊检查】

1. 乳头溢液检查　乳头的溢液有浆液性、血性、棕褐色、黄色或黄绿色等。除妊娠、哺乳期以外,常见疾病有乳管内乳头状瘤、乳腺囊性增生病,少数见于乳腺癌,有的轻压乳房内肿块就有乳头溢液,若无肿块,则在乳晕周围循环按压,压到病变处即有分泌液流出,涂片行细胞学检查,可明确病变性质。

2. 活组织病理检查　可确定肿块性质。有穿刺、切取和切除三种活检方法。穿刺活检包括粗针穿刺组织病理学检查和细针穿刺细胞学检查;切取活检是切取部分肿块组织送病理检查,此法一般不常用,因有促进癌细胞转移的可能;切除活检是将肿块连同少许邻近组织完整切除,然后送病理检查。怀疑乳腺癌时,最好的方法是在作好根治手术准备下,完整切除肿瘤,术中作快速冷冻切片病理检查,若为乳腺癌即刻行根治术。

3. 影像学检查 ①B 型超声检查,对乳房内囊性和实质性肿块的鉴别准确率较高;②乳房钼靶摄片,主要用于检查乳房内肿块;③乳腺导管造影术,用于乳头溢液的患者,了解乳腺导管有无扩张或肿瘤;④乳房近红外线扫描,有助于肿瘤性质的鉴别,这是因为乳房内不同病灶血供不同,经近红外线透照后所成图像也各异。

第三节 急性乳腺炎

急性乳腺炎为乳房的急性化脓性感染,主要发生在产后哺乳期,初产妇多见,多发生在产后第 3 周或第 4 周。致病菌多为金黄色葡萄球菌,而链球菌较少见。

【病因】

除产后机体抵抗力下降以外,还有以下两方面的原因。

1. 乳汁淤积 乳汁淤积有利于细菌生长繁殖。乳汁淤积的常见原因有:①乳头过小,内陷,影响婴儿吸乳;②乳管不通畅,影响排乳;③喂乳不当,不能将乳汁充分排出,导致乳汁淤积。

2. 细菌侵入 有两种感染途径:①细菌自乳头破损或皲裂处侵入,沿淋巴管扩散到乳腺实质,引起乳腺炎;②细菌直接经乳头开口侵入乳管,上行到腺小叶内,有乳汁淤积时,细菌迅速生长繁殖,并蔓延到乳腺实质中。

【临床表现】

患侧乳房胀痛,有压痛性肿块,表面皮肤红肿、发热。同侧腋窝淋巴结肿大和触痛。可有寒战、高热、白细胞增高等全身表现。数日后形成脓肿,浅部脓肿局部炎症明显,有波动感,可自行破溃;深部脓肿局部炎症不明显,皮色正常,肿块不清楚,但有深压痛。全身反应较重,有高热、寒战、全身不适等表现。深部脓肿不易向外破溃,常在乳房和胸大肌之间形成乳房后脓肿(图 18-2)。B 超和穿刺有助于诊断。

图 18-2 乳房脓肿的位置

【治疗】

1. 非手术疗法 适用于脓肿形成之前,治疗方法包括:①患侧乳房暂停喂乳,用吸乳器吸出乳汁,或用手轻轻挤出乳汁,避免乳汁淤积。用三角带或乳罩托起乳房,去除乳汁淤积因素;②局部理疗、热敷,每次 20～30 分钟,3～4 次/日。皮肤水肿明显时,可用 25% 硫酸镁溶液湿敷,用中药金黄散或鲜蒲公英捣烂外敷等;③给予青霉素等敏感抗生素和镇痛药物。

2. 手术治疗 脓肿形成后应及时切开引流。注意事项:①在脓肿波动最明显处切开引流;②为了防止损伤乳管发生乳瘘,应按乳管走行方向作放射状切口,乳房后深部脓肿沿乳房下缘作弧形切口,乳晕下脓肿沿乳晕周边作弧形切口至皮下为止,勿损伤乳管(图 18-3);③切口要足够大,切开脓腔后,需用手指钝性分开脓腔间隔以利引流,切开脓肿后,均应常规放置引流,每日换药;④一般不需回乳,患侧乳房可暂停哺乳,用吸乳器定期吸净乳汁。若引流口出现经久不愈的乳瘘时,应该终止乳汁分泌。己烯雌酚1~2mg,每日 3 次,连服 3~5 日,或肌内注射苯甲酸雌二醇2mg,每日 1 次,至回乳为止。中药炒麦芽煎服效果确切。

图 18-3　乳房脓肿切开引流术切口选择

【预防】

重点在于保持乳头清洁,防止乳头损伤,避免乳汁淤积。具体方法:①妊娠后期开始,经常用温水清洗乳头,保持清洁;②有乳头内陷者,经常牵拉乳头使之矫正;③乳头有破损或皲裂时,用手挤出乳汁,不直接吸吮乳头;④养成良好的哺乳习惯,不让婴儿含乳头睡眠,定时哺乳,哺乳后应挤净乳汁;⑤若有乳汁积存,应按摩挤净或用吸乳器帮助排出。

第四节　乳腺囊性增生病

乳腺囊性增生病又称慢性囊性乳腺病(简称乳腺病),是女性多发病,多见于 30~50 岁妇女,多累及双侧全乳,局限于单乳或乳腺某一部分者少见。

【病因】

发病原因与卵巢功能失调有关。雌激素的量绝对或相对过多,孕激素分泌绝对或相对减少,二者比例失调是导致本病发生的主要原因。部分乳腺实质成分中女性激素受体的质和量异常,使乳腺各部分的增生程度参差不齐。

【病理】

组织形态改变较为复杂,主要病理改变为乳腺导管和小叶在结构上的退行性和进行性改变,导致乳管囊状扩张,或形成大小不等的囊肿,其内上皮增生呈乳头状,有的破裂出血形成血性、棕色或黄绿色液体,表现为乳头溢液。乳管周围也有不同程度的纤维组织增生,少数伴有导管上皮不典型增生患者可发生癌变。

【临床表现】

乳腺囊性增生病病程较长,可长达数年,病情发展缓慢。主要的表现是乳房胀痛和肿块。乳房胀痛程度不一,轻的可以忍受,重的影响日常生活。胀痛常有周期性,在月经来潮前或月经期加重,月经期后疼痛减轻或消失。肿块可局限于单侧乳房,也可见于双侧。肿块常常为散在多发性结节,质地韧而不硬,与周围组织界限不清,与皮肤和基底不粘连。腋窝淋巴结不肿大。少数患者有乳头溢液,常为黄绿色、棕色或血性液体。

【诊断】

根据患者周期性乳房胀痛及一侧或双侧乳房内大小不等的质韧结节等典型表现,诊断一般不困难。但对临床表现不典型的患者,尤其是乳腺内单发肿块,近期增大迅速者,要引起足够的重视,注意和乳腺癌相鉴别,钼靶和超声检查有助于两者的鉴别。因本病少数有可能发生恶变,对诊断明确的患者也进行定期随访观察,以及早发现恶变情况。

【治疗】

保守治疗以减轻疼痛为主,用乳罩托起乳房。口服中药逍遥散、小金丹或服用 5% 碘化钾 5ml,每日 3 次。维生素 E 50mg,每日 3 次口服,亦有缓解疼痛的作用,如采用雄激素软化结节或减轻疼痛时,应特别慎重,因此法可干扰体内激素间的平衡,不宜长期服用。少数乳腺囊性增生病可能发生癌变,应定期随访。对于局部病变严重、有母系乳腺癌家庭史或经活组织检查,发现上皮细胞增生显著、年龄较大者等,可行单纯乳房切除。

第五节 乳房良性肿瘤

乳房良性肿瘤以乳房纤维腺瘤最多见,约占3/4,其次为乳管内乳头状瘤,约为1/5。恶性肿瘤的绝大多数(98%)为乳腺癌,肉瘤甚为少见(2%)。男性患乳房肿瘤者极少,男性乳腺癌发病率约为女性的1%。

一、乳房纤维腺瘤

乳房纤维腺瘤是乳腺组织的良性肿瘤,临床上较为常见,多见于20~25岁的女性。

【病因】

乳房纤维瘤的发生主要与小叶内纤维细胞对雌激素的敏感性异常增高及纤维细胞所含雌激素受体的量或质的异常有关,雌激素是本病的刺激因子,多见于20~25岁性功能旺盛期女性。很少出现在月经来潮前或绝经后的女性。妊娠和哺乳期或绝经期,由于雌激素大量分泌,可使肿瘤迅速生长。

【临床表现】

主要表现为乳房无痛性孤立肿块,多为无意中偶尔发现,肿块呈圆形或椭圆形,表面光滑,质地较坚韧,与周围组织无粘连,活动性大。腋窝淋巴结常无肿大。好发于乳房外上象限,约75%为单发,少数为多发。肿块一般生长缓慢,但在妊娠期和哺乳期,因雌激素过多刺激,可迅速生长。直径超过7cm的巨型纤维腺瘤,易发生恶变,若纤维组织恶变为肉瘤,上皮部分恶变为癌。

【治疗】

乳房纤维腺瘤虽属良性,但因有恶变的可能,且随着瘤体增大,对乳腺的影响也加大,故应及早手术,手术切除是治疗乳腺纤维腺瘤唯一有效的方法。手术可在局麻下进行,作皮肤放射状切口,将瘤体连同其包膜完整切除,标本常规送病理检查,以排除恶性病变的可能。

二、乳管内乳头状瘤

乳管内乳头状瘤多发于40~50岁的中年女性。75%的病变发在乳晕下大乳管近乳头处膨大的乳管内,瘤体一般较小似乳头状,突入管腔,带蒂且有许多绒毛,富有薄壁血管,因此极容易出血。

【临床表现】

最常见的症状是乳头溢液,多为血性,即乳头溢血是乳管内乳头状瘤的一大特点。若伴有疼痛,是乳头肿瘤或血块阻塞导管的结果,一旦梗阻消除,疼痛即刻减轻。乳头状瘤较小,常不易触到。在乳晕下触到小结节,按压并有乳头溢液,诊断多可确定。导管造影、乳头溢液细胞学检查及乳管镜检查,均有助于诊断。

【治疗】

乳管内乳头状瘤虽属良性,但有6%~8%恶变率,故诊断明确后应及早手术切除。能触到结节的定位切除比较方便。若触不到结节,应循序轻压乳晕周围,根据乳头排血乳管开口,找到患病乳管,插入细探针,沿探针切开乳管,找到肿瘤,连同邻近乳腺组织一起切除;或经出血乳管注入亚甲蓝注射液,取放射状切口,根据亚甲蓝染色所示的乳管分布范围和方向,作局部腺体的楔形切除;年龄较大的患者可行单纯乳房切除术。切下组织进行病理检查,若证实有恶变,则行乳腺癌根治术。

第六节 乳 腺 癌

乳腺癌是女性常见的恶性肿瘤之一。国内统计的发病率为23/10万。乳腺癌大多数发生在40~60岁绝经期前后的妇女,其中又以45~50岁为最多,因此多认为乳腺癌的发生与性激素的紊乱有关。

【病因】

乳腺癌的病因尚不清楚,目前认为乳腺癌发病的主要影响因素有:①雌激素作用目前认为是一个很重要的因素,研究已经表明雌酮和雌二醇具有致癌作用,且以前者作用最强;女性45~49岁(更年期)和60~64岁乳腺癌高发可能与体内雌酮含量提高相关;②母系有乳腺癌史的妇女其乳腺癌发病率是母系无乳腺癌史者的2~3倍,说明遗传因素在发病中也起着比较重要的作用;③进食高脂饮食和过度肥胖的妇女,可加强或延长雌激素对乳腺上皮细胞的刺激,增加了乳腺癌的发病机会;④某些乳房良性疾病,如乳房囊性增生病、纤维腺瘤、乳管内乳头状瘤等亦与乳腺癌的发生有一定关系;⑤月经初潮早于12岁,绝经晚于52岁,月经年限超过35年,第一胎在35岁以后或终生未孕及未哺乳的女性,乳腺癌发病率高。

【病理】

乳腺癌90%以上起源于乳腺导管上皮,发生于腺泡上皮的不足10%。乳腺癌的病理分型有多种方法,目前国内多采用以下病理分型:

1. 非浸润性癌

(1)小叶原位癌:发生于小叶内,癌细胞未突破末梢腺管或腺泡基底膜。

(2)导管内癌:癌细胞局限于导管内,未突破管壁基底膜。

2. 早期浸润性癌

(1)早期浸润性小叶癌:癌细胞突破末梢腺管或腺泡基底膜,开始向小叶间质浸润,但未超出小叶范围。

(2)早期浸润性导管癌:癌细胞突破管壁基底膜,开始向间质浸润。

3. 浸润性特殊癌 包括乳头状癌、髓样癌伴大量淋巴细胞浸润、小管癌(高分化腺癌、管状癌)、腺样囊性癌、黏液腺癌、大汗腺癌、鳞状细胞癌、乳头湿疹样癌。此型分化一般较好,预后尚可。

4. 浸润性非特殊癌 包括浸润性小叶癌、浸润性导管癌、硬癌、单纯癌、髓样癌(无大量淋巴细胞浸润)、腺癌。此型是临床最多见的类型,约占80%,分化程度低,预后相对其他类型差。

5. 其他罕见癌 如分泌型癌、富脂质癌、纤维腺瘤恶变、乳管内乳头状瘤恶变等。

【转移途径】

1. 直接浸润 直接侵入皮肤、胸肌筋膜、胸肌等周围组织。

2. 淋巴转移 乳腺癌的淋巴转移最常见,可经乳房淋巴液的各引流途径转移。主要途径有:①乳房外侧象限的癌细胞,首先经胸大肌外缘淋巴管向同侧腋窝淋巴结转移,进而至锁骨下、上淋巴结,经胸导管(左)或右侧淋巴导管侵入静脉,发生远处转移;②乳房内侧象限的癌细胞可经内侧淋巴管转移至胸骨旁淋巴结,再向上到锁骨上淋巴结,之后可经同样途径发生血行转移。上述两种淋巴转移途径中,以前者多见,后一途径的转移虽较少,但一经发生则预后较差。

3. 血行转移　血行转移可能在乳腺癌早期即已发生。癌细胞除可经淋巴途径进入静脉,也可直接侵入血液循环。最常见的远处转移依次为肺、骨、肝。在骨转移中依次为椎骨、骨盆和股骨。

【临床表现】

1. 早期为无意中发现患侧乳房内单发无痛性小肿块,多位于外上象限,质硬,表面不光滑,与周围组织界限不清,活动性差,生长较快。因无自觉症状,常在无意中发现。乳腺癌可出现下列表现:肿瘤侵犯韧带使之收缩,局部皮肤发生内陷,形成酒窝征;乳头深部的癌肿侵犯乳管,因牵拉回缩,使乳头内陷;癌肿阻滞皮内和皮下淋巴管,引起局部皮肤淋巴水肿,因毛囊处与皮下组织连接紧密,所以出现点状凹陷,形成橘皮样改变;癌肿晚期可侵及胸肌和胸壁,以致固定而不易被推动;在癌块周围转移形成小结节,称卫星结节。乳腺癌浸润到背部和对侧胸部,可紧缩胸壁,限制呼吸;晚期乳腺癌破溃,形成癌性溃疡,易出血,有恶臭。

2. 乳腺癌患者腋窝淋巴结常有转移。转移的淋巴结初期散在,质硬,无压痛,可活动;以后数目增多,粘连成块,不易活动。腋窝主要淋巴管被癌细胞堵塞,可出现上肢淋巴水肿。晚期,于锁骨上若触及肿大变硬的淋巴结,癌细胞可能已经入血,发生远处转移。肺转移可出现咳嗽、咯血。肝转移出现肝大、黄疸。骨转移可引起疼痛。

3. 还有少见的特殊型癌:①炎性乳癌:一般发生于妊娠期或哺乳期的年轻女性。乳腺癌发展迅速,很快扩展到整个乳房,呈红、肿、热、痛等炎症表现。腋窝淋巴结常有肿大。其特点是恶性度高,预后差;②乳头湿疹样癌(Paget病):起源于乳头区大乳管内,逐渐侵犯到乳头。初起乳头奇痒和轻微灼痛,以后有皮肤发红、糜烂、渗出、结痂等湿疹样改变。有时覆有黄褐色的鳞屑样痂皮,揭掉痂皮又出现糜烂面。局部病变皮肤发硬,边界尚清。此型乳腺癌恶性程度低,发展缓慢,淋巴结转移出现很晚;③隐性乳腺癌因原发病灶很小,患侧乳房内不能扪及肿块,患者多因出现腋窝淋巴结转移肿大活检后或出现远处转移后方获得诊断;④男性乳腺癌临床发病率为 0.6%,发病年龄在 60 岁左右,目前发病率有逐年提高的趋势,患者主要表现为乳头或乳晕下小而边界不清的硬块,易被忽略而诊断较晚。肿瘤增长后易与皮肤及胸肌粘连,远处转移较女性发生早。涂片细胞学检查或切取组织做病理检查可明确诊断。

【临床分期】

确定乳腺癌的临床分期,在治疗方法的选择、治疗效果的评定和估计预后的判断上都有非常重要的意义。目前,常用的临床分期是国际抗癌协会提出的 TNM 分期法(T 代表原发癌瘤、N 代表区域淋巴结、M 代表远处转移)。内容如下:

T_0:原发癌瘤未查出。

T_{is}:原位癌(非浸润性癌及未查到肿块的乳头湿疹样乳腺癌)。

T_1:癌瘤长径≤2cm。

T_2:癌瘤长径>2cm,≤5cm。

T_3:癌瘤长径>5cm。

T_4:癌瘤大小不计,但侵及皮肤或胸壁(肋骨、肋间肌、前锯肌),炎性乳癌亦属之。

N_0:同侧腋窝无肿大淋巴结。

N_1：同侧腋窝有肿大淋巴结，尚可推动。

N_2：同侧腋窝肿大淋巴结彼此融合，或与周围组织粘连。

N_3：有同侧胸骨旁淋巴结转移，有同侧锁骨上淋巴结转移。

M_0：无远处转移。

M_1：有远处转移。

根据以上情况进行组合，可把乳腺癌分为以下各期：

0 期：$Tis\ N_0\ M_0$；

Ⅰ 期：$T_1\ N_0\ M_0$；

Ⅱ 期：$T_{0\sim1}\ N_1\ M_0$，$T_2\ N_{0\sim1}\ M_0$，$T_3\ N_0\ M_0$；

Ⅲ 期：$T_{0\sim2}N_2\ M_0$，$T_3N_{1\sim2}\ M_0$，T_4任何 NM_0，任何 $TN_3\ M_0$；

Ⅳ 期：包括 M_1 的任何 TN。

以上分期以临床检查为依据，实际并不精确，还应该结合术后病理检查结果进行校正。

【诊断】

在乳腺癌的诊断中，主要依靠详细询问患者的病史及体格检查。对中年以上女性，乳房内发现单个质硬无痛性肿块，均应考虑乳腺癌可能。同时可借助临床常用的诊断技术进一步确定诊断。

1. 近红外线透照检查　应用近红外冷光强透仪，根据局部组织吸收近红外线光量的多少，来进行判断。因肿瘤组织血运丰富，吸收近红外线的量多，因而局部显示暗区，确诊率可达 75%。临床可作为乳房普查的一个有效手段。

2. 热像检查　应用液晶热像方法，根据恶性肿瘤代谢增强、局部血运丰富而致局部肿瘤组织与周围组织的温差增大的特点，来诊断乳腺癌。其阳性率达 75%，但假阳性约 17%。

3. X 线检查　临床常用的有一般 X 线干板检查法和钼靶 X 线胶片检查法，对乳腺内较小肿块和微小钙化点容易检出。国内资料统计诊断乳腺癌的正确率为 90%。

4. B 型超声检查　近年在乳腺癌诊断中起着越来越重要的作用。乳腺癌肿块在超声下可见形态不规则，边界为向外延伸的强回声带，其内回声不均匀，与正常的乳腺组织及良性肿瘤有比较明显的回声差异。其诊断乳腺癌的正确率为 80%，如果结合彩色多普勒技术，可将诊断正确率提高到 95%。

5. 肿瘤标志物测定测定　血液中 CEA、CA153 等糖蛋白肿瘤标志物，对乳腺癌的术前诊断和术后随访监测有一定参考价值。

6. 细针穿刺细胞学检查　用直径 0.7~0.9mm 的细针在不同的方向穿刺吸出组织液内含有的细胞作检查是近年来备受推崇的方法。B 型超声引导和 X 线钼靶照相立体定位穿刺，使诊断阳性率达到 95%。其损伤小而安全性大，但对直径小于 1cm 的肿块不易取得标本。

7. 切除活体组织学检查　是乳腺癌确诊的最可靠的手段，目前主张切除活检要与乳腺癌根治切除紧密衔接。如果术前高度怀疑为乳腺癌，应按乳腺癌根治术作术前准备，术中将肿瘤完整切除后，行快速冷冻切片，如病理报告为乳腺癌，应即刻行根治性手术。如果冷冻切片不能完全确诊或没有冷冻切片设备，应尽量缩短肿瘤切除活检与乳腺癌根治术的间隔时间，必要时可行术前化疗。

【鉴别诊断】

乳腺癌的临床表现主要是肿块，乳房内的肿块不一定是乳腺癌，特别是早期乳腺癌应与其他良性病变鉴别。

1. 乳腺纤维腺瘤　多见于20～25岁青年女性,特点是肿块圆形,表面光滑,活动性大,无粘连,无疼痛,生长缓慢,腋窝淋巴结不肿大。

2. 乳腺囊性增生病　多见于25～40岁中青年女性,特点是乳房肿块与胀痛。肿块呈大小不等的结节状,质地较韧,与周围组织界限不清。胀痛随月经周期有改变。可疑有恶变者应做活组织检查。

3. 乳腺结核　多见于20～40岁中青年女性。初起肿块无压痛,有皮肤粘连,与周围组织分界不清。晚期形成窦道,有豆渣样脓汁流出。有的乳腺结核与乳腺癌相似,需要通过病理检查明确诊断。

4. 外伤性脂肪坏死　多在乳房局部挫伤后几个月形成,患者不一定能记忆外伤史。包块比较表浅,多与皮肤粘连,包块大小变化不明显,腋窝淋巴结多不肿大。

【预防】

因为乳腺癌的确切病因尚不清楚,所以目前很难做到真正意义上的病因学预防(一级预防)。但是可以通过乳腺癌知识宣教,定期乳房检查,作好诊治预防(二级预防),力争早发现、早诊断、早治疗,提高治愈率及生存率。同时重视康复预防(三级预防),改善患者生存质量,延长生存期。

 知识链接

近年我国乳腺癌流行病学趋势

我国乳腺癌发病率每年增加近5%,是近10年发病率增加最快的两大肿瘤之一,在许多地区已经成为女性恶性肿瘤之首。城市发病率明显高于农村,多数患者是高收入的白白领。有专家分析,其中原因恐怕与现代生活习惯有关。和农村女性相比,城市女白领由于生育晚、哺乳少、工作压力大、内分泌系统不稳定等原因,更易患上乳腺癌。

【治疗】

乳腺癌的治疗方法,是以早期采取手术为主,以化疗、放疗、内分泌治疗、生物治疗和中药治疗等为辅的综合治疗措施。

1. 手术治疗

(1)乳腺癌根治切除术:是将整个患侧乳房、肿瘤周围至少5cm皮肤以及乳房周围脂肪组织、胸大肌(胸肋部)、胸小肌及同侧腋窝和锁骨下所有的淋巴脂肪组织整块切除。此手术方式已经沿用百年,随着对乳腺癌的进一步认识,该手术方式的应用已经减少。

(2)扩大乳腺癌根治切除术:在根治术的基础上,切除患侧的第2～4肋骨及相应的肋间肌,将胸廓内动、静脉及胸骨旁淋巴结一并清除。以前多用于乳房内侧象限的乳腺癌根治,但是由于该术式创伤较大、并发症多,术后5年生存率并无明显提高,目前已经很少在临床应用。

(3)改良乳腺癌根治切除术:又称简化根治术、仿根治术。大量的国内外回顾性调查和分析提示乳腺癌根治切除术或扩大根治切除术并不能有效地提高患者的5年或10年生存率,而对患者的生理和心理的影响却是明显的。术后生存率及预后并不决定于手术方式,而与癌肿的生物学特性和机体的免疫反应,尤其是局部淋巴结转移的程度有密切关系,并且临床上比较早期的乳腺癌越来越多,因此目前手术范围有缩小的趋势,保留胸肌的改良根治术已成为治疗乳腺癌的标准术式。可分为保留胸大肌、切除胸小肌的改良根治术及保留胸大肌、胸小肌的改良根治术。除保留胸肌外，其余的手术步骤和操作基本与乳腺癌根治切除术相同。

（4）单纯乳房切除术：切除乳腺组织、乳头、部分乳房皮肤及胸大肌筋膜，不进行腋窝淋巴结清扫。主要适用于：①非浸润性癌及未触及肿块的乳头湿疹样癌；②年老体弱及合并重要器官功能障碍不能耐受较大手术的乳腺癌患者；③晚期乳腺癌合并恶性溃疡、出血患者。

（5）部分乳房切除（乳腺区段切除）加腋窝淋巴结清扫术：随着女性生存质量要求提高，保留乳房外形的手术越来越受青睐，对早期（0期、Ⅰ期）乳腺癌，腋窝淋巴结无转移的患者，可行乳房部分切除术，手术切缘须距肿瘤边缘 2cm 以上，同时另行切口清扫腋窝淋巴结，术后常规辅以放疗。

2. 放射治疗　放疗在乳腺癌的治疗中占有重要地位，可以减少局部复发，提高生存率，一般无淋巴结转移的早期乳腺癌，可不作放疗，以免损害人体免疫功能。单纯放疗效果并不满意，多需配合手术治疗。

（1）术前放疗：术前一般不作放疗，但对于Ⅲ期乳腺癌或病灶大（＞5cm），有皮肤水肿、卫星结节或与胸壁粘连，估计手术切除困难者，有明显转移的Ⅱ期乳腺癌，争取手术切除的炎性乳癌及妊娠期、哺乳期乳腺癌，可行术前放疗，放疗结束 2 周后手术。

（2）术后放疗：通过术后放疗，可消灭手术野可能残存的癌细胞及淋巴引流区未被清除的转移灶。对术后病理证实有腋窝淋巴结转移的乳腺外侧象限的乳腺癌患者，应在锁骨上、胸骨旁或腋窝区等进行放射治疗。对腋淋巴结无转移的乳腺内侧象限或中央区的乳腺癌患者，也须行锁骨上区、胸骨旁区的放疗。放疗多于术后 2~3 周进行。

（3）术后局部的复发和远处转移的放疗：对局部复发的病灶如果肿块很小，可行单纯放疗，如肿块较大，可先行手术切除，然后再行放疗，多能取得较好的效果。对远处转移患者，效果较好的为骨转移病灶，能起到止痛和治疗作用。

3. 化学药物治疗　在乳腺癌的综合治疗中亦占有重要地位。因乳腺癌为一种全身性疾病，早期即可发生血行转移，手术及放疗均属局部治疗，不能根除全身播散的转移癌灶，而化学药物治疗为一种全身性治疗方法，在乳腺癌的综合治疗中是不可缺少的全身性辅助治疗措施。化疗可在术前、术中及术后进行。

（1）术前化疗：术前化疗可使肿瘤缩小，转移的微小癌灶被杀灭，肿瘤细胞的活力被降低，提高了肿瘤的手术切除率，减少术中癌细胞血行播散的机会，提高了手术治疗效果。同时可以预测肿瘤对化疗方案的敏感性。临床多选用 CMF（环磷酰胺、甲氨蝶呤、氟尿嘧啶）方案。

（2）术中化疗：临床应用较少，可在术中应用 CMF 方案，以控制因手术刺激而引起癌细胞的血行播散。也可应用塞替派 10mg 加适量等渗盐水冲洗浸泡术野创面后再缝合皮瓣。

（3）术后化疗：术后化疗有助于杀灭残存的或播散的癌细胞，减少术后的复发或转移。应在术后 1 周内开始，多主张应用联合化疗方法，以间隔给药为好，总疗程 6~8 个月。常用的联合化疗方案有 CMF 方案、CAF（环磷酰胺、多柔比星、氟尿嘧啶）方案等。化疗期间应注意经常检查肝功能、白细胞计数，白细胞计数降至 3×10^9/L 以下，应延长间隔时间，必要时甚至停药。

4. 内分泌治疗　乳腺癌是激素依赖性肿瘤，内分泌因素在乳腺癌的诱发和增殖中起着重要的作用，尤以雌激素对乳腺癌的影响最为明显。其作用是通过与乳腺细胞内一种蛋白结合而产生的,这种能与雌激素结合的蛋白称为雌激素受体(ER)。如果测定乳腺癌组织中ER、PR(孕激素受体,是雌激素作用的最终产物,PR 的存在提示 ER 具有生物活性)为阳性,称为激素依赖性癌细胞。对 ER 检测阳性的乳腺癌患者,应用雌激素拮抗剂能起到较好的抑癌作用,常用的雌激素拮抗剂是他莫昔芬(TAM),10mg/次,2 次/天,口服,连服 2~5 年。

5. 生物治疗 正处在积极的研究探索及早期临床试用阶段,可能在不远的将来会成为肿瘤治疗的有效方法。目前生物治疗有:①自动免疫治疗;②生物应答调节剂;③过继细胞免疫治疗;④单克隆抗体及其交联物;⑤基因治疗等方法。

6. 中药治疗 祖国医学在中医药治疗乳腺癌方面积累了大量的宝贵经验,有很多的中草药验方具有一定的治疗效果,可作为晚期乳腺癌的辅助治疗。

(朱云根)

复习思考题

1. 简述乳房脓肿切开引流的注意事项。
2. 简述乳房的淋巴引流途径。
3. 简述乳癌的局部临床表现。

第十九章 胸部疾病

 学习要点

多根多处肋骨骨折、损伤性气胸、血胸的诊断和处理；肺癌、食管癌的临床表现、诊断、鉴别诊断和治疗。

第一节 胸部损伤概述

胸部损伤在和平时期或战时都常见，由于胸部有呼吸和循环系统等重要器官，故损伤后往往引起呼吸和循环系统功能障碍，病情变化快且严重，重者可危及生命。

【解剖和生理】

胸廓由软组织胸廓和骨性胸廓构成，软组织胸廓由皮肤、皮下组织、肌肉组织构成，骨性胸廓由胸椎、十二对肋骨及胸骨构成。

胸膜有脏层和壁层。脏层胸膜包裹肺叶并深入叶间裂，壁层胸膜覆盖胸廓内面、膈和纵隔，在肺门处与脏层胸膜相连。两层之间的密闭间隙称为胸膜腔。在胸膜壁层肋部和膈部处形成返折称肋膈窦，是胸膜腔的最低位置。胸膜腔密闭而且成负压，呼气时 $-3 \sim -5cmH_2O$，吸气时 $-8 \sim -10cmH_2O$，之间差约为 $5cmH_2O$。胸内组织器官有肺脏、气管、食管、心脏、胸内大血管、上腔静脉、下腔静脉和胸导管等。

骨性胸廓支撑保护胸内脏器参与呼吸。胸膜腔维持纵隔居中保持肺脏膨胀。膈肌分隔不同压力的胸腔和腹腔参与呼吸。

通气机制：吸气开始时，由口到肺泡形成一个压力差。正常时，肺泡内为大气压，胸膜腔为负压，该负压在安静状态下是由作用相反的肺的弹性回缩力和胸壁的阻力相互平衡而产生的。肺的弹性回缩力向内，胸壁产生的力向外，吸气时，膈肌收缩并下降，肋间肌收缩抬高肋骨，增加向外的力使胸廓膨胀，使胸膜腔的压力降低，形成口到肺泡的压力差，于是产生吸气。

发生胸部创伤后，胸膜腔的负压可能消失，如果空气进入胸膜腔，胸膜腔的负压消失，其压力升至大气压水平由口到肺泡的压力差消失，张力性气胸时胸膜腔内的压力高于大气压，妨碍肺泡和静脉的充盈，胸膜腔内压力持续升高，纵隔将向对侧移位，使腔静脉扭曲，进一步减少回心血量，导致肺功能不全的第二个机制为通气/血流比例失调，引起低氧血症。创伤后肺萎陷，妨碍了肺泡通气，肺挫伤引起弥漫性肺实质出血，导致明显的通气/血流比例失调、低氧血症。正常成人每分钟肺泡通气量为4L，每分钟肺血流量为5L，如果通气大于血流，比值升高，则无效腔增大，如果血流超过通气，比值降低，则静脉血掺杂，产生低氧血症。

知识链接

对胸内负压的认识

胸内负压又称胸膜内压,是指脏层胸膜与壁层胸膜之间的潜在腔(即胸膜腔)内的压力。在整个呼吸周期中,它始终低于大气压,故亦称"胸内负压"。正常情况下,密闭胸膜腔内无气体.仅有少量浆液使胸膜壁层和脏层紧密相贴,两层间可以滑动但不能分开。由于婴儿出生后胸廓比肺的生长快,使肺通常处于被动扩张状态,产生一定的回缩力,因而使作用于胸膜腔的压力被抵消一小部分,致使胸内压低于肺内压。胸内负压的意义:①胸内负压有利于肺保持扩张状态,不至于由自身回缩力而缩小萎陷。由于吸气时胸内负压加大,可降低中心静脉压,促进肺静脉血和淋巴液的回流。②有利于肺的回缩。③避免自身过多的憋气而对身体造成影响。

【分类】

根据损伤暴力性质不同分为钝性伤和穿透伤。

根据损伤是否造成胸膜腔与外界相通分为:①闭合性胸部损伤,胸膜腔与外界不相通;②开放性胸部损伤:胸膜腔与外界相通。

【临床表现和体征】

胸外伤常见的临床表现有胸痛、咳血、呼吸困难、呼吸窘迫、休克。常见体征有胸廓挤压征阳性、骨擦感、胸壁软化、反常呼吸、皮下气肿。

【紧急处理】

胸部损伤的紧急处理包括入院前急救处理和入院后的急诊处理。

院前急救处理:包括两方面内容,基本生命支持和严重胸部损伤处理。其原则为:维持呼吸通畅、给氧、控制外出血、补充血容、镇痛、固定长骨骨折、保护脊柱、迅速转运。现场施行特殊急救处理:有呼吸道阻塞者应紧急行气管切开,张力性气胸需放置具有单向活瓣作用的胸腔穿刺针或闭式胸腔引流,开放性气胸需迅速包扎和封闭胸部开放性伤口,安置上述穿刺针和引流管。对大面积胸壁软化的连枷胸有严重的呼吸困难者,需控制反常呼吸,并予以人工辅助呼吸。

院内急诊处理:正确及时的认识最直接威胁病人生命的紧急情况与损伤部位至关重要。胸部损伤的院内急诊处理程序如下(图19-1):

图19-1 胸部损伤的院内急诊处理程序

第二节　肋骨骨折

【分类】

肋骨骨折分单根肋骨骨折、多根肋骨骨折、多根多处肋骨骨折。按病因分直接暴力(骨折向内弯曲)、间接暴力(骨折向外弯曲)、病理性骨折。

【病理生理】

肋骨骨折刺破胸膜、肺引起气胸、血胸、皮下气肿及血痰。多根多处肋骨折常致胸壁软化引起反常呼吸运动,吸气时胸廓内陷,呼气时外膨;肺内气体重复交换引起二氧化碳潴留和缺氧,由于双侧胸腔压力不均衡引起纵隔扑动;大血管扭曲影响血液回流。严重时可发生呼吸和循环衰竭。(图19-2)

（1）吸气　　　　　　　　　　　　　（2）呼气

图19-2　反常呼吸运动

【临床表现】

1. 胸痛　受伤部位疼痛,尤其在深呼吸、咳嗽或转动体位时疼痛加剧。

2. 呼吸困难　损伤后呼吸道分泌物增多,又因胸痛使排痰困难,容易造成肺不张和肺部感染,出现气促和呼吸困难。

体格检查:压痛(直接、间接)、骨摩擦感、反常呼吸运动、皮下气肿(握雪感),胸部 X 线片以进一步明确诊断。

【治疗】

1. 镇痛　使用镇痛药或行肋间神经阻滞、骨折处封闭。

2. 清理呼吸道分泌物　雾化吸入、鼓励并协助病人咳嗽排痰,以防肺不张和肺部感染。

3. 固定胸廓　胸壁胶布固定。准备胶布3~4条,每条宽约7~8cm,长约为病人胸廓周径的2/3。由肋缘开始用一条胶布从伤员健侧的肩骨线贴起,由后向前,边拉紧边粘贴至健侧锁骨中线为止。再按同法依次自下而上粘贴其余胶布条至腋下。上、下胶布重叠2~3cm(图19-3)。固定期为2~3周。

4 防治并发症　有血气胸要及时处理。

闭合性多根多处肋骨骨折的处理:如出现反常呼吸运动要及早控制反常呼吸运动、改善呼吸功能,方法有局部加压包扎固定、胸廓牵引固定(图19-4)、切开内固定、呼吸内固定术(使用呼吸机行正压辅助呼吸,使整个胸廓包括软化区在内同步起伏,这样使反常呼吸得到矫正)。清理呼吸道分泌物,及时镇痛,防治并发症。

图 19-3　肋骨骨折的蝶形胶布固定法

（1）　　　　　　　　　　　　　　　（2）

图 19-4　胸壁软化的肋骨牵引
（1）牵引固定法　（2）胸壁外固定法

 知识链接

连 枷 胸

　　严重钝性闭合性胸部创伤可造成两根或以上肋骨双处骨折，形成连枷胸，即一部分骨性胸壁失去支持，脱离整个胸廓，呈浮动状态，又称为浮动胸壁或胸壁软化。此部分胸壁与正常胸壁的呼吸运动相反，呈现矛盾运动，临床又称此种呼吸运动为反常呼吸运动。连枷胸是临床上最严重且最难处理的一种胸部外伤，其原因不仅是连枷胸产生的病理生理改变，更多的是它常合并广泛严重肺挫伤，造成创伤性湿肺，威胁患者生命，是目前胸部外伤处理的难题。

第三节　气　　胸

　　胸部损伤时，若肺组织、支气管有破裂或胸壁伤口与胸膜腔相通，导致空气进入胸膜腔，称为损伤性气胸。损伤性气胸分为闭合性气胸、开放性气胸、张力性气胸。胸膜腔积气局限于某个区域又称为局限性气胸,为胸膜腔炎症粘连所致。

（一）闭合性气胸

【定义】

胸膜腔积气,不再有气体进入胸膜腔,气胸趋于稳定,胸膜腔内压力低于大气压。

【病理生理】

1. 伤侧胸膜腔积气,伤侧肺受压萎陷,使肺呼吸面积缩小,肺通气减少;换气功能减少,通气血流比率失衡。

2. 伤侧胸膜腔积气,纵隔被压向健侧,健侧肺也受压,健侧肺通气也产生障碍。

【临床表现】

根据胸膜腔内积气的量和速度而定。肺萎陷在30%以下者,可无明显症状。大量气胸病人有胸闷及呼吸困难。体检:伤侧胸廓饱满、呼吸活动度低、气管向健侧移位;伤侧叩鼓音;呼吸音降低。胸部X线检查:肺萎陷、胸膜腔积气、可有少量积液。

【治疗】

少量不需处理,1～2周可自行吸收。大量气胸需胸穿、胸膜腔闭式引流。同时应用抗生素预防感染。

（二）开放性气胸

【定义】

外界空气经胸壁伤口或软组织缺损处,随呼吸自由进出胸膜腔。胸膜腔内压力与外界相等。

【病理生理】

1. 伤侧肺完全萎陷,丧失呼吸功能,伤侧胸内压高于健侧,纵隔向健侧移位,健侧肺扩张受限。

2. 纵隔扑动,伤侧胸膜腔开放,胸膜腔内压力与大气压相等,而健侧胸膜腔仍保持负压,故呼吸时两侧胸膜腔压力不均衡,纵隔随呼吸来回摆动,增加了静脉回流的困难,并可刺激纵隔及肺门神经引起休克(图19-5)。

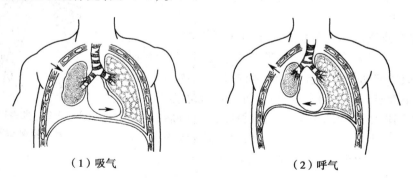

（1）吸气　　　　　　　　　　　　（2）呼气

图19-5　开放性气胸的纵隔扑动

3. 呼吸气体的改变,在呼气时,健侧肺的空气不仅排出体外,同时也排入伤侧呼吸道内,吸气时,健侧肺扩张,吸进的空气不仅来自外界,也来自伤侧肺。从而导致残气对流,加重缺氧,病人出现气促、呼吸困难和发绀。

【临床表现】

明显呼吸困难,鼻翼煽动、口唇发紫,可见伴有气体进出胸腔发出吸吮样声音的伤口。体检:望诊伤侧胸部饱满,触诊气管向健侧移位,叩诊伤侧胸部呈鼓音,听诊呼吸音消失。胸部 X 线检查:大量积气,肺萎陷,纵隔向健侧移位。

【治疗】

急救处理要点:立即变开放为闭合,使用无菌敷料在伤员有力呼气末封盖开放伤口,并加压包扎。

院内进一步处理:给氧、补充血容量、抗休克、清创、缝合创口、胸腔闭式引流、使用抗生素预防感染,疑有胸内脏器损伤或进行性出血,应开胸探查。

方法:第二肋间锁骨中线或第 6~8 肋腋中线至腋后线之间放置胸腔闭式引流。

(三) 张力性气胸

【定义】

较大肺气泡的破裂、较深肺裂伤、气管破裂导致裂口与胸膜腔相通并形成单向活瓣:吸气时活瓣开放,呼气时活瓣关闭,气体单向进入胸膜腔使压力不断升高。

【病理生理】

高压气体使伤侧肺严重萎陷,纵隔显著向健侧移位使健肺受压,腔静脉回流障碍,产生呼吸和循环功能的严重障碍。高压气体经支气管、气管周围疏松组织或壁胸膜破裂处进入纵隔或胸壁皮下形成纵隔气肿或面、颈、胸部的皮下气肿。

【临床表现】

极度呼吸困难、端坐呼吸,烦躁、意识丧失、发绀、大汗淋漓。体检:望诊伤侧胸部饱满,触诊气管向健侧移位,皮下气肿,叩诊伤侧胸部呈鼓音,听诊呼吸音消失,胸部 X 线检查:胸腔严重积气表现,肺完全萎陷,纵隔移位。

【急救处理】

张力性气胸是可迅速致死的危急重症,需要立即排气减压。

方法:穿刺排气减压。危急情况下可用针头在第二肋间锁骨中线穿刺排气减压,穿刺针头尾部缚扎橡皮指套,指套尾部剪一小口形成单向活瓣装置排气,使胸内高压气体易于排出,而外界空气不能进入胸腔(图 19-6)。进一步处理应安置胸腔闭式引流,使用抗生素预防感染。经胸腔闭式引流后,一般肺小裂口多在 3~7 天闭合。气胸胸腔闭式引流拔管指征:漏气停止 24 小时,肺已复张。肺长时期漏气者应进行剖胸修补术。

图 19-6 张力性气胸的针头穿刺排气法

第四节 损伤性血胸

【定义】

胸膜腔积血。血胸出血来源:胸壁血管如肋间动脉、肋间静脉,肺组织、膈肌和心包血管,心脏及大血管等破裂出血。

【病理生理】

血胸发生后血容量丢失影响循环功能。胸腔血液积聚,压力增高,压迫肺使肺萎陷和纵隔移位,减少呼吸面积,影响静脉回流。当胸腔内积血缓慢且量小时,肺、心包和膈肌运动有去纤维蛋白的作用,故表现为胸腔积血,当胸腔内积血多且快时,超过肺、膈肌运动所起的去纤维蛋白作用时,胸腔内积血发生凝固,形成凝固性血胸。凝血块机化后形成纤维板,限制肺与胸廓运动,损害呼吸功能。血胸形成后可导致细菌感染,形成感染性血胸,最终导致脓血胸。

【临床表现】

血胸的临床表现与出血量、速度和个人体质有关。一般而言,成人血胸量 ≤0.5L 为少量血胸,血胸量 0.5～1.0L 为中量,血胸量 >1.0L 为大量血胸(图 19-7)。伤员会出现不同程度的面色苍白、脉搏细速、血压下降和末梢血管充盈不良等低血容量休克表现;并有呼吸急促、肋间隙饱满、气管向健侧移位、伤侧叩诊浊音和呼吸音减低等胸腔积液的临床表现。胸膜腔穿刺抽出血液可明确诊断。

小量血胸　　　　　　　　中量血胸　　　　　　　　大量血胸

图 19-7　血胸示意图

早期胸部创伤发生后的血胸诊断明确后,需进一步判断出血是否已停止或还在进行,进行性血胸的判断:①持续脉搏加快、血压降低,或虽经补充血容量血压仍不稳定;②闭式胸腔引流量每小时超过 200ml,持续 3 小时;③血红蛋白量、红细胞计数和红细胞压积进行性降低,引流胸腔积血的血红蛋白量、红细胞计数与周围血相接近,且迅速凝固。

血胸并发感染的诊断。有下列情况者,要考虑血胸并发感染的诊断:①有畏寒、高热等感染的全身表现;②抽出胸腔积血 1ml,加入 5ml 蒸馏水,出现混浊或絮状物;③红细胞白细胞计数明显增加,比例达到 100∶1 可确诊为感染性血胸;④积血涂片和细菌培养发现致病菌。

【治疗】

非进行性血胸　可根据积血量多少采用胸腔穿刺或胸腔闭式引流术治疗,及时排出积血,促进肺膨胀,改善呼吸功能,并使用抗生素预防感染。

进行性血胸　应及时开胸探查手术。

凝固性血胸　待病员情况稳定后尽早手术;清除血凝块,并剥除胸膜表面血凝块机化而形成的包膜。开胸术可提早到伤后 2～3 天,更为积极地开胸引流无益,推迟手术时间可使清除肺表面纤维蛋白膜变得困难,从而使简单清除血凝块手术复杂化。

感染性血胸　应及时改善胸腔引流,排尽感染性积血积脓。若效果不佳或肺复张不良,应尽早手术清除感染性积血,剥离脓性纤维膜。

第五节　脓　　胸

脓胸是指脓性渗出液积聚于胸膜腔内的化脓性感染。脓胸按病理发展过程可分为急性和慢性;按致病菌则可分为化脓性、结核性和特异病原性脓胸;按波及的范围又可分为全脓胸和局限性脓胸(图 19-8)。

肺与胸壁间的脓胸
叶间脓胸
膈上脓胸
全脓胸
纵隔脓胸

图 19-8　脓胸分类

【病因和感染途径】

致病菌以肺炎球菌、链球菌多见。但由于抗生素的应用,这些细菌所致肺炎和脓胸已较前减少,而葡萄球菌特别是耐药性金黄色葡萄球菌却大大增多。尤以小儿更为多见,且感染不易控制。此外还有大肠杆菌、绿脓杆菌、真菌等,虽略少见,但亦较以前增多。若为厌氧菌感染,则成腐败性脓胸。脓胸的致病菌多来自肺内的感染灶,也有少数来自胸内和纵隔内其他脏器或身体其他部位病灶,直接或经淋巴侵入胸膜引起感染化脓。继发于脓毒血症或菌血症的脓胸,则多通过血行播散。

致病菌进入胸膜腔的途径有:①直接由化脓病灶侵入或破入胸膜腔,或因外伤、手术污染胸膜腔;②经淋巴途径,如膈下脓肿、肝脓肿、纵隔脓肿、化脓性心包炎等,通过淋巴管侵犯胸膜腔;③血源性播散:在全身菌血症或脓毒血症时,致病菌可经血液循环进入胸膜腔。

【病理】

1. 渗出期　感染侵犯胸膜后,胸膜充血,引起胸水大量渗出。早期脓液稀薄,含有白细胞和纤维蛋白,呈浆液性。在此期内若能排除渗液,肺易复张。

2. 纤维素期　随着病程进展,脓细胞及纤维蛋白增多,渗出液逐渐由浆液性转为脓性,纤维蛋白沉积于脏、壁胸膜表面。初期纤维素膜附着不牢固,质软而易脱落,以后随着纤维素层的不断加厚,韧性增强而易于粘连,并使脓液局限化的倾向。纤维素在脏胸膜附着后将使肺膨胀受到限制。以上病理变化基本属于临床的急性期。

3. 机化期　胸膜中毛细血管及炎性细胞形成肉芽组织,纤维蛋白沉着机化,在壁、脏胸膜上形成韧厚致密的纤维板,构成脓胸壁。脓腔内有脓液沉淀物和肉芽组织。纤维板固定紧束肺组织,牵拉胸廓内陷,纵隔向病侧移位,并限制胸廓的活动性,从而减低呼吸功能。临床上进入慢性脓胸期。

临床上脓胸有各种名称:大量渗出液体布满胸膜腔时称为全脓胸。机化纤维组织引起粘连,使脓液局限于一定范围内,形成局限性包裹性脓胸,常位于肺叶间、膈肌上方、胸膜腔后外侧及纵隔面等处。有时分隔成多个脓腔,成为多房性脓胸。若伴有器官、食管瘘,则脓腔内可有气体,出现液气面,称为脓气胸。脓胸可穿破胸壁,称为自溃性脓胸或外穿性脓胸。

一、急性脓胸

【临床表现】

常有高热、脉搏快、呼吸急促、食欲不振、胸痛、全身乏力、白细胞增高等征象。积脓较多者尚有胸闷、咳嗽、咳痰症状。体检患侧语颤减弱,叩诊呈浊音,听诊呼吸音减弱或消失。严重者可伴有发绀和休克。

【诊断】

根据病史、临床表现和体征,结合胸部 X 线、血常规、超声波等检查,可获得初步诊断。胸部 X 线检查患部显示有积液所致的致密阴影。若有大量积液,患侧呈现大片致密阴影,纵隔向健侧移位。如脓液在下胸部,可见一由外上向内下的斜行弧线形阴影。脓液不多者,有时可同时看到肺内病变。伴有气胸时则出现气液面。若未经胸腔穿刺而出现气液面者,应高度怀疑有气管、食管瘘。超声波检查所示积液反射波能明确范围和准确定位,有助于脓胸诊断和穿刺。胸腔穿刺抽得脓液,可诊断为脓胸。首先观察其外观形状,质地稀稠,有无臭味。其次是作涂片镜检、细菌培养及药物敏感试验,以指导临床用药。

【治疗】

急性脓胸的治疗原则是:

(1)根据致病菌对药物的敏感性,选用有效抗生素;

(2)彻底排净脓液,使肺早日复张;

(3)控制原发感染,全身支持治疗,如补充营养和维生素、注意水和电解质的平衡、矫正贫血等。排净脓液的方法有:及早反复胸腔穿刺抽脓,并向胸膜腔内注射抗生素。若脓液稠厚不宜抽出,或经过治疗脓量不见减少,病人症状无明显改善,或发现有大量气体,疑伴有气管、食管瘘或腐败性脓胸等,均宜及早施行胸膜腔闭式引流术。

 操作要点

脓胸引流术

脓胸闭式引流术的方法有两种,一是经肋间插管法,另一种是经肋床插管法。后者是在脓腔相应部位切开皮肤肌肉,切除长约 3~4cm 一段肋骨,将肋间神经血管前后端予以结扎。然后经肋床切开胸膜,并剪取一条胸膜做病理检查。继而以手指探查脓腔,如有多房应穿通,以利引流。吸净脓液后置入粗大有侧孔的引流管,并以缝线将引流管妥善固定,其外端连接水封瓶闭式引流。亦可在脓腔顶部加一经肋间插管作灌注抗生素冲洗用。脓液排除后,肺逐渐膨胀,两层胸膜靠拢,空腔逐渐闭合。若空腔闭合缓慢或不够满意,可早行脓腔扩清及纤维膜剥除术。

二、慢性脓胸

【病因】

①急性脓胸就诊过迟,未及时治疗,逐渐进入慢性期;②急性脓胸处理不当,如引流太

迟,引流管拔除过早,引流管过细,引流位置不恰当或插入太深,致排脓不畅;③脓腔内有异物存留,如弹片、死骨、棉球、引流管残端等,使胸膜腔内感染难以控制;④合并支气管或食管瘘而未及处理;或胸膜腔毗邻的慢性感染病灶,如膈下脓肿、肝脓肿、肋骨骨髓炎等反复传入感染,致脓腔不能闭合;⑤有特殊病原菌存在,如结核菌、放线菌等慢性炎症所致的纤维层增厚,肺膨胀不全,使脓腔长期不愈。

 知识链接

慢性脓胸的病理改变

慢性脓胸的特征是脏、壁胸膜纤维性增厚。由于脓腔壁坚厚,肺不能膨胀,脓腔不能缩小,感染也不能控制。壁胸膜增厚的纤维板使肋骨聚拢,肋间隙变窄,胸廓塌陷。脓腔壁收缩使纵隔向患侧移位。这些都严重影响呼吸功能。

【临床表现】

常有长期低热,食欲减退、消瘦、贫血、低蛋白血症等慢性全身中毒症状。有时尚有气促、咳嗽、咳脓痰等症状。体格检查及 X 线胸片可见前述病理特征。曾作引流术者胸壁可见引流口瘢痕或瘘管。

【诊断】

根据有急性脓胸病史,体检有上述的临床表现,结合胸部 X 线及 CT,超声波检查,诊断慢性脓胸并不困难。若未作过引流者,需作胸腔穿刺,化验培养脓液,明确致病菌种。脓腔造影或瘘管造影可明确脓腔范围和部位,若疑有支气管胸膜瘘宜慎用或禁忌。可自瘘口内注入少量美蓝,若吐出蓝色痰液,即可证实有支气管胸膜瘘。

【治疗】

慢性脓胸的治疗原则有:

(1)改善全身情况,消除中毒症状和营养不良;

(2)消灭致病原因和脓腔;

(3)尽力使受压肺复张,恢复肺的功能。

常用手术有以下几种:①改进引流;②胸膜纤维板剥除术;③胸廓成形术;④胸膜肺切除术。各有其适应证,有时又要综合应用。

1. 改进引流手术　针对引流不畅的原因,如引流管过细,如引流位置不在脓腔最低位等予以改进。有些病人经过改进引流后获得痊愈;或减轻中毒症状,使脓腔逐渐减小,为以后进行必要的根治手术创造有利条件。

2. 胸膜纤维板剥除术　最大限度地恢复肺功能,是治疗慢性脓胸的主要原则之一。因此剥除脓腔壁胸膜和脏胸膜上的纤维板,使肺得以复张,消灭脓腔,改善肺功能和胸廓呼吸运动,是较为理想的手术(图 19-9)。

但手术成功的机会只在病期不长、纤维板粘连不甚紧密的病人可能性较大。而很多病人由于病程已久,韧厚的胸膜纤维板与肺组织紧密粘连融合,以致不可能剥除,即使用"十"字切口,将纤维板分块切除,有时亦未能成功。此外,肺被压缩时间过久,肺组织已纤维化不能复张;或是肺内有广泛病变、结核性空洞或支气管扩张等,均不宜行胸膜纤维板剥除术。

3. 胸廓成形术　目的是用手术的方法切除患侧胸廓的骨性支撑部分和增厚的胸膜纤维板,使其胸壁塌陷、脓腔闭合。这种手术不仅要切除覆盖在脓腔上的肋骨,而且也要切除

（1）剥除壁层纤维板　　　　　　（2）剥除脏层纤维板

图 19-9　胸膜纤维板剥除术（示意图）

增厚的壁胸膜纤维板,但需保肋间神经血管、肋间肌和肋骨骨膜。这些保留的胸壁软组织可形成带蒂的移植瓣用来充填脓腔和堵塞支气管胸膜瘘。若脓腔较大,还可以利用背阔肌、前锯肌作带蒂肌瓣充填或再用带蒂大网膜移植堵瘘填腔。肺表面的脏层纤维板往往有肉芽组织和坏死组织,须小心剥除,但注意不要造成肺表面漏气。术毕骨膜外放置引流,并妥善加压包扎。如病人体质虚弱不能耐受一次广泛手术,可自上而下分期进行,间隔期约 3 周左右。治疗慢性脓胸,效果比较可靠和满意。

4. **胸膜肺切除术**　当慢性脓胸合并肺内严重病变,如支气管扩张或结核性空洞或纤维化实变毁损或伴有不易修补成功的支气管胸膜瘘,可将纤维板剥除术加病肺切除术一次完成。但这一手术技术要求高、难度大、出血多、创伤重,必须严格掌握适应证。否则手术死亡率高,并发症多。

 知识链接

胸廓成形术

胸廓成形术(Thoracoplasty)自 1925 年 Alenander 推行以来,一直是肺结核外科治疗中最为有效和安全的外科萎陷疗法之一。随着肺切除的发展,胸廓成形术虽已减少应用,但对于一些干酪病灶、纤维空洞或脓胸,具有高度耐药、病灶广泛而肺功能不能耐受切肺的病例,仍不失其一定功效,可选择采用,以达到有效的、永久性的、选择性的萎陷。胸廓成形术是一种永久性的、不可复原的萎陷治疗方法。手术通过切除部分肋骨,使胸廓下陷,达到治疗疾病的目的。根据治疗疾病的不同,该手术又以是否保留或切除壁层胸膜纤维层,分为胸膜外胸廓成形术(extrapleural thoracoplasty)和胸膜内胸廓成形术(transpleural thoracoplasty)。

第六节　胸壁疾病

非特异性肋软骨炎是一种非化脓性肋软骨肿大。该病 1921 年由 Tietze 首先发现并描述,故也称为 Tietze 综合征。女性发病略多。多位于第 2~4 肋软骨,单侧较多。本病病因不明。有人认为本病可能与劳损、慢性损伤、病毒感染有关。病理切片肋软骨多无异常改变。

【临床表现】

局部肋软骨轻度肿大隆起,表面光滑,皮肤正常。局部有压痛,咳嗽、上肢活动或转身时疼痛加剧。病程长短不一,可自数月至数年不等,时轻时重,反复发作。预后良好。

X线片因肋软骨不能显影,故对诊断无帮助,但可排除胸内病变、肋骨结核、骨髓炎或肋骨肿瘤等。

【治疗】

一般采用对症治疗,如局部利多卡因加氢化可的松封闭或于肋软骨肿大处骨膜刺孔减张等,有一定效果。一般对理疗和抗生素疗效不明显。若长期应用各种治疗无效,且症状较重或不能排除肿瘤可能时,可将肋软骨切除。

第七节 肺 脓 肿

肺脓肿是化脓菌引起的肺实质的化脓性、破坏性病变,并在被破坏的肺实质内形成脓腔。发病之初病变为一实性病灶并较局限,经7~10天后因肺实质感染、破坏和液化而形成脓肿。急性肺脓肿未经及时诊断与处理,6~7周后便转为慢性脓肿。

【肺脓肿的病因】

1. 误吸 是肺脓肿最常见的病因。酗酒、颅脑外伤、癫痫发作、全麻、食管梗阻性疾病以及安眠药服用过量者,因神志不清、无正常咳嗽反射,呕吐物或其他感染性物质经上呼吸道误吸到肺内的支气管末端,常能导致肺脓肿。口咽部分泌物的误吸同样能导致肺脓肿。

口腔、牙齿卫生条件很差的病人,也能因误吸而造成肺脓肿。在小儿和儿童,气管异物造成支气管梗塞,也是诱发肺脓肿的病因之一。

污物误吸到肺内的部位与发生误吸时病人所处的体位有密切关系。两肺下叶基底段是肺的最为低垂的部位,但只有在站立位时下肺基底段支气管开口才呈低垂状。病人取仰卧位时,两肺下叶背段支气管开口位置最低,呕吐物很容易误吸到背段支气管内。当病人处于侧卧位时,卧侧上叶肺支气管开口位置较低,呕吐物多误吸到卧侧上肺支气管内,上肺发生肺脓肿的几率便随之增加,属于支气管源性肺脓肿。

2. 坏死性肺炎 据临床研究报道,肺脓肿的发病方式已经发生变化,40%的肺脓肿是致病力强的病菌引起的坏死性肺炎所致。金黄色葡萄球菌、Ⅲ型肺炎球菌及绿脓杆菌等感染引起的肺炎,在病程早期就使肺组织坏死、液化并形成脓肿。葡萄球菌引起的坏死性肺炎多见于小儿;肺炎球菌性坏死性肺炎主要发生在老年人;医院内肺部获得性感染,特别是革兰阴性杆菌感染引起的坏死性肺炎,常发生在严重创伤或者外科大手术后的病人。其病情往往比较重,要特别重视。

3. 肺脓栓 脓栓的主要来源有:①感染性流产或前列腺炎形成的脓栓进入盆腔静脉后随血进入肺动脉导致肺栓塞,继而发展为肺脓肿;②脓栓来自周围静脉的化脓性血栓性静脉炎;③脓栓来自化脓性骨髓炎;④肝脓肿、化脓性胰腺炎或腹膜炎病人在发病过程中形成的脓栓经血循环到达肺部,使肺的小血管栓塞,局部肺组织因脓栓梗塞或梗死而缺血坏死,之后在此病理基础上发展成为肺脓肿。

4. 肺部创伤 肺的钝性或贯通伤形成的肺内血肿如因来自血行、误吸或异物本身所携带的化脓菌而继发感染,有可能导致肺脓肿。

5. 腹腔或纵隔感染扩散 腹腔或纵隔感染的常见并发症为脓胸。有的病人因胸膜腔广泛致密粘连,则膈下或纵隔的感染可穿入与其毗邻的肺实质而形成脓肿,如阿米巴肝脓肿、细菌性肝脓肿、食管穿孔所致纵隔脓肿等均有可能引起继发性肺脓肿,甚至支气管胸膜瘘。

6. 支气管阻塞　呼吸道的肿瘤、异物以及支气管结石或支气管的炎性狭窄使肺叶或肺段支气管的引流发生障碍而发生肺炎及肺不张,进而发展为肺脓肿。

7. 其他因素　有些病人肺部原有肺内支气管囊肿、获得性肺大泡、肺隔离症或肺癌空洞形成等疾病,这些病灶一旦继发感染,便形成肺脓肿。

【临床表现和诊断】

1. 临床表现　吸入性肺炎引起肺脓肿,其症状与一般急性肺炎相同,有高热、咳嗽、咯痰、胸痛、白细胞计数增多等。数日后咳出的脓痰量多味臭,病情严重者有呼吸困难或发绀。脓痰排出后发热减退,症状逐渐好转。如支气管阻塞,痰液不能排出,病情则恶化。进入慢性期时,常呈现慢性中毒症状,出现杵状指(趾)。

2. 诊断　体检时,患者胸壁有压痛,病变区叩诊呈实音。听诊时可闻及湿性啰音。胸部 X 线照片显示脓肿块状阴影,有时可见到空洞和液平面。胸部 CT 检查可进一步诊断。肺脓肿需与下列疾病鉴别:①肺癌:癌肿液化可形成脓肿,脓肿位置呈偏心型,壁厚,边缘不规则;②肺结核:起病缓慢,急性炎症不明显,多发生于上肺,病灶周围或其他部位可能有散在结核病灶阴影;③肺囊肿:若合并感染,鉴别诊断则较为困难;④肺曲菌病:痰内可找到曲菌球。

【预防和治疗】

注意口腔卫生,去除口腔、上呼吸道的感染病灶,治疗龋齿和扁桃体炎等,均应视为重要的预防措施。手术时如采用全身麻醉,尽可能采用浅麻醉,防止分泌物流入呼吸道。术后鼓励病人咳嗽并作深呼吸,以排除分泌物,保持呼吸道通畅。如痰液黏稠,可用祛痰剂,雾化吸入等。

使用抗生素是治疗急性肺脓肿的主要方法之一。青霉素肌内注射或静脉滴注颇为有效。如为革兰氏阴性杆菌感染,则宜加用链霉素、庆大霉素或头孢类抗生素。根据痰细菌培养和抗生素敏感试验,选用有效的抗生素。病人体温下降,一般情况改善,痰变稀薄,痰量逐渐减少,肺部阴影亦逐渐消失,表示治疗已经生效。此时还需继续用药,以免感染复发。

病灶液化与支气管相通时,痰量明显增多。如脓痰不易咯出,则应采取体位引流。抗生素气管内雾化吸入,可加强疗效。若脓液仍不易排出,中毒症状持续存在者,可在超声波或 X 线定位后施行手术切开引流。

上述方法对早期病例可以收到良好效果。对体弱者应注意补充营养,维持水、电解质平衡,必要时输血。

急性肺脓肿病人如果得不到及时、正确、有效的治疗,一般在 6~7 周或 3 个月左右发展为慢性肺脓肿。慢性肺脓肿主要表现有:①脓肿壁或脓腔壁明显增厚并形成空洞;②脓腔周围的肺组织发生和发展为不可逆的病理学变化如瘢痕形成及纤维化;③病人的发热、咳嗽、咳大量脓痰等肺部化脓症状无任何改变,甚至全身感染与中毒症状逐渐加重等,系脓肿引流不畅所致。慢性脓肿应施行手术切除病肺。术前准备、麻醉方式、术时体位和手术操作均应特别加以注意,以防分泌物流入健侧肺。慢性炎症病灶周围的胸膜有粘连,血管较为丰富,术中渗血较多,手术的难度较大,应根据这些特点采取必要的安全措施。

第八节　肺　　癌

肺癌大多数起源于支气管黏膜上皮,因此也称支气管肺癌。近 50 年来,全世界肺癌的发生率明显增高。特别是发达的欧美国家和我国大城市中,肺癌的发生率已居男性各种肿瘤的首位。肺癌病人多数是男性,男女之比约 3 ~ 5∶1,但近年来,女性肺癌的发病率也明显增加。发病年龄大多在 40 岁以上。

【病因病理】

1. 病因 肺癌的病因至今不完全明确。目前认为与肺癌有关的危险因素有:①长期大量吸烟是肺癌的一个重要致病因素;②长期接触石棉、铬、镍、铜、锡、砷、放射性致癌物质;③大气污染和烟尘中致癌物质含量较高的影响;④人体内在因素如免疫状态、代谢活动、遗传因素、肺部慢性感染(如肺结核)等,也可能对肺癌的发病有影响。城市居民肺癌的发病率比农村高。

2. 病理分类 肺癌按其发生的解剖部位,一般分为四种类型:①中心型肺癌;②肺段型肺癌;③周围型肺癌;④弥漫型肺癌。在临床工作中,将肺癌分为中心型和周围型肺癌,二者各有其自身的大体病理学特点。肺癌按其组织细胞学分类,分为非小细胞肺癌和小细胞肺癌两大组织细胞类型。约 80% 的肺癌为非小细胞肺癌,20% 为小细胞肺癌。二者各有不同的生物学行为、组织细胞学表现和临床特点。1998 年 7 月国际肺癌研究协会与世界卫生组织对肺癌的病理分类进行修订,按细胞类型将肺癌分为 9 种。临床常见的为下列 4 种:

(1)鳞状细胞癌(鳞癌):在肺癌中最常见,约占 50%。患者年龄大多在 50 岁以上,男性占多数。大多起源于较大的支气管,约 2/3 的鳞状细胞癌为中心性肺癌。虽然鳞癌的分化程度不一,但生长速度尚较缓慢,病程较长,对放射和化学疗法较敏感。通常先经过淋巴转移,血行转移发生较晚。鳞状细胞癌与吸烟关系密切。

(2)小细胞癌(未分化小细胞癌):发病率仅次于鳞癌,约占肺癌病例的 20%。发病年龄较轻,多见于男性。一般起源于较大支气管,大多为中心型肺癌。根据细胞形态又可分为燕麦细胞、小圆细胞和大细胞等几种类型,其中以燕麦细胞最为常见。小细胞癌恶性程度高,生长快,而且较早出现淋巴和血行广泛转移。对放射和化学疗法虽较敏感,但在各型肺癌中预后最差。本病的治疗和预后与非小细胞肺癌明显不同,手术治疗要慎重。

(3)腺癌:多数起源于支气管黏膜上皮,少数起源于大支气管的黏液腺。发病率比鳞癌和小细胞癌低。发病年龄较小,女性相对多见。多数腺癌起源于较小的支气管,多为周围型肺癌。一般分化程度较高,生长较慢,淋巴和血性转移发生较晚,但可侵犯胸膜或经支气管播散到其他肺叶。在 X 线形态上可分为结节型和弥漫型两类。前者可以是单个结节或多个结节,后者形态类似支气管肺炎。

(4)大细胞癌:此型肺癌甚为少见,约半数起源于大支气管。细胞大,胞浆丰富,胞核形态多样,排列不规则。大细胞癌分化程度低,常在发生脑转移后才被发现。预后较差。

此外,少数肺癌病例同时存在不同类型的癌肿组织,如腺癌内有鳞癌组织,鳞癌内有腺癌组织或鳞癌与小细胞癌并存。这一类癌肿称为混合型肺癌。

3. 转移 肺癌的扩散和转移,有以下几种主要途径:

(1)直接扩散:肺癌形成后,癌肿沿支气管壁并向支气管腔内生长,可以造成支气管腔部分或全部阻塞。癌肿可直接扩散侵入邻近组织,并穿越肺叶间裂侵入相邻的其他肺叶。癌肿的中心部分可以坏死液化形成癌性空洞。肺癌侵犯胸膜,造成胸膜转移及胸膜腔播散也较常见。此外,随着癌肿不断地生长扩大,还可侵犯胸壁、胸内其他组织和器官。

(2)淋巴转移:淋巴转移是常见的扩散途径。小细胞癌在较早阶段即可经淋巴转移。鳞癌和腺癌也常经淋巴转移扩散。癌组织经支气管和肺血管周围的淋巴管道,先侵入邻近的肺段或肺叶支气管周围淋巴结,然后根据肺癌所在部位,到达肺门或气管隆凸下淋巴结,或侵入纵隔和气管旁淋巴结,最后累及锁骨上前斜角肌淋巴结和颈部淋巴结。纵隔和气管旁以及颈部淋巴结转移一般发生在肺癌同侧,但也可以在对侧,即所谓交叉转移。肺癌侵入胸壁或膈肌后,可向腋下或上腹部主动脉旁淋巴结转移。

（3）血行转移:血行转移是肺癌的晚期表现,病人预后差。小细胞癌和腺癌的血行转移较鳞癌更为常见。通常癌细胞直接侵入肺静脉,然后经左心随着大循环血液而转移到全身各处器官和组织,常见的有肝、骨骼、脑、肾上腺等。

4. 肺癌的分期和 TNM 分类　肺癌的分期对临床治疗方案的选择具有重要指导意义。世界卫生组织按照肿瘤的大小(T),淋巴结转移的情况(N)和有无远处转移(M)将肺癌加以分期(表 19-1)。

表 19-1　肺癌的分期和 TNM 分类

分期		PTNM	
0 期		原位癌	
Ⅰ 期	Ⅰ A 期	$T_1 N_0 M_0$	
	Ⅰ B 期	$T_2 N_0 M_0$	
Ⅱ 期	Ⅱ A 期	$T_1 N_1 M_0$	
	Ⅱ B 期	$T_2 N_1 M_0$	$T_3 N_0 M_0$
Ⅲ 期	Ⅲ A 期	$T_3 N_1 M_0$	$T_1 N_2 M_0$
		$T_2 N_2 M_0$	$T_3 N_2 M_0$
	Ⅲ B 期	$T_4 N_1 M_0$	$T_4 N_2 M_0$
		$T_1 N_3 M_0$	$T_2 N_3 M_0$
		$T_3 N_3 M_0$	$T_4 N_3 M_0$
Ⅳ 期		任何 T 任何 NM_1	

T 分期

Tx:原发肿瘤不能评价:或痰、支气管冲洗液找到癌细胞但影像学或支气管镜没有可视肿瘤。

T_0:没有原发肿瘤的证据。

Tis:原位癌。

T_1:肿瘤最大径≤3cm,周围为肺或脏层胸膜所包绕,镜下肿瘤没有累及叶支气管以上(即没有累及主支气管)。

T_2:肿瘤大小或范围符合以下任何一点:肿瘤最大径 >3cm 累及主支气管,但距隆突≥2cm 累及脏层胸膜扩展到肺门的肺不张或阻塞性肺炎,但不累及全肺。

T_3:任何大小的肿瘤已直接侵犯了下述结构之一者,胸壁(包括上沟瘤)、膈肌、纵隔膜、心包,肿瘤位于距隆突 2cm 以内的主支气管但尚未累及隆突;全肺的肺不张或阻塞性炎症。

T_4:任何大小的肿瘤已直接侵犯了下述结构之一者:纵隔、心脏、大血管、气管、椎体、隆突;恶性胸水或恶性心包积液;原发肿瘤同时出现单个或多个的卫星结节。

N 分期

N$_x$：区域淋巴结不能评价。

N$_0$：没有区域淋巴结转移。

N$_1$：转移至同侧支气管周围淋巴结和（或）同侧肺门淋巴结，和原发肿瘤直接侵及肺内淋巴结。

N$_2$：转移至同侧纵隔和（或）隆突下淋巴结。

N$_3$：转移至对侧纵隔、对侧肺门淋巴结，同侧或对侧斜角肌或锁骨上淋巴结。

M 分期

M$_x$：远处转移不能评价。

M$_0$：没有远处转移。

M$_1$：有远处转移。

【临床表现】

肺癌的临床表现多种多样，差异很大。与其临床症状和体征有关的因素有：①病人就诊时肺癌的临床分期；②肿瘤的解剖部位；③肿瘤的组织学类型（常与肿瘤的解剖部位有关）；④肺癌本身的生物学性质：常影响肿瘤生长的速度并可能引起各种副癌综合征。肺癌常有以下表现：

1. 早期肺癌特别是周围型肺癌往往无任何症状，大多在胸部 X 线或 CT 检查时才发现。

2. 癌肿在较大的支气管内长大后，常出现刺激性咳嗽，极易误认为伤风感冒。

3. 当癌肿继续长大影响支气管引流，继发肺部感染时，可以有脓性痰液，痰量也较前增多。表现为阻塞性肺炎。

4. 另一类常见症状是血痰，通常为痰中带血点、血丝或断续地少量咯血；大量咯血则很少见。有的肺癌病人，由于肿瘤造成较大的支气管不同程度的阻塞，可以在临床上出现胸闷、哮鸣、气促、发热和胸痛等症状。

5. 晚期肺癌压迫侵犯邻近器官、组织或发生远处转移时，可以产生下列症状：①压迫或侵犯膈神经，引起同侧膈肌麻痹；②压迫或侵犯喉返神经，引起声带麻痹，声音嘶哑；③压迫上腔静脉，引起面部、颈部、上肢和上胸部静脉怒张，皮下组织水肿，上肢静脉压升高；④侵犯胸膜，可引起持续性剧烈疼痛；⑤癌肿侵入纵隔，压迫食管，可引起吞咽困难；⑥上叶顶部肺癌，亦称 Pancoast 肿瘤，可以侵入纵隔和压迫位于胸廓上口的器官或组织，如第 1 肋骨、锁骨下动脉和静脉、臂丛神经、颈交感神经等，产生剧烈胸肩痛、上肢静脉怒张、水肿、臂痛和上肢运动障碍，同侧上眼睑下垂、瞳孔缩小、眼球内陷、面部无汗等颈交感神经综合征。肺癌血行转移后，按侵入的器官而产生不同症状。

【诊断】

早期诊断具有重要意义。只有在病变早期得到诊断、早期治疗，才能获得较好的疗效。为此，应当广泛进行防癌的宣传教育，劝阻吸烟。对 40 岁以上成人，定期进行胸部 X 线普查。中年以上久咳不愈或出现血痰，应提高警惕，作周密检查；如肺部 X 线检查发现肺部有肿块阴影时，应首先考虑到肺癌的诊断，宜进行详细的进一步检查，不能轻易放弃肺癌的诊断或拖延时间，必要时应剖胸探查。

诊断肺癌的主要方法有：

1. X 线检查　这是诊断肺癌的一个重要手段。大多数肺癌可以经胸部 X 线摄片和 CT 检查获得临床诊断。

中心型肺癌早期 X 线胸片可无异常征象。当癌肿阻塞支气管,排痰不畅,远端肺组织发生感染,受累的肺段或肺叶出现肺炎征象。若支气管管腔被癌肿阻塞,可产生相应的肺叶或一侧全肺不张。当癌肿侵犯邻近的肺组织和转移到肺门及纵隔淋巴结时,可见肺门区肿块,或纵隔阴影增宽。纵隔转移淋巴结压迫膈神经时,可见膈肌抬高,透视可见膈肌反常运动。晚期病例还可看到胸膜腔积液或肋骨破坏。

电子计算机体层扫描(CT)可显示薄层横断面结构图像,避免病变与正常组织相互重叠,密度分辨率很高,可发现一般 X 线检查隐藏区(如肺尖、膈上、脊柱旁、心后、纵隔等处)的早期肺癌病变,对中心型肺癌的诊断有重要价值。CT 可显示位于纵隔内的肿块阴影、支气管受侵的范围、癌肿的淋巴结转移状况以及肺血管和纵隔内器官组织侵犯的程度,并可作为制定中心型肺癌手术或非手术治疗方案的重要依据。

周围型肺癌最常见的 X 现表现,为肺野周围孤立性圆形或椭圆形块影,直径从 1~2cm 到 5~6cm 或更大。块影轮廓不规则,常呈现小的分叶或切迹,边缘模糊毛糙,常显示细短的毛刺影。周围型肺癌长大阻塞支气管管腔后,可出现节段性肺炎或肺不张。癌肿中心部分坏死液化,可示厚壁偏心性空洞,内壁凹凸不平,很少有明显的液平面。

结节型细支气管肺泡癌的 X 线表现,为轮廓清楚的孤立球形阴影,与上述的周围型肺癌的 X 线表现相似。弥漫型细支气管肺泡癌的 X 线表现为浸润性病变,轮廓模糊,自小片到一个肺段或整个肺叶,类似肺炎。

由于 CT 检查的分辨率高,可清楚显示肺野中 1cm 以上的肿块阴影,因此可以发现一般胸部 X 线平片容易遗漏的较早期周围型肺癌。对于周围型肺癌肺门及纵隔淋巴结转移情况,是否侵犯胸膜、胸壁及其他脏器,少量的胸膜腔积液,癌肿空洞内部情况等都可提供详细的信息。因此 CT 检查对周围型肺癌的诊断和治疗方案的选择也具有重要价值。

2. 痰查脱落细胞　肺癌表面脱落的癌细胞可随痰液咯出。痰细胞学检查,找到癌细胞,可明确诊断,多数病例还可以判断肺癌的病理类型。痰检查的准确率为 80% 以上。起源于较大支气管的中央型肺癌,特别是伴有血痰的病例,痰中找到癌细胞的机会更多。临床上对肺癌可能性较大者,应连续数日重复送痰液进行检查。

3. 支气管镜检查　对中心型肺癌诊断的阳性率较高,可在支气管腔内直接看到肿瘤,并可采取小块组织(或穿刺病变组织)作病理切片检查,亦可经支气管刷取肿瘤表面组织或吸取支气管内分泌物进行细胞学检查。

4. 纵隔镜检查　可直接观察气管隆凸下及两侧支气管区淋巴结情况,并可采取组织作病理切片检查,明确肺癌是否已转移到肺门和纵隔淋巴结。中央型肺癌,纵隔镜检查的阳性率较高。检查阳性者,一般说明病变范围广,不适宜手术治疗。

5. 经胸壁穿刺活组织检查　这个方法对周围型肺癌阳性率较高,但可能产生气胸、胸膜腔出血或感染,以及癌细胞沿针道播散等并发症,故应严格掌握检查适应证。

6. 转移病灶活组织检查　晚期肺癌病例,已有锁骨上、颈部、腋下等处淋巴结转移或出现皮下转移结节者,可切取转移病灶组织作病理切片检查,或穿刺抽取组织作涂片检查,以明确诊断。

7. 胸水检查　抽取胸水经离心处理后,取其沉淀作涂片检查,寻找癌细胞。

8. 剖胸检查　肺部肿块经多种方法检查,仍未能明确病变的性质,而肺癌的可能性又不能排除时,如病人全身情况许可,应作剖胸探查术。术时可根据病变情况或活检结果,给予相应治疗,以免延误病情。

知识链接

正电子发射断层扫描（PET）

正电子发射断层扫描（PET）利用 18 氟-脱氧葡萄糖（FDG）作为示踪剂进行扫描显像。由于恶性肿瘤的糖酵解代谢高于正常细胞，FDG 在肿瘤内积聚程度大大高于正常组织，肺癌 PET 显像时表现为局部异常浓聚。可用于肺内结节和肿块的定性诊断，并能显示纵隔淋巴结有无转移。目前，PET 是肺癌定性诊断和分期的最好、最准确的无创检查。

【鉴别诊断】

肺癌病例按肿瘤发生部位、病理类型和病程早晚等不同情况，在临床上可以有多种表现，易与下列疾病混淆。

1. 肺结核

（1）肺结核球易与周围型肺癌混淆。肺结核球多见于青年，一般病程较长，发展缓慢。病变常位于上叶尖后段或下叶背段。在 X 线片上块影密度不均匀，可见到稀疏透光区和钙化点，肺内常另有散在性结核病灶。

（2）粟粒性肺结核易于弥漫型细支气管肺泡癌混淆。粟粒性肺结核常见于青年，全身毒性症状明显，抗结核药物治疗可改善症状，病灶逐渐吸收。

（3）肺门淋巴结结核在 X 线片上肺门块影可能误诊为中心型肺癌。肺门淋巴结结核多见于青少年，常有结核感染症状，很少有咯血。

应当指出，肺癌可以与肺结核合并存在。二者的临床症状和 X 线征象相似易被忽视，以至于延误肺癌的早期诊断。对于中年以上肺结核病人，在原有肺结核病在附近或其他肺内出现密度较浓的块状阴影、肺叶不张、一侧肺门阴影增宽，以及在抗结核药物治疗过程中肺部病灶未见好转，反而逐渐增大等情况，都应引起对肺癌的高度怀疑，必须进一步作痰细胞学检查和支气管镜检查。

2. 肺部炎症

（1）支气管肺炎：早期肺癌产生的阻塞性肺炎，易被误诊为支气管肺炎。支气管肺炎发病较急，感染症状比较明显。X 线片上表现为边界模糊的片状或斑点状阴影，密度不均匀，且不局限于一个肺段或肺叶。经抗菌药物治疗后，症状迅速消失，肺部病变吸收也较快。

（2）肺脓肿：肺癌中央部分坏死液化形成癌性空洞时，X 线片表现易与肺脓肿混淆。肺脓肿在急性期有明显感染症状，痰量多，呈脓性。X 线片上空洞壁较薄，内壁光滑，常有液平面，脓肿周围的肺组织或胸膜常有炎性变。支气管造影空洞多充盈，并常伴有支气管扩张。

3. 肺部其他肿瘤

（1）肺部良性肿瘤：如错构瘤、纤维瘤、软骨瘤等有时需与周围型肺癌鉴别。一般肺部良性肿瘤病程较长，生长缓慢，临床上大多没有症状。在 X 线片上呈现接近圆形的块影，密度均匀，可以有钙化点，轮廓整齐，多无分叶状。

（2）支气管腺瘤：是一种低度恶性的肿瘤。发病年龄比肺癌轻，女性发病率较高。临床表现可以与肺癌相似，常反复咯血。X 线片上的表现，有时也与肺癌相似。经支气管镜检查，诊断未能明确者宜尽早作剖胸探查术。

4. 纵隔淋巴肉瘤　可与中心型肺癌混淆。纵隔淋巴肉瘤生长迅速。临床上常有发热和其他部位浅表淋巴结肿大。在 X 线片上表现为两侧气管旁和肺门淋巴结肿大。对放射疗法高度敏感，小剂量照射后即可见到块影缩小。纵隔镜检查亦有助于明确诊断。

知识拓展

肺内孤立型病灶的鉴别

肺内孤立型实性病灶小于2cm称为结节,大于2cm称为包块。鉴别肺内阴影是良性还是恶性病变,是胸科医师面临的重要问题,有时也是十分困难棘手的问题。根据中国医学科学院肿瘤医院对于肺内孤立型病灶的研究分析,30岁以下者80%为良性,50岁以上者80%为恶性,症状中咳血多见于恶性病变者(50%),良性仅10%有咳血症状,影像学上以下几点有鉴别意义:①肿瘤倍增时间(DT),有报告DT小于7～37天或大于465～500天均属良性病变;②肿块体积,如直径大于5cm时,83.9%的可能是恶性;③边界清晰,见于86%的良性病例,恶性中只有47.8%边界清楚;④外形分叶,恶性中占58.4%,良性中仅占17.2%;⑤钙化,恶性仅0.6～3.3%出现,良性病变16.4%可见钙化。钙化如果集中于病变中心,或以中心钙化为核心层层包围,形成同心圆(公牛眼状)或是如"爆米花"样,皆为良性病变之表现;⑥毛刺,恶性病变有毛刺占68.4%,良性中仅有9%出现毛刺;⑦胸膜皱缩,恶性中占21.1%,良性仅3.3%可见胸膜皱缩。

【治疗】

肺癌的治疗方法主要有外科手术治疗、放射治疗、化学药物治疗、中医中药治疗以及免疫治疗等。尽管80%的肺癌病人在明确诊断时已失去手术机会,但手术治疗仍然是肺癌最重要和最有效的治疗手段。具体的治疗方案应根据肺癌的分期和TNM分类,病理细胞类型,病人的心肺功能和全身情况以及其他有关因素等,进行认真详细的综合分析后再作决定,采用多学科综合治疗。

1. 手术治疗　手术治疗的目的,是尽可能彻底切除肺部原发癌肿病灶和局部及纵隔淋巴结,并尽可能保留健康肺组织。

肺切除术的范围,决定于病变的部位和大小。对周围型肺癌,一般施行解剖性肺叶切除术;对中心性肺癌,一般施行肺叶或一侧全肺切除术。有的病例,癌变位于一个肺叶内,但已侵及局部主支气管或中间支气管,为了保留正常的邻近肺叶,避免作一侧全肺切除术,可以切除病变的肺叶及一段受累的支气管,再吻合支气管上下切端,临床上称为支气管袖状肺叶切除术。如果相伴的肺动脉局部受侵,也可同时做部分切除,端端吻合,称为支气管袖状肺动脉袖状肺叶切除术。手术中,应同时行系统性肺门及纵隔淋巴结清除术。

 知识链接

胸腔镜肺叶切除术

2006年起美国NCCN肺癌诊疗指引,胸腔镜肺叶切除术已被正式列入非小细胞肺癌根治手术方式。胸腔镜手术(电视辅助胸腔镜手术)使用现代摄像技术和高科技手术器械装备,在胸壁套管或微小切口下完成胸内复杂手术的微创胸外科新技术,它改变了胸外科疾病的治疗理念,被誉为上个世纪胸外科界的重大突破之一,是胸部微创外科的代表性手术,也是未来胸外科发展的方向。完全胸腔镜手术仅需做1～3个1.5cm的胸壁小孔。微小的医用摄像头将胸腔内的情况投射到大的显示屏幕,等于将医生的眼睛放进了病人的胸腔内进行手术。手术视野根据需可以放大,显示细微的结构,比肉眼直视下更清晰更灵活。所以,手术视野的暴露、病变细微结构的显现、手术切除范围的判断及安全性好于普通开胸手术。

2. 放射治疗　放射治疗是局部消灭肺癌病灶的一种手段。临床上使用的主要放射疗法设备有^{60}钴治疗机和加速器等。

在各种类型的肺癌中,小细胞癌对放射疗法敏感性较高,鳞癌次之,腺癌和细支气管肺泡癌最低。据统计单独应用放射疗法,3年生存率约为10%。通常是将放射疗法、手术与药物疗法综合应用,以提高治愈率。临床上常采用的是手术后放射疗法。对癌肿或肺门转移病灶未能彻底切除的病例,于手术中在残留癌灶区放置小的金属环或金属夹作标记,便于术后放射疗法时准确定位。一般在术后 1 个月左右病人健康状况改善后开始放射疗法,剂量为 40～60Gy,疗程约 6 周。为了提高肺癌病灶的切除率,有些病例可手术前进行放射治疗。

晚期肺癌病例,并有阻塞性肺炎、肺不张、上腔静脉阻塞综合征或骨转移引起剧烈疼痛者以及癌肿复发的病例,也可进行姑息性放射疗法,以减轻症状。放射疗法可引起倦乏、胃纳减退、低热、骨髓造血功能抑制、放射性肺炎、肺纤维化和癌肿坏死液化空洞形成等放射反应和并发症,应给予相应处理。对于肺癌脑转移病例,若颅内病灶较局限,可采用 γ 刀放射治疗,有一定的缓解率。

3. 化学治疗　有些分化程度低的肺癌,特别是小细胞癌,疗效较好。化学疗法作用遍及全身,临床上可以单独应用于晚期肺癌病例,以缓解症状,或与手术、放射等疗法综合应用,以防止癌肿转移复发,提高治愈率。

常用于治疗肺癌的化学药物有:环磷酰胺、氟尿嘧啶、丝裂霉素、阿霉素、表阿霉素,丙卡巴肼、长春碱,甲氨蝶呤、洛莫司汀、顺铂、卡铂、紫杉醇、吉西他滨等。应根据肺癌的类型和病人的全身情况合理选用药物,并根据单纯化疗还是辅助化疗选择给药方法、决定疗程的长短以及哪几种药物联合应用、间歇给药等,以提高化疗的疗效。

4. 中医中药治疗　按病人临床症状、脉象、舌苔等表现,应用辨证论治法则治疗肺癌,一部分病人的症状得到改善,寿命延长。

5. 免疫治疗　免疫治疗的具体措施有:

(1)特异性免疫疗法:用经过处理的自体肿瘤细胞或加用佐剂后,作皮下接种进行治疗。此外尚可应用各种白介素、肿瘤坏死因子、肿瘤核糖核酸等生物制品。

(2)非特异性免疫疗法:用卡介苗、短小棒状杆菌、转移因子、干扰素、胸腺肽等生物制品,或左旋咪唑等药物以激发和增强人体免疫功能。

 知识链接

肺癌患者个体化治疗方案

目前肺癌的治疗包括手术、化疗、放疗、生物治疗及中医药综合治疗等,但疗效仍不能令人满意,5年生存率无明显改善。同一病理类型、相同分期、相似身体机能状态的患者,尽管采用了相同的治疗方案,但患者对治疗的反应却可能不同,预后更不同。其原因是由肿瘤异质性、个体遗传差异、肿瘤基因表达谱等不同所致,即患者并不以同样的方式对治疗起反应。因此,肺癌的治疗要强调规范化与个体化相结合。肺癌的治疗必须根据患者实际情况,按照病理分型,临床分期,生物蛋白标记物的检测结果来制定切实、可行、有效的个体化治疗方案,才能避免无效治疗,降低医疗成本,提高疗效,延长患者生存期。

 知识拓展

非小细胞肺癌的靶向治疗

非小细胞肺癌是一种恶性程度较高,易复发、转移的恶性肿瘤,超过半数以上的患者在确诊时已属相对晚期,治疗必须采用针对全身兼顾局部的多学科治疗方法(包括手术、放疗、化疗、免疫治疗及靶向治疗)。肿瘤分子靶向治疗是指针对参与肿瘤发生发展过程的细胞信号转导和其他生物学途径的治疗手段。靶向治疗在晚期 NSCLC 的治疗中发挥了极其重要的作用,有些已经按循证医学的原则进入了国际肿瘤学界公认的标准治疗方案的规范,目前晚期 NSCLC 的药物治疗正从单纯细胞毒药物转化到分子靶向治疗的时代。

第九节 食 管 癌

食管癌是一种常见的恶性消化道肿瘤,在因消化道肿瘤而死亡病例中食管癌仅次于胃癌居第二位,全世界每年有30万人死于食管癌,中国每年死亡15万人左右,食管癌分布于世界各地,但在不同的国家和在一个国家的不同地区发病情况差别悬殊,世界上以亚、非、拉地区的一些黑种和黄种人居多。我国是食管癌高发区,其死亡率为16.7/10万。食管癌的发病在性别的差异上,男多于女,2:1,发病年龄多在35~75岁,以60~70岁年龄组最高。流行病学调查显示人群分布与以下几个因素有关:年龄、性别、职业、种族、地理、生活环境、饮食生活习惯、遗传易感性等有关。

【病因病理】

1. 病因 食管癌的确切发病机制不清楚,可能是多种因素作用的结果:①长期进食含亚硝胺类化合物及被真菌污染的食物,亚硝胺类化合物及真菌为高致癌性化学物质。②缺乏微量元素如钼、锌、铁、氟等,可使硝酸盐在体内聚积。③饮食习惯,喜欢吃过热,过硬的食物,长期饮烈性酒,引起食管慢性刺激、炎症。④遗传环境因素。⑤其他因素:如食管慢性炎症与创伤,食管瘢痕狭窄,贲门失弛缓症,食管憩室等。

 知识链接

食管鳞状上皮不典型增生

食管鳞状上皮轻、中度不典型增生为癌前状态,处于活跃和不稳定阶段,大部分最终演变成重度不典型增生,是癌前病变的后备库,但有一部分逆转;重度不典型增生应视为癌前病变,它处于稳定而成熟的发展阶段,逆转的比例较小,是癌的后备群体。

2. 病理 食管的应用解剖:食管的长度与身高有关,一般认为成人食管的长度约25cm,门齿距贲门的距离约40cm,食管有3个主要生理狭窄:①环状软骨下缘,食管入口处,相当于第六颈椎水平;②主动脉弓及气管分叉后方,第四胸椎下缘水平;③膈食管裂孔处,相当于10~11胸椎水平;食管分段有多种人为的分段方法,解剖学将其分为颈段、胸段及腹段,临床分段方法,颈段食管:从食管入口到胸廓上口,距门齿约15~18cm,长约3cm。胸内食管(包括腹段食管),胸上段:胸廓入口到主动脉弓上缘,距门齿约18~24cm,长约6cm,胸中段:主动脉弓上缘到下肺静脉水平,距门齿约24cm~32cm,长约8cm,胸下段(包括腹段):下肺静脉水平以下,距门齿约32~40cm,长约8cm(图19-10)。

食管癌发生于食管黏膜上皮的基底细胞,绝大多数是鳞状上皮癌,一小部分是从食管的腺体发生的腺癌,还有癌肉瘤更为少见,食管癌发生在中段最多,约占50%。其次是下段。

图19-10 食管的分段

病理形态:髓质型,恶性程度高,切面灰白色如脑髓;溃疡型,癌肿形成凹陷的溃疡,深入肌层,阻塞程度较轻;蕈伞型,癌肿向黏膜生长,边缘明显,突出如蘑菇;缩窄型或硬化型,癌肿环形生长,形成狭窄,常较早出现阻塞。

食管癌的扩散方式:①直接浸润,癌自黏膜下向食管全周及上、下扩展,同时也向肌层浸润,并可浸入邻近组织;②淋巴结转移,为转移的主要途径;上段可转移至锁骨上窝及颈部淋巴结。中段以下可转移至气管隆凸分叉处,腹腔淋巴结,以后也可上行至锁骨上淋巴结;③血行转移,是食管癌的晚期表现,常转移至肝、骨骼、脑等。

临床病理分期:为了合理制订治疗方案,正确地评价治疗效果,判断预后,我国及国际抗癌联盟(UICC)分别制定了如下食管癌临床病理分期标准(表19-2、表19-3):

表19-2　我国1976年制定的食管癌临床病理分期

分期		病变长度	病变范围	临床症状	转移情况
早期	0	不定	限于黏膜层	轻微	无
	I	<3cm	只侵及黏膜下层	下咽困难	无
中期	II	3~5cm	只侵及部分肌层	下咽困难	无
	III	>5cm	侵及肌层全层或有外侵	下咽困难	局部淋巴结转移
晚期	IV	>5cm	明显外侵	极度下咽困难	远处淋巴结或其他器官转移

表19-3　国际抗癌联盟(UICC)食管癌 TNM 分期标准

分期	分期标准	我国标准
0 期	$TisN_0M_0$	0
I	$T_1N_0M_0$	I
II a	$T_2N_0M_0$	II
	$T_3N_0M_0$	III
II b	$T_1N_1M_0$	III
	$T_2N_1M_0$	III
III	$T_3N_1M_0$	III
	T_4 任何 NM_0	IV
IV	任何 T 任何 NM_1	IV

T 原发肿瘤分期;Tis 原位癌;T_1:肿瘤侵及黏膜固有层或黏膜下层;T_2:肿瘤侵及肌层;T_3:肿瘤侵及食管外膜;T_4:肿瘤侵及邻近器官。

N 区域淋巴结分期;N_0:无区域淋巴结转移;N_1:有区域淋巴结转移。

M 远处转移分期;M_0:无远处转移;M_1:有远处转移。

【临床表现及诊断】

1. 临床表现

(1)早期症状:①大口进硬食时有哽噎感,②进食时胸骨后疼痛,③食管内异物感,与进食无关;④剑突下或上腹部饱胀不适,疼痛。这些症状可单独存在,也可同时出现;随病情发展,症状逐渐加重。

（2）中期症状:①进行性吞咽困难,是食管癌的典型症状。先是干的食物,渐为半流质,最后水也不能咽下。②呕吐。③胸痛。

（3）晚期症状:胸背部疼痛,多提示癌已侵犯食管外组织。如侵犯喉返神经,出现声音嘶哑。如癌肿侵入主动脉,可引起大呕血。如形成食管气管瘘,或由于高度阻塞致食物反流入呼吸道可引起进食时呛咳或呼吸道感染,引起肺炎,呼吸困难。侵犯膈神经,引起膈肌麻痹,呼吸困难,极度消瘦和衰竭。

2. 诊断　对可疑病例均应做食管吞钡检查,可初步明确诊断。食管细胞学检查,食管双腔网囊拉网采取脱落细胞,是一种简便易行的普查筛选方法,早期病变阳性率可达90%。食管镜下活体组织检查,可以明确病变性质及病变部位。CT、MRI、支气管镜检查以进一步了解病变的外侵情况以及有无纵隔、淋巴结或腹腔内脏器转移等,对有效的估计外科手术切除的可能性有很大帮助。CT和MRI在食管癌诊断中的主要作用是:①了解肿瘤侵犯范围及有无转移,从而为术前临床分期及制订治疗方案重要依据;②术后复查,了解有无肿瘤复发及手术合并症;③放疗、化疗后复查,观察疗效。

【鉴别诊断】

1. 食管瘢痕狭窄　多有化学灼伤史,X线检查示不规则细线状狭窄。

2. 贲门失弛缓症　病人年龄轻,病程长,症状时轻时重,X线检查示食管下端呈光滑鸟嘴状狭窄。

3. 食管良性肿瘤　常为平滑肌瘤,一般病史较长。钡餐X线检查为食管腔外压迫,黏膜常光滑完整。

4. 早期常需与食管功能紊乱,反流性食管炎等鉴别　通过食管钡餐及胃镜检查可与之鉴别。

【食管癌的综合治疗】

包括外科手术、放射、药物和免疫治疗。Ⅱ期以上的病例单一的治疗方法收不到满意的效果,近年来多采用综合治疗,即手术前后放射治疗,手术切除后加药物和免疫治疗,气管隆凸以上肿瘤估计切除困难者,采用术前放射治疗,因为这个部位的食管与相邻器官靠近紧密,癌组织易侵及,不能彻底切除,转移的淋巴结不易清除,若术前加适当的放疗,可使癌体缩小,外侵的癌组织蜕变,软化,变为纤维组织,癌周围的小血管,淋巴管经放射而闭合,减少术中癌细胞扩散和种植,食管癌在隆凸以下病变7cm以上也要行术前放射治疗。

术后化疗主要针对术中达不到的区域,未清除的淋巴结转移癌和癌细胞可能扩散至血液中。

1. 手术适应证　对病变的大小,病理类型,淋巴结有无转移以及病人的全身情况进行全面分析之后,才决定手术适应证,下列情况可考虑外科手术:

（1）早期食管癌(0期及Ⅰ期),病人一般情况允许,应积极争取手术治疗。

（2）中期内的Ⅱ期病例,即中下段食管癌病变在5cm以下,上段在3cm以下者,适宜手术治疗。

（3）中期内的Ⅲ期病例,即中上段食管癌,病变在5cm以上,无明显远处癌转移,条件允许时均应采用术前放射与手术切除的综合治疗,下段食管癌虽在6～7cm,也可以考虑单纯手术治疗。

（4）食管癌高度梗阻，无明显远处癌转移，病人的周身情况允许，应积极争取开胸切除，不能切除者，可行分流吻合手术，然后辅以放疗和化疗。

2. 手术禁忌证　凡有下列情况，应列为手术的禁忌证。

（1）临床及X线造影显示肿瘤范围广泛或侵及相邻的重要器官，如：气管、肺、纵隔或心脏，已不能将癌切除者。

（2）已有肿瘤远处转移的征象，如：锁骨上淋巴结增大，腹腔血性腹水，骨骼，肝，肺或其他部位转移。

（3）有严重的心肺功能不全，不能负担手术者。

（4）已呈高度恶病质者。

3. 手术方式及效果评价　根据病变部位，病人的具体情况及手术者的习惯来决定手术方式：①经左胸食管癌根治术，中下段食管癌常用该手术方式。②中上段食管癌常经右胸、腹、颈三切口食管癌根治术。③对于年龄大、心肺功能差、患早期癌而不宜做开胸手术者，可行非开胸食管内翻拔脱术。④对晚期食管癌不能根治或放射治疗、进食困难者，可做姑息性减状手术如食管腔内放置支架，食管胃转流术，胃造瘘术。根治术后吻合部位根据食管癌部位的高低来确定，一般要求食管下段癌选择在胸内主动脉弓上吻合，中上段癌选择在颈部吻合（图19-11）。常用的代食管器官是胃，有时用结肠和空肠。

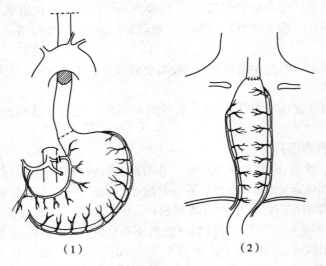

（1）　　　　　　　　　　（2）

图19-11　食管癌切除后胃代食管术

（1）上、中段食管癌的切除食管范围　（2）胃代食管，颈部吻合术

 知识拓展

胸腔镜在食管癌外科治疗中的应用

使用胸腔镜食管癌切除术，具有创伤小、恢复快等优点，克服了传统开胸术须切断肋骨，致使胸廓完整性遭受破坏的不足和术后疼痛与上肢活动能力受损等缺点。采用胃食管颈部吻合术或右胸内吻合术能够实现对胸段食管任何位置的肿瘤进行根治性手术治疗。在淋巴结清除方面及手术后并发症方面与常规手术相比较没有明显差别。能够达到常规开胸手术相同的效果，具有手术时间短、创伤小、恢复快等优点。

癌切除后的远期效果:食管癌切除后远期效果的计算方法,近年来国内外渐趋一致,大部分以切除例数(包括手术死亡例数)计算,以切除例数除 5 年生存例数乘 100 而得的百分数。

(1)癌的病期与 5 年生存率的关系:Ⅰ期 5 年生存率为 92.6%。而Ⅳ期只有 15.1%。癌的早晚是决定远期生存率高低的主要因素。

(2)肿瘤部位与远期生存率的关系:下段高于上段。

(3)食管癌的长度与 5 年生存率的关系:病变长低于病变短。

(4)食管癌病人的年龄与 5 年生存率的关系:40 岁以下者的 5 年生存率(29.9%)比 60 岁以上者低得多(44.3%)。

(5)病人的病程与 5 年生存率的关系:病程长低于病程短。

(6)手术中判断手术的性质与 5 年生存率的关系:治愈性高于姑息性。

(7)淋巴结转移情况与 5 年生存率的关系:有转移低于无转移。

(8)手术前放疗与切除后 5 年生存率的关系:手术前放疗可以提高 5 年生存率。

4. 食管癌治疗的新进展

(1)食管癌靶向治疗:在分子生物学研究基础上,以肿瘤细胞为靶点,对肿瘤细胞具有选择性及特异性的治疗。靶向治疗开创了食管癌临床的新领域。分子靶向治疗:①表皮生长因子及其抑制剂;②血管生成抑制剂;③环氧化物 2(COX-2)抑制剂。

(2)食管癌的生物治疗:肿瘤生物治疗(tumor biotherapy)是指利用生物反应调节剂,直接或间接地修饰宿主与肿瘤的关系,从而激发和增强机体对肿瘤的生物应答,达到控制和消灭体内微小残留病灶,使晚期肿瘤得到部分甚至完全缓解的治疗方法。

1)细胞因子:①白细胞介素(interleukin,IL)是免疫系统分泌的主要起免疫调节作用的蛋白;②干扰素(TFN);③肿瘤坏死因子(TNF)。

2)过继性细胞免疫治疗:目前用于肿瘤过继免疫输注治疗主要是淋巴因子激活的杀伤细胞(LAK)和肿瘤浸润淋巴细胞(TIL)。

3)肿瘤疫苗:即肿瘤的特异性主动免疫治疗(active specific immmunotherapy)。

 知识链接

CLS(care life of science 科学关爱生命)**生物免疫治疗**

肿瘤治疗第四大新技术疗法,利用人体自身的免疫细胞,经专项 GMP 试验室进行活化和增值后回输到患者体内,有效杀灭肿瘤细胞的同时,修复、增强人体免疫系统,不给肿瘤细胞转移的机会。特别针对中晚期肿瘤时,CLS 疗法配合手术、放疗、化疗,能系统杀灭肿瘤细胞,有效解决其转移和扩散,克服了传统治疗方式"不彻底、易转移、副作用大"等弊端。

著名肿瘤专家 Yamazaki 博士做过一组关于 CLS 治疗和传统治疗的对照比较。研究表明:使用 CLS 治疗的美国肿瘤患者 3 年生存率为 72%,未使用的为 33%;5 年生存率为 67%,未使用的为 22%,均取得了另人欣喜的效果,目前 CLS 疗法已在欧美全面临床应用。

(3)食管癌的热疗:肿瘤热疗(hyperthermia)是用加热治疗肿瘤的一种物理方法,即利用有关物理能量在组织中沉淀而产生热效应,使肿瘤组织温度上升到有效治疗温度,并维持一段时间,以达到既使肿瘤缩小或消除,又不损伤正常组织的一种治疗方法。热疗能够有效地杀伤恶性肿瘤细胞,提高病人的生存质量,延长病人的生命,而且与化疗、放疗产生互补作用,增强病人对放、化疗的敏感性,同时又减轻放疗、化疗的副作用,因而被国际医学界称为

"绿色疗法"。

（岑小波）

❓复习思考题

1. 什么是连枷胸？会导致人体怎样的病理生理变化？怎样治疗？

2. 损伤性气胸如何急救？治疗原则是什么？

3. 血胸持续性出血的征象是什么？怎样诊断？

4. 肺癌的常见临床表现是什么？诊断方法有哪些？手术治疗非小细胞肺癌时应遵循的基本原则是什么？

5. 食管癌的常用辅助检查有哪些？外科治疗原则是什么？

第二十章 心脏外科疾病

学习要点

　　常见先天性心脏病的临床表现及治疗;常见后天性心脏病的临床表现及治疗;胸主动脉瘤的临床表现及治疗。

　　早在1812年,法国医生 Julien Jean Gear Levallois 就提出了人工循环的概念,以及心脏可能被动脉内供血的"泵"所替代,并能维持离体器官存活一定的时间。1885年,Von Frey 和 Gruber 发明了第一台人工心肺。1956年5月6日美国医生 John H Gibbon 第一次用人工肺体外循环为一个18岁的女孩成功修补了房间隔缺损,从此,开始了心脏外科的新纪元。我国于20世纪50年代中期,开始了体外循环的研究工作;1957年,第一台国产人工心肺机问世;1958年6月苏鸿熙教授在西安进行了我国首例体外循环室间隔缺损修补手术。自此,掀开了我国心脏直视手术的新篇章。在过去的几十年间,心脏直视手术的发展推动了体外循环的进步,体外循环设备和技术的改进和提高更加促进了心脏外科的飞速发展。至今,体外循环专业已经形成了一个独立的学科,其应用已不仅仅局限于心脏外科。

图20-1　体外循环
装置示意图

　　体外循环的概念:体外循环是将回心的静脉血从上、下腔静脉或右心房引出体外,在人工心肺机内进行氧合和排出二氧化碳后,再由血泵经升主动脉输回体内。这样,血液可不经过心、肺进行气体交换。在心肺转流下,可阻断心脏血液,切开心脏进行心内直视手术操作。体外循环装置主要组成有:血泵、氧合器、变温器、微栓滤器等(图20-1)。

第一节　先天性心脏病

　　先天性心脏病(congenital heart disease,CHD)是由于胎儿的心脏在母体内发育有缺陷或部分发育停顿所造成的畸形。先天性心脏病有明显的遗传倾向,不少单基因或多基因遗传性疾病伴有心血管畸形。母亲妊娠早期患病毒性感染性疾病,宫内缺氧,服用有致畸作用的药物,或母亲患有红斑狼疮、糖尿病,饮酒,或者孕期接受放射线等,都有导致胎儿心脏血管发生畸形的可能。先天性心脏病根据临床表现的主要特点以及有无发绀可分为两大类:

　　1. 左向右分流型(无发绀型)　左右两侧血液循环途径之间有异常的通道,使动脉血从左侧各心腔或肺静脉分流入右侧心腔或肺动脉。常见疾病有房间隔缺损、部分肺静脉畸形引流等(心房水平分流)、室间隔缺损(心室水平分流)、动脉导管未闭(大动脉水平分流)。

2. 右向左分流型(发绀型)　左右两侧血液循环途径之间有异常的通道,使静脉血从右侧各心腔或肺动脉分流入左侧心腔或肺静脉,故出现发绀。常见疾病有法洛四联症、法洛三联症、单心室、右心室双出口、三尖瓣闭锁、肺动脉瓣闭锁、大血管错位等。

一、动脉导管未闭

动脉导管未闭(patent ductus arteriosus,PDA)是常见先天性心脏病,占先天性心脏病发病率的5%~15%。动脉导管是胎儿期连接降主动脉峡部与左肺动脉根部之间赖以生存的血流通道,经此通道胎儿血液由肺动脉流入主动脉。由于出生后肺的膨胀,肺动脉阻力下降,血液氧分压增高,约85%正常婴儿在出生后2个月内动脉导管闭合,成为动脉韧带,愈期不闭合者即成为动脉导管未闭。根据未闭动脉导管的形态,可分为管型、漏斗型和窗型三种常见类型。动脉导管未闭可单独存在,也可合并其他先天性疾病如房间隔缺损、室间隔缺损、法洛四联症等。

【临床表现】

动脉导管未闭的临床表现主要取决于导管的粗细及分流量的大小。主要临床表现如下:①导管细、分流量小者可无症状。导管粗大、分流量大者可出现反复上呼吸道感染,发育迟缓,劳累后出现胸闷、气促、心悸,严重者出现心力衰竭;②胸骨左缘第2肋间可听到响亮、粗糙的连续性机器样杂音。肺动脉瓣第二心音增强,可扪及连续性震颤。由于动脉舒张压降低,常出现脉压增宽,甲床毛细血管搏动,水冲脉和股动脉枪击音等周围血管征;③当肺动脉高压时,仅能发现收缩期杂音甚至杂音消失,肺动脉瓣第二音亢进。

X线检查:可发现肺充血,左心增大心尖下移,主动脉弓及左心搏动增强。肺动脉高压者可见右室肥大,肺动脉圆锥隆起,肺门血管影加深,肺血增多。

心电图:中度以上动脉导管未闭可见左心室肥大,随着病程发展可表现为双室肥大。

超声心动图:可显示各心腔的大小,可显示和测量未闭动脉导管的内径和长度,多普勒超声可检出导管内连续性分流频谱及压差,对合并肺动脉高压者可以估测肺动脉压力。

心导管检查:对重症患者和合并其他畸形者可以明确诊断;对合并肺动脉高压者可以测定肺动脉压力和全肺阻力以判定手术指征。

 知识链接

差异性紫绀

动脉导管未闭的患儿,主动脉血持续流向肺动脉,肺循环血量增加使肺动脉压力升高,并引发肺小动脉反应性痉挛,长期痉挛导致肺小动脉管壁增厚和纤维化,造成肺循环阻力的进行性增高,当肺动脉压力超过主动脉压力时,使肺动脉的非氧合血分流入降主动脉,患儿呈现下半身青紫,称为差异性发绀(Differential cyanosis)。

【鉴别诊断】

应与室间隔缺损合并主动脉瓣关闭不全,主动脉窦瘤破裂,主-肺动脉间隔缺损,冠状动静脉瘘等疾病鉴别。

【治疗】

对所有确诊的动脉导管未闭患者原则上均应手术治疗。适当的手术年龄是 2~6 岁。但对于导管粗大、合并肺动脉高压、反复发生上呼吸道感染、肺炎、心力衰竭者应尽早手术。

1. 介入封堵 经皮穿刺股静脉和股动脉，置入右心和左心导管。在钢丝引导下，将心导管经肺动脉和动脉导管，放入降主动脉。逆行主动脉造影显示动脉导管的形态与位置。再经右心导管释放适当的封堵器材闭塞动脉导管。此法创伤小，已成为治疗动脉导管未闭的首选方法。但是不适于 3 岁以下幼儿和动脉导管内径巨大者。

2. 手术治疗 左胸后外侧切口路径或电视胸腔镜技术进入左侧胸腔：①动脉导管双重结扎术；②动脉导管钳闭术；③动脉导管切断缝合术。

前胸正中切口路径：①心包外结扎动脉导管，适合于合并其他畸形时体外循环转流前施术；②体外循环下经肺动脉直视缝合或补片闭合，适合于合并其他心脏畸形时同期手术、动脉导管巨大、窗型动脉导管等。

常见的并发症：意外出血、喉返神经损伤、栓塞和动脉导管再通。

3. 手术禁忌证 严重肺动脉高压，出现右向左分流，或合并有其他心内畸形未得到矫治前（如法洛四联症、主动弓离断等）。

二、房间隔缺损

房间隔缺损（atrial septal defect，ASD）是原始心房间隔先天性发育不全所致出生后左右心房间仍有血液分流的异常交通。占先天性心脏病发病率的 6%~10%。根据胚胎学与病理解剖学特点，房间隔缺损可分为原发孔型缺损和继发孔型缺损，后者占到 80%~90%。原发孔房间隔缺损位于冠状静脉窦的前下方，缺损下缘靠近二尖瓣瓣环，常伴有二尖瓣前叶裂。继发孔房间隔缺损位于冠状静脉窦后上方，依据解剖位置可分为中央型、上腔型、下腔型和混合型，绝大多数为单孔，少数为多孔。如伴有肺静脉异位引流入右心房，称为部分性肺静脉异位引流。

【病理生理】

心房水平分流的方向和程度取决于房间隔缺损的大小和左右心房间的压力差。一般情况下，左心房的压力高于右心房，导致左向右分流。大量的左向右分流导致肺血管床的病理改变，肺血管阻力升高，引起肺动脉高压。房间隔缺损导致的艾森曼格综合征临床上较为少见。

【临床表现和诊断】

由于房间隔缺损分流量小，临床症状不典型，多在体检时发现柔和的心脏杂音。到青年期，才逐渐出现劳力性气促、心悸、乏力等症状。成人房间隔缺损可出现快速房性心律失常和肝大、腹水、下肢水肿等右心衰竭体征。听诊在胸骨左缘第 2、3 肋间闻及 3 级以下柔和的收缩期杂音，心底部听诊肺动脉瓣第二音固定分裂。

心电图：继发孔房间隔缺损心电轴右偏，不完全性或完全性右束支传导阻滞，右心室肥大。晚期出现心房纤颤。

X 线检查：主要表现为右心增大，肺动脉段突出，主动脉结小，呈典型梨形心。肺充血透视下可见肺门"舞蹈"征。

超声心动图：继发孔缺损可明确显示缺损位置、大小、心房水平分流的血流信号，右心房、右心室扩大。原发孔缺损可见右心、左心扩大,二尖瓣裂缺及其所致的二尖瓣反流。

【鉴别诊断】

需与高位室间隔缺损、肺动脉瓣狭窄和原发性肺动脉扩张等鉴别。

【治疗】

无症状,但有右心房室扩大的病人或心导管检查 Qp/Qs > 1.5 应手术治疗。原发孔房间隔缺损应尽早手术。艾森曼格综合征是手术禁忌证。

1. 介入封堵 经皮穿刺股静脉,将导丝置于左上肺静脉内,沿该导丝送入输送鞘管于左房内。选择适宜的封堵器经输送鞘管送至左房内,在透视及超声心动图监测下,释放封堵器。此法创伤小,已成为治疗继发孔中央型房间隔缺损的首选方法。适合 3 岁以上儿童及成人。

2. 手术治疗 胸骨正中切口或右胸外侧小切口第 4 肋间进胸,建立体外循环,切开右心房,直接缝合或使用自体心包片或涤纶织片修补缺损,如合并部分肺静脉异位引流,需使用补片修补并将异位肺静脉开口隔入左心房。右侧小切口手术适合 3 ~ 12 岁的患儿。原发孔房间隔缺损应在心脏停跳下先修补二尖瓣裂缺,再补片修补房间隔缺损。

常见的手术并发症:气栓栓塞和完全性房室传导阻滞。

三、室间隔缺损

室间隔缺损(ventricular septal defect, VSD)是先天性心脏病最常见的一种。占先天性心脏病发病率的 12% ~ 20%。根据缺损所在部位可分为膜部缺损、漏斗部缺损和肌部缺损。其中以膜部缺损最为多见,漏斗部缺损次之,肌部缺损最为少见(图 20-2)。室间隔缺损的自然愈合率为 1% ~ 3%。

图 20-2 室间隔缺损分类

【病理生理】

由于室间隔缺损的存在,在心室水平就存在左向右的血液分流,分流量的多少取决于左右心室的压力阶差、缺损的大小和肺血管阻力。初生婴儿由于肺血管阻力较高,限制了左向右的分流量,症状较轻。数周后,肺血管阻力逐渐下降,分流量增加,杂音随之明显,出现充血性心力衰竭。长期大量的左向右分流,肺动脉压力和肺血管阻力逐渐上升。若不及时治疗,肺小动脉病变将进行性加剧,形成不可逆性肺血管阻塞性病变,肺血管阻力甚至超过体循环阻力,导致右向左分流,患者出现发绀,此即艾森曼格综合征。此时,由右向左的分流已经成为右室减压的通道,不能进行缺损的修补。患者最终会死于严重缺氧和右心力衰竭。

【临床表现和诊断】

室间隔缺损小者一般无症状,仅在查体时发现心脏杂音。缺损大的婴儿易反复发生上呼吸道感染,喂养困难,生长发育迟缓和活动量受限。当肺动脉压力与主动脉压力接近时,左向右分流减少,患者症状可能反而会减轻。当病情进一步发展,出现右向左分流,患者逐渐出现发绀,甚至杵状指,并表现缺氧的症状。心脏听诊:胸骨左缘第3、4肋间可听到Ⅲ~Ⅳ级粗糙全收缩期杂音,可触及收缩期震颤。肺动脉瓣区第二心音亢进。肺动脉高压时杂音和震颤逐渐减弱或消失,肺动脉瓣区第二心音明显亢进、分裂,肺动脉瓣区可出现舒张期杂音。

X线检查:可见肺野充血,主动脉结缩小,肺动脉圆锥突出。

心电图:显示正常或电轴左偏,左心室高电压,肺高压时,左心室或双心室肥大。

超声心动图:可明确室间隔缺损的部位、大小;各心房、室腔的大小。多普勒超声可探及缺损内过隔血流频谱及流速。

心导管检查:对重症患者和合并其他畸形者可以明确诊断;对合并肺动脉高压者可以测定肺动脉压力和全肺阻力以判定手术指征。

【鉴别诊断】

应与房间隔缺损、肺动脉瓣狭窄、完全型心内膜垫缺损、法洛四联症等相鉴别。

【治疗】

多数膜周部小室间隔缺损在3岁以前可能自然闭合,且多发生在1岁以内。缺损较小,已有房室扩大者需尽早择期手术。缺损和分流量大,婴幼儿期即有喂养困难、反复肺部感染、充血性心力衰竭或肺动脉高压者,应尽早手术。肺动脉瓣下缺损易并发主动脉瓣叶脱垂所致主动脉瓣关闭不全,应及时手术。艾森曼格综合征是手术禁忌证。

1. 手术方法 手术治疗仍然是治疗的主要方法。手术经胸骨正中切口,根据室间隔缺损的部位,选择肺动脉切口、右心房切口或右心室切口显露缺损。缺损小者可直接缝合,缺损大的、缺损边缘为主动脉瓣的或位于肺动脉瓣下者,需用自体心包片或涤纶片修补。手术时应避免损伤主动脉瓣和房室传导束。近年来,由于美观的要求,经右胸侧面小切口第四肋间进胸腔行室间隔缺损修补的方法和电视胸腔镜下室间隔缺损修补方法逐渐成熟,并在临床推广。

常见的手术并发症:室间隔残余漏和Ⅲ°房室传导阻滞。

2. 介入封堵法 先建立股静脉-右房-右室-左室-股动脉轨道,由股静脉端沿轨道插入合适的长鞘至右房与右冠导管相接,将长鞘及扩张管一起沿导丝插至主动脉弓部,然后将长鞘退至左心室,退出导丝、右冠导管和鞘内扩张器,选择合适大小的封堵器连接专用的输送导丝和递送导管,将封堵器送达长鞘末端,在超声导引下结合X线透视,释放封堵器。此方法虽然创伤小,但因室间隔缺损周围组织结构复发,操作困难,易出现并发症,故未广泛应用。适用于治疗膜周部及肌部的中等大小的室间隔缺损,且年龄在3岁以上患儿。

四、法洛四联症

法洛四联症(teralogy of fallot,TOF)是最常见的发绀型先天性心脏病。占先天性心脏病的 12%～15%，占发绀型先天性心脏病的 50%～90%。其主要畸形包括室间隔缺损、肺动脉或（和）右室流出道狭窄、主动脉骑跨和右心室肥厚（图 20-3）。

由于室间隔巨大缺损，左、右室压力相等，右心室压力增高，但由于肺动脉口狭窄，肺动脉压力不高甚至降低，右心室血流大量经骑跨的主动脉进入体循环，使动脉血氧饱和度明显降低，出现发绀及继发性血红蛋白增高症。体循环血管阻力骤然下降或右心室漏斗部肌肉强烈收缩导致肺部血流骤减，可引起缺氧发作。

图 20-3　法洛四联症解剖示意图

【临床表现】

发绀是病人的主要症状，大多数在出生后 3～6 月出现皮肤、黏膜和甲床、口唇发绀，哭闹时加重，喜蹲踞，杵状指、趾。喂养困难和发育迟缓，活动耐力较差。肺动脉狭窄严重者可出现突发性缺氧发作和抽搐。体检心前区搏动增强、弥散，第 2～4 肋间可听到粗糙的收缩期杂音，肺动脉瓣第二心音减弱或消失。

血液检查：显示血红蛋白、红细胞、血细胞比容均增高。

心电图：可见电轴右偏、右室肥厚。

X 线检查：主要为右室肥厚表现，肺动脉段凹陷，肺血管纹理减少，靴形心影。

超声心动图：可显示右心室肥厚、室间隔缺损及主动脉骑跨。可探及右室流出道狭窄程度及肺动脉瓣发育情况。

磁共振及多排螺旋 CT：对各种解剖结构异常能够进一步清晰显示。

心导管检查：右心导管检查和心血管造影可确定肺动脉及右室流出道狭窄的程度以及心室发育情况，为手术进一步提供依据和指导。

　知识链接

法洛四联症根治术具备的条件

1. 肺动脉分支和周围肺动脉发育良好，周围肺段动脉与两侧肺动脉要成比例，两侧肺动脉直径之和应大于膈肌平面降主动脉直径 1.5 倍。

2. 左室舒张末期容量指数要大于 $30ml/m^2$。

【手术治疗】　法洛四联症明确诊断后均应手术治疗。手术治疗分为姑息手术和根治手术两大类。

1. 姑息手术　姑息手术的目的是增加肺动脉血流，改善动脉血氧饱和度，促进左心室和肺动脉发育，为矫治手术创造条件。用于左心室容量太小、两侧肺动脉发育差或冠状动脉畸形影响根治时右室流出道补片的婴儿病例。常用的有主肺动脉分流术，适用于婴幼儿（图 20-4）；锁骨下动脉与肺动脉吻合术，适用于幼童。姑息术后需严密观察，争取一年内行矫治术。

2. 根治手术　目前已有愈来愈多的外科医生主张有症状的新生儿和婴儿应采用一期矫治手术。在低温体外循环下施行法洛四联症根治术,修补室间隔缺损,疏通右心室流出道,补片加宽右室流出道和(或)肺动脉,矫正主动脉骑跨(图20-4)。手术的常见并发症为低心排出量综合征、灌注肺、残余室间隔缺损和心律失常。

（1）　　　　　　　　　　　　　　　（2）

图20-4　法洛四联症手术示意图
（1）BT 分流手术　（2）法洛四联症根治手术

第二节　后天性心脏病

一、风湿性心脏瓣膜病

风湿性心脏瓣膜病(rheumatic heart disease,RHD)是常见的后天性心脏病之一,是急性风湿热侵犯心脏后所遗留的慢性心脏病变。风湿性病变最常累及二尖瓣,其次是主动脉瓣,三尖瓣少见,肺动脉瓣更为少见。风湿性病变可以单独损害一个瓣膜,也可以同时累及几个瓣膜,最常见的是二尖瓣合并主动脉瓣病变。

风湿性二尖瓣狭窄(mitral stenosis,MS):病变早期,瓣膜交界面和瓣膜底部发生水肿和渗出物,后期在愈合过程中因纤维蛋白的沉积和纤维变性,使瓣膜边缘相互粘连融合,逐渐增厚形成狭窄。病变重者,炎症可侵犯瓣膜下的腱索、乳头肌使其融合和缩短。导致瓣膜活动受限出现狭窄。二尖瓣狭窄可分为以下两种类型:隔膜型狭窄和漏斗型狭窄。

正常成年人二尖瓣瓣口面积为 $4 \sim 6cm^2$,每分钟约有 $4 \sim 5L$ 血液在舒张期从左心房通过二尖瓣口流入左心室。当瓣口面积减小至 $2cm^2$ 时,病人在运动时出现轻微症状,休息时消失。当瓣口面积小于 $1.5m^2$ 时即可产生血流障碍,对于活动量小的患者可能仍无明显不适。当瓣口面积小于 $1cm^2$ 时,血流障碍更加严重,左心房压力升高导致舒张期时左心房和左心室压力阶差,左心房扩大,肺静脉和毛细血管扩张、淤血,当运动时肺毛细血管压力升高更为明显,可达 $40mmHg$,超过血浆正常渗透压,即产生急性肺水肿。晚期患者,由于肺泡与毛细血管之间的组织增厚,毛细血管渗液不易进入肺泡内,肺水肿发生的几率反而减少。但由于肺静脉和肺毛细血管压力升高可引起肺小动脉痉挛,致使肺动脉压力增高,右心室排血负担加重,逐渐肥厚、扩大,最终发生右心衰竭。

知识链接

剑突下心包穿刺术

在剑突与左肋缘间进针,与皮肤呈45°角,朝左肩胛骨下角方向入针,注射器不断回抽。一般入针4～6cm即可抽得积液,此时即用大止血钳紧贴皮肤夹住穿刺针,以固定其进入心包内深度。抽液量第一次不宜超过100～200ml,以后再抽渐增到300～500ml。注意:抽液速度要慢,过快、过多,使大量血回心可导致肺水肿。

【临床表现及诊断】

临床症状的轻重主要取决于瓣口狭窄的程度。症状一般在二尖瓣中度狭窄时(瓣口面积 <1.5m² 时)方有明显症状。①呼吸困难:为最常见的早期症状。多先有劳力性呼吸困难,随着狭窄加重,出现静息时呼吸困难、端坐呼吸和阵发性夜间呼吸困难,甚至发生急性肺水肿;②咯血:可为二尖瓣狭窄患者的首发症状,突然咯大量鲜血,常见于严重二尖瓣狭窄,阵发性夜间呼吸困难或咳嗽时咯血性痰或痰带血丝,急性肺水肿时咳大量粉红色泡沫痰;③咳嗽:多在劳累后或夜间加重,由肺淤血所致;④心悸:二尖瓣狭窄早期左房压升高,引起房性或窦性心动过速,出现心房颤动时也会出现心悸,左心功能不全、儿茶酚胺分泌增加、缺氧等也引发心悸;⑤其他:左心房增大、肺动脉扩张压迫喉返神经可引起声音嘶哑;严重肺动脉高压致三尖瓣关闭不全,胃肠、肝淤血,可出现上腹部饱胀、食欲减退、双下肢水肿等。

体征:①在心尖部闻及舒张期隆隆样杂音,是风湿性二尖瓣狭窄典型的心脏杂音。听诊在心尖部可闻及开瓣音,二尖瓣狭窄时第一心音常增强,有时能听到开瓣音,表明瓣叶质地尚可、弹性好。多数病例在心尖区能触及舒张期震颤;②肺动脉瓣第二心音亢进;③在肺动脉高压时,肺动脉瓣第二心音常强于主动脉瓣第二心音;④二尖瓣面容,慢性肺部淤血时常有面颊与口唇轻度发绀。肺淤血时肺底可有湿啰音;⑤右心衰竭患者可出现肝大、腹水、颈静脉怒张、下肢水肿等体循环淤血体征。

心电图:中度以上狭窄可见电轴右偏、P波增宽,成双峰或电压增高,肺动脉高压者可示右束支传导阻滞,或右心室肥大,病程长者多有心房颤动。

 知识链接

心房纤颤

心房颤动是由心房-主导折返环引起许多小折返环导致的心律紊乱。心电图上的基本特征是:P波消失,代之以形态大小不一,振幅及间距不等的f波,频率在350～600次/min之间,而且QRS波不规则,节律绝对不齐。三大体征是:心尖部第一心音强弱不等,心律绝对不齐,脉搏短绌。

X线检查:中重度狭窄,常见到左心房扩大,食管吞钡检查可见左心房向后压迫食管。心影右缘呈现左、右心房重叠的双重影像。主动脉结小、肺动脉段隆起、肺门血管纹理增粗。肺间质水肿患者在肺野下部可见 Kerley 线。

超声心动图:检查二尖瓣叶增厚,瓣叶活动受限制,前叶正常活动波形消失,代之以城墙垛样的长方波,前后叶同向运动;左心房内径扩大。病程重者,可见继发性右心室扩大。同时可直接显现二尖瓣增厚、瓣口狭窄程度、心房有无血栓,估算肺动脉压力增高的程度,以及进行心脏功能检查。

【诊断】

根据病史、体征、X线、心电图和超声心动图检查即可确诊。

【治疗】

外科治疗的目的是扩大二尖瓣口,解除左心房排血障碍,使症状减轻。

1. 手术适应证　无症状或心功能属于Ⅰ级者,不主张做手术。心功能Ⅱ级以上者均应手术治疗。二尖瓣狭窄伴有关闭不全,或伴有明显主动脉瓣病变,或伴有心房纤颤、左房血栓的病例,施行体外循环下二尖瓣修复成形术或二尖瓣替换术。二尖瓣狭窄合并妊娠者应在妊娠早期心功能尚好时手术治疗。

2. 对隔膜型二尖瓣狭窄的患者,若其瓣叶活动还好,没有钙化,听诊心尖部第一心音较脆,有开瓣音,同时没有合并心房纤颤、左房血栓,可行二尖瓣交界扩张分离术。随着介入技术的发展成熟,目前开胸行二尖瓣狭窄闭式扩张术已很少应用,介入经皮穿刺球囊导管闭式二尖瓣交界分离术已经广泛应用于临床。

3. 体外循环下施行二尖瓣修复成形术或二尖瓣替换术。

二尖瓣修复成形术是采用瓣环的重建和缩小,乳头肌和腱索的缩短或延长,人工瓣环和人工腱索的植入,瓣叶的修复等方法,修复二尖瓣装置,使其恢复功能。手术的技巧比较复杂,术中利用注水试验或食管超声来检验修复效果,如仍有明显关闭不全,则应重新进行二尖瓣替换术。

对于二尖瓣严重损坏,不适于行瓣膜修复术的病例需作二尖瓣替换术(图20-5)。由于剪除了二尖瓣瓣叶和腱索,破坏了左室的应力环,术后已发生低心排综合征,目前采取保留部分瓣叶及腱索来保留部分应力环,明显提高了患者术后心功能的恢复。

（1）沿二尖瓣环边缘切除病变二尖瓣　　　（2）将人工机械瓣与二尖瓣环组织间断褥式缝合固定

图20-5　人工心脏瓣膜替换术

目前,临床上使用的人工心脏瓣膜有生物瓣和机械瓣两大类(图20-6)。生物瓣不需要终生抗凝,但使用年限有限,目前较好的生物瓣使用年限为20年左右。主要适用于60岁以上老年患者或未生育的青年女性。机械瓣耐用但需要终生抗凝,定期复查凝血指标,预防抗凝并发症。

二、冠状动脉粥样硬化性心脏病

冠状动脉粥样硬化性心脏病(coronary atherosclerotic heart disease,CAD)简称为冠心病,

双叶瓣　　　　　　　单叶瓣

猪瓣　　　　　　　　同种生物瓣

图 20-6　人工心脏瓣膜（机械瓣及生物瓣）

由于近年来生活水平的提升和生活环境的改变，发病率有上升趋势，多在中年以上发病，男性较女性常见。主要病变是冠状动脉内膜脂质沉着、局部结缔组织增生、纤维化或钙化，形成粥样斑块，导致管壁增厚、管腔狭窄或阻塞。冠状动脉主干、左冠状动脉的前降支与回旋支发病率较右冠状动脉后降支高。

【临床表现】

轻度管腔狭窄者可不出现心肌缺血的症状。狭窄重者，因冠状动脉血流量不能满足心肌的耗氧量，因此当体力劳动或情绪激动时心肌耗氧量增加，心肌血氧供给不足出现心绞痛症状；当冠状动脉发生长时间痉挛或急性阻塞，管腔内形成血栓，造成局部心肌坏死，即为心肌梗死。硝酸甘油不能缓解，心肌酶学检查升高，心电图上出现病理 Q 波，梗死部位的相应导联 S-T 段升高和 T 波变化者，是急性心肌梗死典型的临床表现。急性心肌梗死可引起严重心律失常、心源性休克、心力衰竭或心室破裂、室间隔穿孔，病变波及乳头肌或腱索坏死断裂可产生瓣膜关闭不全。由于坏死心肌被瘢痕组织替代，病变的心室壁变薄，日后可形成室壁瘤。

【诊断】

多排螺旋 CT 有助于冠心病患者的筛查。冠状动脉造影是诊断冠心病的金标准。可准确了解冠状动脉粥样硬化病变的部位、狭窄程度和病变远端冠状动脉血流通畅情况。并能测定心室功能。

【治疗】

冠心病的治疗目前主要有药物治疗、介入治疗和外科治疗三大类。外科治疗主要是通过手术重建血流通道，改善心肌血液供应、消除症状、延长生命。应根据患者的具体情况选用合适的治疗手段和方法。

【手术适应证】

①心绞痛经内科治疗不能缓解,影响工作和生活;②经选择性冠状动脉造影发现冠状动脉主干或主要分支狭窄超过50%以上;③供作吻合处的冠状动脉分支直径在1.5mm以上,且狭窄远端血流通畅;④右心导管测压及左心室造影显示左心室功能良好(左心室射血分数大于30%);⑤左冠状动脉主干和前降支狭窄应及早手术,否则这些病例极易发生猝死;⑥冠状动脉的前降支、回旋支和右冠状动脉有两支以上狭窄者即使无明显心绞痛也应作为搭桥手术的适应证;⑦支架置入术后再狭窄。

冠状动脉移植的桥材料最常采用的是胸廓内动脉和大隐静脉,近年来也有学者采用胃网膜右动脉、桡动脉等。据统计动脉桥的10年通畅率可达90%~95%,明显高于静脉桥,因此动脉桥的应用明显提高了手术的远期效果。因此,左胸廓内动脉与左冠状动脉前降支吻合已成为标准术式(图20-7)。近年来,心脏不停跳下进行冠状动脉旁路移植术取得较大进展,加快了病人的恢复,缩短了住院时间,取得良好效果。

（1）升主动脉-冠状动脉的　　　（2）胸廓内动脉远端与
　　大隐静脉旁路移植术　　　　　　左冠状动脉吻合术

图20-7　冠状动脉搭桥手术示意图

心肌梗死引起的室壁瘤、心室间隔穿孔、乳头肌断裂所致的二尖瓣关闭不全等并发症也可实行室壁瘤切除、室间隔穿孔修补和二尖瓣置换手术等,并争取同期行冠状动脉搭桥手术。

冠心病外科手术治疗后约有90%以上的患者症状消失或减轻,心功能改善,可恢复工作延长生命。术后患者应定期随访,必要时行冠状动脉和左心室造影了解吻合口通畅情况和左心室功能。

第三节　胸主动脉瘤

由于先天性发育异常或后天性疾病,引起动脉壁正常结构的损害,弹力纤维变脆弱和破坏,主动脉在血流压力的作用下逐渐膨大扩张形成动脉瘤。胸主动脉瘤(thoracic aortic aneurysm)可发生在升主动脉、主动脉弓、降主动脉各部位。

胸主动脉瘤常见发病原因:①动脉粥样硬化;②主动脉囊性中层坏死,可为先天性或遗传性病变,如马凡(Marfan)综合征;③创伤性动脉瘤;④细菌感染;⑤梅毒。胸主动脉瘤在形态学上可分为囊性、梭形和夹层动脉瘤三种病理类型(胸主动脉瘤分类)。

【临床表现】

胸主动脉瘤仅在压迫或侵犯邻近器官和组织后才出现临床症状。常见症状为胸痛;肋骨、胸骨、脊椎等受侵蚀以及脊神经受压迫的患者症状尤为明显。器官、支气管受压时可引起刺激性咳嗽和上呼吸道部分梗阻,致呼吸困难;喉返神经受压可出现声音嘶哑;交感神经受压可出现 Honer 综合征;左无名静脉受压可出现左上肢静脉压高于右上肢静脉压;升主动脉瘤体长大后可使主动脉瓣瓣环扩大,导致主动脉瓣关闭不全。

急性主动脉夹层动脉瘤多发生在高血压动脉粥样硬化和主动脉壁中层囊性坏死的患者。症状为突发剧烈的胸背部撕裂样疼痛;随着壁间血肿的扩大,继之出现相应的压迫症状,如昏迷、偏瘫、急性腹痛、无尿、肢体疼痛等。若动脉瘤破裂则患者很快死亡。

【诊断】

胸部 CT、MRI、超速螺旋 CT 及三维成像、胸主动脉造影、数字减影造影等影像学检查可明确胸主动脉瘤的诊断,可清楚了解主动脉瘤的部位、范围、大小、与周围器官的关系,不仅为胸主动脉瘤的治疗提供可靠的信息,并且可以与其他纵隔肿瘤或其他疾病进行鉴别诊断。对于主动脉夹层动脉瘤的诊断,关键在于医生对其有清晰的概念和高度的警惕性,对青壮年高血压患者突然出现胸背部撕裂样疼痛,以及出现上述症状应考虑该病并选择相应的检查以确定诊断。

【治疗】

1. 手术切除动脉瘤是最有效的外科治疗方法

(1)切线切除或补片修补:较小的囊性动脉瘤,主动脉壁病变比较局限者可游离主动脉瘤后,于其颈部放置钳夹,切除动脉瘤,根据情况直接缝合或用补片修补缝合切口。

(2)胸主动脉瘤切除与人工血管移植术:梭形胸主动脉瘤或夹层动脉瘤若病变较局限者,可在体外循环下切除病变胸主动脉,用人工血管重建血流通道(图20-8)。

图 20-8 降主动脉瘤切除及人工血管置换术

(3)升主动脉瘤切除与血管重建术:对于升主动脉瘤或升主动脉瘤合并主动脉瓣关闭不全的患者应在体外循环下行升主动脉瘤切除人工血管重建术,或应用带人工瓣膜的复合人工血管替换升主动脉,并进行冠状动脉口移植(Bentall 手术)。

（4）对主动脉弓部动脉瘤或多段胸主动脉瘤的手术方法,主要在体外循环合并深低温停循环状态下经颈动脉或锁骨下动脉进行脑灌注,做主动脉弓部切除和人工血管置换术。

2. 介入治疗　近年来由于覆膜人工支架的问世,为胸主动脉瘤的治疗提供了新的治疗方法和手段。对于主动脉夹层动脉瘤（DeBaKey Ⅲ型）、及某些腹主动脉瘤,经股动脉置入覆膜人工支架,进行封闭内膜破口、腔内血管成形术,取得良好效果,明显降低死亡率,并发症相对手术明显减少。

（贾　奎）

？复习思考题

1. 常见先天性心脏病有哪几种?
2. 动脉导管未闭、房间隔缺损与室间隔缺损听诊心脏杂音有什么不同?
3. 主动脉夹层动脉瘤的临床表现有哪些?

第二十一章　腹　外　疝

学习要点

腹外疝的类型及临床表现;腹股沟斜疝及腹股沟直疝的临床表现及治疗;股疝的临床表现及治疗。

第一节　概　　述

体内某个脏器或组织离开其正常解剖部位,通过先天或后天形成的薄弱点、缺损或孔隙进入另一部位,即称为疝(hernia)。疝最多发生于腹部,腹部疝又以腹外疝为多见。

腹外疝是腹内脏器或组织经腹壁或盆壁的薄弱点或缺损向体表突出,局部形成包块的总称,是外科常见疾病之一,其中腹股沟斜疝占 90%,股疝占 5%,切口疝和脐疝占 1% ~ 3.5%。

【病因】

形成腹外疝的主要原因是腹壁强度降低和腹内压力增高。

1. 腹壁强度降低　分先天性和后天性两种。先天性因素常见于胚胎期某些组织穿过腹壁的部位,如精索或子宫圆韧带通过腹股沟管,股动静脉穿过股管,脐血管穿过脐环等处;后天性因素有腹壁手术切口愈合不良、外伤、感染,或年老体弱、久病、肥胖所致肌肉萎缩等。

2. 腹内压力增高　常见的原因有慢性咳嗽、慢性便秘、排尿困难、腹水、多次妊娠、婴儿经常啼哭等,可使原有腹壁薄弱或缺损逐渐加重,导致腹外疝。

【病理解剖】

一般腹外疝由疝环、疝囊、疝内容物和疝外被盖四部分组成(图 21-1)。

疝环亦称疝门,即腹壁薄弱或缺损所在,是疝内容物突向体表的门户。各种腹外疝即以疝环作为命名依据,如腹股沟疝、股疝等。疝囊为腹膜随疝内容物经疝环向外突出形成的囊袋,呈梨形或半球形,分为颈、体、底三部分。疝囊颈是疝囊与腹腔间的通道,其位置相当于疝环。疝内容物是进入疝囊的腹内脏器或组织,以小肠、大网膜多见,盲肠、阑尾、乙状结肠和膀胱次之。疝外被盖系疝囊以外的各层组织。

图 21-1　腹外疝的组成

【临床类型及表现】

腹外疝按病理变化和临床表现分为易复性疝、难复性疝、嵌顿性疝和绞窄性疝四种类型。

1. 易复性疝　当患者站立、行走、咳嗽或腹内压增高时,疝内容物突出于疝囊;平卧或用手推送疝内容物时,又可回纳到腹腔内,局部疝块消失。一般无特殊不适,仅于回纳疝块时常听到咕噜声,并可在疝块突出的疝门外,触及腹壁缺损和咳嗽冲击感。疝巨大者,可有行走不便和下坠感,或伴腹部隐痛。

2. 难复性疝 因疝内容物长期反复突出与疝囊腔发生粘连,使疝内容物不能完全回纳入腹腔,局部疝块不能完全消失。患者常有轻微不适、坠胀、便秘或腹痛等,可扪及包块,有咳嗽冲击感,但无法清晰触及腹壁缺损范围。另有少数病程较长者,因疝内容物进入疝囊时的持久下坠力,将疝囊颈上方的腹膜也逐渐推向疝囊,致使盲肠、乙状结肠或膀胱随之下移而成为疝囊壁的一部分,这种疝称为滑动性疝(图21-2),也属于难复性疝。

3. 嵌顿性疝 当腹内压突然升高时,疝内容物可强行扩张疝囊颈而进入疝囊,随后因疝囊颈弹性收缩,将疝内容物卡住而不能回纳,称为嵌顿性疝。若疝内容物为肠管,肠壁及其系膜可在疝环处受压,先使静脉回流受阻,导致肠壁淤血、水肿,疝囊内肠壁及其系膜增厚,转呈暗红色。此时,肠系膜动脉的搏动尚能扪及,如能解除嵌顿,上述病变可恢复正常。

图21-2 滑动性疝

4. 绞窄性疝 嵌顿如不及时解除,疝内肠管及其系膜受压不断加重,可使动脉血供受阻,此时肠系膜动脉搏动消失,肠壁失去光泽、弹性和蠕动,终于变黑坏死,甚至穿破而形成肠瘘。嵌顿性疝若发展到肠壁动脉血流障碍的阶段,即为绞窄性疝。

嵌顿性疝和绞窄性疝是一个病理过程的两个阶段,临床上难以截然分开。因为肠管嵌顿,患者常有腹部绞痛、恶心、呕吐、腹胀、肛门停止排气、排便等急性肠梗阻的表现。如疝内肠管已坏死穿孔,可形成局部脓肿、肠瘘、腹膜炎和感染性休克。若仅部分肠壁嵌顿,则局部包块不明显,亦无肠梗阻,则称为肠管壁疝或 Richter 疝(图21-3)。如嵌顿的是小肠憩室(如 Meckel 憩室),则称 Littre 疝。如嵌顿的是几个肠管,或呈"W"形,使嵌顿肠袢之间的肠管部分隐藏在腹腔内,称为逆行性嵌顿疝(图21-4),这种情况发生绞窄时,不仅疝囊内的肠袢可以坏死,位于腹腔内肠袢也可以坏死,故手术中必须检查腹腔内的肠袢。儿童的疝,因疝环组织较柔软,嵌顿后较少发生绞窄。

图21-3 肠管壁疝

图21-4 逆行性嵌顿疝

第二节 腹股沟疝

腹股沟疝可分为腹股沟斜疝和直疝。斜疝疝囊从腹壁下动脉外侧的腹股沟管内环突出,向前下斜行进入腹股沟管,穿过外环而进入阴囊。直疝疝囊从腹壁下动脉内侧的直疝三角区直接由后向前突出,不经内环,不进入阴囊。腹股沟疝在各类腹外疝中约占 90%,其中斜疝约占腹股沟疝的 95%,男性多于女性;右侧多于左侧。

【腹股沟管解剖】

腹股沟管位于腹股沟韧带内上方,经外上向内下,由深而浅斜行走向,成人为 4～6cm。

图21-5 腹股沟管解剖

腹股沟管内口即内环(腹环),是腹横筋膜的一个卵圆形裂隙,体表位于腹股沟韧带中点上方 1.5cm;外口即外环(皮下环),是腹外斜肌腱膜的三角形裂隙,其大小一般可容纳一指尖。腹股沟管的前壁有皮肤、皮下组织和腹外斜肌腱膜,外侧 1/3 部分尚有腹内斜肌覆盖;后壁的外 2/3 为腹横筋膜,内侧 1/3 为腹股沟镰(腹内斜肌腱膜和腹横肌腱膜在精索或子宫圆韧带后内侧融合后止于耻骨结节,故又称联合腱);上壁是腹内斜肌、腹横肌的弓状下缘;下壁为腹股沟韧带。女性腹股沟管内有子宫圆韧带通过,男性则有精索通过,精索主要由输精管和睾丸动静脉组成,表面还有提睾肌和筋膜(图21-5)。

图21-5 中标注：腹外斜肌腱膜、联合腱、腹横筋膜、精索、腹股沟韧带

 知识链接

直疝三角

直疝三角的外侧边是腹壁下动脉,腹直肌外侧缘构成内侧边,腹股沟韧带的内侧构成底边。三角内缺乏完整的腹肌覆盖,腹腔内容物由此从后向前突出形成直疝,故此称直疝三角(Hesselbach 三角)。

【病因】

1. **腹股沟斜疝** 有先天性和后天性两种。

(1)先天性斜疝:由于胚胎期睾丸下降过程中,将腹膜向前推移,形成腹膜鞘突,随着其后的睾丸一并降入阴囊。正常情况下,婴儿出生不久,鞘突自行萎缩闭锁,如鞘突不闭或闭锁不全,则鞘突与腹腔相通。在小儿啼哭等腹内压增高作用下,腹腔内脏器即可进入其中形成先天性斜疝(图21-6)。因右侧睾丸下降较迟,鞘突闭锁较晚,故右侧斜疝较左侧多见。

(2)后天性斜疝:发生原因为内环处缺陷和腹内斜肌及腹横肌薄弱,当腹内压增高时不能发挥保护作用,内环处的腹膜向外突出形成疝囊,腹内脏器或组织等随之由薄弱处突出(图21-7)。

2. **腹股沟直疝** 老年人腹壁肌肉多较薄弱。若有长期咳嗽、排尿困难或慢性便秘等,使腹内压增高,就可能迫使腹内脏器由直疝三角向外突出,形成直疝。

图 21-6 先天性斜疝

图 21-7 后天性斜疝

【临床表现】

1. 腹股沟斜疝

(1)易复性斜疝:当腹内压增高时,于腹股沟区可出现肿块,可日渐增大,并经腹股沟管进入阴囊或大阴唇。肿块呈梨形,平卧或用手将肿块向腹腔内推送,即可向腹腔内还纳而消失。回纳后用手指通过阴囊皮肤伸入外环,可感到外环松弛扩大,患者咳嗽,指尖有冲击感。用手指经腹壁皮肤紧压内环口,让患者站立并咳嗽,肿块不再出现;将手指松开,则肿块又可出现。疝内容物如为肠袢,则肿块表面光滑、柔软,叩诊呈鼓音,听诊有肠鸣音,回纳肠袢入腹腔时可听到咕噜声。若为大网膜,则肿块叩诊呈浊音,回纳较慢。作阴囊透光试验,疝块一般不透光。局部除坠胀感外一般无症状。

(2)难复性斜疝:局部坠胀感稍重外,尚有疝块不能完全还纳。

(3)嵌顿性斜疝:常发生在腹内压骤然增高时。表现疝块突然增大,伴有明显胀痛。平卧或用手推送不能使肿块回纳。肿块紧张发硬,有明显触痛。嵌顿内容物如为大网膜,局部疼痛常较轻微;如为肠袢,不但有腹绞痛,还可伴有恶心、呕吐、停止排气排便、腹胀等机械性肠梗阻征象。如不及时处理,将发展成绞窄性疝。

(4)绞窄性疝:临床症状多较严重。若绞窄时间较长者,由于疝内容物发生坏死感染,侵及周围组织,引起急性炎症。患者可有脓毒血症的全身表现,加之有肠梗阻等,则病情更为严重。

2. 腹股沟直疝 多见于年老体弱者。当患者站立或腹内压增高时,腹股沟内侧、耻骨结节外上方,出现一半球形肿块,不伴疼痛和其他症状。疝块容易还纳,极少发生嵌顿。还纳后指压内环,不能阻止疝块出现。疝内容物不降入阴囊。有时膀胱可进入疝囊,构成疝囊的一部分,成为滑动性直疝。

【鉴别诊断】

1. 腹股沟斜疝与直疝的鉴别(表 21-1)。

表 21-1 腹股沟斜疝与直疝的鉴别要点

	斜疝	直疝
发病年龄	多见于儿童及青壮年	多见于老年
突出途径	经腹股沟管突出,可进阴囊	由直疝三角突出,不进阴囊
疝块外形	椭圆或梨形,上部呈蒂柄状	半球形,基底较宽

续表

	斜疝	直疝
指压内环试验	疝块不再突出	疝块仍可突出
外环指诊	外环扩大,咳嗽时有冲击感	外环大小正常,无咳嗽冲击感
疝囊颈与腹壁下动脉的关系	疝囊颈在腹壁下动脉外侧	疝囊颈在腹壁下动脉内侧
精索与疝囊的关系	精索在疝囊后方	精索在疝囊前外方
嵌顿机会	较多	极少

2. 应与腹股沟疝鉴别的其他疾病

(1)睾丸鞘膜积液:肿物完全在阴囊内,可清楚摸到上界无蒂,有囊性感,透光试验阳性,触不到睾丸,肿物出现后不能还纳。

(2)交通性鞘膜积液:见于小儿,常在起床后数小时才缓慢出现并增大,平卧或挤压肿块,因积液被挤入腹腔,其体积可逐渐缩小。阴囊肿大时触不清睾丸,透光试验阳性。

(3)精索鞘膜积液:腹股沟部精索位置有肿物,与体位变动无关,牵拉同侧睾丸时肿物随之移动,透光试验阳性。

(4)隐睾:睾丸下降不全可在腹股沟区形成肿块,边界清楚。阴囊内无睾丸,压迫肿物出现特有胀痛感。

【治疗】

腹股沟疝随着疝块逐渐增大,将加重腹壁缺损而影响劳动力。斜疝可因发生嵌顿或绞窄而威胁患者生命。因此一般均应尽早手术修补。

1. 非手术疗法　婴儿腹肌可随躯体生长逐渐强壮,疝有自愈的可能。故1岁以下婴儿可暂不手术。可用棉线束带或绷带压住腹股沟管内环(图21-8)。如应用6个月后疝仍脱出,愈合无望则停用。年老体弱或伴有引起腹内压增高等疾病不能手术者,可用特制的疝带。白天在回纳疝内容物后,带上医用疝带。但长期使用疝带可使疝囊因摩擦而肥厚,还可使疝内容物和疝囊发生粘连,形成难复性疝,甚至发生嵌顿。嵌顿一旦发生应行手术治疗,但在下列情况可试行手法复位:①嵌顿时间在3~4小时内,局部无腹膜刺激征者;②年老体弱或伴有引起腹内压增高疾病而估计肠袢未绞窄坏死者。复位方法是患者取头低足高位,注射止痛镇静剂,使腹肌松弛。然后托起阴囊,持续缓慢地

图21-8　棉线束带法

将疝块推向腹腔,同时用左手按摩外环和内环,以协助疝内容物回纳。手法复位后,应严密观察腹部情况24小时。如出现腹膜炎或肠梗阻的表现,应立即手术治疗。手法复位成功患者应择期手术修补,以防复发。

2. 手术疗法　患者如有慢性咳嗽、排尿困难、便秘、腹水、妊娠等腹内压增高情况,术前应先处理,否则术后易复发。手术方法有疝囊高位结扎术、疝修补术和疝成形术等。

(1)疝囊高位结扎术:指在内环水平,高位结扎切断疝囊颈部,然后切去疝囊,或不切疝囊任其粘连闭合。适用于:①婴幼儿患者,因其腹肌尚在发育中,可逐渐强壮而使腹壁加强;②作为疝修补术或成形术的基本内容之一;③绞窄性疝因肠坏死且局部有感染者,通常仅行

单纯疝囊高位结扎加局部引流,待炎症消退后再择期手术。

(2)疝修补术:在疝囊高位结扎基础上,利用邻近健康组织行内环和腹股沟管的修补。内环修补的方法是把内环处腹横筋膜缝合数针或作"8"字缝合,使内环仅容一指尖通过为度。腹股沟管壁的修补是疝修补术的主要内容,其方法很多,通常有精索原位修补法和精索移位修补法两类。

1)精索原位修补法:即精索留置原位不游离,手术是加强腹股沟管前壁,临床常用 Ferguson 法。是在精索前方将腹内斜肌下缘和联合腱缝在腹股沟韧带上,以消灭腹内斜肌弓状下缘与腹股沟韧带之间的空隙。适用于腹横筋膜无显著缺损、腹股沟管后壁尚健全的斜疝和一般直疝。

2)精索移位修补法:即游离精索并向前移,手术是加强腹股沟管后壁,常用方法有四种:①Bassini 法:把游离精索提起,在其后方把腹内斜肌下缘和联合腱缝在腹股沟韧带上,置精索于腹内斜肌与腹外斜肌腱膜之间;②Halsted 法:与 Bassini 法类似,同时把腹外斜肌腱膜也缝在精索后方,从而把精索移至腹壁皮下层内;③McVay 法:是在移位的精索后方,把腹内斜肌下缘和联合腱缝在耻骨梳韧带上;④Shouldice 法:亦称多层加强疝修补术或加拿大疝修补术,方法是游离精索后,切断提睾肌,切开腹横筋膜为上、下两瓣,将下瓣连续缝合于腹直肌外侧缘的深面,再将上瓣连续缝合于腹股沟韧带返折部,最后,在耻骨结节处与第一层的缝线会合打结。再从内环开始,将联合腱缝于腹股沟韧带的深部,至内侧端返转,再将联合腱缝于腹股沟韧带上,腹外斜肌腹膜在精索前缝合,重建外环。此外,尚有腹腔镜行易复性腹股沟斜疝修补术。

(3)疝成形术:手术步骤按 Bassini 法进行。利用同侧腹直肌前鞘瓣向外下翻转,将其在精索后方与腹股沟韧带缝合,或用自体游离阔筋膜、聚丙烯网片、金属丝网等移植到腹股沟管后壁,以加强薄弱部分。适用于复发的巨大斜疝或直疝而腹股沟管后壁严重缺损难以修补的患者。

(4)无张力疝修补术:是在分离出疝囊后,还纳疝内容物,将疝囊内翻入腹腔,无须疝囊颈高位结扎,然后用合成纤维网片制成一个圆柱形花瓣状的充填物,缝合固定在疝的内环处,以填充内环的缺损,再用一个合成纤维网片缝于腹股沟管后壁,以替代传统的加强后壁的修补法。

(5)经腹腔镜疝修补术:方法有四种:①经腹膜前法;②完全经腹膜外法;③经腹腔补片植入技术;④单纯疝环缝合法。经腹腔镜疝修补术具有创伤小、术后疼痛轻、恢复快、复发率低等优点,但因需全身麻醉、手术费用高等原因,目前临床应用较少。

(6)嵌顿性疝和绞窄性疝的手术处理原则:应紧急手术,以防止疝内容物坏死并解除并发的肠梗阻。如有水和电解质紊乱,术前应迅速予以纠正。术中应注意:①切开疝囊前应保护切口,以防疝囊内渗液污染切口;②详细检查疝内容物,有无逆行性嵌顿的肠管坏死;③正确判断疝内容物生命力,解除嵌顿后,凡肠管呈紫黑色、失去光泽和弹性、刺激后无蠕动和相应肠系膜无动脉搏动者,即属已坏死。如不能肯定是否坏死,可在肠系膜根部注射 0.2% 普鲁卡因 80ml,再用等渗温热盐水纱布覆盖热敷 30 分钟,或将肠管暂送回腹腔,10 分钟后再行观察。如肠管转为红色、肠蠕动和肠系膜内动脉搏动恢复,则证明病变肠管尚具生命力,可回纳腹腔。如疝内容物为大网膜,可作切除。凡施行肠切除吻合术的患者,一般只做单纯的疝囊高位结扎,待感染控制后再择期做疝修补术。

疝手术后,均应使用阴囊托带或"T"形绷带抬高阴囊。切口加沙袋压迫 24 小时,以防渗血。术后卧床 3～5 天,此外亦应预防局部感染。渗血和感染均可造成修复失败,复发性疝处理十分困难。应防治便秘、咳嗽等,3 个月内不宜参加体力劳动。

知识链接

疝修补术中注意事项

1. 如嵌顿的肠袢较多,应特别警惕逆行嵌顿的可能。
2. 切勿把生命力可疑的肠管送回腹腔,以图侥幸。
3. 少数嵌顿或绞窄性疝,因麻醉作用在手术时肠管已回纳腹腔,此时,应仔细探查肠管,以免遗漏坏死肠袢于腹腔内。
4. 凡实行肠切除吻合的患者因手术区污染,在高位结扎疝囊后,一般不宜做疝修补术,以免因感染而致疝修补术失败。

第三节 股 疝

疝囊经股环、股管向卵圆窝突出的疝称为股疝(femoral hernia)。多见于中年以上妇女,女性骨盆较宽广,加之妊娠腹内压增高,是股疝发生的重要因素。

【股管解剖】

股管是腹股沟韧带内侧下方的一个漏斗状间隙,管长 1～1.5cm,内含脂肪、疏松结缔组织和淋巴结。股管的上口称股环,横径约 1.25cm,有股环隔膜覆盖。其前壁为腹股沟韧带,后壁为耻骨梳韧带,外侧被纤维隔与股静脉相隔,内侧为陷窝韧带。股管下端为盲端,为腹股沟韧带下方的卵圆窝。

【病理】

腹内压增高时,腹内脏器连带壁腹膜和腹膜外脂肪组织经股环进入股管中,到达隐静脉裂孔(卵圆窝)内侧折向前并向皮下突出形成股疝。疝内容物常为小肠或大网膜。因股管较狭窄,周围韧带较坚韧,疝囊在卵圆窝处又向前折成角,因此股疝容易发生嵌顿和绞窄,且肠管壁疝也多发生于股管。

【临床表现】

1. 易复性股疝 可无明显不适,尤其是肥胖者易疏忽,部分患者可在久站或腹内压增高时感到局部胀痛,于腹股沟处有半球形可复性肿块。

2. 嵌顿性股疝 局部肿块不能还纳而有触痛。常伴有阵发性或持续性伴阵发加重的腹痛、恶心、呕吐和肛门停止排气等急性肠梗阻表现。患者可因腹部症状显著而导致本病误诊。

【诊断和鉴别诊断】

详细询问病史和体检,诊断一般不难,但需与下列疾病鉴别。

1. 腹股沟斜疝 位于腹股沟上方,疝块呈梨形,长轴指向大阴唇。股疝位于腹股沟下方呈半球形,不进入大阴唇。还纳肿块后,指压腹股沟内环,患者咳嗽股疝仍可出现。

2. 大隐静脉 曲张除卵圆窝处可有结节样膨大肿块外,下肢其他部位同时也有静脉曲张。

3. 股部淋巴结肿大 肿块为实质性包块,触痛明显,并可有局部红肿或波动感,同侧下肢多有原发感染灶,无肠梗阻表现。

4. 髂窝部结核性脓肿 局部包块有明显波动感。脊柱检查结合 X 线摄片可发现脊柱有结核灶。

【治疗】

股疝确诊后应及时手术治疗,以防嵌顿发生,一旦嵌顿则应行紧急手术。

1. 经股部股疝修补术 于腹股沟韧带下卵圆窝处做切口,分离疝囊行高位结扎,然后缝合腹股沟韧带、耻骨梳韧带和腔隙韧带,闭锁股管空隙。适用于较小股疝或年老体弱者。

2. 经腹股沟股疝修补术 沿腹股沟上做切口,游离圆韧带,显露切开腹股沟管后壁,显露疝囊颈部,必要时尚需部分或完全切断前方的腹股沟韧带。切开疝囊送回疝内容物,将疝囊高位结扎后切断,在股静脉内侧 1cm 处,缝合耻骨梳韧带、腔隙韧带和腹股沟韧带,以闭锁股管空隙。适用于较大的股疝或嵌顿性股疝。

第四节 其他腹外疝

一、切口疝

切口疝是指腹腔内脏自腹部手术切口瘢痕突出的疝。最常发生于腹部纵行切口。

【病因】

1. 手术操作不当 如切口严重感染,留置引流物过久,切口过长以致切断肋间神经过多,腹壁切口缝合不严密,手术中因麻醉效果不佳、张力缝合致组织撕裂等均可致切口裂开而发生疝。

2. 术后腹内压增高或全身状况不良 如剧烈咳嗽、胃肠胀气、腹水或低蛋白血症、长时间休克等均可影响切口愈合而发生切口裂开形成疝。

3. 其他 多次腹部手术或严重创伤,使腹壁组织缺损过多等可引起切口疝。

【临床表现】

腹壁切口瘢痕处逐渐膨隆,出现肿块,站立和腹压增加时出现或增大,平卧后消失或缩小,有时可见肠型和蠕动波并可闻及肠管的咕噜声。肿块还纳后可叩及腹壁裂开的疝环边缘。较大的切口疝可伴有牵拉感、腹痛、恶心、便秘等,有时可伴有部分肠梗阻症状。

【治疗】

一般以手术修补为主。在原切口周围做梭形切口,解剖出腹壁各层组织,切除手术瘢痕和疝囊,还纳疝内容物,如有大网膜粘连可一同切除,逐层无张力缝合。若缺损太大,估计无张力修补有困难,可用自体阔筋膜、腹直肌前鞘、高分子材料等移植物修补缺损。

二、脐疝

腹内脏器组织自脐环中脱出,称脐疝,可分婴儿型和成人型两种。婴儿脐疝较常见,发病原因是脐环闭锁不全或脐部瘢痕组织薄弱,婴儿经常啼哭,使腹内压增高发生脐疝。成人脐疝较少见,发生于中年以上妇女,在多次妊娠、肥胖、慢性咳嗽等腹内压增高时发病。

【临床表现】

脐部出现肿块。患儿啼哭、直立或排便时,肿块增大而紧张,平卧后消失,很少发生嵌顿。成人脐疝常为难复性,易发生嵌顿,肿块触痛、不能完全还纳,如为肠管,则可出现肠梗阻症状。

【治疗】

1. 非手术疗法 用于2岁以下的小儿。将疝回纳后,用一个大于脐环的、外包纱布的硬币或小木片压住脐环,外用胶布或绷带加以固定勿使移动。一般每隔1~2周更换1次,经1年后未见疗效,或年龄超过2岁疝环仍大于1.5~2cm者,可行手术治疗。

2. 手术疗法 成人脐疝发生嵌顿或绞窄较多,应采用手术治疗。术前应消除腹内压增高因素。术中沿脐做半月形切口,分离皮肤和皮下组织,暴露腹直肌前鞘、疝环及疝囊,回纳内容物后,横行缝合腹膜,间断缝合两侧腹直肌鞘缘,最后缝合腹壁皮肤。

(贾 奎)

❓复习思考题

1. 腹外疝有哪几种临床类型?

2. 腹股沟斜疝与腹股沟直疝的区别点是什么?

3. 腹股沟斜疝修补术有哪几种方法?

第二十二章 急性腹膜炎与腹腔脓肿

学习要点

急性腹膜炎的病因分类、临床表现和治疗；三种腹腔脓肿的鉴别诊断及其治疗。

第一节 急性腹膜炎

腹膜炎（peritonitis）是由细菌感染、化学性或物理性损伤引起的腹膜炎症。

【病因与分类】

1. 按发病机制分类

（1）继发性腹膜炎：为最常见的腹膜炎。病因有：

1）腹腔内脏器穿孔、损伤造成腹壁或内脏破裂，是急性腹膜炎最常见的病因：如胃十二指肠溃疡急性穿孔，胃肠内容物流入腹腔引起化学刺激和细菌感染。急性胆囊炎胆囊壁坏死穿孔，造成极为严重的胆汁性腹膜炎。外伤造成肠管、膀胱破裂、腹壁伤口进入细菌，可很快形成腹膜炎。

2）腹内脏器炎症扩散是急性腹膜炎的常见病因。如急性阑尾炎、急性胰腺炎、女性生殖器官化脓性感染等。含有细菌的渗出液在腹腔内扩散引起腹膜炎。

3）腹部手术污染腹腔。胃肠道、胆管、胰腺吻合口渗漏，腹前、后壁严重感染均可引起腹膜炎。

4）坏死性肠炎，先天性回肠憩室炎，伤寒回肠穿孔等，也可引起腹膜炎。

引起继发性腹膜炎的细菌主要是肠道内的常驻菌群，以大肠杆菌最为多见。其次为厌氧拟杆菌、链球菌、变形杆菌等。大多数是混合感染，毒性较强。

（2）原发性腹膜炎：腹腔内无原发感染病灶，致病菌多为溶血性链球菌、肺炎双球菌或大肠杆菌。细菌进入腹腔的途径一般为：①血行播散，如肺炎双球菌和链球菌从呼吸道或泌尿系的感染病灶，通过血行进入腹腔，婴儿和儿童的原发性腹膜炎多属于这一类；②逆行性感染，女性生殖系感染时，细菌通过输卵管直接逆行扩散至腹腔，如淋菌性腹膜炎；③直接扩散，如泌尿系感染时，细菌可通过腹膜直接扩散至腹腔；④透壁性感染，正常情况下，肠腔内的细菌是不能透过肠壁的。但在某些情况下，如肝硬化腹水、肾病、猩红热或营养不良等机体抵抗力低下时，肠腔内的细菌即有可能透过肠壁进入腹腔引起腹膜炎。原发性腹膜炎感染范围很大，脓液性质与细菌种类有关。常见的溶血性链球菌的脓液稀薄，无臭味。临床上少见，好发于儿童，尤其是 10 岁以下的女孩或肾病综合征的儿童、肝硬化并发腹水的患者、免疫功能低下（如营养不良、肿瘤化疗、或长期大量应用激素治疗）的患者。成年人少见。

2. 按病因分类 可分为细菌性腹膜炎和非细菌性腹膜炎。

3. 按病程分类 可分为急性、亚急性和慢性腹膜炎三类。

4. 按感染范围分类 可分为局限性和弥漫性两类。急性化脓性腹膜炎波及整个腹腔称为急性弥漫性腹膜炎。

【病理生理】

细菌或胃肠内容物进入腹腔后，腹膜立即产生反应，表现为充血、水肿、失去光泽，接着产生大量含有免疫球蛋白、补体、纤维蛋白原等的炎性渗出液以稀释腹腔内的毒素；并出现大量巨噬细胞、中性粒细胞，吞噬病原体及释放如白介素、肿瘤坏死因子等炎性介质，加以坏死组织而成为脓液。以大肠杆菌为主的脓液呈黄绿色，常与其他致病菌混合感染而变得稠厚，并有粪便的特殊臭味。

腹膜炎的结局根据病人的防御能力，入侵细菌的种类、数量和时间以及治疗效果有不同的后果。年轻体壮、抗病能力强者，可使细菌毒力下降。病变损害轻的能与邻近的肠管、脏器及移过来的大网膜发生粘连，将病灶包围，使病变局限成为局限性腹膜炎。渗出液逐渐吸收，炎症消散，自行修复而痊愈。如局部化脓，则可形成局限性脓肿。

病人年老体弱，病变严重，细菌毒力强或治疗不当，感染就不能局限，迅速扩散而成为弥漫性腹膜炎。一方面细菌和其产生的毒素及由此刺激细胞所产生的细胞因子，最终将阻断三羧酸循环导致细胞缺氧窒息，造成多器官功能衰竭。另一方面腹内脏器浸泡在脓性液体中，整个腹膜腔严重充血、水肿并渗出大量体液，引起脱水、电解质紊乱，血浆蛋白降低和贫血，加之发热、呕吐、肠管麻痹、肠腔内大量积液而使血容量明显减少。此外肠管因麻痹而扩张、胀气，可使膈肌抬高而影响心肺功能，加重休克导致死亡。

腹膜炎治愈后，腹腔内多有不同程度的粘连，大多数无不良后果。一部分肠管粘连可造成扭曲形成锐角，使肠管不通发生机械性（粘连性）肠梗阻。

【临床表现】

根据病因不同，腹膜炎的症状可以是突然发生，如空腔脏器破裂或穿孔引起的腹膜炎；也可能是逐渐出现的，如阑尾炎、胆囊炎等引起的腹膜炎多先有原发病症状，以后才逐渐出现腹膜炎表现。

1. 症状

（1）腹痛：是最主要的症状。疼痛从原发病灶部位开始，随炎症扩散而延及全腹。疼痛程度与病因、炎症的程度、年龄和身体素质等有关，一般都很剧烈，难以忍受，呈持续性。深呼吸、咳嗽、转动身体时疼痛加重，病人多不愿改变体位。

（2）恶心、呕吐：早期为腹膜受刺激所引起的反射性恶心、呕吐，吐出物多为胃内容物。后期为肠麻痹所致梗阻性呕吐，可吐出黄绿色胆汁，甚至棕褐色粪水样肠内容物。

（3）体温、脉搏：其变化与炎症轻重有关。开始时正常，以后体温逐渐升高、脉搏逐渐加快。原发病若为炎症，发生腹膜炎前体温已升高，发生腹膜炎后则可更高。年老体弱病人体温可不升高，脉搏加快。如脉搏加快体温反而下降，是病情恶化的征象之一。

（4）感染中毒症状：病人可出现高热、脉速、呼吸浅快、大汗、口干。病情发展，可出现面色苍白、虚弱、眼窝凹陷、皮肤干燥、四肢发凉、呼吸急促、口唇发绀、舌干苔厚、脉搏细速、体温骤升或下降、血压下降、神志恍惚或不清，表示已有重度缺水、代谢性酸中毒及休克。

2. 腹部体征 腹式呼吸减弱或消失，后期出现腹胀。腹胀加重是病情恶化的重要指标之一。腹肌紧张、压痛和反跳痛是腹膜炎最主要的体征，尤以原发病灶部位最明显。其程度随病因和病人全身情况不同而轻重不一。胃肠或胆囊穿孔可引起强烈的腹肌紧张，甚至板状腹。幼儿、老人或极度衰弱病人的腹肌紧张不明显,易被忽视。腹部叩诊因胃肠胀气而呈鼓音,胃十二指肠穿孔时肝浊音界缩小或消失。腹腔积液较多时可叩出移动性浊音。听诊肠鸣音减弱,肠麻痹时肠鸣音可完全消失。

【辅助检查】

白细胞计数及中性粒细胞比例增高。病情险恶或机体反应能力低下者,白细胞计数不增高,仅中性粒细胞比例增高,甚至有中毒颗粒出现。

腹部立位平片:胃肠穿孔时多可见膈下游离气体。小肠普遍胀气并有多个小液气平面是肠麻痹征象。B超检查显示腹腔内有不等量的液体,但不能鉴别液体性质。可行诊断性腹腔穿刺术,根据抽出液体的性质来判断病因。

直肠指诊:直肠前壁饱满、有触痛,提示盆腔感染或形成盆腔脓肿。已婚女病人可作阴道检查或经阴道后穹隆穿刺检查。

【诊断】

根据病史及典型体征,白细胞计数及分类,腹腔穿刺,腹部 X 线检查,B 超或 CT 等检查结果,综合分析,腹膜炎的诊断一般不难。但儿童在上呼吸道感染期间突然腹痛、呕吐,出现明显腹部体征时,要综合分析是原发性腹膜炎还是肺部炎症刺激肋间神经所致。

【治疗】

分为非手术治疗和手术治疗。

1. 非手术治疗　对病情较轻,或病程已超过 24 小时,且腹部体征已减轻或有减轻趋势者,或伴有心肺等脏器严重疾患不能耐受手术者,可行非手术治疗。亦可作为手术前的准备工作。

(1)体位:一般取半卧位。可促使腹腔内渗出液流向盆腔,减少吸收和减轻中毒症状,有利于局限和引流;促使腹内脏器下移,减轻因腹胀挤压膈肌而影响呼吸和循环。鼓励病人经常活动双腿,以防下肢静脉血栓形成。休克病人取平卧位或头、躯干和下肢各抬高 20° 的体位。

(2)禁食、胃肠减压:胃肠道穿孔病人必须禁食并留置胃管持续胃肠减压,抽出胃肠道内容物和气体,以减少消化道内容物继续流入腹腔,减轻胃肠内积气,改善胃壁血运,有利于炎症的局限和吸收,促进胃肠道恢复蠕动。

(3)补充营养,纠正水、电解质和酸碱平衡紊乱:由于禁食、腹腔内大量渗出及胃肠减压,易造成体液失衡。根据病人的出入量及应补充的水量计算需补充的液体总量(晶体、胶体),以纠正水、电解质和酸碱失衡。病情严重者应多输血浆、白蛋白或全血,以补充因腹腔内渗出大量血浆引起的低蛋白血症和贫血。注意脉搏、血压、尿量、中心静脉压、心电图、红细胞比容、肌酐及血气分析等,以调整输液成分和速度,维持尿量每小时 30 ~ 50ml。中毒症状重合并休克时,如输液输血仍未能改善病人状况,可用一定剂量的激素,有一定效果。也可根据病人血压、脉搏、中心静脉压等情况给予血管活性药物,其中以多巴胺较为安全有效。

急性腹膜炎病人的代谢率约为正常人的 140% ,每日所需热量达 12550 ~ 16740kJ(3000 ~ 4000kcal)。热量补充不足,体内大量蛋白首先被消耗,使病人的抵抗力和愈合能力下降。故在输入葡萄糖供给部分热量的同时应补充白蛋白、氨基酸等。静脉输入脂肪可获较高热量。长期不能进食者应及早用肠外营养;手术时已做空肠造口者,肠功能恢复后可给予肠内营养。

(4)抗生素:继发性腹膜炎大多为混合感染,致病菌主要为大肠杆菌、肠球菌和厌氧菌

（拟杆菌为主）。根据细菌培养和药敏实验结果选用抗生素，第三代头孢菌素足以杀死大肠杆菌而无耐药性。氨基糖苷类药物因其肾毒性，且在腹腔感染的低 pH 环境中效果不大，现已很少使用。

（5）镇静、止痛、吸氧：可减轻病人的痛苦和恐惧心理。已经确诊、治疗方案已定的及手术后的病人，可用哌替啶类止痛剂。而诊断不明或需要进行观察的病人，不可使用止痛剂以免掩盖病情。

2. 手术治疗　绝大多数的继发性腹膜炎需及时手术治疗。

（1）手术适应证：①腹腔内原发病严重，如胃肠穿孔或胆囊坏疽、绞窄性肠梗阻、腹腔内脏器损伤破裂、胃肠道手术后短期内吻合口漏所致的腹膜炎；②腹腔内炎症较重，有大量积液，出现严重的肠麻痹或中毒症状，尤其是有休克表现者；③腹膜炎病因不明，且无局限趋势者；④经积极非手术治疗 6~8 小时（一般不超过 12 小时）无效者。

（2）麻醉方法：多选用硬膜外麻醉或全身麻醉。个别危重病人也可用局部麻醉。

（3）手术原则：要点是妥善处理原发病灶、彻底清洁腹腔和充分引流。

1）处理原发病灶：手术切口应尽量靠近原发病脏器，如不能确定原发病脏器，则以右旁正中切口为宜。开腹时要避免损伤肠管，探查时要仔细轻柔，查清腹膜炎病因后，决定处理方法。胃、十二指肠溃疡穿孔时间不超过 12 小时，且腹膜炎症较轻、病人全身情况良好可作胃大部分切除术；否则只能作穿孔修补术。坏疽的阑尾及胆囊应切除。如胆囊炎症重，解剖层次不清，全身情况不能耐受手术，只宜行胆囊造瘘和腹腔引流。坏死肠管应切除。坏死的结肠如不能切除吻合，应行坏死肠段外置或结肠造口术。

2）清洁腹腔：开腹后立即用吸引器吸净腹腔内的脓液及渗出液，清除食物残渣、粪便及异物等。脓液多积聚在原发病灶附近、膈下、两侧结肠沟及盆腔内。可用甲硝唑及生理盐水冲洗腹腔至清洁，腹腔内有脓苔、假膜和纤维蛋白分隔时，应予以清除以利引流。关腹前一般不在腹腔内用抗生素，以免造成严重粘连。

3）充分引流：使腹腔内的残留液和继续产生的渗出液通过引流物排出体外，以减轻腹腔感染和防止发生腹腔脓肿。常用的引流物有硅胶管和乳胶管等。严重感染要放两条以上引流管，术后可作腹腔灌洗。引流管要剪多个侧孔，一般放在病灶附近及腹腔最低位。放置腹腔引流管的指征：①坏死病灶未能彻底清除或有大量坏死组织无法清除；②为预防胃肠道穿孔修补术后发生渗漏；③手术部位有较多的渗液或渗血；④已形成局限性脓肿。

（4）术后处理：基本方法与非手术治疗相同。但需密切观察病情变化并保证引流通畅。一般引流量小于每日 10ml 时，非脓性，无发热，无腹胀等，可拔除腹腔引流管。

第二节　腹腔脓肿

脓液在腹腔内积聚，由肠管、内脏、网膜或肠系膜等粘连包围，与游离腹腔隔离，形成腹腔脓肿（图 22-1）。可分为膈下脓肿、盆腔脓肿、肠间脓肿。一般均继发于急性腹膜炎或腹腔内手术，原发性感染少见。

一、膈下脓肿

位于横膈与横结肠及其系膜之间的局限性脓肿者，通称膈下脓肿。可分为右肝上脓肿、右肝下脓肿和左膈下脓肿、网膜囊脓肿。膈下脓肿可发生在一个或两个间隙以上。以右侧常见。

【病理】

绝大多数的膈下脓肿是由腹腔脏器化脓性感染、空腔器官穿孔或肝脏损伤、手术所致。原发性感染罕见。多数为消化道的细菌、厌氧菌混合生长。脓肿的位置与原发病有关。十二指肠溃疡穿孔、胆管化脓性疾病、阑尾穿孔,脓液常发生在右膈下;胃穿孔、脾切除术后感染,脓肿常发生在左膈下。小的脓肿可被吸收。较大的脓肿,使身体消耗以至衰竭,死亡率较高。膈下感染可蔓延到胸腔引起脓胸、肺脓肿。亦可穿透消化道管壁形成内瘘或引起消化道反复出血。当机体抵抗力低下可发生弥漫性腹膜炎或脓毒血症。

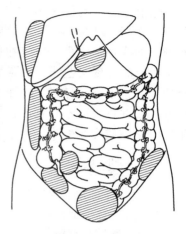

图 22-1 腹腔脓肿好发部位

【临床表现】

早期常被原发病或手术后的反应所掩盖,多在原发病好转后又出现感染症状。

1. 局部表现 脓肿处可有持续钝痛,咳嗽、深呼吸时加重。疼痛常位于近中线的肋缘下或剑突下。如位于肝下靠后方可有肾区痛,有时可牵涉到肩、颈部。脓肿刺激膈肌可引起呃逆。此外,还可有胸水,咳嗽、胸痛或脓胸表现(局部皮肤凹陷性水肿,皮肤温度升高);患侧胸部呼吸音减弱或消失,可听到湿啰音。右膈下脓肿可使肝浊音界扩大。近年来,由于大量应用抗生素,局部症状和体征多不典型。

2. 全身表现 发热,初为弛张热,脓肿形成后持续高热,也可为中度的持续发热;伴有脉快、乏力、衰弱、白细胞计数及中性粒细胞比例增高。

【诊断和鉴别诊断】

凡腹膜炎、腹内脏器炎症或腹部手术后经治疗好转再出现 腹痛、发热,应考虑本病,并作进一步检查。X 线检查可见患侧膈肌升高、活动度受限或消失、肋膈角模糊、积液、胸膜肺反应、肺下叶部分不张;消化道受压下降移位;脓肿含气者可有液气平面。B 型超声检查可发现脓肿的部位和大小,液性平面。CT 检查可定位,明确脓肿与周围脏器的关系。在 B 型超声或 CT 指引下行诊断性穿刺,但穿刺阴性者不能排除此诊断。应与脓胸、肝脓肿相鉴别。

【治疗】

在积极营养支持治疗及全身应用抗生素的基础上充分引流脓肿。术后根据细菌培养、药敏结果指导抗生素使用。引流可分为手术和穿刺引流。

1. B 型超声或 CT 引导下穿刺引流 常作为首选治疗,适用于穿刺途径安全(即不损伤邻近器官)的单个膈下脓肿。

2. 手术引流 较大的脓肿会引起严重并发症,如穿破至胸腔、腹腔或引起大出血,首选手术治疗。手术途径有三种:①经前腹壁肋缘下切口适用于肝右叶上、肝右叶下位置靠前或膈左下靠前的脓肿,此途径较安全而最常用;在麻醉下沿前肋缘下切口,切开腹壁各层至腹膜,穿刺确定脓肿的部位,切开且钝性分离扩大引流口,吸净脓液后,用低压灌洗,放置多孔引流管或双套管并用负压吸引;不损坏其周围的粘连,脓液不会扩散。②经后腰部切口适用于肝右叶下、膈左下靠后的脓肿;在第 12 肋下缘做切口,骨膜下切除第 12 肋,切开肋骨床,推开腹膜后进入脓腔。

二、肠间脓肿

脓液被包围在肠管、肠系膜与网膜之间,形成单个或多个大小不等的脓肿。如脓肿周围广泛粘连,可以发生不同程度的粘连性肠梗阻。病人出现化脓感染的症状,并有腹胀、腹痛、腹部压痛或触及包块。如脓肿自行穿破入肠管或膀胱则形成内瘘,脓液随大小便排出。X线检查有时发现肠壁间距增宽及局部肠袢积气。B型超声、CT检查可探到较大的脓肿。早期应用抗生素、局部热敷、物理透热及全身治疗。如非手术治疗无效或发生肠梗阻时,考虑剖腹探查并行引流术。就近脓肿作切口,应避免损伤肠管形成肠瘘。亦可行B型超声引导下穿刺抽脓或穿刺引流。

三、盆腔脓肿

盆腔脓肿常是盆腔内化脓性疾病的后果。盆腔处于腹腔最低位,腹膜面积小,吸收毒素能力较低,全身中毒症状亦较轻。是最常见的腹腔脓肿。

【临床表现和诊断】

急性腹膜炎治疗过程中、阑尾穿孔或结直肠手术后,出现体温升高、典型的直肠或膀胱刺激症状,如里急后重、大便频而量少、有黏液便、尿频、排尿困难等。应想到可能有本病。腹部检查多无阳性发现。直肠指检可发现肛管括约肌松弛,在直肠前壁触及直肠腔内膨出,有触痛,有时有波动感。已婚妇女可做阴道检查或后穹隆穿刺抽脓,有助于诊断。腹部B型超声检查、CT可以诊断有无脓肿及大小、位置等。

【治疗】

盆腔脓肿未形成时,应用抗生素治疗,辅以热水坐浴,温热水灌肠及物理透热治疗。小脓肿经过治疗可自行吸收。大脓肿,须手术治疗。在骶管或硬膜外麻醉下,取截石位,用肛镜显露直肠前壁,在波动处穿刺。抽出脓液后作切口,排出脓液,放软橡皮管引流3～4天。已婚妇女可经阴道后穹隆穿刺后切开引流。亦可用粗针穿刺置管引流。

附:诊断性腹腔穿刺术和腹腔灌洗术

诊断性腹腔穿刺术和腹腔灌洗术是普外科临床常用的一种辅助诊断方法,它简便易行,可以快捷地为临床医生提供可靠的诊断依据。阳性率可达90%以上,对于判断腹腔内脏有无损伤和哪一类脏器损伤有很大帮助。腹腔穿刺点多选于脐和髂前上棘连线的中、外1/3交界处或经脐水平与腋前线相交处。根据叩诊或B超检查定位,把有多个侧孔的细塑料管经针管送入腹腔深处,进行抽吸。抽到液体后,观察其性状(血液、胃肠内容物、混浊腹水、胆汁或尿液),借以推断哪类脏器受损。如果抽到不凝血,提示系实质性器官破裂所致内出血,因腹膜的去纤维作用而使血液不凝。胃十二指肠急性穿孔时抽出液呈黄色、浑浊、含胆汁、无臭味,餐后穿孔时可含食物残渣。急性阑尾炎穿孔时抽出液为稀薄脓性略有臭味。绞窄性肠梗阻时抽出液为血性、臭味重。急性重症胰腺炎时抽出液为血性,淀粉酶含量高。若抽出不凝固血,提示腹内出血;若抽出全血且放置后凝固,需排除刺入血管。抽出液还可作涂片镜检及细菌培养等检查。腹腔内液体少于100ml时,腹腔穿刺不易抽出液体,可改腹腔灌洗抽液检查。

诊断性腹腔灌洗术则是经上述诊断性腹腔穿刺置入的塑料管向腹内缓慢灌入500～1000ml无菌生理盐水,然后借虹吸作用使腹内灌洗液流回输液瓶中。取瓶中液体进行肉眼或显微镜下检查,必要时涂片、培养或测定淀粉酶含量。此法对腹内少量出血者比一般诊断性穿刺术更为可靠,有利于早期诊断并提高确诊率。检查结果符合以下任何一项,即属阳性:①灌洗术含有肉眼可见的血液、胆汁、胃肠内容物或是尿液;②显微镜下红细胞计数超过 $100 \times 10^9/L$ 或白细胞计数超过 $0.5 \times 10^9/L$;③淀粉酶超过 100 Somogyi 单位;④灌洗液中发现细菌。

对于有严重腹内胀气,中、晚期妊娠,既往有腹部手术或炎症史及躁动不能合作者,不宜做腹腔穿刺。诊断性腹腔灌洗虽很敏感,但仍有少数假阳性及假阴性结果,因此决定作剖腹探查时,仍应根据全面检查的结果,慎重考虑。

（古仕明）

复习思考题

1. 急性腹膜炎的手术指征是什么?
2. 如何诊断盆腔脓肿?

第二十三章 腹部损伤

 学习要点

腹部闭合伤的临床表现、诊断及治疗原则;常见腹内器官损伤的临床特点及治疗。

第一节 概　　述

腹部损伤是一种常见的严重外科急腹症,约占日常损伤的 0.4~1.8%,多数腹部损伤因伤及内脏而伤情严重,死亡率可高达 10%~20%,致死原因是实质器官或大血管破裂引起的内出血,或空腔器官破裂造成的腹部感染。早期正确的诊断和及时合理的治疗是降低死亡率的关键。

【病因和分类】

腹部损伤可分为开放性和闭合性两类。

1. 闭合性腹部损伤　是指腹壁皮肤完整,但皮下组织以内可有各种损伤。常系坠落、碰撞、冲击、挤压、拳打脚踢等钝性暴力所致。

2. 开放性腹部损伤　是指腹壁皮肤破损者。常由刀刺、枪弹、弹片等锐器或火器引起。

【临床表现】

由于伤情不同,腹部损伤的临床表现可有很大差异,从无明显症状和体征到出现重度休克甚至处于濒死状态。主要病理变化是腹腔内出血和腹膜炎。

1. 单纯性腹壁损伤　症状一般较轻。表现为局限性腹壁肿胀和压痛,有时可见皮下瘀斑。常无恶心、呕吐等胃肠道症状。无腹膜炎征象,肠鸣音存在。较严重的腹壁软组织挫伤可发生腹壁血肿。开放性腹壁伤伤口有流血或腹腔液体流出。腹壁损伤后症状常逐渐减轻,如加剧,应考虑合并腹腔内脏损伤。

2. 腹内器官损伤　腹腔内器官如仅有挫伤,伤情通常不重也无明显的临床表现。如腹内器官或血管破裂则病情严重。

(1)空腔器官破裂:以急性腹膜炎的表现为主。除胃肠症状(恶心、呕吐、呕血、便血等)及随后可能出现全身感染表现外,最为突出的是腹膜刺激征,由于胃肠各部内容物的刺激性不同(胃液、胆汁、胰液最强,肠液次之,血液最轻)和含菌量不同,上消化道破裂,腹膜刺激征出现早;下消化道破裂,开始症状可较轻,随着腹膜炎的进展全腹明显压痛、反跳痛、腹肌紧张、腹胀、肠鸣音消失,出现肠麻痹,并伴气腹征,同时有发热、白细胞数增高等全身反应。腹膜炎加剧可出现感染性休克。腹膜后十二指肠破裂可出现睾丸疼痛、阴囊血肿和阴茎异常勃起等。直肠损伤常出现新鲜血便。

(2)实质器官和大血管破裂:以内出血表现为主。以肝、脾、胰、肾等实质性脏器或大血管损伤为多见。主要有面色苍白、脉率加快、血压不稳、尿少,甚至休克。出血多者可有腹胀和腹部移动性浊音。腹痛一般不严重,腹膜刺激征也不如空腔脏脏器破裂时严重,但肝、肾、胰腺破裂时,若有胆汁、尿液、胰液进入腹腔,也可有近似空腔器官破裂的表现。肾脏损伤时有血尿。

【诊断】

1. 闭合性腹部损伤诊断 应着重明确以下几点:①有无内脏损伤? 这是诊断的关键,有内脏损伤则伤情严重,常需及早手术治疗;②什么内脏损伤? 应判断是实质器官损伤还是空腔器官损伤,或两者兼有;③是否有多发性损伤? 对损伤病人应全面检查。

(1)有无内脏损伤:多数患者凭借临床表现可确定有无腹内脏器损伤。但是由于某些因素的影响,可能早期临床表现不明显,或合并损伤掩盖腹内脏器损伤的表现等,故必须做到:

1)重视受伤史:包括受伤时间、致伤情况(致伤原因、体位、部位等)、伤情、伤后至就诊之间的病情演变和急救处理经过等。

2)严密观察全身情况的变化:包括神志、脉率、呼吸、血压和体温的监测,特别注意有无休克征象。

3)全面而有重点的体格检查:在注意有无腹外部位特别是脑、脊髓损伤的同时,重点进行腹部体征检查,包括是否有腹膜刺激征及其范围和程度;是否有肝浊音界改变或移动性浊音;肠鸣音的改变和直肠指诊是否有阳性发现等。

4)选择必要的化验检查:如空腔器官破裂,白细胞计数可明显增高。实质性器官破裂可有红细胞、血红蛋白、血细胞比容下降。胰腺损伤多有血、尿淀粉酶值升高。尿常规检查可提示泌尿器官损伤等。

综合上述检查,如发现下述情况之一者,提示有腹内脏器损伤:①腹痛持续或进行性加重,伴恶心、呕吐等消化道症状,并有加重趋势;②早期有休克征象者(尤其是出血性休克);③有较明显的腹膜刺激征者;④有移动性浊音或气腹征者;⑤出现便血、呕血、尿血者;⑥直肠指检有前壁压痛、波动感或指套上黏附血迹者。

(2)何种脏器损伤:应先确定是哪一类脏器受损,然后考虑具体脏器。损伤部位和临床特点可提供线索。如有下胸部肋骨骨折提示有肝或脾破裂可能;暴力打击脐周多有小肠损伤可能;有便血、气腹者多为胃肠道损伤;有膈面腹膜刺激表现(同侧肩部牵涉痛)者,提示上腹脏器损伤,尤以肝、脾损伤多见;血尿、排尿困难、会阴及外阴牵涉痛提示泌尿器官损伤等。

(3)是否有多发性损伤:多发性腹内脏器损伤或腹外器官联合伤发生率可高达50%左右,应高度警惕,树立整体观念,否则导致严重后果。诊断中结合病史及临床特点进行分析,如下胸部损伤,考虑有肋骨骨折、肝或脾破裂可能;患者出现呼吸困难时,则需考虑可能出现血胸或气胸等;对血压偏低或不稳的颅脑损伤者,经一般处理休克未能纠正,应考虑到腹内出血的可能。

(4)诊断困难时如何处理:通过以上步骤诊断仍有困难者,还可采取以下措施。

1)诊断性腹腔穿刺术和腹腔灌洗术:对腹内脏器损伤的诊断有很大帮助,阳性率可达90%以上(图23-1,图23-2)。

图 23-1　诊断性腹腔穿刺术进针点

图 23-2　诊断性腹腔穿刺抽液方法

 操作要求

腹腔穿刺术

　　腹腔穿刺术的操作方法是：让病人向穿刺侧侧卧 5 分钟，然后在局麻下，多选于脐和髂前上棘连线的中、外 1/3 交界处或经脐水平线与腋前线相交处穿刺抽吸。抽出不凝血考虑实质器官损伤；抽出消化液考虑空腔器官损伤。

　　2）影像学检查：①胸腹 X 线检查可观察到膈下游离气体、腹腔积液、气液平面、腹膜后积气和某些脏器的大小、形状和位置改变等；②B 超检查无创快捷准确率高达 95% ～99%，对于诊断肝、脾、胰、肾的损伤以及确定有无血肿和积液情况有一定价值；③CT、MRI 检查等，对诊断腹内脏器损伤，都有一定价值。

　　3）腹腔镜检查：在经过以上检查仍不能确定时，可考虑腹腔镜检查。

　　4）严密观察：对一时不能明确诊断而又允许观察的患者，实施严密观察仍是重要环节。观察期间认真监测生命体征、腹部体征、化验检查、腹腔穿刺引流液等，及时分析其动态变化。观察期间应禁食、不要随便搬动患者和不注射止痛剂。

　　5）剖腹探查：以上方法未能排除腹内脏器损伤或观察期间出现病情加重恶化，应终止观察，及时进行手术探查。

　　2. 开放性腹部损伤诊断　其诊断方法和步骤与闭合性腹部损伤大致相同，不同之处还应考虑是否为穿透伤。如有明显全身症状和腹膜刺激征；或伤口有胃肠内容物等溢出；或腹内脏器、组织等从伤口脱出，显然是穿透伤，大多数伴有内脏损伤。需要注意的是穿透伤的入口或出口在胸、肩、腰、臀或会阴，还有腹壁的切线伤，均不能排除内脏损伤的可能。腹部开放性创伤在诊断中应注意下列几点：

　　（1）穿透伤的入口或出口在腹部以外的部位时，仍有穿透腹腔伤及脏器的可能。

　　（2）投射物未穿透腹膜的切线伤，也可因冲击效应而伤及腹内脏器。

　　（3）不能把伤道想象为连接入、出口的直线来估计有无以及哪些脏器受伤。

　　（4）创口的部位比其大小更有诊断意义。

【治疗】

1. 救治原则

（1）有腹部以外的合并伤,应全面衡量各种损伤的轻重缓急,首先处理对生命威胁最大的损伤,如心跳呼吸骤停、窒息、失血性休克、张力性气胸等。

（2）在积极防治休克的前提下,如休克仍未能纠正,应在抗休克治疗的同时,积极剖腹止血。

（3）闭合性腹部损伤通过详细检查和严密观察,未能排除腹内脏器损伤时,应及早进行手术探查。

2. 全身治疗

（1）禁食:对确定或疑有腹内脏器损伤者,应禁食和持续胃肠减压。

（2）营养支持:腹部损伤患者因不能正常进食,还有额外丢失,引起体液失衡和营养不足,应予纠正和补充。

（3）防治休克和感染:腹部创伤有内脏损伤很容易发生休克和感染。因此,应积极采取抗休克措施,合理选用抗生素治疗。

（4）对症处理:诊断明确后,如疼痛剧烈,患者烦躁不安,可适当给予镇静剂或止痛剂。不能明确诊断者,为防止掩盖症状和体征,应禁用。

3. 手术治疗   早期剖腹是治疗腹内脏器损伤的关键性措施。

手术指征:①开放性穿透性腹部伤;②任何腹部伤肯定或疑有内脏损伤者;③B 超、CT等影像学检查提示有实质脏器破裂;④腹部伤伴呕血、便血或尿血者;⑤积极救治休克而情况不见好转或继续恶化者;⑥持续低血压而难以用腹部以外的原因解释者。

手术要点:①根据受伤脏器的位置就近选择切口,探查性手术经右侧腹直肌切口较为简便;②根据腹内积液性质,初步判定损伤的脏器;③寻找损伤脏器可凭借:通常在积聚血块多的地方是出血部位,大网膜移行方位和纤维蛋白沉积最多处常为空腔脏器穿破处,以此为线索,寻找受损脏器;④手术中一般按"先止血、后修补"的原则和"先实质脏器、后空腔脏器"的探查顺序进行,应仔细、全面检查．注意腹腔可能有多处损伤;⑤综合探查所见,根据具体情况选择局部处理方法,对多脏器损伤,原则上先处理出血性损伤,后处理空腔脏器穿破性损伤,对于后者,则先处理污染严重(如下消化道)的损伤,后处理污染轻的损伤;⑥脏器伤处理完毕后,应彻底清除腹腔内异物、组织碎片,并用大量生理盐水和甲硝唑液反复冲洗腹腔,然后吸净,恢复脏器正常解剖关系;⑦是否留置引流物和留置何种引流物,需视具体情况而定。

术后处理:①禁食,肛门排气后,开始进流汁;②持续胃肠减压,肛门排气后拔除胃管;③积极抗休克治疗,维持水、电解质及酸碱平衡,给予营养支持;④防治感染,选用有效抗生素;⑤密切观察全身情况变化,术后内出血等情况,防治并发症。

第二节 腹部内脏损伤的处理原则

一、小肠损伤

小肠在腹内占位最广,又缺乏坚强的保护,损伤机会多。小肠破裂后在早期即产生明显的腹膜炎,诊断多无困难。但应注意合并脊柱、骨盆骨折,或远段小肠破裂时,小肠裂口不大,大网膜及邻近肠管粘连,或穿孔后被食物残渣、纤维蛋白等堵塞,肠内容物外流较少,可能无弥漫性腹膜炎的表现,容易误诊或造成延迟诊断。

【处理】

小肠破裂一经确诊,不论是何种类型损伤,都应立即手术治疗。手术方式应根据损伤部位、程度、范围及是否多发伤等而定,但一般以单纯修补为主。穿孔小肠壁血供良好者,作穿孔横向两层内翻缝合。下列情况宜做部分小肠切除吻合术。

1. 伤口大而不规则难以缝合者。

2. 短距离的肠袢内有多处破裂者。

3. 某段小肠广泛挫伤、血运障碍者。

4. 肠系膜损伤影响肠壁血液循环者。

应提及的是手术中要特别注意位于肠系膜缘的小穿孔有时难以发现;小肠穿透伤常有多处穿孔,应防止遗漏。

二、脾损伤

脾脏是腹部内脏中最易受损伤的器官,约占各种腹部损伤的20%~40%,其致伤原因多由脾区直接暴力所致。脾破裂有三种类型:①中央型脾破裂(脾实质深部破裂):出血可被脾实质压迫而停止,血肿可被吸收,但多数情况是血肿逐渐扩大至脾周边部,包膜破裂而再出血;②被膜下脾破裂(脾实质周边部分破裂):出血积聚于包膜下形成一定压力后包膜破裂。病人经一段间歇期后突发内出血表现;③真性脾破裂(脾实质与被膜均破裂):最常见,出现典型内出血表现。

【处理】

脾破裂诊断一经确立,一般应紧急手术治疗。基本的手术方法是切除破裂的脾脏。鉴于近年对脾脏免疫功能认识的深入,在彻底止血的前提下,可根据伤情行脾脏修补术、脾段切除术或脾动脉结扎术。为防婴幼儿日后发生暴发性感染,如不能保脾,可将1/3脾组织切成薄片或小块,埋入大网膜囊中进行自体移植。成人多无此必要。必须指出,手术的主要目的是止血救命,其次才是考虑保脾。延迟性脾破裂、在野战条件下、原先已呈病理性肿大的脾脏发生破裂,应予切除。术前术后注意输血、补液、预防感染等。

三、肝损伤

肝脏是体内最大的实质性器官,质脆易碎,血管丰富。任何作用于上腹部、下胸部的直接暴力,或作用于腹部的间接暴力都可造成肝破裂,占各种腹部损伤的15%~20%。病理类型与脾破裂相同,临床表现也极为相似;因伤后可有胆汁渗漏入腹腔,故腹痛和腹膜刺激征常更为明显。可分为真性破裂,即肝被膜和实质同时破裂,被膜下破裂,包括表浅的肝被膜下破裂和较深的肝实质中央破裂。

【处理】

肝破裂原则上应紧急手术治疗,基本要求是彻底清创、确切止血、消除胆汁渗漏和建立通畅的引流。手术中发现浅而小的裂伤,如出血已停止,可不予缝合,仅在其附近放置引流物;边缘整齐且较表浅的裂伤、可用肠线作简单的或是褥式间断缝合;失去生机的肝组织,应作不规则肝切除,然后根据肝破裂伤情作进一步处理。①对裂口表浅、整齐、出血少的伤口,直接行单纯缝合术;②较深的肝实质损伤．出血不多、创缘整齐者,宜用填塞缝合法,即用大网膜、明胶海绵或氧化纤维素填塞裂口,间断缝合修补,应避免伤口内留有死腔,否则可发展为肝脓肿或继发出血可能;③裂口内有不易控制的动脉性出血,阻断肝门能使出血明显减少者,可考虑肝固有动脉结扎术;④对肝实质损伤严重,碎裂或伤及大血管及胆管等,可考虑行肝叶或部分肝切除术;⑤严重肝外伤出血较多,而止血不满意,又无条件进行较大手术的患者,可用填塞止血法,即用大网膜、明胶海绵、氧化纤维素填入伤口内,然后用长而宽的纱布条按顺序填入,纱条尾端自腹壁切口或戳孔引出。以上手术均应在创面或肝周留置引流,引流物多采用多孔双套管负压吸引。术后应保证引流通畅,给足量有效的抗生素,同时适当输新鲜血或血浆。肝动脉结扎术后 1 周内宜禁食,输注足量的糖、白蛋白或氨基酸及维生素。

四、结肠损伤

结肠损伤发病率远比小肠低,且多为单发穿孔,主要表现为细菌性腹膜炎。但需注意腹膜外的升、降结肠的早期后壁损伤,因而在诊断时要把握临床特点,严密观察,以防漏诊。

【处理】

由于结肠壁薄、血液供应差、含菌量大,故结肠破裂的治疗不同于小肠破裂。损伤一般不作一期缝合,而偏重于肠外置或造口术,这样处理较为安全,留待以后再关闭瘘口。直肠腹膜反折以下的小裂口,可予缝合;若为大裂口,做乙状结肠造口。若已伴有骨盆直肠窝脓肿,需切开引流。结肠损伤手术务必尽量清除腹腔内粪便污染,腹腔内置管引流。术后加强抗感染措施,并加强营养支持。

五、十二指肠损伤

十二指肠的大部分位于腹膜后,损伤的发病率很低,约占整个腹部创伤的 3.7% ~ 5.0%;损伤较多见于十二指肠第二、第三部。十二指肠损伤的诊断和处理存在不少困难,死亡率和并发症发生率都相当高。伤后早期死亡原因主要是严重合并伤,尤其是腹部大血管伤;后期死亡则多因诊断不及时和处理不当引起十二指肠瘘致感染、出血和衰竭。

【处理】

全身抗休克,及时得当的手术处理是关键,在积极抗休克的同时及时手术治疗,十二指肠损伤手术比较复杂,手术方法很多,主要取决于损伤部位。主要的手术方法有:①单纯修补术;②带蒂肠片修补术;③损伤肠段切除吻合术;④损伤修复加幽门旷置术;⑤浆膜切开血肿清除术。注意:任何手术都应附加减压手术,减少术后并发症。如有十二指肠损伤合并胰腺损伤,应行胰十二指肠切除术。

（熊启燕）

? 复习思考题

1. 简述腹部损伤的分类、临床表现及诊断步骤。
2. 腹部损伤病人观察期间应注意什么?
3. 腹部损伤的治疗原则如何?
4. 叙述外伤性脾破裂的诊断要点及治疗原则。
5. 外伤性肝、脾破裂临床表现上有何异同点?

第二十四章　胃、十二指肠外科疾病

学习要点

　　胃、十二指肠的解剖及生理;胃十二指肠溃疡急性穿孔的临床表现及治疗;胃十二指肠溃疡急性出血的临床表现及治疗;胃癌的临床表现及治疗。

第一节　解剖生理概要

一、胃

　　胃位于食管和十二指肠之间,是重要的消化器官,大部分位于左季肋区,小部分位于腹上区。上端与食管相连的入口部位称贲门,距离门齿约40cm,下端通过幽门连接十二指肠。胃的左下缘长而凸出称胃大弯,右上缘短而凹陷称胃小弯。将胃大弯和胃小弯各分作三等份,再连接各对应点可将胃分成三个区域,即上1/3为贲门胃底区、中1/3为胃体区、下1/3为幽门区。腹段食管与胃大弯的交角处称为贲门切迹,切迹的黏膜面形成贲门皱襞,可防止胃内容物向食管逆流的作用;幽门部环状肌肉增厚,浆膜面形成一环形沟,是手术中区分幽门与十二指肠的解剖标志,幽门前静脉沿此沟的腹侧面下行(图24-1)。

图24-1　胃的解剖与分区

　　胃与周围器官有韧带相连,主要有胃膈韧带、肝胃韧带、脾胃韧带、胃结肠韧带和胃胰韧带,且凭借韧带固定于上腹部。

　　胃的血供来自于腹腔动脉,极为丰富。胃左动脉(发自腹腔动脉)及胃右动脉(发自肝固有动脉)汇合成胃小弯动脉弓供血胃小弯;胃网膜左动脉(来自脾动脉)和胃网膜右动脉(来自胃十二指肠动脉)形成胃大弯动脉弓供血胃大弯;来自脾动脉的数支胃短动脉供应胃底。这些动脉的分支在胃壁内彼此间形成广泛吻合,分布成网状(图24-2)。胃的静脉和同名动脉伴行,胃短静脉、胃网膜左静脉均回流入脾静脉;胃网膜右静脉则回流入肠系膜上静脉;胃左静脉(即胃冠状静脉)的血液可直接或经脾静脉回流入门静脉,并在贲门处与食管下端静脉形成食管静脉丛吻合支;胃右静脉直接注入门静脉。

图24-2 胃、十二指肠的血液供应

胃黏膜下淋巴管网丰富,经贲门与食管交通,经幽门与十二指肠交通。按淋巴的主要引流方向将胃周淋巴结分为4群:①胃左淋巴结群:引流胃小弯上部淋巴液,流向胃左动脉周围淋巴结;②幽门上淋巴结群:引流胃小弯下部淋巴液,至胃右动脉周围淋巴结;③幽门下淋巴结群:引流胃大弯右侧淋巴液,至胃网膜右动脉周围淋巴结;④胰脾淋巴结群:引流胃大弯上部淋巴液,沿胃短血管至胃网膜左及脾门淋巴结。

胃受自主神经支配,支配胃的运动神经包括交感神经与副交感神经。胃的交感神经和动脉分支伴行进入胃,来自腹腔神经丛的后节,主要抑制胃的分泌和运动并传出痛觉;副交感神经来自迷走神经,兴奋时促进胃的分泌和运动。左、右迷走神经沿食管下行,左迷走神经在贲门前,分出肝胆支和胃前支;右迷走神经行于贲门背侧,分出腹腔支和胃后支。胃前、后支均沿胃小弯在小网膜两层之间行走,发出分支与胃动脉分支伴行,分别进入胃的前、后壁。最后的3~4终末支在距幽门5~7cm处进入胃窦,形似"鸦爪",管理幽门排空功能。行高选择性迷走神经切断术时,须认清并保留胃前、后支和"鸦爪"支的完整(图24-3)。

胃壁从外向内分为浆膜层、肌层、黏膜下层和黏膜层。胃的黏膜含有大量胃腺,分布在胃体及胃底。胃腺主要由三种细胞组成,分别是:①主细胞;分泌胃蛋白酶原和凝乳酶原;②壁细胞:分泌盐酸和抗贫血因子;③黏液细胞;分泌碱性因子。贲门腺主要分布在贲门部,主要分泌黏液;幽门

图24-3 胃的迷走神经

腺分布在胃窦和幽门区,腺体除含有主细胞和黏液细胞外,还含有 G 细胞分泌促胃泌素、D 细胞分泌生长抑素、嗜银细胞及多种内分泌细胞可分泌多肽类物质、组胺及 5- 羟色胺等。

胃腺的分泌形成胃液,胃液除具有消化作用外,兼有保护胃黏膜及杀菌的作用,也是钙和铁在小肠内吸收的酸性媒介。此外,胃液内还含有与造血有关的"内因子",缺乏时将导致营养性巨幼红细胞贫血。正常成人每日分泌胃液量约 1500~2500ml,胃液的分泌可分为基础分泌(或称消化间期分泌)和餐后分泌(即消化期分泌)。基础分泌量小,餐后分泌明显增加,食物是胃液分泌的自然刺激物。餐后分泌分三个时相:①头相(也称迷走相):受食物味、视、嗅觉刺激,兴奋迷走神经,促进胃液分泌,是胃酸分泌的神经因素。仅占消化期泌酸量的 20%~30%。②胃相:食物进入胃后的机械性刺激,产生促胃泌素,引起胃酸大量分泌。③肠相:食物进入小肠后引起胃酸分泌,但作用较小,仅占消化期胃酸分泌的 5%~10%。消化期胃酸分泌有着复杂而精确的调控机制,从而维持胃酸分泌的相对稳定。

食物在胃内的贮藏、搅拌以及有规律的排空,主要由胃的肌肉运动参与完成,幽门发挥括约肌的作用,调控食物进入十二指肠。空胃腔的容量仅为 50ml,但在正常舒张状况下,可以承受 1000ml 而无胃内压增高。进食后的扩张刺激引发胃蠕动,其蠕动强度、频率及胃排空的速度受迷走神经反射、食物的量与质、胃肠道激素等若干因素的影响。

 知识链接

胃液检查及胃酸测定

1. 通过胃酸测定,测定胃酸量(ml)和酸度($\mu mol/L$),从而算出酸分泌量。

2. 游离酸、总酸的测定正常时,空腹胃总酸为 10~45U,游离酸为 0~30U;实验餐后,总酸为 40~80U,游离酸为 20~50U,总酸度在 100U 以上为胃酸过多,30U 以下为胃酸过低。

3. 胃液的其他检查肉眼观察胃液的量、颜色、有无黏液和气味。胃液还应做显微镜检查:怀疑胃癌时,可寻找癌细胞。

二、十二指肠

十二指肠上连幽门,下借十二指肠悬韧带(Treitz 韧带)与空肠相连,呈"C"形,长约 25cm,是小肠最粗、最固定部分。可分为四部分:①球部:长 4~5cm,腹膜间位,较活动,为十二指肠溃疡好发部位;②降部:固定于腹膜后,内侧与胰头紧密相邻,此部中下 1/3 交界处内侧肠壁黏膜隆起称十二指肠乳头,是胆总管及胰管的开口,距幽门 8~10cm,距门齿约 75cm;③水平部:长约 10cm,自降部向左平行,完全固定于腹后壁,肠系膜上动、静脉在此部的末端前方下行;④升部:先向上行,然后急转向下、向前,与空肠相接,形成十二指肠空肠曲,由十二指肠悬韧带(Treitz 韧带)固定于腹膜后,该韧带为寻找空肠起端的标志。整个十二指肠环抱胰头周围。十二指肠血供来自胰十二指肠上、下动脉,胰十二指肠上动脉起源于胃十二指肠动脉,位于十二指肠降部与胰头之间,胰十二指肠下动脉起源于肠系膜上动脉,位于十二指肠水平部与胰腺下缘之间,两者的分支在胰腺前后相互吻合成动脉弓。

十二指肠是胆汁、胰液和胃内排出食糜的汇集处,其黏膜内有 Brunner 腺,分泌碱性十二指肠液,内含多种消化酶如蛋白酶、脂肪酶、蔗糖酶等。十二指肠黏膜内的内分泌细胞能分泌促胃液素,此外,还可分泌肠抑胃肽、促胰液素和胆囊收缩素等肠道激素。

第二节　胃、十二指肠溃疡的外科治疗

胃、十二指肠溃疡是指发生在胃、十二指肠的局限性全层黏膜缺损。其病因和发病机制至今尚未完全明了。就目前公认的机制是胃液中胃酸过多，激活了胃蛋白酶，使胃十二指肠黏膜发生"自家消化"。因其形成与胃酸蛋白酶的消化作用有关，故又称为消化性溃疡。近年来对其病因的研究发现，溃疡病是多个因素综合作用的结果，其中最为重要的是幽门螺杆菌（HP）感染、胃酸分泌异常和黏膜防御机制的破坏；此外，遗传、吸烟、心理压力和咖啡因等对该病的发生也有一定的作用。大多数胃、十二指肠溃疡病例经严格内科治疗可以治愈，仅少数患者需外科治疗。胃、十二指肠溃疡的主要手术适应证是：①急性穿孔；②溃疡大出血；③瘢痕性幽门梗阻；④胃溃疡恶变及可疑恶变者；⑤经内科系统治疗无效的顽固性溃疡。

一、胃、十二指肠溃疡急性穿孔

胃、十二指肠溃疡急性穿孔是胃、十二指肠溃疡常见的严重并发症，为外科常见的急腹症。十二指肠溃疡穿孔多发于男性患者，而胃溃疡穿孔多见于老年妇女。

【病因病理】

胃、十二指肠溃疡穿孔分为急性穿孔和慢性穿孔。急性穿孔也称游离性穿孔，指穿孔发生时，胃或十二指肠内容物进入腹膜腔引起急性弥漫性腹膜炎，慢性穿孔也称包裹性穿孔，溃疡穿孔后其孔洞被邻近脏器或大网膜包裹，如十二指肠后壁穿孔后被胰腺组织包裹，也即所谓的穿透性溃疡。穿孔多发生在幽门附近的胃小弯处或十二指肠球部前壁。急性穿孔后，胃酸、胆汁、胰液等和食物进入腹腔，引起化学性腹膜炎，经 6~8 小时后，由于病原菌繁殖转变为细菌性腹膜炎，严重的患者可出现休克。病原菌以大肠杆菌和链球菌多见。位于后壁的溃疡，在侵蚀到浆膜层前，多已与邻近器官粘连，形成慢性穿透性溃疡，因而一般不出现急性穿孔的表现。

【临床表现】

多数患者既往有较长期的溃疡病史，穿孔前数日溃疡病症状加重。情绪波动、过度劳累、进刺激性食物或服用皮质激素等常可诱发穿孔的发生。表现为突然发生上腹部剑突下刀割样剧痛，很快波及脐周及全腹，常伴有恶心、呕吐。患者疼痛难忍，仰卧拒动，伴有面色苍白、出冷汗、肢体冰凉、呼吸浅快、脉搏细速、血压下降等。穿孔后 6~8 小时，由于腹膜大量渗出，流入腹腔的胃或十二指肠内容物被稀释，腹痛可稍有减轻，后因继发感染，化学性腹膜炎转变为化脓性腹膜炎，症状加重。体格检查发现全腹有明显的压痛、反跳痛和肌紧张等腹膜刺激征，以上腹最明显，严重时可出现"板状腹"。肝浊音界缩小或消失，肠鸣音明显减弱或消失。约80%患者立位 X 线检查可见膈下新月形游离气体影，实验室检查白细胞计数及中性粒细胞增高。病情严重者可出现感染性休克的表现。

【诊断】

根据溃疡病史和突发上腹部剧烈及显著的急性弥漫性腹膜炎的特征性的临床表现，结合 X 线检查有膈下游离气体，诊断性腹腔穿刺抽出胃液或十二指肠液，即能作出诊断。若穿孔小，症状体征不典型者，需与下列疾病相鉴别：

1. **急性胰腺炎**　腹痛发作一般不如溃疡病急性穿孔急骤，且疼痛多位于上腹偏左并可向背部放射，腹痛有由轻转重的过程。早期腹膜刺激征不明显，没有气腹征，腹腔穿刺抽出稀薄溶液或淡红色液体;血、尿和腹腔穿刺液淀粉酶明显升高;X线检查膈下无游离气体,B超、CT提示胰腺明显肿胀。

2. 急性胆囊炎 表现为右上腹绞痛或持续性腹痛伴阵发性加剧,疼痛向右肩部放射,伴畏寒发热。检查见右上腹局限性压痛、反跳痛和肌紧张,有时可触及肿大的胆囊,墨菲征阳性;X线检查膈下无游离气体,借助B超可确定诊断。

3. 急性阑尾炎 溃疡病穿孔后,消化液沿右结肠旁沟流至右下腹,引起右下腹痛和腹膜炎的体征,与急性阑尾炎相似。但急性阑尾炎症状和体征没有溃疡病急性穿孔严重,且体征局限并固定在右下腹,X线检查膈下无游离气体。

【治疗】

1. 非手术疗法

(1)适应证:一般情况良好,症状轻、体征局限的空腹穿孔;或穿孔已超过24小时,腹膜炎已局限者;或经造影检查,证实穿孔已封闭。但不适用于伴有出血、幽门梗阻或疑有癌变等情况。

(2)主要措施:①禁食禁饮,持续胃肠减压;②维持水、电解质和酸碱平衡,加强营养代谢和全身支持;③全身应用抗生素,有效控制感染;④经静脉给予制酸药物;⑤严密观察病情变化,积极术前准备。如经非手术治疗6~8小时后,症状、体征不见好转,或反而加重,应立即施行手术治疗。

2. 手术疗法 应根据患者的情况结合手术条件选择术式。

(1)穿孔单纯修补缝合术:操作简便,手术时间短,安全性高。适用于:①穿孔时间已超过8小时、腹腔水肿及感染严重者;②患者存在其他系统器质性病变,不能耐受大手术者;③既往无溃疡病史或有溃疡病史,但未经内科系统治疗,无出血、梗阻等并发症,特别是十二指肠溃疡患者;④当地医疗条件不宜行其他较复杂手术。对所有胃溃疡患者,应做活检或术中快速病理检查,排除胃癌后方可修补。单纯穿孔修补术后应继续行内科治疗,多数患者可获治愈;部分患者因溃疡未愈仍需再次行彻底性溃疡手术。

(2)胃大部分切除术:适用于患者一般情况较好,穿孔在8小时以内,或虽超过8小时,但腹腔感染不重;慢性溃疡病尤其是胃溃疡患者,曾经内科治疗,或治疗期间穿孔;十二指肠溃疡穿孔行修补术后再次穿孔,有幽门梗阻或大出血,应行胃大部切除术。本方法可一次同时解决穿孔和溃疡病两个问题。

(3)穿孔修补术加选择性迷走神经切断术:对十二指肠溃疡穿孔行穿孔修补加高选择性迷走神经切断术,或迷走神经切断加胃窦部切除术。本方法操作复杂,手术风险较大,故选择时应慎重。

二、胃、十二指肠溃疡大出血

胃、十二指肠溃疡出血是上消化道出血最常见原因之一,约占所有病因的50%。若溃疡侵蚀动脉引起明显出血症状,表现为大量呕血和柏油样便,红细胞、血红蛋白明显下降,血压下降,以致引发休克前期表现或很快出现休克状态,称为溃疡大出血。一般位于胃小弯或十二指肠后壁的溃疡易发生大出血。多数患者经内科治疗痊愈,仅5%~10%胃、十二指肠溃疡大出血需手术治疗。

【临床表现】

临床表现主要取决于出血的量和速度,主要症状表现为呕血或黑便。出血量较少时,患者仅有柏油样黑便,但若出血迅猛量大,则为大量呕血与紫黑色血便,更甚者为鲜红的血便。呕血前常有上腹部疼痛不适和恶心;便血前后可有乏力、全身疲软、眼前发黑、心悸,甚至晕厥。一般当失血量短期内超过400ml时,出现循环系统代偿表现,如面色苍白、脉快而有力、血压正常或略高;但当失血量超过800~1000ml时出现明显休克征象:出冷汗、脉搏细速、呼吸浅促、血压降低等。大量出血后,血红蛋白值、红细胞计数和血细胞比容可呈进行性下降。

【诊断与鉴别诊断】

若患者有典型溃疡病史,出现呕血和黑便,较易诊断。没有典型溃疡病史,诊断有一定困难的病例,如能在24小时内进行紧急内镜检查,则可大大提高诊断的准确率,但超过48小时则阳性率下降;对血流动力学稳定的活动性出血的病例,必要时结合选择性血管造影,有助于确定出血部位,部分患者尚可同时获得止血治疗。溃疡大出血确诊前应注意排除下列疾病:食管下段胃底静脉曲张破裂大出血、急性胆道出血、胃癌出血、应激性溃疡出血等。

【治疗】

治疗原则是补充血容量、防治失血性休克,尽快明确出血部位并采取有效止血措施。大多数胃、十二指肠溃疡大出血,经内科治疗可获得有效止血。主要措施有补充血容量;留置胃管,胃内局部使用冰盐水、去甲肾上腺素生理盐水等,全身使用 H_2 受体阻断剂(西咪替丁)、质子泵抑制剂(奥美拉唑)、生长抑制素奥曲肽及其他止血药;急诊行纤维胃镜,不仅可明确诊断,而且可在胃镜直视下向出血灶喷洒止血药物、注射硬化剂或电凝、激光等止血治疗。临床中有10%的患者需行手术止血,其指征为:①出血较剧,短期内出现休克,估计出血来自大血管,难以止血;②6~8小时需要输血800ml以上,方能维持血压及血细胞比容;③近期曾反复多次发作类似出血者;④胃、十二指肠溃疡内科药物治疗过程中发生大出血;⑤年龄60岁以上伴有动脉粥样硬化的患者;⑥同时有瘢痕性幽门梗阻或并发急性穿孔的患者;⑦溃疡病史长,经胃镜证实溃疡位于十二指肠球部后壁或胃小弯,并有较多瘢痕者;⑧纤维胃镜发现动脉搏动性出血,或溃疡底部血管显露。

术前应充分输液、输血纠正休克和改善全身情况,争取在休克平稳的情况下手术。最常用的方法是包括溃疡在内的胃大部切除术;其他有贯穿缝扎溃疡出血动脉后,行选择性迷走神经切断加胃窦切除术或幽门成形术,本方法可用于十二指肠后壁穿透性出血;不能耐受较长时间手术者,可采用溃疡基底部贯穿缝扎止血。

三、瘢痕性幽门梗阻

瘢痕性幽门梗阻是因幽门管、幽门溃疡或十二指肠溃疡反复发作所致瘢痕狭窄,合并幽门水肿所造成的。见于2%~4%的胃、十二指肠溃疡病例。其常见的原因有痉挛、炎症水肿和瘢痕。痉挛、炎症水肿引起的梗阻是暂时性的,当炎症消退、痉挛缓解后,幽门能恢复通畅;而瘢痕狭窄则造成永久性的梗阻。瘢痕性幽门梗阻最初是部分梗阻,为克服幽门阻力胃蠕动增强,同时胃壁肌代偿性肥厚,胃逐渐扩大。后期胃代偿功能减退,失去张力,胃高度扩张,蠕动消失,胃内容物潴留,引起胃黏膜慢性炎症。梗阻时间较长后,患者由于呕吐及胃内容物不能进入十二指肠,可发生营养不良和水、电解质紊乱,造成胃酸和钾不断丧失,而引起低氯低钾性碱中毒。

【临床表现】

幽门梗阻主要表现为腹痛及反复发作的呕吐。患者最初出现上腹饱胀不适、疼痛伴嗳气、反酸,尤以饭后为甚,恶心、呕吐。呕吐量大,多发生于下午或晚间,一次可达1000~

2000ml，呕吐物含有大量隔夜的食物（宿食），有腐臭味，但不含胆汁。呕吐后自觉舒适，因而患者常设法诱吐，以缓解不适症状，常有少尿、便秘、贫血等慢性消耗表现。体检时除全身营养不良表现外，腹部检查可见上腹隆起，时有胃型及自左向右的蠕动波，晃动上腹可有振水音。

【诊断和鉴别诊断】

根据长期溃疡病史和特征性的呕吐和体征，诊断幽门梗阻不困难。主要诊断步骤：清晨空腹置胃管，可抽出大量酸臭的液体和食物残渣；X线钡餐检查，可见胃高度扩张、胃张力减低，吞钡后 24 小时仍有钡剂存留，提示有瘢痕性幽门梗阻；纤维胃镜检查可明确诊断。但仍需与下列疾病鉴别。

1. 痉挛水肿性幽门梗阻　系溃疡活动所致，有溃疡疼痛症状，梗阻症状为间歇性，呕吐虽然剧烈但胃不扩大，经使用解痉剂或短期禁食、胃肠减压处理，梗阻可缓解。

2. 胃癌所致幽门梗阻　多见于胃窦部及幽门部癌肿，多无溃疡病史，病程较短，胃扩张较轻，有时上腹可扪及包块，X线钡餐检查可见胃窦部充盈缺损，纤维胃镜可见肿瘤，活检可证实诊断。

3. 十二指肠球部以下的病变引起的梗阻　可由十二指肠肿瘤、胰头癌、十二指肠淤滞症引起，呕吐物多含有胆汁，X线钡餐或胃镜检查可确定病变。

【治疗】

瘢痕性幽门梗阻为手术治疗绝对适应证。术前 1 周应作充分准备：禁食、胃肠减压，每日用温生理盐水反复洗胃，改善患者营养，纠正贫血、低蛋白血症，纠正脱水和低氯低钾性碱中毒等。手术目的在于消除病因、解除梗阻。手术方式以胃大部切除术为主，也可行迷走神经切断加胃窦部切除术。对老年患者、全身情况极差或合并其他严重疾病的患者，也可考虑做胃空肠吻合术加迷走神经切断术。

 知识链接

手术方法的选择

胃大部切除术和各种胃迷走神经切断术对治疗胃、十二指肠溃疡都有良好效果且各有优缺点。目前，胃溃疡仍以胃大部切除术特别是毕 I 式胃大部切除术为首选。对十二指肠溃疡多将高选择性胃迷走神经切断术或选择性胃迷走神经切断加引流手术为首选；但胃大部切除术，特别是毕 II 式胃大部切除术仍被广泛应用，并且是某些地区的首选手术。在选择手术方法时，应考虑患者年龄和一般情况，溃疡的病理变化和部位，有无并发症、手术疗效以及手术医生的技术水平等因素。

第三节　胃　癌

胃癌（gastric cancer）是常见的恶性肿瘤，其发生率在全球男性恶性肿瘤中占第二位，我国胃癌在各种恶性肿瘤中居第一位。好发于 50 岁以上，男女发病率之比为 2∶1。

【病因】

胃癌的确切病因尚未明确，其发生与地域环境（发病较高的国家有日本、俄罗斯、南非、智利等，而北美、西欧、印度则发病率低）；饮食生活习惯（如长期食用熏烤、腌制等含亚硝酸盐、真菌毒素、多环芳烃化合物的食物，食物中长期缺乏新鲜蔬菜与水果，吸烟）；遗传因素

（胃癌患者有血缘关系的亲属,其胃癌发生率较对照组高4倍）;职业、血型（A型血者多发）及幽门螺杆菌（Hp感染（我国胃癌高发区成人Hp染率在60%以上）有关。此外,胃息肉、慢性胃炎（尤其是萎缩性胃炎）、胃酸缺乏症、胃部分切除术后残胃炎的患者其胃癌的发病率明显增高,这些疾病称为癌前期病变。

【病理】

胃癌多见于胃窦部,占一半;其次为小胃底贲门部,胃体较少。95%为腺癌,其他有腺鳞癌、鳞状细胞癌、未分化癌及未分化类癌等。

1. 大体分型

（1）早期胃癌:即癌肿限于黏膜层或黏膜下层,不论病灶的大小和有无淋巴结转移。这类胃癌主要由胃镜检查发现,又可分为三型。①Ⅰ型为隆起型:癌块向腔内突出。②Ⅱ型浅表型:癌块比较平坦,没有明显的隆起与低陷。它有3个亚型:Ⅱa表浅隆起型、Ⅱb表浅平坦型、Ⅱc表浅凹陷型。③Ⅲ型凹陷型:为较深的溃疡。

（2）进展期胃癌:包括中、晚期胃癌。癌组织超出黏膜下层侵入肌层为中期胃癌,临床较常见。若病变到达浆膜下层或超出浆膜下层向外浸润至邻近器官或有转移者,称为晚期胃癌。其形态根据Borrmann分型法分为四类:①Ⅰ型（结节型）:为边界较清的肿块,突入胃腔;②Ⅱ型（溃疡局限型）:中心凹陷呈溃疡,四周边缘清楚略隆起;③Ⅲ型（溃疡浸润型）:为边界模糊不清的浸润性溃疡状;④Ⅳ型（弥漫浸润型）:癌细胞向胃壁各层浸润,边界不清,可累及胃的大部或全部,使胃壁僵硬呈"革袋状",称皮革胃。此型癌细胞分化低,转移亦较早,恶性程度极高。

2. 临床病理分期

国际抗癌联盟（UICC）与美国癌症联合协会（AJCC）2010年公布胃癌TNM分期,根据TNM的不同组合可将胃癌划分为Ⅰ～Ⅳ个临床病理分期（表24-1）。

T分期

T_x:原发肿瘤无法评估

T_0:无原发肿瘤证据

T_{is}:原位癌,上皮内肿瘤,未侵及固有层

T_1:肿瘤侵犯固有膜、黏膜肌层或黏膜下层

T_{1a}:肿瘤侵犯固有膜或黏膜肌层

T_{1b}:肿瘤侵犯黏膜下层

T_2:肿瘤侵犯固有肌层

T_3:肿瘤穿透浆膜下结缔组织,而未侵犯脏层腹膜或临近结构

T_4:肿瘤侵犯浆膜（脏层腹膜或临近结构）

T_{4a}:肿瘤侵犯浆膜（脏层腹膜）

T_{4b}:肿瘤侵犯邻近结构

注:1. 肿瘤穿透肌层,进入胃结肠或肝胃韧带,或进入大网膜、小网膜,但未穿透覆盖这些结构的脏层腹膜,这种情况肿瘤就为T_3,如果穿透了这些结构的脏层腹膜肿瘤就为T_4。

2. 胃的邻近结构包括脾、横结肠、肝、膈肌、胰腺、腹壁、肾上腺、肾、小肠和后腹膜。

3. 肿瘤由胃壁延伸到十二指肠或食管,T由包括胃在内的最严重处的浸润深度决定。

N分期

N_x:区域淋巴结无法评估

N_0：区域淋巴结无转移

N_1：1~2 枚区域淋巴结转移

N_2：3~6 枚区域淋巴结转移

N_3：7 枚或 7 枚以上区域淋巴结转移

N_{3a}：7~15 枚区域淋巴结转移

N_{3b}：16 枚或 16 枚以上区域淋巴结转移

注：不论切除及检查的淋巴结总数，若所有淋巴结都没有转移，定为 pN_0。

M 分期

M_0：无远处脏器和淋巴结转移

M_1：已转移至远处淋巴结和（或）其他脏器

表 24-1　胃癌的临床病理分期

	N_0	N_1	N_2	N_3
T_1	ⅠA	ⅠB	ⅡA	ⅡB
T_2	ⅠB	ⅡA	ⅡB	ⅢA
T_3	ⅡA	ⅡB	ⅢA	ⅢB
T_{4a}	ⅡB	ⅢA	ⅢB	ⅢC
T_{4b}	ⅢB	ⅢB	ⅢC	ⅢC
M_1	Ⅳ			

3. 转移与扩散　胃癌转移有四种形式。

（1）直接浸润：贲门胃底部癌易侵及食管下段，胃窦癌可侵及十二指肠。胃癌侵犯浆膜层后，直接蔓延，扩散至网膜、结肠、肝、脾、胰等邻近器官。

（2）血行转移：一般发生于晚期，癌细胞经门静脉或体循环向远处器官转移。常见于肝脏和肺脏，其次可累及脾、胰、骨和脑等。

（3）种植转移：癌组织浸润至浆膜层后，肿瘤细胞脱落，种植于腹膜及其他脏器表面，形成转移性结节。女性患者转移到卵巢后，称 Krukenberg 瘤。

（4）淋巴转移：是胃癌的主要转移方式，进展期胃癌有 70% 发生淋巴转移，早期胃癌可有淋巴转移。胃的淋巴结依据它们距胃的距离，可分为三站，共 16 组。第一站为胃旁淋巴结，包括贲门右、贲门左、小弯侧、大弯侧、幽门上、幽门下淋巴结 6 组；其余 7~16 组按动脉分支排列，由胃向心性走行，分为第二站与第三站。包括胃左动脉旁、肝总动脉旁、腹腔动脉旁、脾门、脾动脉旁、肝十二指肠韧带内、胰后、肠系膜根部、结肠中动脉旁和腹主动脉旁，最后通过胸导管转移到左锁骨上淋巴结。胃癌淋巴结转移一般是循序转移，但有的也可发生跳跃式转移。

【临床表现】

胃癌早期多无明显症状，少数患者有恶心、呕吐或类似溃疡病或消化不良的表现，无特异性。疼痛与体重减轻是进展期胃癌最常见的临床症状。患者出现较明显的消化道症状，如上腹不适、进食后饱胀、食欲减退、上腹疼痛,伴有乏力、贫血和体重减轻,胃窦癌可出现幽门部分或完全性梗阻的表现,贲门部或高位小弯侧癌可有进食梗阻感;癌肿如侵袭到血管,则引起呕血和黑便,亦可发生急性穿孔。晚期,可有上腹固定性肿块或其他转移引起的症状,如左锁骨上淋巴结肿大、癌性腹水、肝大呈硬结块,直肠或阴道指诊有盆腔或卵巢肿块及恶病质等。

【诊断】

早期诊断胃癌是提高治愈率的关键。但早期胃癌的症状不典型,就诊率低,为早期发现胃癌,对下列患者应定期检查。

1. 中年以上,出现不明原因的消化道症状、消化道慢性出血者,或已有长期溃疡病史而近期症状明显加重,或疼痛规律改变,特别是使用原来有效药物但是近期应用不能控制症状者。

2. 曾行胃大部切除术,近期重又出现胃部症状者。

3. 患有癌前期病变者。

4. 有胃癌家族史伴有胃病史的患者。

目前临床上主要用于诊断胃癌的检查手段有以下几项。

1. X线钡餐检查 新型数字化X线胃肠道造影技术,大大提高了X线影像的分辨率和清晰度,并且此检查无痛苦,患者易接受,故目前仍为诊断胃癌的首选方法。常采用加压投照、气钡双重对比和低张造影。早期胃癌主要为黏膜相异常,进展期胃癌的形态与胃癌的大体分型一致。如肿块型癌表现为突向腔内的不规则充盈缺损,溃疡型癌则表现为形态不整的龛影,弥漫型癌可见胃黏膜皱襞粗乱、胃壁僵硬、蠕动波消失、胃腔缩窄,如全胃受累则呈狭窄的"革袋状"胃。

2. 纤维胃镜检查 是诊断胃癌的有效方法,可直视下观察病变的情况,获取病变组织做病理学检查。镜下早期胃癌可发现黏膜变色,局部黏膜呈颗粒状粗糙不平,或呈轻度隆起或凹陷,有僵直感。镜下使用刚果红、亚甲蓝活体染色技术,可提高小胃癌和微小胃癌的检出率。利用纤维胃镜超声探测成像技术,有助于了解肿瘤浸润的深度以及周围淋巴结有无转移等情况,提高术前临床分期的准确率。

3. 腹部超声 主要用于观察目的邻近器官(肝、胰等)受浸润及淋巴结转移的情况。

4. 螺旋CT与正电子发射成像检查 是一种新型无创检查手段,有助于胃癌的诊断和术前分期、判断淋巴结与远处转移病灶的情况,准确性较高。

【治疗】

采用以手术治疗为主的综合疗法。

1. 手术治疗 根治性手术是能够达到治愈目的的重要方法。早期胃癌应及时行根治性手术,进展期胃癌,患者全身情况允许又未发现有远处转移,均应手术探查,争取根治切除。即使不能达到根治,也应当将肿瘤组织减少到最低限度,为其他治疗创造条件。

(1)根治性切除术

1)手术原则:是按癌肿位置整块地切除包括肿瘤在内的全胃或大部,按临床分期标准清除胃周围的淋巴结,重建消化道。手术切除应离癌肿边缘5cm以上,十二指肠侧或食管侧切除范围应距离幽门或贲门3~4cm。

2)胃周淋巴结清除范围:用N表示胃周围的淋巴站别。根据清扫淋巴结的范围(用D

271

表示），依次分为 4 种不同根治术式：D_0（未完全清扫第一站淋巴结）、D_1（清扫了全部第一站淋巴结）、D_2（清扫了全部第二站淋巴结）和 D_3（清扫了全部第三站淋巴结）。

3）根治度的划分：结合术后病理检查结果，可将胃癌手术的根治度分为 A、B、C 三级。①A 级：$D > N$，即手术切除的淋巴站别，超过已有转移的淋巴站别，切缘 1cm 以内无癌细胞浸润，是程度高效果好的根治术；②B 级：$D = N$，也属根治手术，但根治效果次于根治术，切缘 1cm 内或有癌细胞；③C 级：为非根治性手术，仅切除原发灶和部分转移灶，尚有肿瘤残余。

（2）姑息性手术：癌肿已有广泛转移，不能彻底切除，而原发肿瘤尚能切除，争取做"去负荷"手术，即切除主要癌灶的胃切除术。如原发肿瘤已不能切除，有幽门梗阻者可行胃空肠吻合的旁路手术或空肠营养造口术，解决患者进食问题，并为术后综合治疗创造有利条件。

2. 化学疗法　用于根治性手术患者术前、术中和术后，以延长生存期；不能手术的患者采用适量化疗，可减缓肿瘤的发展速度、改善症状，有一定的近期疗效。

（1）适应证：虽属早期胃癌，但病理类型恶性程度高；癌灶面积较大；病灶呈多发；年龄小于 40 岁；进展期胃癌根治术后、姑息手术后、根治术后复发者。患者应有明确的病理学诊断，且一般情况良好，心、肝、肾与造血功能正常，无严重并发症，才可施行化疗。

（2）用药方案：通常胃癌化疗的给药途径有口服、静脉、腹腔给药和动脉插管区域灌注。（为）提高疗效、减轻化疗药物的毒副作用，常用多种化疗药联合应用。临床上较为常用的化疗（方）案如下。

1）FAM 方案：氟尿嘧啶（5-Fu）$600mg/m^2$，静脉滴注，第 1、2、5、6 周用药；多柔比星（ADM）$30mg/m^2$，静脉注射，第 1、5 周用药；丝裂霉素（MMC）$10mg/m^2$ 静脉注射，第 1 周用药。6 周为 1 个疗程。

2）MF 方案：丝裂霉素 $8～10mg/m^2$，静脉注射，第 1 天用药；5-FU $500～700mg/m^2$，静脉滴注，连续 5 天。1 个月为 1 个疗程。

3）ELP 方案：叶酸钙（CF）$200mg/m^2$，先静脉注射，第 1～3 天；5-FU $500mg/m^2$，静脉注射，第 1～3 天；依托泊苷（VP-16）$120mg/m^2$，静脉滴注，第 1～3 天。每 3～4 周为 1 个疗程。

对不能手术切除的晚期胃癌患者，将导管选择性插入胃左动脉或腹腔动脉有关分支，行动脉内药物灌注与栓塞疗法。用抗癌药物氟尿嘧啶、丝裂霉素和多柔比星进行三联灌注，并用明胶海绵栓塞治疗，每 1～4 个月重复 1 次。1 年生存率可达到 60.7%。

有下述情况（或化疗中出现下列情况）不宜化疗或停止化疗：①4 周内进行过大手术；②严重营养不良；③急性感染期；④重要脏器功能受损；⑤白细胞低于 3.5×10^9/L、血小板低于 80×10^9/L。

3. 其他治疗免疫治疗主要有：非特异生物反应调节剂，如卡介苗、香菇多糖等；过继性免疫制剂，如淋巴细胞激活后杀伤细胞（LAK）、肿瘤浸润淋巴细胞（TIL）；细胞因子，如白细胞介素-2（IL-2）、肿瘤坏死因子（TNF）、干扰素（IFN）等。基因疗法目前尚在探索阶段。此外还可通过中药疗法，提高患者全身免疫功能和防治化疗药的不良反应。

【预后】

胃癌的预后与胃癌的病理分期、组织类型、部位、生物学行为以及治疗措施密切相关。施行规范性治疗的 Ⅰ 期胃癌 5 年生存率为 90% 左右，Ⅱ 期为 55%，Ⅲ 期不足 30%，而Ⅳ期仅有 2% 。我国目前早期诊断率很低,影响预后,提高早期诊断率将显著提高胃癌的 5 年生存率。

（贾　奎）

复习思考题

1. 胃、十二指肠溃疡急性穿孔的临床表现及鉴别诊断有哪些?
2. 胃、十二指肠溃疡急性出血的手术指征是什么?
3. 胃癌的 TMN 分型是什么?

第二十五章 阑 尾 炎

 学习要点

阑尾的解剖；急性阑尾炎的临床表现及治疗。

【阑尾的解剖】

阑尾是从盲肠下端后内侧伸出的一条细长盲管，位于右髂窝部，外形呈蚯蚓状，长 5～10cm，直径 0.5～0.7cm。阑尾系膜呈三角形，比较短，易使阑尾弯曲。沿升结肠的三条纵向走行的结肠带在回盲部交汇处即可寻到阑尾基底部，其腹壁投影相当于麦氏(McBurney)点，即脐至右髂前上棘连线中外 1/3 交点处。阑尾的解剖位置可以其基底部为中心，犹如时针在 360°范围内的任何位置。阑尾尖端指向有 6 种类型(图 25-1)。①回肠前位：相当于 0～3 点位，尖端指向左上；②盆位：相当于 3～6 点位，尖端指向盆腔，③盲肠后位：相当于 9～12 点位，在盲肠后方、髂棘前，尖端向上，位于腹膜后；④盲肠下位：相当于 6～9 点位，尖端向右下；⑤盲肠外侧位：相当于 9～10 点位，位于腹腔内，盲肠外侧；⑥回肠后位：相当于 0～3 点位，但在回肠后方。

阑尾为一管状器官，远端为盲端，近端开口于盲肠，位于回盲瓣下方 2～3cm 处(图 25-2)。阑尾的血液供应来自肠系膜上动脉所属回结肠动脉的分支阑尾动脉。阑尾动脉是一条缺乏侧支的终末动脉，故阑尾易因血供障碍发生坏死。阑尾静脉是经阑尾静脉、回结肠静脉、肠系膜上静脉回流入门静脉。因此，当阑尾化脓性感染时，细菌栓子可导致门静脉炎和肝脓肿。阑尾的感觉冲动，由交感神经纤维经腹腔丛和内脏小神经传入，其传入的脊髓节段在第 10、11 胸节，故阑尾炎症初始时，常为脐周及上腹部的牵涉痛，属内脏性疼痛。

图 25-1　阑尾的解剖位置
1. 回肠前位　2. 盆位　3. 盲肠后位
4. 盲肠下位　5. 盲肠外侧位　6. 回肠后位

图 25-2　阑尾的解剖
1. 回盲瓣　2. 阑尾开口　3. 阑尾
4. 淋巴组织　5. 阑尾腔

阑尾腔阑尾的组织结构分为黏膜层、黏膜下层、肌层和浆膜层,与结肠相似。黏膜上细胞分泌少量黏液,黏膜和黏膜下层中含有丰富的淋巴组织。近来认为阑尾是一个淋巴器官,参与 B 淋巴细胞的产生和成熟。阑尾的淋巴组织在出生后就开始出现,12 ~ 20 岁时达到高峰,以后逐渐减少,60 岁后完全消失。因此切除成人阑尾对机体的免疫功能无影响。

第一节 急性阑尾炎

急性阑尾炎(acute appendictis)是外科常见病,是最多见的急腹症。好发于青少年,男性多于女性。早期诊治,恢复顺利,死亡率已降至 0.1% 以下。少数患者因病情变化多端可延误诊断或治疗不当,引起严重并发症。

【病因】

急性阑尾炎是由多种革兰染色阴性杆菌和厌氧菌所致混合性化脓感染。除全身抵抗力下降外,其发病主要与下列因素有关。

1. 阑尾管腔阻塞 是急性阑尾炎最常见的病因。阑尾管腔细窄、弯曲成弧形,单向开口且狭小,黏膜下有丰富的淋巴组织,易被食物残渣、异物、蛔虫、肠石、虫卵或肿瘤阻塞,致使腔内黏膜分泌液积聚,腔内压力上升,血运发生障碍,使阑尾炎症加剧。

2. 胃肠道疾病影响 如急性肠炎、炎性肠疾病、血吸虫病等,直接延至阑尾,引起阑尾壁肌肉和血管反射性痉挛,发生血供障碍而致炎症。

3. 细菌入侵 由于阑尾管腔阻塞,细菌繁殖,分泌内毒素和外毒素,加上阑尾动脉多为单支终末血管,易发生循环障碍,从而使黏膜上皮损伤而形成溃疡,细菌穿过溃疡的黏膜进入阑尾肌层。

【临床病理类型】

1. 一般成年人急性阑尾炎 根据阑尾炎临床经过和病理改变,可分为 4 种病理类型。

(1)急性单纯性阑尾炎:属轻型阑尾炎或病变早期。感染局限于黏膜及黏膜下层,阑尾轻度肿胀,表面充血,浆膜失去光泽,附有少量纤维素性渗出物。腔内有少量渗液。临床症状和体征较轻。

(2)急性化脓性阑尾炎:以蜂窝组织的化脓性炎症为主要表现,又称急性蜂窝织炎性阑尾炎,常由单纯性阑尾炎发展而来,病变扩展到肌层和浆膜层,阑尾明显肿胀、浆膜高度充血,表面覆盖脓性分泌物,腔内有大量积脓。阑尾周围的腹腔内可有稀薄脓液,形成局限性腹膜炎。临床症状和体征较重。

(3)坏疽性及穿孔性阑尾炎:是一种重型阑尾炎。管腔内压力的升高和炎症进一步加剧,造成阑尾血运障碍,阑尾管壁坏死或部分坏死,呈紫色或紫黑色。穿孔后如无局限,将导致弥漫性腹膜炎。

(4)阑尾周围脓肿:急性化脓性阑尾炎及坏疽性阑尾炎穿孔后,如果进展较慢,被大网膜和周围肠管包裹粘连,则可形成炎性肿块和阑尾周围脓肿。

2. 特殊类型急性阑尾炎 一般成年人急性阑尾炎诊断多无困难,早期治疗的效果非常好。但是婴幼儿、老年人及孕妇患急性阑尾炎时,诊断和治疗均较为困难,值得格外重视。

(1)新生儿急性阑尾炎:新生儿急性阑尾炎很少见。由于新生儿不能提供病史,其早期临床表现又无特殊性,仅有厌食、恶心、呕吐、腹泻和脱水等症状,发热和白细胞升高均不明显。术前早期确诊较困难,穿孔率可高达 80%,死亡率也很高。诊断时应仔细检查右下腹部压痛和腹胀等体征,并应早期手术治疗。

（2）小儿急性阑尾炎:小儿不能清楚提供病史和体征,大网膜发育不全,对炎症局限能力差。小儿急性阑尾炎临床特点是:①病情发展较快且较重,早期即出现高热、呕吐等症状;②右下腹体征不明显、不典型,但有局部压痛和肌紧张,是小儿阑尾炎的重要体征;③穿孔率较高,并发症和死亡率也较高。诊断小儿急性阑尾炎必须仔细,应在耐心取得患儿合作下,经左、右下腹对比作出判断。一旦确诊应尽早行阑尾切除,并配合输液和全身广谱抗生素应用。

（3）妊娠期急性阑尾炎:妊娠期急性阑尾炎较常见。约80%发生在妊娠中、晚期,由于进行性增大的子宫将阑尾推向右上腹,压痛部位也随之上移。腹壁被抬高,炎症阑尾刺激不到壁腹膜,所以压痛、肌紧张和反跳痛均不明显,大网膜难以包裹炎症阑尾,腹膜炎不易被局限而在腹腔内扩散。这些因素均可使诊断发生困难,炎症发展易致流产或早产,威胁母子生命安全。一旦确诊应尽早行阑尾切除,围术期加用黄体酮,术中操作要轻柔,尽量减少对子宫的刺激,避免腹腔引流,术后使用广谱抗生素。临产期并发阑尾穿孔,应经腹行剖宫术,同时切除阑尾。

（4）老年人急性阑尾炎:老年人反应迟钝,腹肌薄弱,免疫力低,所以主诉不强烈,急性阑尾炎体征不典型,临床表现轻而病理改变却很重,体温和白细胞升高不明显,容易延误诊断和治疗。又由于老年人动脉硬化,阑尾动脉也会发生改变,易导致阑尾缺血坏死。加之老年人常伴发心血管病、糖尿病、肾功能不全等,使病情更趋复杂严重。一旦诊断应及时手术切除阑尾。高龄不是手术禁忌证。围术期应注意处理老年人伴发疾病。

知识链接

急性阑尾炎的转归

1. 炎症吸收和消散 当机体抵抗力较强或用药及时,可使炎症得以控制和消散。
2. 局限和脓肿形成 化脓或穿孔的阑尾炎被大网膜粘连和包裹,形成炎性肿块和阑尾周围脓肿。
3. 炎症扩散 化脓性炎症的扩散可造成弥漫性腹膜炎、化脓性门静脉炎和感染性休克等严重并发症。

【临床表现】

1. 症状

（1）腹痛:是最常见、最早出现的症状。典型的腹痛多起始于脐周或上腹部,经数小时后转移并固定在右下腹。此过程的时间长短取决于病变发展的程度和阑尾的位置。70%～80%的急性阑尾炎患者有典型的转移性右下腹痛特点,亦有部分病例和慢性阑尾炎患者开始即出现右下腹痛。阑尾因其位置变异,其腹痛的部位可有不同,如盲肠后位阑尾炎疼痛在右腰部;盆腔位阑尾炎疼痛在耻骨上区;肝下位阑尾炎可为右上腹痛;罕见的左侧腹阑尾炎呈左下腹痛。不同类型阑尾炎其腹痛也有差异,单纯性阑尾炎呈轻度隐痛;化脓性阑尾炎呈阵发性胀痛和剧痛;坏疽性阑尾炎呈持续性剧痛;一旦腹痛突然减轻,常为阑尾穿孔后腔内压力减轻所致,但全身症状和体征不久逐渐加剧。

（2）胃肠道症状:发病早期可能有厌食、恶心、呕吐等症状,一般并不严重,有的病例可伴有便秘和腹泻。盆腔位阑尾炎可因炎症刺激直肠和膀胱,而出现里急后重和尿急、尿频、尿痛症状。继发腹膜炎时则出现腹胀等麻痹性肠梗阻症状。

（3）全身症状：早期有头痛、乏力等，如炎症加重则可出现畏寒、发热、口干、出汗等全身感染中毒症状。单纯性阑尾炎体温一般不超过38℃；阑尾穿孔时体温可高达39℃或40℃。如发生门静脉炎还可有寒战、高热和轻度黄疸。

2. 体征

（1）右下腹压痛：右下腹固定的压痛点是诊断阑尾炎的重要体征，一般压痛点在麦氏点附近（图25-3），可因阑尾位置不同而改变，但压痛点始终固定在一个位置上。压痛的程度与病变的程度相关。老年人对压痛的反应较轻。当炎症扩散到阑尾以外时，压痛范围也随之扩大，但仍以阑尾部位最为明显。

（2）腹膜刺激征：早期或单纯性阑尾炎可无腹膜刺激征。当阑尾炎发展到化脓、坏疽或穿孔时，因壁腹膜受炎症刺激，可出现反跳痛（Blumberg征），腹肌紧张，甚至有肠鸣音减弱或消失等。腹膜刺激征可因炎症扩散而扩大，但仍以阑尾部位最明显。但在小儿、老人、孕妇、肥胖、盲肠后位或盆位阑尾炎时，腹膜刺激征可不明显。

图25-3　阑尾炎压痛点
M：Morris点　　Mc：McBurney点
L：Lenz点　　点线围成
四边形为Rapp压痛区

（3）右下腹肿块：如体检发现右下腹饱满，扪及一压痛性包块，边界不清，较固定，应考虑阑尾周围脓肿的可能。

（4）其他体征

1）呼吸疼痛征：患者仰卧位，深吸气后鼓腹屏气20~30秒，然后迅速呼气，呼气时右下腹疼痛者为阳性，此时可让患者指出疼痛部位。此征是阑尾炎早期和非典型病例的重要体征。

2）结肠充气试验（Rovsing征）：患者仰卧位，检查者用右手压迫左下腹，再以左手挤压近侧结肠，将结肠内气体赶向盲肠和阑尾，引起右下腹痛为阳性。

3）腰大肌试验（psoas征）：患者左侧卧位，使右下肢向后过伸，引起右下腹痛为阳性。表明阑尾位置较深，在盲肠后近腰大肌处。

4）闭孔内肌试验（obturator征）：患者仰卧位，使右髋和右大腿屈曲，然后被动向内旋转，诱发右下腹痛为阳性。表明阑尾位置较低，靠近闭孔内肌。

5）直肠指检：盆腔位阑尾炎，直肠右前方有触痛，如形成盆腔脓肿，则可触及有波动感的痛性包块。

3. 实验室检查　多数急性阑尾炎患者的白细胞总数及中性粒细胞比例增高。如白细胞计数有18×10^9/L，中性粒细胞在90%以上，应考虑阑尾有化脓坏疽可能。靠近右侧输尿管的阑尾炎，尿中可有少数红细胞和白细胞。

4. 影像学检查　当不确定时，可选择应用：①腹部平片可见盲肠扩张和液气平面，偶尔可见钙化的肠石影；②B超检查有时可发现阑尾肿大征象和阑尾腔内有低回声影像等；③CT扫描可获得与B超检查相似的结果，尤其有助于阑尾周围脓肿的诊断；④必要时可用腹腔镜诊断，并同时做阑尾切除术。

【诊断和鉴别诊断】

可根据转移性右下腹痛病史、右下腹固定的压痛点、体温及白细胞计数升高等急性阑尾炎表现诊断。然而，有20%~30%急性阑尾炎患者的表现不典型，往往需与急腹症相鉴别。

1. 外科疾病

（1）胃、十二指肠溃疡急性穿孔：穿孔溢出的胃内容物可沿升结肠旁沟流至右下腹，易误诊为急性阑尾炎的转移性右下腹痛。多数患者有溃疡史，表现为突发的刀割样剧烈腹痛，有时出现休克征象。腹痛部位主要在上腹或右上腹，腹膜刺激征严重，腹壁紧张似木板样，肝浊音界消失，X 线检查膈下有游离气体。

（2）急性胆囊炎、胆石症：发病多与进油腻饮食有关，无转移性右下腹痛，右上腹有明显绞痛，并向肩背部放射，右上腹有压痛、肌紧张、反跳痛，有时可出现黄疸。B 超检查有助于诊断。

（3）右侧输尿管结石：多呈突然发生的右下腹阵发性绞痛，并向会阴部及外生殖器放射，右下腹无明显压痛，右侧腰部及沿输尿管走行区有压痛，尿中查到多量红细胞。腹部 B 超检查或 X 线平片可见结石阴影。

（4）梅克尔（Meckel）憩室炎：临床表现极为相似，难以鉴别。故术中发现阑尾正常时，应检查回肠末端，以免漏诊。

2. 妇科疾病

（1）异位妊娠破裂：表现为突然出现的下腹疼痛，常有急性失血症状和腹腔内出血体征。近期有停经史和不规则阴道出血史；检查时宫颈举痛、附件肿块；腹腔穿刺或阴道后穹隆穿刺抽到不凝固血液，妊娠试验阳性均有助于诊断。

（2）卵巢囊肿蒂扭转：突然出现腹部剧烈疼痛，腹部或盆腔检查可触及包块。妇科检查时，包块与子宫相连，触宫颈时疼痛加剧。B 超检查为囊性包块。

（3）急性输卵管炎和急性盆腔炎：下腹痛逐渐发生，双侧下腹部压痛点较低，直肠指检盆腔有对称性压痛，脓性白带，阴道后穹隆穿刺有脓性分泌物，涂片检查细菌阳性。盆腔 B 超有助于诊断。

（4）卵巢滤泡或黄体破裂出血：卵巢滤泡多见于未婚女性月经后 12～14 天；黄体破裂则多见于已婚妇女月经后 18～20 天，尤其多见于妊娠早期，突然发生腹痛，开始较剧烈，以后逐渐减轻，出血多时有广泛腹痛及急性失血表现。腹腔穿刺可抽到新鲜血液。

3. 内科疾病

（1）急性胃肠炎：有不洁饮食史，主要表现为腹痛、腹泻、恶心、呕吐、消化不良等。常为阵发性腹痛，便后腹痛可减轻，无右下腹固定压痛和腹膜刺激征。大便检查有不消化食物残渣、脓细胞等。

（2）右下叶肺炎、胸膜炎：有上呼吸道感染病史，体温明显升高，并有胸痛、咳嗽、呼吸急促，胸部听诊可闻及啰音、摩擦音、呼吸音减弱等，胸部 X 线摄片可明确诊断。

（3）急性肠系膜淋巴结炎：多见于儿童。患儿往往先有上呼吸道感染史，腹部压痛部位偏内侧，范围大而不固定，可随体位变更，无明显肌紧张及反跳痛。

【治疗】

诊断明确后，无手术禁忌证的患者，应尽早行阑尾切除术治疗，最好争取在单纯性阑尾炎阶段手术，操作简单，术后并发症少。如果发展到化脓、坏疽甚至穿孔阶段后再行手术，不但手术操作难度大，而且术后并发症会明显增加。

1. 手术治疗　急性阑尾炎一经确诊应早期行阑尾切除术，以免反复发作或并发穿孔。早期手术时，阑尾炎还处于管腔阻塞或仅有充血水肿，此时手术操作简单，术后并发症少。如超过 72 小时，炎变阑尾及盲肠组织变脆，加之网膜粘连，手术困难，并发症会明显增加。但有下列情况可暂不手术：①弥漫性腹膜炎趋向局限；②原有严重心肺疾病；③并发休克者，应先行非手术治疗,待休克好转后,视情况或手术切除阑尾,或继续非手术治疗直到痊愈。

 技术要求

阑尾切除术

麻醉:一般采用硬脊膜外麻醉。

切口选择:一般情况下宜采用右下腹麦氏切口(McBurney 切口)或横切口。切口应加以保护,防止被污染。

寻找阑尾:部分病人阑尾就在切口下,容易显露。沿结肠带向盲肠顶端追踪,即能找到阑尾。如仍未找到阑尾,应考虑可能为盲肠后位阑尾,用手指探查盲肠后方,或者剪开盲肠外侧腹膜,将盲肠向内翻即可显露盲肠后方的阑尾。

处理阑尾系膜:用阑尾钳钳夹阑尾系膜,不要直接钳夹阑尾,将阑尾提起显露系膜。如系膜菲薄,可用血管钳贴阑尾根部戳孔带线一次集束结扎阑尾系膜,包括阑尾血管在内,再剪断系膜;如阑尾系膜肥厚或较宽,一般应分次钳夹、切断结扎或缝扎系膜。阑尾系膜结扎要确实。

处理阑尾根部:在距盲肠 0.5cm 处用钳轻轻钳夹阑尾后用丝线或肠线结扎阑尾,再于结扎线远侧 0.5cm 处切断阑尾,残端用碘酒、酒精涂擦处理。于盲肠壁上缝荷包线将阑尾残端埋入。

荷包线缝合要点:距阑尾根部结扎线 1cm 左右,勿将阑尾系膜缝入在内,针距 2~3mm,缝在结肠带上。荷包缝合不宜过大,防止肠壁内翻过多,形成死腔。也可做 8 字缝合,将阑尾残端埋入同时结扎。最后,在无张力下再将系膜绑扎在盲肠端缝线下覆盖加固。

2. 非手术治疗

(1)适应证:仅适用于单纯性阑尾炎及急性阑尾炎的早期阶段,患者不愿接受手术治疗或客观条件不允许,或伴有其他严重器质性疾病有手术禁忌者。

(2)治疗措施:禁食或进流质饮食,静脉补液,全身应用有效的抗生素。应密切观察病情变化。

【并发症及处理】

1. 急性阑尾炎的并发症

(1)腹腔脓肿:是阑尾炎治疗不及时的后果。在阑尾周围形成的阑尾周围脓肿最常见,也可在腹腔其他部位形成脓肿,常见部位有盆腔、膈下或肠间隙等处。临床表现有麻痹性肠梗阻的腹胀、压痛性包块和全身感染中毒症状等。B 超和 CT 可协助诊断。一经诊断即应在超声引导下穿刺抽脓冲洗或置管引流,或手术切开引流。由于炎症粘连较重,切开引流时应小心防止损伤肠管。阑尾脓肿非手术疗法治愈后其复发率很高,因此应在治愈后 3 个月左右择期切除阑尾。

(2)内、外瘘形成:阑尾周围脓肿如未及时引流,脓肿可能穿破小肠或大肠,或膀胱、阴道、腹壁,形成各种内瘘或外瘘,此时脓液可经瘘管排出。X 线钡剂检查或经外瘘置管造影可协助了解瘘管走向,有助于选择相应的治疗方法。

(3)门静脉炎:阑尾静脉中的感染性血栓,可沿肠系膜上静脉进入门静脉,导致门静脉炎。临床表现为寒战、高热、肝大、剑突下压痛、轻度黄疸等,如治疗不当可发展为细菌性肝脓肿。行阑尾切除并大剂量抗生素治疗有效。

2. 阑尾切除术后并发症

(1)出血:主要是由于阑尾系膜的结扎线松脱,引起系膜血管出血。表现为腹痛、腹胀和失血性休克等症状。一旦发生出血表现,应在输血补液的同时,紧急再次手术止血。

（2）切口感染：是最常见的术后并发症。在化脓或穿孔性阑尾炎中多见。多表现为术后2~3天体温升高，切口胀痛或跳痛，局部红肿、压痛等。如出现切口感染可先行试穿抽出脓液，或于波动处拆除缝线，排出脓液，放置引流，定期换药。一般在短期可治愈。术中保护切口，避免切口污染，做切口冲洗，彻底止血，消灭死腔等措施可预防切口感染。

（3）粘连性肠梗阻：也是阑尾切除术后较常见的并发症，主要与局部炎症重、手术损伤、切口异物、术后卧床等多种原因有关。一般非手术治疗可治愈。但对于症状重，出现绞窄或坏死征象者也应及时手术治疗。

（4）阑尾残株炎：阑尾残端保留过长超过1cm时，或者肠石残留，术后残株可炎症复发，仍表现为阑尾炎的症状。也偶见术中未能切除病变阑尾，而将其遗留，术后炎症复发。症状较重时应再次手术切除阑尾残株。

（5）粪瘘：少见。阑尾残端单纯结扎，其结扎线脱落；盲肠原位结核、癌症等；盲肠组织水肿质脆，术中缝合时裂伤等多种原因均可引起术后粪瘘。粪瘘发生时如已局限化，不至发生弥漫性腹膜炎，类似阑尾周围脓肿的临床表现。一般经非手术治疗粪瘘可闭合自愈。

第二节 慢性阑尾炎

慢性阑尾炎（chronic appendictis）多由急性阑尾炎迁延转变而来。主要由于阑尾纤维组织增生，管壁变厚，甚至管腔狭窄、弯曲或闭塞，导致急性阑尾腔梗阻；也可能因阑尾腔内存在肠石、异物、虫卵等，使阑尾炎症反复发作。

【临床表现和诊断】

既往有典型的急性阑尾炎发作史，甚至反复发作病史。剧烈活动或饮食不洁可诱发急性发作，呈现不规则右下腹隐痛或不适。主要的体征是经常存在右下腹固定的局限性压痛，非急性发作时一般无肌紧张和反跳痛。

X线钡灌肠检查可较直接观察阑尾。慢性阑尾炎可能出现的影像包括：阑尾不显影，阑尾腔内有充盈缺损或变细、中断，钡剂排出缓慢，72小时后阑尾腔中仍有钡剂残留，充盈的阑尾位置不易移动或有压痛等。

【治疗】

诊断明确后需行阑尾切除术，并行病理检查。慢性阑尾炎常粘连较严重，手术操作应细致。另外，当术中发现病变与诊断不符时，应探查附近脏器有无病变，以明确诊断。

（贾　奎）

？复习思考题

1. 急性阑尾炎的典型疼痛和常用的体征检查有什么？
2. 急性阑尾炎常与哪些疾病相鉴别？
3. 急性阑尾炎的并发症有哪些？

第二十六章 肠 疾 病

 学习要点

　　小肠、结肠的解剖及生理;肠套叠的临床表现及治疗;结肠癌的临床表现及治疗;直肠癌的临床表现及治疗。

第一节 解剖生理概要

【小肠的解剖】

　　小肠分为十二指肠、空肠和回肠三部分。正常成人小肠全长 3~5m,个体差异较大。十二指肠长约25cm;空肠与回肠间无明确的解剖标志,小肠上段2/5 为空肠,下段3/5 为回肠。十二指肠空肠悬韧带(Treitz 韧带)为十二指肠和空肠分界的解剖标志,位于横结肠系膜根部、第 2 腰椎的左侧。空肠和回肠全部在腹腔内,活动性较大,仅通过小肠系膜附着于腹后壁。小肠系膜起于第 1、2 腰椎左侧,根部向右下方斜行,止于右骶髂关节前方。因此,空肠大致位于左上腹和右上腹。回肠则在左下腹、盆腔和右下腹,末端连接盲肠。小肠肠壁分浆膜层、肌层、黏膜下层、黏膜四层。空肠黏膜有高而密的环状皱襞,越向下则皱襞越低而稀,至回肠远端常消失,故肠壁由上而下逐渐变薄。

　　空肠和回肠血液供应来自肠系膜上动脉,该动脉从腹主动脉分出,在胰腺颈部下缘穿出,跨过十二指肠横部,进入小肠系膜根部;分出胰十二指肠下动脉、中结肠动脉、右结肠动脉、回结肠动脉和12~16 支空肠、回肠动脉;各支相互吻合形成动脉弓,最后分出直支到达肠壁。近端小肠的动脉仅有初级动脉弓。直支较长,故系膜血管稠密,肠系膜的脂肪也较少。越向远端则可有二级和三级动脉弓,因而分出的直支较短,且肠系膜脂肪较多。这也有助于从外观上判断空肠和回肠。小肠的静脉分布与动脉相似,最后集合成肠系膜上静脉,而与脾静脉汇合成为门静脉干。

　　空肠黏膜下有散在性孤立淋巴小结,至回肠则有许多淋巴集结(Peyer 集结)。小肠淋巴管起始于黏膜绒毛中央的乳糜管,淋巴液汇集于肠系膜根部的淋巴结,再经肠系膜上动脉周围淋巴结,腹主动脉前的腹腔淋巴结至乳糜池。

　　小肠接受交感和副交感神经支配。来自腹腔神经丛和肠系膜上神经丛的交感神经节后纤维和迷走神经的节前纤维,沿肠系膜血管分布至肠壁,共同在肌层内组成奥厄巴赫(Auerbach)神经丛,在黏膜下组成麦斯纳(Meissner)神经丛。交感神经兴奋使小肠蠕动减弱,血管收缩,迷走神经兴奋使肠蠕动和肠腺分泌增加。

【小肠的生理】

　　小肠是食物消化和吸收的主要部位。小肠黏膜分泌含有多种酶的碱性肠液。食糜在小肠内经消化分解为葡萄糖、半乳糖、果糖、氨基酸和一些二肽、脂肪酸、单酸甘油酯后,即由小肠黏膜吸收。水、电解质则主要在小肠吸收。此外,还有各种维生素,以及包括胃肠道分泌液和脱落的胃肠道上皮细胞的成分所构成的大量内源性物质;男性成人这些内源性物质的液体量估计每天达 8000ml 左右,再加上每天摄入的水分约 2000ml,而仅有 500ml 左右进入结肠,因此在小肠疾病如肠梗阻或肠癌发生时,可引起严重的营养障碍和水、电解质平衡失调。小肠还分泌多种胃肠激素如肠促胰泌素、肠高糖素、生长抑素、肠抑胃肽、胃动素、胆囊收缩素、血管活性肠多肽、胃泌素、脑啡肽和神经降压素等。

肠道还有重要免疫功能。肠淋巴组织在肠道抗原物质刺激下可产生局部免疫应答,包括抗体介导和细胞介导的免疫防御反应,尤以前者为重要。肠固有层的浆细胞分泌 IgA、IgM、IgE 和 IgG 等多种免疫球蛋白,主要是以分泌性 IgA(sIgA)出现,尤其不易被肠道的水解酶破坏。

【结肠的解剖及生理】

升结肠、横结肠、降结肠和乙状结肠,下接直肠。成人结肠总长约 1.5m。在回肠末端进入盲肠处,有黏膜和环肌折叠形成的回盲瓣,能防止大肠内容物反流回小肠,并控制食糜残渣不会过快进入大肠。当结肠有完全性梗阻时,由于回盲瓣的存在,使梗阻的结肠段呈两端闭合状态,且因结肠内细菌种类和数目多,更具有严重性。升结肠与横结肠交界处,称为肝曲;横结肠和降结肠交界处,称为脾曲。升结肠和降结肠仅在其前面和两侧有腹膜覆盖,因此后壁受外伤穿破时,可引起严重的腹膜后感染。盲肠、横结肠和乙状结肠则具有系膜,活动较大。结肠的肠壁也分为浆膜层、肌层、黏膜下层和黏膜层,纵肌聚集成三条纵行的结肠带,结肠带之间的肠壁呈许多囊状膨出,称"结肠袋"。结肠带边缘有多个脂肪垂附着。

右半结肠由肠系膜上动脉所供应,分出回结肠动脉、右结肠动脉和中结肠动脉;左半结肠是由肠系膜下动脉所供应,分出左结肠动脉和数支乙状结肠动脉。静脉与动脉相似,分别经肠系膜上静脉和肠系膜下静脉而汇入门静脉。

结肠的主要生理功能是吸收水分、储存和转运粪便,也能吸收葡萄糖、电解质和部分胆汁酸。吸收功能主要发生于右半结肠。

第二节　肠　梗　阻

一、概述

任何原因引起的肠内容物不能正常运行、顺利通过肠道,称为肠梗阻(intestinal obstruction),是外科常见的急腹症之一。肠梗阻不但可引起肠管本身的改变,还可导致全身性生理功能的紊乱,临床表现复杂多变,如发生绞窄性肠梗阻则死亡率显著增高。

按肠梗阻发生的基本原因可以分为三类。

1. 机械性肠梗阻　最为常见。由肠腔堵塞、肠管受压或肠壁病变使肠腔变小所致,如肠蛔虫、肠粘连、肠扭转、肠套叠、嵌顿疝、肠肿瘤等。

2. 血运性肠梗阻　是由于肠系膜血管栓塞或血栓形成,使肠管血运障碍,进而发生肠麻痹而使肠内容物不能运行。随着人口老龄化,动脉硬化等疾病增多,血运性肠梗阻的发病有增多趋势。

3. 动力性肠梗阻　是由于神经反射异常造成的肠壁肌运动紊乱,并无器质性的肠腔狭窄,包括肠痉挛和肠麻痹两种。前者见于急性弥漫性腹膜炎、腹内手术、低钾血症等,后者较少见,持续时间一般较短,肠功能紊乱和慢性铅中毒可发生。

肠梗阻按肠壁有无血运障碍分单纯性和绞窄性肠梗阻;按梗阻的部位分高位(如空肠)、低位(如回肠)和结肠梗阻;按梗阻的程度分完全性和不完全性肠梗阻;按梗阻发展过程的快慢分急性和慢性肠梗阻;若一段肠管因两端均受压且不通畅形成闭袢,则称为闭袢性肠梗阻,易发生肠坏死和穿孔。

综上所述,肠梗阻在不断变化的病理过程中,上述类型有时可同时存在,并在一定条件下可互相转化。

【病理生理】

1. 局部改变　单纯性肠梗阻一旦发生,梗阻以上肠蠕动增加,以克服肠内容物运行的阻力。另一方面,肠腔因气体和液体的积贮而膨胀。肠梗阻部位越低、时间越长、肠膨胀越明显。梗阻以下肠管则瘪陷、空虚或仅存少量肠内容物。扩张与瘪陷肠管交界处即为梗阻所在,对手术中寻找梗阻部位至关重要。急性完全性肠梗阻时,肠管迅速膨胀,肠壁变薄,肠腔内压不断升高,至一定程度,可使肠壁血运障碍。早期为静脉回流受阻,肠壁毛细血管及小静脉淤血,肠壁充血、水肿、增厚,呈暗红色。由于组织缺氧,毛细血管通透性增加,使血性渗出液渗入肠腔和腹腔。继而发生动脉血运受阻,血栓形成,肠壁变成紫黑色而失去活力。最后肠管可坏死而溃破穿孔。慢性肠梗阻起初一般是不完全梗阻,梗阻以上肠腔逐渐扩张,由于长期肠蠕动增强,肠壁呈代偿性肥厚,腹部呈现扩大的肠型和肠蠕动波。痉挛性肠梗阻因是暂时性,肠管多无明显改变。

2. 全身改变　主要是由于体液丢失、肠管扩张、毒素吸收和感染所致。

(1)体液丢失:胃肠道分泌液每日约为8000ml。急性肠梗阻时,由于不能进食和大量呕吐,加上肠管过度扩张,使肠壁水肿和血浆向肠壁、肠腔和腹腔渗出。如有肠绞窄存在,更丢失大量血液,同时滞留在肠腔内液体导致体液在第三间隙的丢失。这些均可引起血容量不足、血液浓缩和严重的水、电解质紊乱。高位肠梗阻大量频繁呕吐,更易发生缺水,同时丢失大量胃酸和氯离子,可引起代谢性碱中毒;低位肠梗阻丢失大量碱性消化液,组织灌注不足所致酸性代谢产物大量增加,可引起代谢性酸中毒。

(2)感染和中毒:在梗阻以上的肠腔内细菌数量明显增加,细菌大量繁殖,产生多种强烈的毒素,通过受损的膨胀肠壁渗透至腹腔,引起严重的腹膜炎和中毒症状。

(3)休克:由于缺水、血液浓缩、血容量减少、电解质紊乱、酸碱平衡失调、细菌感染和中毒等,可致严重的低血容量性休克和感染性休克.最后可因急性肾衰竭及循环、呼吸功能衰竭而死亡。

(4)呼吸和循环功能障碍:肠腔高度扩张使腹压增高,膈肌上抬,影响肺内气体交换和下腔静脉血液回流,而致呼吸和循环功能障碍。

【临床表现】

1. 症状　肠梗阻共同症状是腹痛、呕吐、腹胀和肛门停止排气排便。

(1)腹痛:单纯性肠梗阻一般为阵发性绞痛,腹痛发作时伴有肠鸣,自觉"气块"在腹中窜动。如腹痛间歇期不断缩短,发展为持续性剧烈腹痛伴阵发性加剧,应考虑为绞窄性肠梗阻。

(2)腹胀:一般在梗阻发生一段时间后出现,其程度与梗阻部位有关。高位肠梗阻腹胀不明显,但有时可见胃型。低位肠梗阻及麻痹性肠梗阻腹胀显著,严重时可遍及全腹。结肠梗阻时,表现为腹周膨胀显著。腹部不均匀隆起,常是肠扭转的表现。

（3）呕吐:肠梗阻早期一般为反射性呕吐,呕吐物为食物或胃液。梗阻部位越高,呕吐出现越早、越频繁;低位肠梗阻时,呕吐出现晚而少,呕吐物可呈粪样。如肠管有绞窄时,则呕吐物呈棕褐色或血性。麻痹性肠梗阻时,呕吐多呈溢出性。

（4）肛门停止排气排便:完全性肠梗阻,特别是低位梗阻时,患者多不再排气排便;但梗阻早期,特别是高位梗阻时,可因梗阻以下肠内残存粪便或气体,仍可自行排出或在灌肠后排出,不能因此而否定肠梗阻的存在。绞窄性肠梗阻时,可排出血性黏液样便。

2. 腹部体征　机械性肠梗阻常可见肠型、肠蠕动波和腹胀。单纯性肠梗阻腹壁软,有轻度压痛;绞窄性肠梗阻由于伴有腹膜炎,可有显著压痛和腹肌紧张,有时可扪及压痛性包块,常为绞窄的肠袢。腹腔内有较多渗出时,移动性浊音可呈阳性。听诊可闻及肠鸣音亢进,有气过水声或金属音,为机械性肠梗阻的表现。麻痹性肠梗阻时,肠鸣音减弱或消失。

3. 全身表现　梗阻早期患者全身情况改变不明显,梗阻晚期或绞窄性肠梗阻时,可有明显缺水征、感染中毒和休克征象,可表现为唇干舌燥、眼窝内陷、皮肤弹性差,尿少或无尿,严重时可出现脉搏细速、血压下降、面色苍白、四肢发凉等中毒和休克征象。

4. 实验室检查　血红蛋白值及血细胞比容可因缺水、血液浓缩而升高。尿比重也增高。查血气分析和血清 K^+、Na^+、Cl^-、尿素氮、肌酐的变化,可了解酸碱失衡、电解质紊乱和肾功能的状况。呕吐物和粪便中有大量红细胞或隐血阳性者,应考虑有肠绞窄,此时,白细胞计数和中性粒细胞明显增高。

5. X 线检查　一般在肠梗阻发生 4~6 小时后,X 线立卧位片可见多数液平面及胀气肠袢。空肠胀气可显示"鱼肋骨刺"状。回肠则无此表现。结肠胀气位于腹部周边,显示结肠袋形。

【诊断】

对肠梗阻患者的诊断,必须明确下列几个问题。

1. 是否肠梗阻　根据腹痛、呕吐、腹胀和肛门停止排气排便四大症状和腹部出现肠型或蠕动波,有肠鸣音亢进等一般可诊断为肠梗阻。X 线检查对确定是否肠梗阻意义较大。

2. 机械性肠梗阻还是动力性肠梗阻　机械性肠梗阻具有上述表现,早期腹胀可不显著,麻痹性肠梗阻无肠蠕动亢进的表现,相反仅有持续性腹胀,肠鸣音消失,多继发于腹腔内严重感染、腹膜后出血和腹部大手术等。X 线检查显示大、小肠全部充气扩张。痉挛性肠梗阻有发作性腹部绞痛,一般持续时间短,腹胀不明显,没有肠型及蠕动波,X 线检查结果阴性。

3. 单纯性还是绞窄性肠梗阻　绞窄性肠梗阻必须尽早手术治疗,因此这点极为重要。出现下列表现时应考虑绞窄性肠梗阻。

（1）腹痛剧烈,由阵发性转变为持续性,或在阵发性加重之间仍有持续性腹痛。且呕吐后腹痛不减轻。有时腰背部有牵拉样痛。

（2）早期即出现休克,并逐渐加重,经抗休克治疗改善不明显。

（3）有明显的腹膜刺激征和全身中毒症状,如脉率增加、体温升高,白细胞计数常超过 $18 \times 10^9/L$。

（4）腹部不对称性隆起或有压痛的孤立胀大肠袢。

（5）呕吐物、胃肠减压引流液、肛门排出物或腹腔穿刺液为血性。

（6）腹部 X 线检查显示孤立胀大肠袢不因时间而改变位置,或肠间隙增宽,提示有大量的腹腔积液。

（7）经积极的非手术治疗而无好转。

4. **高位还是低位肠梗阻** 高位小肠梗阻呕吐发生早而频繁,腹胀不明显,呕吐物为胃、十二指肠液,迅速出现水、电解质酸碱平衡失调。低位小肠梗阻,腹痛较剧烈,多在脐周,呕吐迟而量少,呕吐物可有粪样物,腹胀明显多在脐区。结肠梗阻呕吐发生晚且不频繁,腹痛多在脐周。X线检查有助于鉴别,结肠梗阻扩大肠袢在腹部周围,盲肠胀气扩大显著,可见结肠袋;而低位小肠梗阻,扩张的肠袢在腹中部,呈"阶梯状"排列,结肠内无积气。

5. **完全性还是不完全性肠梗阻** 完全性肠梗阻呕吐频繁,肛门完全停止排气排便,低位肠梗阻还有严重腹胀,X线检查显示梗阻以上肠袢充气扩张,梗阻以下结肠内无气体。不完全性肠梗阻呕吐轻或无呕吐,腹胀较轻,X线检查所见肠袢充气扩张均不明显,结肠内仍有气体存在。

6. **是什么原因引起的梗阻** 可根据肠梗阻不同类型的临床表现,参考年龄、病史、临床表现和X线检查等进行分析。我国肠梗阻以粘连、腹外疝、套叠、扭转和肠蛔虫为常见,因此,应了解患者腹部手术、外伤或炎症史,检查切口和可能发生腹外疝部位。新生儿以先天性肠道畸形为多见;2岁以内小儿则肠套叠多见;蛔虫性肠梗阻常发生于卫生条件差的农村或儿童,常有排虫史;老年人则以粪块堵塞及肿瘤或乙状结肠扭转多见。

 知识链接

容易与肠梗阻混淆的一种疾病:肠系膜上动脉栓塞

发病急骤,早期表现为突然发生的剧烈腹部绞痛,恶心、呕吐频繁,腹泻。腹部平坦,柔软,可有轻度压痛,肠鸣音活跃或正常。严重的症状与轻微的体征不相称为其临床特点。

【治疗】

肠梗阻治疗原则是矫正全身生理紊乱和解除梗阻,恢复肠道功能。方法依据其发生部位、类型和患者具体情况而定。

1. 基础疗法是治疗的首要措施,无论手术与否均需采用。

（1）禁食禁水、持续胃肠减压:吸出积聚在梗阻以上肠管内的气体和液体,减轻肠腔膨胀,有利于肠壁血液循环的恢复,减少肠腔内细菌和毒素的吸收,以改善局部和全身情况。

（2）纠正水、电解质和酸碱失衡:根据呕吐情况、缺水表现、血浓缩和尿量及相对密度,结合血清钾、钠、氯和血气分析监测结果,制订补液计划。必要时可给予静脉营养,或输血浆、全血、血浆代用品等全身支持疗法。

（3）防治感染和中毒:肠梗阻时,肠黏膜屏障功能受损导致肠道细菌移位,或是肠内细菌直接累及腹腔产生感染,应用抗肠道细菌,包括抗厌氧菌的抗生素,以防治常见腹部混合感染或肺部感染,减轻全身中毒症状。

（4）其他:可采用镇静剂和解痉剂对症治疗,按急腹症处理原则选用止痛剂。

2. 解除梗阻

（1）非手术疗法:主要适用于单纯性粘连性(特别是不完全性)肠梗阻,麻痹性或痉挛性肠梗阻,蛔虫或粪块、异物堵塞引起的肠梗阻,炎症性肠病所致不完全性肠梗阻以及肠套叠早期。

非手术疗法除上述基础疗法外,还包括:口服或胃肠道灌注生植物油,中医中药如复方大承气汤胃管内注入,肠套叠早期的低压空气或钡灌肠等。治疗过程中,应严密观察,如症状、体征反有加重,即应手术治疗。

(2)手术疗法:适用于各类绞窄性肠梗阻、肿瘤及先天性肠道畸形引起的肠梗阻以及非手术治疗无效的患者。具体手术方式应根据梗阻病因、性质、部位及患者全身情况决定。①去除梗阻的病因:如粘连的松解分离术,肠套叠或肠扭转复位术,肠内异物切开取除术,嵌顿的内、外疝解除术等。在解除梗阻后,正确判断肠管的生机十分重要。应从肠管色泽、张力和蠕动以及结合相应系膜动脉搏动进行综合分析。如肠管呈紫黑色,无光泽,无弹性或刺激后无收缩,相应系膜动脉搏动消失,说明肠管已坏死应予以切除。可疑者经温盐水纱垫湿敷,0.5%普鲁卡因肠系膜根部封闭,观察10~30分钟再行判定。②梗阻病灶的切除:如肠道肿瘤、炎性狭窄、坏死的肠段、先天性闭锁狭窄的肠段,均应切除病变肠段做肠吻合。③肠袢短路手术:对既不能切除病灶,又不能解除梗阻时,如晚期肿瘤的浸润固定,与周围组织紧密粘连成团的肠袢,则可做梗阻近端与远端肠袢的短路吻合术。④肠造口或肠外置:当患者全身情况极严重,或局部病变所限,不能耐受较复杂手术时,或合并有严重感染性休克的患者,特别是左半结肠急性梗阻时,术前不可能做肠道准备。一期结肠吻合极易发生肠瘘,一般应先做梗阻近侧造口,如肠管已坏死,则应切除坏死肠段,两断端外置造口,留待二期手术重建肠道的连续性。

二、粘连性肠梗阻

粘连性肠梗阻是肠袢间相互粘连或腹腔内粘连带压迫肠管所致肠梗阻,占各类肠梗阻的40%~60%,为最多见的类型。

【病因和病理】

粘连性肠梗阻可在任何年龄患者中发生。粘连形成可分先天性和后天性两种。先天性者较少见,可因发育异常或胎粪性腹膜炎所致;后天性者多见,常因腹腔内手术、炎症、创伤、出血和异物等所致。临床上以手术后所致粘连性肠梗阻为多见。有肠粘连不一定发生肠梗阻,只有当肠袢间粘连紧密呈团状或固定于腹壁上,使肠腔狭窄或影响肠管的蠕动和扩张,或使肠管牵拉扭曲成角;或粘连带压迫肠管(图26-1);或者肠袢套入粘连环孔形成内疝;或因肠袢以粘连处为支点发生扭转等。在此基础上,肠道功能紊乱、体位的突然变更、暴饮暴食等诱因作用下,才会发生粘连性肠梗阻。

(1)粘连牵扯肠管成角　　　　(2)粘连带压迫肠管

图26-1　粘连性肠梗阻

【诊断】

粘连性肠梗阻患者多有腹腔手术、创伤或感染的病史,曾有过反复多次急、慢性肠梗阻症状;或长期无症状,突然出现急性肠梗阻症状;加上腹部 X 线检查见多个阶梯状液平面和扩张肠管,诊断即可确立。手术后近期发生的粘连性肠梗阻应与手术后肠麻痹恢复期的肠蠕动功能失调相鉴别,后者主要发生于手术后 3 ~ 4 天,当自肛门排气排便后,症状便自行消失。

【治疗】

治疗粘连性肠梗阻重要的是要区别是单纯性还是绞窄性,是完全性还是不完全性。因为手术治疗并不能消除粘连,相反的,术后必然还要形成新的粘连,所以对单纯性肠梗阻,不完全性梗阻,特别是广泛性粘连者,一般选用非手术治疗。又如手术后早期发生的粘连性肠梗阻,多为新形成的纤维素性粘连,日后可部分或全部吸收,一般多采用非手术治疗。

粘连性肠梗阻如经非手术治疗不见好转甚至病情加重,或怀疑为绞窄性肠梗阻,手术须及早进行,以免发生肠坏死。对反复频繁发作的粘连性肠梗阻也应考虑手术治疗。

手术方法应按粘连的具体情况而定:①粘连带和小片粘连可施行简单的切断和分离;②广泛粘连不易分离,且容易损伤肠壁浆膜和引起渗血或肠瘘,并再度引起粘连,所以对那些并未引起梗阻的部分,不应分离;屡次引起肠梗阻,可采用小肠折叠排列术,将小肠顺序折叠排列,缝合固定于此位置;也有采用小肠插管内固定排列术,即经胃造瘘插入带气囊双腔管,将其远端插至回肠末端,然后将小肠顺序折叠排列,借胃肠道内的带气囊双腔管达到内固定的目的,以避免梗阻再发生;③如一组肠袢紧密粘连成团引起梗阻,又不能分离,可将此段肠袢切除做一期肠吻合;倘若无法切除,则做梗阻部分近、远端肠侧侧吻合的短路手术,或在梗阻部位以上切断肠管,远断端闭合、近断端与梗阻以下的肠管做端侧吻合。

【预防】

及时、正确治疗腹腔炎症对防止粘连的发生有重要意义。还要特别注意的是:腹腔手术止血不彻底而形成的血肿,肠管暴露在腹腔外过久或纱巾敷料长时间覆盖接触损伤浆膜,手套上未洗净的滑石粉等异物带入腹腔,腹膜撕裂、缺损,大块组织结扎,腹腔引流物的放置,腹腔或腹壁切口感染等,都是促成粘连的医源性因素,应予防止。此外,术后早期活动和促进肠蠕动及早恢复,则有利于防止粘连的形成。

三、肠扭转

肠扭转是一段肠袢沿其系膜长轴旋转而造成的闭袢型肠梗阻,同时肠系血管受压,也是绞窄性肠梗阻。常常是因为肠袢及其系膜过长,系膜根部附着处过窄或粘连收缩靠拢等解剖上的因素,可因肠内容重量骤增,肠管动力异常,以及突然改变体位等诱发因素而引起。肠扭转部分在其系膜根部,以顺时针方向旋转为多见,扭转程度轻者在 360° 以下,严重的可达 2 ~ 3 转。常见的肠扭转有部分小肠、全部小肠和乙状结肠扭转。

【临床表现】

肠扭转表现为急性机械性肠梗阻,根据其发生的部位,临床上各有特点。

1. 小肠扭转 急性小肠扭转多见于青壮年。常因饱食后剧烈活动等因素诱发,发生于儿童者则常与先天性肠旋转不良等有关。表现为突然发作剧烈腹部绞痛,多在脐周,常为持续性疼痛阵发性加重;腹痛常牵涉腰背部,患者常常不敢平仰卧,被动采取胸膝位或蜷曲侧卧位以减轻疼痛;呕吐频繁。腹胀不显著或者某一部位特别明显,可以没有高亢的肠鸣音。

腹部有时可扪及压痛的扩张肠袢。病程稍晚，即可发生休克。腹部 X 线检查符合绞窄性肠梗阻的表现，另外，还可见空肠和回肠换位，或排列成多种形态的小跨度蜷曲肠袢等特有的征象（图 26-2）。

2. 乙状结肠扭转　多见于老年男性，常有习惯性便秘，或以往有多次腹痛发作经排便、排气后缓解的病史，临床表现为腹部绞痛，并有明显腹胀，但呕吐一般不明显；若做低压灌肠，往往不足 500ml 便不能再灌注。腹部 X 线平片显示马蹄状巨大的双腔充气肠袢，圆顶向上，两肢向下；立位可见两个液平面。钡剂灌肠 X 线检查见扭转部位钡剂受阻，钡影尖端呈"鸟嘴"样（图 26-3）。

图 26-2　全小肠扭转（已坏死）　　　　图 26-3　乙状结肠扭转

【治疗】

肠扭转是一种比较严重的机械性肠梗阻。常常在短时期内发生肠管坏死、绞窄，死亡率较高，死亡的主要原因常是就诊过晚或治疗延误，通常需及时手术治疗。

1. 扭转复位术　将扭转的肠袢按其扭转的相反方向回转复位。复位后如肠系膜血液循环恢复良好、肠管未失去生机，则还需要解决预防复发的问题，如为移动性盲肠引起的盲肠扭转，可将其固定于侧腹壁；过长的乙状结肠可将其平行折叠，固定于降结肠内侧，也可行二期手术将过长的乙状结肠切除吻合。

2. 肠切除术　适用于已有肠坏死的病例，小肠应做一期切除吻合。乙状结肠一般切除坏死肠段后将断端做肠造口术，以后再二期手术做肠吻合术，比较安全。早期乙状结肠扭转，可在乙状结肠镜明视下，将肛管通过扭转部进行减压，并将肛管保留 2~3 日。但这些非手术疗法，必须在严密的观察下进行，一旦怀疑有肠绞窄，必须及时改行手术治疗。

四、肠套叠

一段肠管套入其相连的肠管腔内称为肠套叠，其发生常与肠管解剖特点（如盲肠活动度过大）、病理因素（如肠息肉、肿瘤）以及肠功能失调、蠕动异常等有关。按照发生的部位可分为回盲部套叠（回肠套入结肠）（图 26-4）、小肠套叠（小肠套入小肠）与结肠套叠（结肠套入结肠）等类型。

【临床表现】

肠套叠是小儿肠梗阻的常见病因,80% 发生于 2 岁以下的儿童。回肠末端套入结肠最多见。肠套叠的三大典型症状是腹痛、果酱样便和腹部肿块,表现为突发剧烈的阵发性腹痛。患儿常哭闹不安、面色苍白、出汗,伴有呕吐和果酱样血便。腹部检查常可扪及表面光滑、稍可活动、具有一定压痛的腊肠形肿块,常位于脐右上方,而右下腹触诊有空虚感。腹胀等其他一般肠梗阻症状,随着病程的进展而逐步出现。空气或钡剂灌肠 X 线检查,可见空气或钡剂在结肠受阻,受阻端钡影呈"杯口"状,甚至呈"弹簧状"阴影。

图 26-4 回盲部肠套叠

除急性肠套叠外,尚有慢性复发性肠套叠,多见于成人,其发生原因常与肠息肉、肿瘤等病变有关。多呈不完全梗阻,故症状较轻,可表现为阵发性腹痛发作,而发生便血的不多见。由于套叠常可自行复位,所以发作过后检查常为阴性。

【治疗】

早期可用空气(或氧气、钡剂)灌肠复位,疗效可达 90% 以上。一般空气压力先用 8.0kPa(60mmHg),经肛管灌入结肠内,在 X 线透视再次明确诊断后,继续注气加压至 10.7kPa(80mmHg)左右,直至套叠复位。如果套叠不能复位,或病期已超过 48 小时,或怀疑有肠坏死,或空气灌肠复位后出现腹膜刺激征及全身情况恶化,都应行手术治疗。手术方法:①手术复位;②肠切除吻合术。对手术复位失败,肠壁损伤严重或已有肠坏死者,可行一期肠切除吻合术。如果患者全身情况不良,则可先切除坏死肠管,将断端暂置切口外,关闭腹壁,以后再行二期肠吻合术。成人肠套叠多有引起套叠的病理因素,一般主张手术为宜。

第三节 结 肠 癌

结肠癌(colon cancer)是胃肠道常见的恶性肿瘤,以 41～51 岁发病率高。近年来,我国的结肠癌发病率呈明显上升且多于直肠癌的趋势。可发生于结肠的任何部位,按发生几率排序依次为乙状结肠、盲肠、升结肠、降结肠及横结肠。

【病因】

结肠癌的病因虽未确定,但其相关的高危因素逐渐被认识,如食物中过多的动物脂肪及动物蛋白的摄入,缺少新鲜菜果及纤维素食品,缺乏适度的体力活动,均可使肠的蠕动功能下降。家族性肠息肉病是公认的癌前期病变;而结肠腺瘤、溃疡性结肠炎及结肠血吸虫病肉芽肿,与结肠癌的发生有较密切的关系。

【病理与分期】

根据癌肿的大体形态结肠癌可分为以下三型。①肿块型:肿瘤向肠腔内生长,好发于右半结肠,特别是回盲部;②浸润型:肿瘤沿肠壁浸润,易引起肠腔狭窄和肠梗阻,多发生于左半结肠,特别是乙状结肠;③溃疡型:肿瘤向肠壁深层生长并向周围浸润,是结肠癌的最常见类型。绝大多数结肠癌为腺癌,黏液癌及未分化癌少见。

结肠癌的分期一般采用 Dukes 法,分期如下。

A 期:癌仅局限于肠壁内。

B 期:癌穿透肠壁侵入浆膜或浆膜外,但尚无淋巴结转移。

C 期:癌穿透肠壁且有淋巴结转移。又分为两个亚期,即 C_1 期,淋巴结转移限于结肠壁和结肠旁淋巴结;C_2 期,肠系膜淋巴结包括系膜根部淋巴结转移。

D 期:远处淋巴结转移或腹腔转移,或广泛侵及邻近脏器而无法切除。

结肠癌的转移方式主要为淋巴转移,首先转移到结肠壁和结肠旁淋巴结,然后转移到肠系膜血管周围和肠系膜根部淋巴结。血行转移到肝多见,其次是肺、骨等。也可直接浸润邻近器官和种植转移至腹膜。

【临床表现】

结肠癌早期症状不明显,发展后可出现以下症状。

1. 排便习惯和粪便性质的改变 常为最早出现的症状。多表现为排便次数的增加,腹泻便秘、粪便不成形或稀便,粪便带血、脓或黏液。

2. 腹痛 也是早期症状之一。多数患者有定位不确切的持续性隐痛或腹部不适和腹胀感,初为间歇性,后转为持续性,发生肠梗阻则腹痛加重。

3. 腹部肿块 多为瘤体本身,有时可能为梗阻近侧肠腔内的积粪。肿块多坚硬而呈结节状。横结肠和乙状结肠部位肿块可有一定活动度。如肿块肠外浸润或并发感染,则肿块固定且有明显压痛。

4. 肠梗阻症状 是结肠癌的后期症状。多呈慢性低位不完全性肠梗阻。主要表现为腹胀和便秘,腹部胀痛或阵发性绞痛。一旦发生完全性肠梗阻则症状加重,左半结肠癌有时可以急性完全性结肠梗阻为首先出现的症状。

5. 全身症状 由于慢性失血、癌肿溃烂、感染、毒素吸收等,患者可出现贫血、消瘦、乏力、低热等。晚期还可出现肝大、黄疸、水肿、腹水、锁骨上淋巴结肿大及恶病质等。

由于右半结肠癌和左半结肠癌病理类型不同,临床表现也有区别。一般右半结肠癌的临床表现以全身症状、贫血和腹部肿块为主,而左半结肠癌则以肠梗阻、便秘、腹泻、便血为主。

【诊断】

结肠癌早期症状多较轻或不明显,易被忽视。为了做到早期诊断,应重视对高危人群和怀疑为结肠癌患者的监测。凡 40 岁以上有以下任何一种表现者应视为高危人群:①一级亲属中有结直肠癌病史;②有癌症史或肠道有癌前病变;③大便隐血试验阳性者;④具有以下五项中的两项以上者:慢性腹泻;慢性便秘;黏液血便;慢性阑尾炎史;精神创伤史。对此组高危人群或对疑为结肠癌者,行 X 线钡剂灌肠或气钡双重对比造影检查以及纤维结肠镜检查,一般可明确诊断。B 超和 CT 或 MRI 对了解腹内肿块和肿大淋巴结、肝内转移灶及肠外浸润等均有帮助。血清癌胚抗原(CEA)值约 60% 患者高于正常,虽特异性差,但对判断复发和预后有一定帮助。

【治疗】

结肠癌应采用以手术为主的综合治疗。

1. 结肠癌根治性手术 切除范围包括肿瘤所在肠袢及其系膜和区域淋巴结。

(1)右半结肠切除术:适用于盲肠、升结肠、结肠肝曲的癌肿。对于盲肠和升结肠癌,切除范围包括右半横结肠、升结肠、盲肠和末端回肠 15~20cm(图 26-5)。对结肠肝曲癌应加切整个横结肠和胃网膜右动脉组淋巴结。

(2)横结肠切除术:适用于横结肠癌。切除范围包括结肠肝曲和脾曲的全部结肠及胃结

（1）　　　　　　　　　　（2）

图 26-5　右半结肠切除范围

肠韧带的淋巴结组,行升结肠和降结肠端端吻合术(图 26-6)。

（3）左半结肠切除术:适用于结肠脾曲、降结肠癌。切除范围包括横结肠左半、降结肠及部分或全部乙状结肠,然后做结肠间或结肠与直肠端端吻合术(图 26-7)。

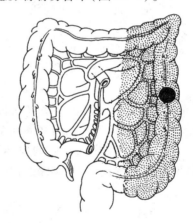

图 26-6　横结肠切除范围　　　图 26-7　左半结肠切除范围

（4）乙状结肠癌根治术:切除范围包括全部乙状结肠和全部降结肠或部分结肠及部分直肠,做结肠直肠吻合术(图 26-8)。

（5）其他术式:姑息性切除术、结肠造口术、单纯肠吻合旁路术,适用于 Dukes D 期和不能根治的 Dukes C 期患者。

2. 结肠癌并发急性肠梗阻的手术　应当在进行胃肠减压、纠正水和电解质紊乱以及酸碱失衡等适当的准备后,早期施行手术。右侧结肠癌,可做右半结肠切除一期回肠结肠吻合术。如患者情况不许可,则先做盲肠造口解除梗阻,二期手术行根治性切除。如癌肿已不能切除,可切断末端回肠,行近切端回肠横结肠端侧吻合,远切端回肠断端造口。左侧结肠

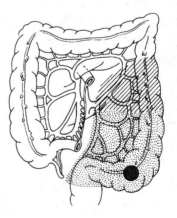

图 26-8　乙状结肠癌根治术

癌并发急性肠梗阻时，一般应在梗阻部位的近侧做横结肠造口，在肠道充分准备的条件下，再二期手术行根治性切除。对肿瘤已不能切除者，则行姑息性结肠造口。

在结肠癌手术切除的具体操作中，首先要将肿瘤所在的肠管远近端用纱布条扎紧，以防止癌细胞在肠腔内扩散、种植，随即结扎相应的血管，以防止癌细胞血行转移；然后再行肠袢切除。

 知识链接

结肠癌术前肠道准备

主要方法是：①术前 3 天进流质饮食，并发肠梗阻时，应禁食水、胃肠减压、补液；②口服肠道抗菌药物（如新霉素、甲硝唑等）和泻剂（如蓖麻油、硫酸镁或番泻叶）；③手术前晚及手术日晨作清洁灌肠。近年来采用甘露醇做肠道准备，口服后利用其高渗透压特性，使患者腹泻而达到清洁肠道的目的，但对肠梗阻、年老体弱及心、肺功能不全者禁用。

3. 化学药物治疗　辅助化疗用于根治术后，Dukes B、C 期结肠癌的综合治疗。目前，常用的化疗方案均以 5-FU 为基础用药。最常用静脉化疗，也可经肛门用 5-FU 栓剂或乳剂用药的方法，以减轻化疗的全身毒性，还有经口服、动脉局部灌注及腔内给药等方法。常用的化疗药物有 5-FU、左旋咪唑、亚叶酸钙等。用药期间要复查血常规，并注意药物的不良反应。

第四节　直　肠　癌

直肠癌（rectal cancer）是消化道最常见的恶性肿瘤，仅次于胃癌而居消化道恶性肿瘤的第二位，是指发生于乙状结肠与直肠交界处至齿状线之间的癌。在我国，直肠癌的发病率较结肠癌高，约 1.5:1，但近年来结肠癌的发病率呈增加趋势，有 10%~15% 的病例是小于 30 岁的青年。从发病部位看，低位直肠癌的比例占 65%~75%。

【病因】

病因不明，可能其发病相关因素与结肠癌极其相似。①直肠慢性炎症的刺激：如血吸虫病、慢性溃疡性结肠炎等；②癌前病变：家族性肠息肉病、直肠腺瘤和绒毛状腺瘤等息肉病的恶变；③高蛋白、高脂肪、少纤维素膳食：脂肪、肉食使胆汁分泌增加和肠道内细菌组成改变，胆酸、胆盐生成增多，被肠道厌氧菌分解为不饱和的多环烃、甲基胆蒽，少纤维素食物在肠道停留时间长，所含致癌物质与肠黏膜接触时间也长；④遗传易感性：与结肠癌相似，直肠癌也有明显的遗传易感性。

【病理】

1. 大体分型　①肿块型（菜花型）：肿块向肠腔生长，浸润浅表而局限，预后较好；②溃疡型：多见，占 50% 以上，深入肌层并向四周浸润，易出血、感染或穿孔，转移较早；③浸润型：沿肠壁浸润，使肠管周径缩小而形成狭窄，转移早而预后差。

2. 组织学分类　腺癌占 75%~85%；黏液腺癌占 10%~20%；未分化癌易侵入小血管和淋巴管而预后最差；其他有印戒细胞癌、鳞状细胞癌等。和结肠癌一样，直肠癌也可以在一个肿瘤中出现两种以上分化程度不完全一致的组织学类型。

3. 临床病理分期　1932 年 Dukes 提出直肠癌的分期以来，先后出现了不少改良的

Dukes 分期方法。但至今 Dukes 分期的基本原则为国际所公认。卫生部医政司 1991 年组织编写的《中国常见恶性肿瘤诊治规范》建议仍采用 Dukes 临床病理分期法为大肠癌分期的依据。

Dukes 分期(1935 年)

Dukes A 期:癌肿浸润深度限于直肠壁内,未超出浆肌层,且无淋巴结转移。

Dukes B 期:癌肿超出浆肌层,亦可侵入浆膜外或直肠周围组织,但尚能整块切除,且无淋巴结转移。

Dukes C 期:癌肿侵犯肠壁全层,伴有淋巴结转移。

C1 期:癌肿伴有癌灶附近肠旁及系膜淋巴结转移。

C2 期:癌肿伴有系膜动脉根部淋巴结转移,尚能根治切除。

Dukes D 期:癌肿伴有远处器官转移,或因局部广泛浸润或淋巴结广泛转移不能根治性切除。

我国大肠癌协作组病理组 1984 年制定了大肠癌临床病理分期方案,与 Dukes 分期基本相同。不同之处将 Dukes A 期以癌肿局限于黏膜下层、浅肌层、深肌层分别记为 A1、A2、A3 期,将 Dukes C1、C2 期合并为 C 期。

【扩散和转移】

1. 直接浸润 癌肿在肠壁内扩展多环绕肠腔蔓延,沿肠管长轴扩展者少,癌肿浸润肠壁 1 周需 1～2 年的时间。可穿透肠壁浆膜层累及盆腔内脏器,如膀胱、内生殖器等,下段直肠癌因缺乏浆膜层的屏障作用,更易向四周浸润。

2. 淋巴转移 为主要扩散途径。向上沿直肠上动脉、肠系膜下动脉及腹主动脉周围淋巴结转移,一般不向下转移;当正常的淋巴流向受阻时,可逆向向下转移至较原发部位更低的淋巴结。直肠下段癌肿可向两侧转移至髂内淋巴结或腹股沟淋巴结。淋巴转移途径为决定手术方式提供依据。

3. 血行转移 癌肿侵入静脉后沿门静脉转移至肝;也可由髂静脉转移至肺、骨和脑等。直肠癌手术时有 10%～15% 的病例已发生肝转移;直肠癌致肠梗阻和手术时挤压,易造成血行转移。

4. 种植转移 直肠癌种植转移的机会较少,上段直肠癌偶有种植转移发生。

【临床表现】

直肠癌起病较为隐匿,早期无明显症状,当癌肿增大、发生溃疡或感染时,才出现较明显的症状,而患者的一般情况仍然良好。临床表现主要有以下几种类型。

1. 直肠刺激症状 主要为排便习惯改变。较早就可出现排便次数增多、肛门下坠感、便意频繁、里急后重等,常常被误认为肠炎或痢疾而不被重视。

2. 肠腔狭窄症状 由大便变细、变形逐渐发展为出现阵发性腹痛、腹胀、肠鸣音亢进、排便困难等肠梗阻征象,晚期可致完全性肠梗阻。

3. 癌肿破溃感染症状 表现为大便表面带血、黏液,甚至呈脓血便。

4. 癌肿侵犯周围组织器官引起的症状 如侵犯前列腺、膀胱可出现排尿困难、尿频、尿痛、血尿等;女性如侵犯阴道后壁可出现阴道流血,侵犯骶前神经可出现骶尾部剧烈疼痛;晚期肝转移者可出现肝大、腹水、黄疸、贫血、消瘦,甚至恶病质等表现。

【诊断】

必须对大便习惯改变和便血患者予以高度重视,做进一步检查,排除癌肿的可能性。必须重视高危人群筛查、直肠指检、肛门镜或乙状结肠镜检查。

1. 大便潜血检查　是普查或对高危人群进行初步筛查的手段,阳性者再做进一步检查。

2. 直肠指检　简便易行、较为准确可靠,是诊断直肠癌最重要的方法。直肠癌大多数位于直肠的中下段,约75%的患者在直肠指检时可被发现,可确定肿块部位、大小,帮助判断浸润程度及其与周围组织的关系等。凡遇患者有便血、大便习惯改变、大便变形等症状,均应行直肠指检。临床上直肠癌的误诊病例中约有80%左右是因为未做直肠指检而导致的。

3. 内镜检查　包括直肠镜、乙状结肠镜及纤维结肠镜检查。直肠指检后应在直视下协助诊断,并取活组织做病理检查,以确定肿块性质。位于直肠中上段的癌肿,当手指无法触到时宜采用乙状结肠镜或纤维结肠镜检查,并取活组织做病理检查。

4. 影像学检查　包括大肠气钡灌肠造影、腔内超声及超声内镜检查、CT及MRI检查,一般仅用于排除结肠、直肠多发性肿瘤及转移等。

5. 肿瘤标志物　癌胚抗原(CEA)对监测大肠癌的预后和复发有重要意义,但作为早期结、直肠癌的诊断并无价值。

【治疗】

根治性手术切除仍然是直肠癌的主要治疗方法,手术前后的放疗和化疗在一定程度上可加强手术治疗的效果。从外科治疗的角度,临床上将直肠癌分为低位直肠癌(距齿状线5cm以内)、中位直肠癌(距齿状线5~10cm)和高位直肠癌(距齿状线10cm以上)。这种分类对直肠癌根治手术方式的选择有重要参考价值。而解剖学分类是根据血供、淋巴回流、有无浆膜等因素区分,仍将直肠分为上段直肠和下段直肠,这两种分类有所不同。

1. 手术治疗　凡能切除的直肠癌如无手术禁忌证,都应尽早施行直肠癌根治术。切除的范围包括癌肿、足够的两端肠段、已侵犯的邻近器官的全部或部分、四周可能被浸润的组织及全直肠系膜和淋巴结。如不能进行根治性切除时,亦应进行姑息性切除,使症状得到缓解。如伴发能切除的肝转移癌应同时切除肝转移癌。

手术方式的选择根据癌肿所在部位、大小、活动度、细胞分化程度以及术前的排便控制能力等因素综合判断。大量的临床研究提示,直肠癌向远端肠壁浸润的范围较结肠癌小,只有不到3%的直肠癌向远端浸润超过2cm,这是手术方式选择的重要依据。

(1)局部切除术:适用于早期瘤体小、局限于黏膜或黏膜下层、分化程度高的直肠癌。手术方式主要有:①经肛局部切除术;②骶后径路局部切除术。

(2)腹会阴联合直肠癌根治术(Miles手术):原则上适用于腹膜返折以下的直肠癌。切除范围包括乙状结肠远端、全部直肠、肠系膜下动脉及其区域淋巴结、全直肠系膜、肛提肌、坐骨直肠窝内脂肪、肛管及肛门周围约5cm直径的皮肤、皮下组织及全部肛门括约肌,于左下腹行永久性乙状结肠单腔造口。

(3)经腹直肠癌切除术(直肠前切除术,Dixon手术):是目前应用最多的直肠癌根治术,适用于距齿状线5cm以上的直肠癌。亦有更近距离的直肠癌行Dixon手术的报道。但原则上是以根治性切除为前提,要求远端切线距癌肿下缘3cm以上。由于吻合口位于齿状线附近,在术后的一段时期内患者出现排便次数增多,排便控制功能较差。

(4)经腹直肠癌切除、近端造口、远端封闭手术(Hartmann手术):适用于因全身一般情况很差,不能耐受Miles手术或急性梗阻不宜行Dixon手术的直肠癌患者。

直肠癌根治术有多种手术方式,但经典的术式仍然是Miles手术和Dixon手术。许多学者曾经将Dixon手术改良演变成其他多种术式(如各种拖出式吻合),但由于吻合器可以完成直肠、肛管任何位置的吻合,所以其他各种改良术式在临床上已较少采用。双吻合器吻合法的临床应用也使许多中、低位直肠癌患者免除人工肛门的苦恼。近年来有人在腹腔镜下施行 Miles 和 Dixon 手术,取得一定经验。腹腔镜手术具有创伤小、恢复快的优点,但对淋巴结清扫、周围被侵犯脏器的处理尚有争议。

直肠癌侵犯子宫时,可一并切除子宫,称之为后盆腔脏器清扫;直肠癌侵犯膀胱,行直肠和膀胱(男性)或直肠、子宫和膀胱切除,称之为全盆腔清扫。

施行直肠癌根治术的同时,要充分考虑患者的生活质量,术中尽量保护排尿功能和性功能。两者有时需权衡利弊,选择手术方式。

晚期直肠癌,当患者发生排便困难或肠梗阻时,可行乙状结肠双腔造口。

2. 放射治疗　术前放疗可控制原发病灶,提高手术切除率,降低术后复发率。术后放疗仅用于晚期已不能行手术治疗、手术未达到根治或术后局部复发的患者。

3. 化疗　化疗亦是作为根治性手术的辅助治疗,可提高5年生存率,给药途径有动脉灌注、门静脉给药、静脉给药、术后腹腔置管灌注给药及温热灌注化疗等。化疗时机、如何联合用药和剂量等依患者的情况、个人的治疗经验有所不同。Dukes A 期行根治性切除术后可不追加化疗。

4. 其他治疗　可采用生物靶向治疗、免疫治疗、基因治疗及中药治疗等。还可采用电灼、温热、冷冻、激光等治疗方法。

（贾　奎）

复习思考题

1. 诊断肠梗阻患者的需明确的问题有哪几个?
2. 绞窄性肠梗阻手术时如何判定肠管是否有生机?
3. 结肠癌的临床表现有哪些?
4. 直肠癌的临床表现有哪些?

第二十七章 肝脏疾病与门静脉高压症

学习要点

细菌性肝脓肿的诊断、鉴别诊断及治疗；原发性肝癌的病因、病理、临床表现、诊断方法及治疗原则；门静脉高压症的外科治疗。

第一节 概　　述

肝脏是人体最大的实质性器官，成人重 1200～1500g。肝脏大部分位于右上腹，隐匿在右侧膈下和季肋部深面，其左外叶横过腹中线达左上腹。右肝的下缘齐右肋缘；左肝的下缘可在剑突下扪到，但一般在腹中线处不超过剑突与脐连线的中点。肝的脏面有肝胃韧带和肝十二指肠韧带，后者包含有门静脉、肝动脉、胆总管、淋巴管、淋巴结和神经，又称肝蒂。门静脉、肝动脉和肝总管在肝的脏面横沟各自分出左右干进入肝实质内，称第一肝门。在肝实质内，门静脉、肝动脉、肝胆管的管道分布大体上一致，并且均被包裹在 Glisson 纤维鞘内，因此可以由门静脉的分布来代表，称为门静脉系统。肝静脉系统是肝血液的流出管道，其分布与门静脉方向不同，肝静脉系统从肝后上方的静脉窝进入下腔静脉，称为第二肝门。肝还有小部分血液经数支肝短静脉流入肝后方的下腔静脉，又称为第三肝门。

肝脏存在缺少管道的平面，称为肝裂。按肝裂的位置将肝脏分为左半肝、右半肝、尾状叶，分别进一步划分为左外叶、左内叶和右前叶、右后叶。结合肝静脉的位置，目前一般把肝脏分为 8 段（Couinaud 分段法）：Ⅰ段（尾状叶），Ⅱ、Ⅲ段（左外叶），Ⅳ段（左内叶），Ⅴ、Ⅷ段（右前叶），Ⅵ、Ⅶ段（右后叶）（图 27-1）。

（1）膈面　　　　　　　　（2）脏面

图 27-1　Couinaud 分段

知识链接

Couinaud 分段

法国人 Couinaud 根据肝静脉和门静脉的分布及走向,将肝分为左、右两半和 8 段。临床上,肝切除的范围及肝切除手术的命名,一般是以肝内管道分布为基础的分叶、分段来确定的。例如按 Couinaud 分段,手术切除其中一段称为肝段切除术;切除两个或两个以上相邻肝段,称为联合肝段切除术。

肝脏的血液供应非常丰富,占心排血量的 1/4,其中肝动脉供血 25% ~ 30%,门静脉供血 70% ~ 75%。肝动脉含氧丰富,占所需氧量的 40% ~ 60%,而营养物质则主要来自门静脉。

肝脏有重要而复杂的生理功能,目前较明确的生理功能如下。①分泌胆汁:每天 600 ~ 1000ml;②代谢功能:是合成蛋白质、糖原最重要的器官,还参与脂肪、糖类、维生素、激素的代谢;③凝血功能:肝脏除合成纤维蛋白原、凝血酶原外,还产生凝血因子 V、Ⅶ、Ⅷ、Ⅸ、Ⅹ、Ⅺ和Ⅻ;④解毒作用;⑤吞噬和免疫作用。

肝脏有很强的再生能力,肝部分切除后能再生长到接近原来的质量。因此,当肝有局限性病变时,可施行部分肝脏切除。另一方面,肝对缺氧非常敏感,故在肝外科临床实践中,常温下一次性阻断注入肝脏的血流不应超过 15 ~ 20 分钟。

第二节　肝　脓　肿

临床上常见的有细菌性肝脓肿和阿米巴性肝脓肿,目前更为多见的是细菌性肝脓肿。在临床上都有发热、肝区疼痛和肝肿大,但二者在病因、病程、临床表现及治疗上均各有特点。

一、细菌性肝脓肿

当患者的抵抗力低下时,细菌循各种途径侵入肝脏,可引起肝脏的化脓性感染,形成肝脓肿。常见的致病菌多为大肠埃希菌、金黄色葡萄球菌和厌氧菌。

【病因及病理】

细菌性肝脓肿的病因有以下几类。①胆源性:是最常见的病因,如胆道蛔虫症、胆道结石并发化脓性胆管炎时,细菌沿胆管上行入肝而形成多个小的脓肿;②血源性:体内任何部位的化脓性感染,如中耳炎、痈、化脓性骨髓炎等并发全身脓毒血症时,细菌可经肝动脉进入肝脏,也可因腹腔内的感染如坏疽性阑尾炎、菌痢、痔核感染等经门静脉进入肝内;③外伤性:细菌经肝损伤处直接进入肝脏;④邻近组织、器官感染:细菌经淋巴系统侵入。

细菌侵入肝脏后,引起局部炎症改变,形成单个或多个小脓肿,小脓肿可逐渐扩大或相互融合成较大的脓肿。

【临床表现】

肝脓肿一般起病较急,主要表现如下。

1. 寒战、高热　是最常见的症状。体温可高达 39 ~ 40℃,多为弛张热,伴有大量出汗、脉率增快等感染中毒症状。

2. 肝区疼痛　为持续性胀痛或钝痛,部分患者疼痛可牵涉到右肩部。

3. 全身症状 主要表现为恶心、呕吐、食欲不振等消化道症状。发病时间较长的可出现消耗征象。

4. 体征 肝大和肝区压痛最为常见。右下胸部和肝区可有叩击痛。巨大的肝脓肿可使右季肋部呈饱满状态或局部隆起,可有皮肤凹陷性水肿;如脓肿在肝前下缘比较表浅部位时,可伴有右上腹肌紧张和局部明显触痛。

5. 辅助检查 白细胞计数升高、核明显左移;长期患病者可出现贫血。X 线腹部检查:右叶肝脓肿可见右膈肌抬高、活动受限、肝阴影增大;有时出现右侧反应性胸腹炎或胸腔积液。B 超检查为首选,其阳性率在 96% 以上,能确定病变的部位、大小和有无液化;并可引导穿刺抽出脓液而确诊,还可协助治疗。CT 和 MRI 对诊断和鉴别诊断也有重要的作用。

肝脓肿如不及时治疗,可能穿破进入腹腔、胸腔、心包,造成膈下脓肿或腹膜炎、胸腔或心包积脓,偶有穿破血管致胆道出血,出现相应的表现。

【诊断】

根据病史、临床表现以及 B 超和 X 线检查,可诊断本病。必要时可在肝区压痛最明显处或在 B 超引导下行诊断性穿刺,抽出脓液即可确诊。

【鉴别诊断】

本病主要与阿米巴性肝脓肿鉴别(表 27-1),其次与原发性肝癌、胆道感染、右膈下脓肿等病鉴别,可参考有关章节。

表 27-1 细菌性肝脓肿与阿米巴性肝脓肿的鉴别

	细菌性肝脓肿	阿米巴性肝脓肿
病史	常有胆道感染或其他化脓性感染史	有阿米巴痢疾史
病程	起病急,病情重,中毒症状明显	起病缓慢,症状较轻,病程较长
脓肿	较小,常多发	较大,常单发
脓液	多为黄白色脓液,涂片和培养有细菌	呈巧克力色,无臭味,镜检有时可找到阿米巴滋养体
血象	白细胞计数及中性粒细胞均明显升高	嗜酸性粒细胞计数可增加
血清学	细菌培养阳性	若无混合感染,细菌培养阴性
粪便检查	无特殊发现	部分病人可找到阿米巴滋养体
诊断性治疗	抗感染治疗明显有效	抗阿米巴药物治疗有效

【治疗】

细菌性肝脓肿是一种严重的疾病,应早期诊断、及时治疗。过去强调手术,目前更多采用非剖腹手术的引流治疗。

1. 非手术治疗 对急性期肝局限性炎症,脓肿尚未形成或多发性小脓肿,应非手术治疗。

（1）积极治疗原发病。

（2）加强全身对症支持治疗：纠正水、电解质紊乱和酸碱平衡失调，给予充分的营养支持，必要时少量多次输血、血浆和人体免疫球蛋白等，以增强机体抵抗能力。

（3）抗生素治疗：及早做血液或脓液的细菌培养，根据抗生素敏感试验结果选择抗生素。在获得细菌培养结果以前，选用针对大肠埃希菌、金黄色葡萄球菌、厌氧菌的抗生素，如青霉素类、头孢菌素类、甲硝唑等，或多种抗生素联合应用。此外，选用抗生素还应考虑最好在肝脏能达到较高浓度的药物品种。应用抗生素宜早期、大剂量、静脉给药。

（4）中医中药治疗：以清热解毒为主，应根据病情早晚及严重程度辨证论治。常用方剂有五味消毒饮和柴胡解毒汤加减。

（5）引流治疗：单个较大的脓肿可在 B 超引导下经皮肝穿刺置管引流并反复冲洗后注入抗生素。

2. 手术治疗　脓肿切开引流：适用于较大的脓肿或穿破入腹腔内者。还可同时做胆囊或胆管的引流。脓肿切开有经腹腔和腹膜外两种途径。①经腹腔手术切开引流：当肝脓肿经穿刺引流失败或治疗无效、超声引导无法施行、严重胆道感染合并单发或多发性胆源性肝脓肿，脓肿穿破入胸腔、心包，合并胆道大出血等情况时，才施行经腹腔手术切开引流。手术中应妥善保护腹腔不受污染，放置多孔引流管，同时处理胸腔积脓、心包积脓和胆道引流。②经腹膜外手术切开引流：主要适用于右后叶的脓肿，可经右侧第 12 肋骨床切开，在腹膜外到达脓腔，置管引流。

二、阿米巴性肝脓肿

【临床特点】

阿米巴性肝脓肿为肠道阿米巴感染的并发症。阿米巴原虫从结肠溃疡经门静脉进入肝脏。阿米巴性肝脓肿绝大多数是单发的，多位于右半肝。本病需与细菌性肝脓肿鉴别，如合并感染则与细菌性肝脓肿处理大致相同。

【治疗】

首先考虑非手术治疗，以抗阿米巴药物（甲硝唑、氯喹、依米丁等）治疗。中药有白头翁等，慢性患者需加强全身支持治疗。外科治疗措施包括以下方法。

1. 经皮肝穿刺置管闭式引流　适用于脓肿较大、病情较重、有穿破危险者，或经抗阿米巴治疗，同时多次行穿刺吸脓而脓腔未见缩小者。如不伴有细菌感染，应在严格无菌操作下，行套管针穿刺置管闭式引流。

2. 切开引流　适用于：①经穿刺置管引流治疗无效者；②脓肿位于左外叶，有穿破进入心包的危险，而穿刺抽脓又易误伤腹腔脏器或污染邻近器官者；③脓肿伴继发细菌感染，经综合治疗不能控制者；④脓肿已穿破进入胸腹腔或邻近器官者。切开后也应采用闭式引流，并在生理盐水中加入甲硝唑持续脓腔灌洗，可缩短疗程。

第三节　原发性肝癌

原发性肝癌（liver cancer）是我国常见的恶性肿瘤之一，尤其在东南沿海地区。由于发展快，容易转移和复发，因此死亡率高。据 1995 年我国卫生部的统计，肝癌年死亡率已占恶性肿瘤死亡率的第二位。本病好发于 50 岁左右的中年人，男性比女性多见。

知识链接

肝癌地理分布特点

东南地区高于西北地区,沿海高于内陆;东南沿海各大河口及近陆岛屿和广西扶绥地区,形成一个狭长的肝癌高发带。国外,非洲的莫桑比克发病率最高,达103.8/10万人。欧美和大洋洲少见。肝癌可发生在任何年龄,男性比女性多见,为5:1~11:1。发病年龄与发病率有关,即发病率越高的地区,肝癌病人的中位年龄越小,如非洲为30~40岁,我国为40~50岁,美国为55~65岁。

【病因病理】

肝癌的病因和发病机制尚未明确。目前认为与肝炎病毒、肝硬化、黄曲霉素、饮酒及遗传、化学品污染(如亚硝胺、农药等)、某些微量元素缺乏(如硒含量低)等有关。

原发性肝癌大体病理类型可分为三型:巨块型、结节型、弥漫型;按癌瘤大小分为:微小肝癌(直径≤2cm),小肝癌(直径>2cm,≤5cm),大肝癌(直径>5cm,≤10cm)和巨大肝癌(直径>10cm)。

按组织病理学可分为三类:肝细胞癌、胆管细胞癌和混合型癌。我国绝大多数为肝细胞癌(91.5%)。

癌细胞主要通过血行转移,最常见通过门静脉形成癌栓在肝内扩散;也可通过肝静脉进入下腔静脉向全身播散,多见于肺,其次是脑、骨等;还可直接侵入胆管形成胆管癌栓,造成胆道梗阻;淋巴转移主要通过肝门淋巴结向腹腔淋巴结转移,其次累及胰周、腹膜后、主动脉旁及锁骨上淋巴结。此外,还可向横膈及附近脏器直接蔓延和腹膜种植转移。

【临床表现】

肝癌分为亚临床期(即存在肿瘤但无临床症状和体征)和有症状的临床期。亚临床期除了检查发现肿瘤影像、AFP升高外,无症状出现。肝癌的临床表现主要有以下几项。

1. 肝区疼痛　半数以上的患者以此为首发症状,较多在右季肋部,多为持续性钝痛、刺痛或胀痛,类似溃疡病、胆囊炎。位于肝右叶顶部的癌肿累及横膈,则疼痛可牵涉至右肩背部。当癌肿坏死、溃破时可有腹膜炎及腹腔内出血等表现。

2. 全身和消化道症状　主要表现为乏力、食欲下降、不明原因体重减轻、低热、腹胀等。部分患者可有恶心、呕吐、腹泻等症状。晚期则出现贫血、黄疸、腹水、下肢浮肿、皮下出血及恶病质等。

3. 肝大　为中晚期患者常见的体征。肝大呈进行性,质地坚硬,边缘不规则,表面不平呈大小结节或巨块。在不少情况下,肝大或肝区肿块是患者自己偶然发现而成为肝癌就诊的首发症状。

此外,如发生肺、脑、骨转移,可出现相应症状,少数患者有红细胞增多症、高血钙和高胆固醇血症等特殊表现。

【诊断与鉴别诊断】

肝癌诊断包括定性诊断和定位诊断。如有明显的临床症状、体征,诊断并不困难,但往往已非早期。所以,凡中年以上,特别是有肝病史的患者,如有不明原因的肝区疼痛、消瘦、进行性肝大者,应及时做详细的检查,以便早期发现。

1. 血清甲胎蛋白(AFP)检测　是诊断肝细胞癌的最常用和最有价值的指标,对诊断肝癌有相对专一性。若放射免疫法测定持续血清AFP>400μg/L,并能排除妊娠、活动性肝炎、生殖腺胚胎源性肿瘤,即应考虑诊断为肝癌。如 AFP 持续 2 个月超过正常值,应密切检测 AFP 变化,并积极做其他血清酶学和多种影像学检查,注意发现或排除肝癌。但临床上约有 30% 的肝癌患者 AFP 为阴性。

2. 血清酶学及其他肿瘤标志物检查 肝癌患者血清中 7-谷氨酸转肽酶及其同工酶、异常凝血酶原、酸性同工铁蛋白、碱性磷酸酶、乳酸脱氢酶同工酶等可高于正常,但缺乏特异性。

3. 影像学检查

(1)超声检查:B 超是目前有较好诊断价值的无损伤性检查,可显示肿瘤的大小、形态、部位以及肝静脉或门静脉内有无癌栓等,并可监测病变的变化,引导穿刺活检和治疗。

(2)CT 检查:目前多使用螺旋 CT,分辨率高. 对肝癌的诊断符合率达 90% 左右,利用动态增强扫描可提高分辨率。

(3)磁共振成像(MRI):诊断价值与 CT 相同,对肝内占位性病变,特别是血管瘤的鉴别优于 CT。

(4)血管造影:常用选择性腹腔动脉或肝动脉造影检查,对血管丰富的肿瘤其分辨率低限约为 1cm,对直径 <2cm 的小肝癌其阳性率可达 90%。由于属创伤性检查,一般用于以上检查不易确诊者,必要时才考虑使用。

(5)放射性核素肝扫描。

(6)X 线检查:腹部平片可见肝阴影扩大。肝右叶的肿瘤常可见右侧膈肌升高。位于肝左叶或巨大肝癌,X 线钡餐检查可见胃和横结肠被推压现象。

(7)其他:肝穿刺针吸细胞学检查有确定诊断的意义,目前多采用在 B 超引导下行细针穿刺,有助于提高阳性率。主要用于经过以上各种检查仍不能确诊,但又高度怀疑或已不适应手术而需定性诊断以指导治疗者。必要时还可以行腹腔镜检查或剖腹探查。

原发性肝癌需与继发性肝癌、肝硬化、肝良性肿瘤、肝血管瘤、肝脓肿、肝棘球蚴病以及肝毗邻器官如右肾、结肠肝曲、胃肿瘤等相鉴别。

【治疗】

早期诊断、早期治疗是提高肝癌疗效的关键。外科治疗以手术切除的效果最好,是目前首选的治疗方法。综合治疗是防止术后复发、提高生活质量、延长生存期的主要措施。

1. 手术切除 目前肝癌切除主张局部切除,切除的范围包括肿瘤及周围 1cm 以上的肝组织,或者做肿瘤所在的肝段或肝叶切除。手术切除后 5 年生存率可达 40% 以上,如为小肝癌可达 60%、甚至 80% 以上。根治切除需要达到:肿瘤彻底切除,余肝无残癌,门静脉无癌栓,术后 2 个月 AFP 于正常值以下且不增高,影像学检查未见肿瘤残存及再发。

对于超过 10cm 的大肝癌或明显肝硬化者,可根据情况做其他治疗,然后争取做二期切除,二期切除的 5 年生存率可达 60%。合并门静脉或胆管癌栓的肝癌,仍主张手术切除治疗,术后给予综合治疗。

当手术中因肿瘤大小、位置、肝硬化程度等判断肿瘤不能切除时,根据具体情况术中施行肝动脉结扎、肝动脉栓塞、微波固化、射频、液氮冷冻等治疗。原发性肝癌也可行肝移植,但远期效果尚欠理想,主要问题是肝癌复发。近年来,有经腹腔镜切除位于肝脏边缘部位的微小或小肝癌的报告,其实用性及疗效有待进一步观察。

2. 介入治疗 对于不能切除的肝癌或切除后复发,可做 X 线下经导管肝动脉化疗栓塞治疗,此外,B 超引导下的射频、瘤内乙醇注射、微波固化均有良好的疗效。

3. 化学药物治疗 是肝癌非手术治疗的主要方法,可通过肝动脉或门静脉置泵作区域化疗或化疗栓塞,一般不做全身化疗;对未经手术而估计不能切除者,也可行放射介入治疗。常用的化疗药物有氟尿嘧啶、阿霉素、丝裂霉素、顺铂(DDP)等。化学治疗的效果是肯定的,但肿瘤的耐药性和严重的不良反应常常妨碍了化疗的实施。

4. 放射治疗 对一般情况较好,肝功能尚可,而不能手术的肝癌,多主张做经血管的内放射治疗,也可外放射治疗。

5. 免疫治疗 使用免疫多糖类药物、白细胞介素 2(IL-2)、干扰素、肿瘤坏死因子(TNF)、淋巴因子激活的杀伤细胞(LAK 细胞)、肿瘤细胞疫苗等。

6. 中医中药治疗 根据不同阶段进行辨证施治,常与其他疗法配合应用,以提高机体抵抗力,改善全身状况、减轻化疗和放疗的不良反应等。

肝癌手术后有较高的复发率,2 年内复发率约为 60%。术后定期做 AFP、超声检查对早期发现复发有重要意义。对复发肿瘤应给予积极的治疗。

第四节 门静脉高压症

门静脉血流受阻、导致门静脉内压力增高,引起脾大、脾功能亢进、腹水、食管胃底静脉曲张及并发呕血和黑便,具备这些症状的疾病称为门静脉高压(portal hypertension)。

【解剖特点】

门静脉主干是由肠系膜上、下静脉和脾静脉汇合而成,其中约 20% 的血来自脾。门静脉的左右两干分别进入左右半肝后逐渐分支,其小分支和肝动脉小分支的血流汇合于肝小叶内的肝窦,然后汇入肝小叶的中央静脉,再汇入小叶下静脉、肝静脉,最后汇入下腔静脉。所以,门静脉系位于两个毛细血管网之间,一端是胃、肠、脾的毛细血管网,另一端则是肝小叶的肝窦。门静脉系与腔静脉系间存在有四个交通支(图 27-2)。即:①胃底、食管下段交通支;②直肠下端、肛管交通支;③前腹壁交通支;④腹膜后交通支。

当门静脉血入肝血流受阻时,可通过这些交通支分流到腔静脉。其中胃底～食管下段交通支是门静脉高压引起上消化道出血的主要血管。

【病因】

根据阻力增加的部位,将门静脉高压分为肝前、肝内和肝后三型。肝前型门静脉高压的常见病因是门静脉血栓形成、先天性畸形(闭塞、海绵样变等)等;肝后型门静脉高压的原因有巴德-基亚里综合征(Budd-chiari syndrome)、缩窄性心包炎、严重右侧心衰竭等;肝内型门静脉高压又可分为窦前、窦后和窦型。在我国,肝炎后肝硬化引起肝窦变窄或闭塞,形成窦型和窦后型门静脉高压是最常见的;常见的肝内窦前型阻塞病因是血吸虫病。

【病理生理】

门静脉内无静脉瓣膜,其压力通过流入的血量和流出的阻力形成并维持。无论何种原因,如引起门静脉血流阻力增加,则是形成门静脉高压的始动因素。以肝炎后肝硬化为例,由于增生的纤维束和再生的肝细胞结节挤压肝小叶内的肝窦,使其变窄或闭塞,导致门静脉血流受阻,门静脉压力也随之增高;其次由于位于肝小叶间汇管区的肝动脉小分支和门静脉小分支之间的许多动静脉交通支,平时不开放,而在肝窦受压和阻塞时即大量开放,以致压力高的肝动脉血流直接反注入压力低的门静脉小分支,使门静脉压力更为增高。

门静脉高压形成后,可发生以下病理变化。

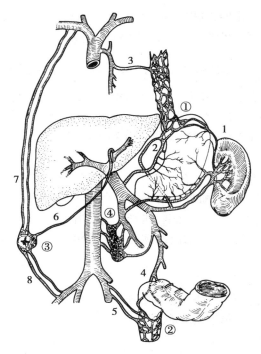

图 27-2　门静脉系统与腔静脉系统之间的交通支
1. 胃短静脉　2. 胃冠状静脉　3. 奇静脉　4. 直肠上静脉　5. 直肠下静脉、肛管静脉
6. 脐旁静脉　7. 腹上深静脉　8. 腹下深静脉　①胃底、食管下段交通支
②直肠下端、肛管交通支　③前腹壁交通支　④腹膜后交通支

1. 脾大、脾功能亢进　首先出现充血性脾大,脾窦扩张,脾门纤维组织增生。单核细胞增生、吞噬作用增强。除脾大外,伴有外周血细胞减少,最常见的是白细胞和血小板减少,称脾功能亢进。

2. 腹水　形成的原因有:①门静脉压增高致门静脉毛细血管滤过压增加;②肝硬化肝功能下降,引起低蛋白血症,血浆胶体渗透压下降和淋巴液生成增加;③肝内淋巴液回流障碍,淋巴液进入腹腔。

3. 交通支扩张　前腹壁交通支扩张可出现腹壁静脉曲张,容易发现;直肠下端-肛管交通支扩张可形成痔;腹膜后的小静脉也明显扩张、充血;食管下段-胃底静脉交通支,离门静脉主干和腔静脉最近,压力差最大,且血流量大,因而受门静脉高压的影响最早,曲张的静脉最显著。肝硬化患者,常因胃酸反流引起反流性食管炎,或因坚硬粗糙食物的机械性损伤,以及咳嗽、呕吐,用力排便等使腹腔内压力突然升高,引起曲张的静脉破裂,发生致命性上消化道大出血。

【临床表现和诊断】

1. 症状和体征　本病多见于中年男性,可有血吸虫病或肝炎病史。主要以脾大,贫血、腹水、呕血或黑便、痔核出血等为主诉就诊。曲张的食管、胃底静脉一旦破裂,立即发生急性上消化道大出血,呕吐鲜血、排红色血便、休克。患者可由于血小板减少,肝功能不良导致凝血功能障碍而使出血不止。出血后肝脏灌注不良、缺氧可诱发肝昏迷。

体检可发现腹壁静脉曲张,如能触及脾脏,就可提示有门静脉高压。若能触及质硬、边缘钝而不规整的肝脏,肝硬化的诊断即能确诊。腹部可叩出移动性浊音。还可有慢性肝病的其他征象,如蜘蛛痣、肝掌、男性乳房发育、睾丸萎缩等。

2. 实验室检查

(1)血常规:血常规呈现血细胞计数减少,其中以白细胞和血小板减少最为明显。

(2)肝功能检查:血浆白蛋白降低而球蛋白增高,白、球蛋白比例倒置;凝血酶原时间延长。还应做乙型肝炎病原免疫学和甲胎球蛋白检查,以了解和排除肝炎、肝癌。

3. 超声波检查 腹部 B 超或加做彩色多普勒超声检查可显示:肝脏病变,有无腹水,门静脉通畅程度等。

4. 食管吞钡 X 线和内镜检查 在食管钡剂充盈时,曲张的静脉使食管的轮廓呈虫蚀样改变;排空时,曲张的静脉表现为蚯蚓样或串珠状负影。使用内镜检查可直接观察食管胃底静脉曲张程度,并施行内镜下注射硬化剂、曲张静脉套扎等治疗。

5. CT、MRI 检查 能较清楚显示门静脉高压的病因、程度和影响范围,还可通过三维成像重建门静脉系统的影像。

【鉴别诊断】

上消化道出血时应与其他病因引起的出血鉴别,如胃癌、溃疡病、胆道出血等。门静脉高压有肝硬化表现,脾大、脾功能亢进等,较容易同以上疾病鉴别。必要时可行内镜检查,以便确诊。

【治疗】

外科治疗门静脉高压主要是预防和控制食管胃底曲张静脉破裂出血。

1. 食管胃底曲张静脉破裂出血的紧急处理

(1)非手术治疗:对有黄疸、大量腹水、肝功能严重受损的患者(Child c 级)发生大出血,如果进行外科手术,死亡率可高达 60%～70%。对这类患者应尽量采用非手术治疗,重点措施是输血、使用垂体后叶素和应用三腔管压迫止血。

1)维持血容量:维持有效的输液通道,输液、输血或血浆、血浆增量剂扩充血容量。严密观察生命体征、尿量及监测中心静脉压,测定血红蛋白、血细胞比容,以便调整输液速度和量,防止过量扩容引起门静脉压力反跳增高而引发再出血。

2)药物止血:常用垂体后叶素、三甘氨酰赖氨酸加压素和生长抑素类药物。若与三腔管压迫合用,其出血控制率可达 95%。血管升压素或垂体后叶素常用 20U 加入 5% 葡萄糖 200ml 内,于 20～30 分钟内滴完,必要时 4～6 小时可重复使用;出血停止后减至每分钟 0.1U,维持 24 小时。合用酚妥拉明或硝酰酯类药物可提高疗效,还可预防缩血管药物的不良反应。生长抑素收缩内脏血管减少门静脉血流,能有效控制出血,是目前较好的止血药物,但价格昂贵。其他止血药物如氨甲苯酸、维生素 K、云南白药等均可以应用。

3)三腔二囊管压迫止血:原理是利用充气的气囊,分别压迫胃底和食管下段的曲张静脉,达到止血目的。该管有三腔,分别与压迫胃底的圆形气囊、压迫食管下段的椭圆形气囊及胃腔相通。使用时按插入胃管方法插入该管,抽出胃液证实进入胃腔后,先向胃囊注气 150～200ml,拖出胃管至感觉受阻时,予以固定,或利用滑轮装置,在管端悬以质量为 250～500g 的重力牵引,再向食管气囊注气 100～150ml,以压迫食管下段的曲张静脉,放置三腔管后,应抽出胃内容物,并用生理盐水反复灌洗,观察胃内有无新鲜血吸出。如无鲜血,同时生命体征逐渐平稳,说明出血已基本控制。三腔管压迫止血,可使 80% 的患者出血得到控制,但约有一半的患者排空气囊后又再次出血,并且约有 10%～20% 的患者出现吸入性肺炎、食管破裂及窒息等并发症。故使用三腔管压迫止血时,患者应在监护室内进行监护。其注意事项为:患者取侧卧或头侧转,防止分泌物吸入肺内;严密观察,慎防气囊上滑堵塞咽喉引起窒息;每隔12小时应将气囊放空10~20分钟,以免受压的黏膜坏死。三腔管一般压迫24小时,如出血停止,可先排空食管气囊、后放胃气囊,再留置观察12~24小时,如确已止血,才可将其慢慢拉出。放置三腔管的时间不能持续超过3~5天,否则可发生食管胃底黏膜溃烂、坏死、食管破裂。若三腔管止血无效,应考虑其他方式止血(图27-3)。

　　4)内镜治疗:在准备手术的情况下,可行紧急纤维内镜检查,能明确出血的部位,直接注射硬化剂至曲张静脉,行食管曲张静脉套扎术等止血措施。但由于受内镜的视角限制,胃底曲张静脉出血较难止血。

　　5)经颈静脉肝内门体分流术(TIPS):采用放射介入方法,经颈静脉途径在肝内静脉与门静脉主要分支之间放置支架支撑建立通路,使压力高的门静脉血流向肝静脉分流进入腔静脉,从而达到减压的目的。此方法适用于经非手术治疗无效而肝功能差不能紧急手术的静脉曲张破裂的患者和等待肝移植的患者。

　　(2)紧急手术:当非手术方法治疗无效时,对于没有黄疸、没有明显腹水、肝功能良好(Child A、B级)的

通胃气囊
通食管气囊

图27-3　三腔二囊管压迫止血

患者,应行紧急手术。一般紧急手术可根据患者全身情况和肝功能情况选择门奇静脉断流术、门体分流术等。急诊手术以止血和抢救生命为主要目的,不应过分强调远期效果而盲目扩大手术。手术的方式以贲门周围血管离断术为首选。该术式对患者损伤小,能达到立刻止血,又能维持入肝血流,对肝功能影响较小,手术死亡率及并发症发生率低,术后生存质量高,且操作简单,易于在基层医院推广。

　　2. 择期手术治疗

　　(1)肝功能的判定:选择治疗门静脉高压的手术前,必须评估患者的肝功能,才能避免可能出现的肝衰竭。目前常用的是 Child 肝功能分级(表27-2)。

表27-2　肝功能的 Child-Pugh 的评判标准

临床与检测项目	肝功能评分		
	1	2	3
脑病(分级)	无	1 或 2	3 或 4
腹水	无	轻度	中度
胆红素(mg/dl)	1~2	2.1~3	≥3.1
白蛋白(g/dl)	≥3.5	2.8~3.4	≤2.7
凝血酶原时间(延长秒)	1~4	4.1~6	≥6.1

按照分值相加,5~6分为 A 级,7~9分为 B 级,10~15分为 C 级,C 级肝功能不宜行择期手术。

　　(2)手术方式

　　1)门奇静脉断流术:阻断门静脉流向奇静脉的反常血流,达到止血目的,如贲门周围血

管离断术。手术包括切除脾脏减少门静脉血流、结扎切断从胃角切迹到贲门以上6~8cm范围的胃和食管周围的血管,包括高位食管支。这种手术相对简单,能有效止血。此法降低门静脉压不明显,因不减少肝脏血流量,术后肝性脑病少。断流术后侧支循环形成,还可合并门静脉高压性胃黏膜病变,术后出血复发率高。

2)门体静脉分流术:有非选择性分流和选择性分流两类,目前极少应用非选择性分流术。选择性分流手术如脾肾静-脉分流术、门-腔静脉限制性分流和门-腔静脉人造血管"桥式"(H形)分流术。

3. 严重脾大合并脾功能亢进　多见于晚期血吸虫病,也可见于脾静脉栓塞的患者,可行单纯脾切除手术,效果良好。

4. 肝硬化引起顽固性腹水　彻底的治疗方法是肝移植,能有效解决门静脉高压和腹水。其他疗法包括经颈静脉肝内门体分流术(TIPS)和腹腔-上腔静脉转流术。

肝移植已成为外科治疗终末期肝病的有效方法,存活率已超过70%。但因供肝短缺、终生服用免疫抑制剂的危险以及费用昂贵等,不同程度地限制了肝移植的临床推广应用。

(熊启燕)

 复习思考题

1. 简述细菌性肝脓肿和阿米巴性肝脓肿的鉴别。
2. 怎样才能诊断出早期肝癌?
3. 简述门脉高压症的外科治疗。

第二十八章　胆道疾病

学习要点

胆石病的临床表现及治疗;急性、慢性胆囊炎的临床表现及治疗;急性梗阻性化脓性胆管炎的病因、诊断及治疗;胆道肿瘤诊断及治疗。

第一节　概　　述

【胆道系统的应用解剖】

胆道系统由肝内胆管、肝外胆管、胆囊及 Oddi 括约肌所组成。

1. 肝内胆管　起自毛细胆管,汇集成小叶间胆管,肝段、肝叶胆管和肝内部分的左右肝管。肝内胆管和肝内肝动脉、门静脉及其各级分支的分布和走行大体一致,三者同被一结缔组织鞘所包裹。

2. 肝外胆道(图 28-1)

(1)左右肝管和肝总管:左右肝管出肝后在肝门处汇合成肝总管,左肝管细长,长 2.5～4cm,右肝管粗短,长 1～3cm。肝总管直径为 0.4～0.6cm,其下端与胆囊管汇合形成胆总管。

(2)胆总管:胆总管长 7～9cm,直径 0.6～0.8cm。胆总管分为四段:①十二指肠上段,在十二指肠上缘,此段是胆道外科手术常切开的部位;②十二指肠后段,位于十二指肠后方;③胰腺段,此段实际上位于胰腺组织内,是胰头癌侵及胆总管造成梗阻性黄疸的好发部位;④十二指肠内段,在十二指肠壁穿过至乳头部分,长 1.5～2cm,此段有 Oddi 括约肌围绕,以控制胆汁和胰液的排出防止十二指肠液反流。80%～90% 的人胆总管与主胰管汇合形成膨大的壶腹(Vater 壶腹),壶腹末端通常开口于十二指肠降部中下 1/3 的十二指肠大乳头。

图 28-1　肝内、外胆道系统示意图

3. 胆囊　位于肝脏脏面的胆囊窝内,呈梨形,为囊性器官。长 5～8cm,宽 3～5cm,容量 40～60ml。胆囊分为胆囊底、胆囊体和胆囊颈三部分,但无明显界限。胆囊底作为左右肝的分界,胆囊体借疏松组织及其壁上的腹膜返折附于肝脏脏面的胆囊窝上,手术中应妥善处理,以免术后出血或形成胆汁漏。胆囊颈为胆囊体向上弯曲变窄部分,颈上部呈囊状突出称Hartmann袋,结石常滞留于此处。

4. 胆囊管　由胆囊颈延伸而成,长2~3cm,直径0.2~0.4cm,汇入胆总管。胆囊管汇入胆总管有很多变异,如汇入右肝管、与肝总管较长的并行段、从不同角度和位置汇入胆总管等,了解以上变异,对手术中防止胆管损伤有重要意义。

胆囊三角(Calot三角)是由胆囊管、肝总管、肝下缘构成的三角区,胆囊动脉、肝右动脉、副右肝管在此区穿过,是胆道手术中极易误伤的区域。

胆管的血液供应主要来自胃十二指肠动脉、肝总动脉和肝右动脉,这些动脉的分支相互吻合成丛状的血管网供血。胆囊和肝外胆道的静脉直接汇入门静脉。

胆囊的淋巴引流入胆囊淋巴结和肝淋巴结,肝外胆管淋巴引流到肝总管和胆总管后方淋巴结。

胆道系统的神经主要来自腹腔丛发出的迷走神经和交感神经。行胆囊手术时,若过度牵拉胆囊致迷走神经受激惹,可诱发胆心反射,甚至发生心搏骤停,需高度重视。

【胆道系统的生理功能】

胆道系统具有分泌、贮存、浓缩与输送胆汁的功能。

1. 胆管的功能　胆管的主要生理功能是输送胆汁至胆囊和十二指肠,但胆管还可分泌胆汁,肝细胞和胆管细胞每天分泌胆汁800~1200ml,其中约1/4来自胆管细胞。毛细胆管在调节胆汁流量和成分方面起着关键的作用。胆汁的分泌受神经内分泌调节,迷走神经兴奋,胆汁分泌增加;交感神经兴奋胆汁分泌减少。胆汁的分泌还受药物和食物的影响。进食时,刺激十二指肠黏膜分泌促胰液素和促胆囊收缩素(CCK),引起胆囊平滑肌收缩、Oddi括约肌松弛,使胆汁流入十二指肠。胆管还分泌少量的黏液保护胆道黏膜不受胆汁的侵蚀。

2. 胆囊的功能　胆囊通过吸收、分泌和运动而发挥浓缩、贮存和排出胆汁的功能。胆囊的容积为40~60ml,但24小时内能接收近500ml的胆汁,经浓缩5~10倍后贮存于胆囊内。胆汁的分泌是持续的,但排放则随进食而断续进行,根据食物的种类和数量由体液和神经调节排出胆道。胆囊黏膜能分泌少量黏液(每天约20ml)以保护和润滑黏膜。当胆囊管梗阻时,胆汁中胆红素吸收,胆囊内仅存胆囊黏膜分泌的无色透明的黏液,故称为“白胆汁”,又称胆囊积水。胆囊切除后,胆总管能部分扩张,黏膜腺体肥厚增多,管壁增厚,部分代偿胆囊的浓缩功能。

当胆道梗阻,胆管内的压力超过1.96kPa(20cmH$_2$O),即可发生胆血反流,因为毛细血管直接与肝窦相通。因此,在行T管造影或胆道冲洗时,注入压力不宜过高。

【特殊检查方法】

随着现代影像学诊断技术的发展,胆道疾病的诊断有了明显的改善。可为进一步明确疾病的位置、性质以及鉴别诊断等提供依据。目前常用的特殊检查主要如下。

1. 超声检查　B超检查是一种安全、快速、简便、经济而准确的检查方法,是诊断胆道疾病的首选辅助检查方法。对直径在2mm以上的胆囊结石的诊断准确率达95%以上;肝外胆管结石诊断准确率为80%左右,肝内胆管结石诊断准确率高者可达90%左右;对黄疸进行定位和定性诊断,准确率达93%~96%。还可诊断胆囊炎、胆囊及胆管肿瘤、胆道蛔虫、先天性胆道畸形等。也可在B超引导下,行经皮肝胆管穿刺造影、引流和取石。此外,超声检查可使用特殊探头,直接在手术中检查;还可以通过十二指肠镜置入超声探头,避免肠胀气和腹壁脂肪的干扰,做内镜超声检查,对鉴别十二指肠乳头、胆总管下段的病变有特殊的意义。

2. 经皮肝穿刺胆道造影(PTC) 是在 X 线或 B 超导引下用细针(Chiba 针)经皮肤穿入肝内扩张胆管,然后注入造影剂,可显示梗阻近端胆道,适用于高位胆道梗阻。还可同时置管引流(PTCD),以降低胆道内的压力、缓解黄疸。但此法是一种有创性检查,检查后可能出现胆汁漏出、出血、胆道感染等,近年来已不常使用。一旦出现应做相应的处理,必要时紧急手术胆道引流。

3. 经内镜逆行胰胆管造影(ERCP) 更适用于低位胆管梗阻的诊断。是在纤维十二指肠镜直视下通过十二指肠乳头将导管插入胆管和(或)胰管内进行造影。此检查能直接观察十二指肠及乳头部位的情况,对可疑病变取材活检;收集十二指肠液、胆汁、胰液。通过造影显示胆道系统和胰腺导管的解剖和病变,对胆道疾病,特别是黄疸的鉴别诊断有较大价值。如合并有胆管开口狭窄或胆总管结石,可同时行 Oddi 括约肌切开以及胆总管下端取石。在少数病例术后可诱发胆管炎或胰腺炎。ERCP 的成功率受操作者技术水平等因素影响。近年来,ERCP 的诊断作用部分被磁共振胆胰管造影(MRCP)所代替。

4. CT 可显示肝胆系统不同水平、不同层面的图像。诊断胆结石准确率不如超声,但能提供胆道扩张的范围,梗阻的部位和原因,胆囊、胆管及胰腺肿块等。

5. MRI、磁共振胆胰管造影(MRCP) 单用 MRI 诊断胆道系统疾病无特异性。MRCP 可显示整个胆道系统的影像,提供较详细的解剖信息。在诊断先天性胆管囊状扩张症及梗阻性黄疸等方面具有特别重要的价值。其具有无创、胆道成像完整等优点。MRCP 不同于 ERCP,仅作诊断用。

6. 术中和术后胆道造影 胆道手术时可经胆囊管、胆总管穿刺或置管行胆道造影,以了解胆道病变的情况,为手术方式的选择提供有意义的影像资料。手术后经术中放置的 T 管或胆道引流管造影,有助于确定结石残留和胆总管下端通畅的情况,确定能否拔除 T 管或其他引流管。

7. 胆道镜检查 胆道镜是适应胆道检查和治疗的显微镜或电子镜,术中、术后均可应用。术中可经胆总管切开处置入胆道镜直接观察胆管内有无病变、病变的性质和部位,也可通过胆道镜行胆道冲洗、取石、扩张狭窄、活检等;术后胆道镜可经 T 管瘘道插入,行胆道取石、冲洗、灌注、扩张及止血等。

8. 其他 放射学检查包括腹部平片、口服胆囊造影、静脉胆道造影、低张十二指肠造影等。这些方法由于阳性率低、对疾病判断作用有限、影像不够清晰等原因,临床上已较少使用。

第二节 胆囊结石与胆囊炎

一、胆石症

胆石症(cholelithiasis)指发生在胆囊和胆管内的结石,是常见病和多发病。我国胆石症约占胆道疾病的 60%,女性多于男性。随着生活条件的不断提高,胆囊胆固醇结石发生率已超过胆管的胆色素结石。

【分类】

1. 按组成成分胆石常分为三类

(1)胆固醇结石:成分以胆固醇为主,占 80%,主要位于胆囊内。形状大小不一,可呈多面体,圆形或椭圆形,质硬,表现光滑,呈白黄、灰黄或黄色,剖面呈放射性条纹,X 线下多不显影。

（2）胆色素结石:主要发生于胆管内,成分以胆色素为主,形状大小不一,质软易碎,棕黑色,剖面呈层状。松软不成形的胆色素结石,形似泥沙,又称泥沙样结石。X 线平片亦不显影。

（3）混合性结石:由胆固醇、胆红素及钙盐等多种成分混合而成,其形状及颜色根据其所含成分的比例不同而各异,剖面呈层状或中心呈放射状而外周呈层状。含钙多的 X 线平片可显影。该结石约 60% 发生于胆囊内,40% 在胆管内(图 28-2)。

图 28-2　胆道结石的类型

2. 按胆结石所在部位分类　可分为:①胆囊结石,多为胆固醇结石;②肝外胆管(或胆总管)结石,多为胆色素混合性结石;③肝胆管结石,均为胆色素混合性结石。

【成因】

胆石的成因一般认为与胆汁淤滞、细菌感染和胆汁的理化成分改变有关。

胆石病与胆道感染互为因果。胆石病可引起胆道感染,胆道感染反复发作又是胆石形成的重要致病因素和促发因素。

二、胆囊结石与胆囊炎

胆囊炎(cholecystitis)按发病的急缓和病程经过分为急性和慢性。急性胆囊炎根据是否存在结石又分为急性结石性胆囊炎和急性非结石性胆囊炎。

（一）急性结石性胆囊炎

约占急性胆囊炎的 95%,胆囊结石是其发病的起始因素。

胆囊结石主要是胆固醇结石或以胆固醇为主的混合结石。成年女性常见,与男性之比约为 3∶1,老年人中男女发病率基本相等,这可能与雌激素在胆结石形成中的作用有关。随着生活水平提高及饮食习惯改变,我国胆囊结石的发生率有增多的趋势。胆囊结石的成因十分复杂,目前认为其基本成因是胆汁成分和理化性质的改变。

【病因】

急性结石性胆囊炎的主要病因为胆囊管梗阻和细菌感染。

1. 胆囊管梗阻 胆囊内结石突然嵌顿于胆囊管或胆囊颈,直接损伤受压部位的黏膜引起炎症;胆囊管梗阻,胆汁排出受阻,胆汁滞留、浓缩,高浓度的胆汁酸盐具有细胞毒性,引起细胞损害,加重黏膜炎症、水肿,引起坏死。

2. 细菌感染 多为继发性感染,大多数致病菌通过胆管逆行进入胆囊,也可自血液循环入侵。最常见致病菌为大肠埃希菌,其他有克雷白菌、粪肠球菌、铜绿假单胞菌、厌氧菌等。

【病理】

病理改变分为单纯型、化脓型和坏疽型。病变开始时胆囊管因梗阻,胆囊肿大,压力升高,黏膜充血水肿,渗出增加,称急性单纯性胆囊炎;若炎症进一步加重,病变波及胆囊全层,出现囊壁增厚,血管扩张,浆膜炎症,有纤维素和脓性渗出物,成为急性化脓性胆囊炎;如胆囊梗阻仍未解除,胆囊内压力继续升高,胆囊壁张力增高血管受压导致供血障碍,引起胆囊缺血坏死,则发展为急性坏疽性胆囊炎。坏疽性胆囊炎可因胆囊穿孔引发急性腹膜炎,也可穿破至十二指肠等周围器官形成胆囊胃肠道内瘘。化脓性胆汁可进入胆管和胰管引起胆管炎和胆源性胰腺炎。当胆囊炎痊愈后,大部分组织恢复原来的结构,若反复发作,胆囊可能遗留组织增生、瘢痕,呈慢性胆囊炎改变,甚至萎缩。

【临床表现】

1. 症状 急性发作的典型表现为突发剧烈的右上腹阵发性绞痛,常在饱餐、进油腻食物后或夜间发作,疼痛可放射至右肩部和背部,伴有恶心、呕吐等消化道症状。病变发展,疼痛可转为持续性伴阵发性加剧。患者常伴有轻度发热,通常无寒战。很少出现黄疸或有轻度黄疸。如出现明显寒战高热、黄疸,则表明病情加重或已出现并发症。

2. 体征 右上腹胆囊区域可有局限性压痛、肌紧张和反跳痛,墨菲(Murphy)征阳性;部分患者可触及肿大的胆囊;如病变发展较慢,大网膜可粘连包裹胆囊,而在右上腹扪及边界不清、固定的痛性包块;如胆囊穿孔则主要表现为急性弥漫性腹膜炎表现。

3. 实验室检查 血白细胞明显增高者提示胆囊化脓或坏疽,血清转氨酶和血清胆红素可能有升高。

4. 影像学检查 B超检查为首选诊断方法,可显示胆囊增大,囊壁增厚,绝大多数患者显示胆囊内结石光团,后方伴声影。

 知识链接

胆囊结石临床表现

早期常无明显症状,有时伴轻微不适被误认为是胃病而没有及时确诊。少数单发的大的胆固醇结石,在胆囊内自由存在,不易发生嵌顿,很少产生症状,个别在体检时偶然发现,被称为无症状性胆结石。胆囊内的小结石可嵌顿于胆囊颈部引起临床症状(胆绞痛),尤其在进油腻食物或睡眠时由于体位改变,使症状加剧。

【诊断及鉴别诊断】

病史中典型胆绞痛是诊断的主要依据,B超对本病的诊断准确性高,故对B超诊断有困难而又高度怀疑本病者才考虑选择 CT 或 MRI 检查。需要与之鉴别的疾病包括急性阑尾炎、胃十二指肠溃疡穿孔、急性胰腺炎、肝脓肿、右侧肺炎、胸膜炎和肝炎等。

【治疗】

急性结石性胆囊炎最终需采用手术治疗,应争取择期进行手术。

1. 非手术治疗 主要措施包括禁食、胃肠减压,纠正水、电解质平衡紊乱和酸碱失调,应用抗生素、维生素 K,解痉止痛及对症支持疗法等。抗生素一般选用对革兰阴性、阳性及厌氧菌均有作用的广谱抗生素或联合用药。非手术治疗既可作为治疗,也可作为术前准备。非手术治疗期间应密切观察患者全身状况和局部变化。多数患者经非手术治疗,病情能得到控制,待行择期手术。

2. 手术治疗 急性期手术力求安全、简单、有效,对年老体弱、合并多个重要脏器疾患者,选择手术方法应慎重。

(1)手术适应证:①发病在 48～72 小时内者;②经非手术治疗无效且病情恶化者;③并发胆囊穿孔、急性化脓性胆管炎、急性坏死性胰腺炎、弥漫性腹膜炎者;④年老体弱的高危患者,应争取在患者情况处于最佳状态时行择期手术。

(2)手术方式:主要有胆囊切除术和胆囊造口术。若患者全身情况和胆囊局部及周围组织的病理改变允许,应行胆囊切除术,以彻底根除病变;患者情况差,不能耐受急诊手术,或炎症粘连严重,宜选择胆囊造口术,待炎症消退后再择期胆囊切除。

另外,腹腔镜胆囊切除术是近年发展较快的手术方法,有创伤小、痛苦轻、恢复快等优点,是首选的胆囊切除方法。

(二)急性非结石性胆囊炎

急性非结石性胆囊炎是指胆囊有急性炎症而胆囊内无结石的病例。临床发病率约占急性胆囊炎的 5%。

【病因】

本病易发生在严重创伤、烧伤、严重感染或手术后等应激状态下,也易在危重患者中发生,如脓毒血症、系统性红斑性狼疮、多次输血、分娩等;此外,本病还可见于长期全胃肠外营养(TPN)的病患。病因不明,可能与低血压致胆囊灌注不良,胆囊缺血、缺氧和坏死,缩胆囊素缺乏、胆囊内胆汁淤滞,胆盐刺激,加上炎症介质作用造成胆囊黏膜炎症及损伤有关。

【病理】

与急性结石性胆囊炎基本相同。但病情发展迅速,胆囊坏死和穿孔率高。

【临床表现和诊】

本病多见于老年人,男性略多于女性,男女比例约为 1.5∶1。临床表现与急性结石性胆囊炎相似,但易被原发病及手术后疼痛或使用止痛剂所掩盖,而造成误诊和延误治疗。故提高对本病的认识是早期诊断本病的关键。凡严重创伤、手术后及长时间使用 TPN 和其他急危重患者,若出现有上腹疼痛,或不明显原因发热时应考虑该病。若发现胆囊肿大或 Murphy征阳性,右上腹肌紧张、压痛和反跳痛等有助于早期诊断。及时采用 B 超、CT 及其他辅助检查以尽快确诊。

【治疗】

本病一经确诊应尽早手术治疗,可酌情选用胆囊切除或胆囊造口术。

(三)慢性胆囊炎

慢性胆囊炎是胆囊持续的、反复发作的炎症过程,超过 90% 合并胆囊结石,绝大多数病例是急性胆囊炎迁延而成,少数患者既往并无急性发作史。

【病因与病理】

由于炎症、胆石等反复刺激,胆囊壁产生慢性炎症改变,如炎性细胞浸润、囊壁纤维组织增生肥厚、与周围组织粘连等;若反复多次急性发作,使胆囊壁瘢痕形成,胆囊萎缩,终致囊腔缩小、甚至闭锁,与肝床紧贴,完全丧失功能。

【临床表现】

慢性胆囊炎症状和体征均不典型,多数患者有胆绞痛病史。平时表现为厌油腻食、上腹部闷胀、嗳气、胃部灼热等消化道症状,部分患者可出现右上腹部和右肩背部隐痛不适。体检除少数患者有右上腹轻压痛或叩痛外,绝大多数无阳性体征。急性发作时,则出现急性胆囊炎的表现。

【诊断】

因缺乏特征性表现,若无急性发作史,慢性胆囊炎诊断较困难。常需要依靠辅助检查来明确。B超可发现胆囊壁增厚、胆囊缩小、排空功能消失等,若能发现胆囊结石则更有助于诊断,胆囊造影若表现为胆囊显影淡薄或不显影,收缩功能降低,也是诊断依据之一;如双剂量法造影仍不显影,则可明确诊断。本病需与慢性胃炎、消化性溃疡、肝炎等疾病鉴别。

【治疗】

慢性胆囊炎伴有胆囊结石或胆囊萎缩无功能者应切除胆囊。其他病例如未伴结石、症状较轻、影像学检查胆囊无明显萎缩且具有一定功能者,手术要慎重,特别是年轻女性患者,可先行非手术治疗,包括低脂饮食,服用消炎利胆药物、胆盐、中医中药等。

第三节　肝外胆管结石与急性胆管炎

肝外胆管结石分为原发性和继发性结石,指发生于左、右肝管汇合部以下的胆管结石。原发性结石是指在胆管内(包括肝内外胆管)形成的结石,多为胆色素结石或混合性结石;继发性结石是胆囊结石排至胆总管的结石,多为胆固醇结石,也有混合性结石。胆管结石多见于胆总管下方,多数会引起胆管炎,极少数单纯肝外胆管结石也可以无症状。

【病理】

肝外胆管结石的病理改变主要如下。①急性和慢性胆管炎:结石导致胆管不完全性梗阻,引起胆汁淤滞,易致继发感染,胆管黏膜的炎症水肿、管壁瘢痕增厚加重梗阻;②全身感染:发生感染后,胆管充血水肿,不完全性梗阻变为完全性梗阻,可致梗阻性化脓性胆管炎;胆管内压进一步增加,含有细菌和毒素的脓性胆汁可经毛细胆管逆流入血,发生全身脓毒症;③肝损害:较长时间的胆道梗阻、肝细胞不能分泌胆汁,可发展到胆汁性肝硬化;④胆源性胰腺炎:胆石嵌顿于壶腹部时可引起胰腺的急、慢炎症。感染细菌以大肠埃希菌、金黄色葡萄球菌及厌氧菌较多见。

【临床表现】

肝外胆管结石的临床表现主要取决于有无感染和梗阻及程度。肝胆管结石一般无症状,胆管结石嵌顿在胆总管下端也可不引起腹痛,仅出现明显的黄疸,大便颜色变浅。当胆管结石合并急性胆管炎时,主要表现为夏柯(Charcot)三联症:腹痛、寒战高热、黄疸。

1. 症状

(1)腹痛:多为剑突下及右上腹阵发性绞痛,或持续性疼痛伴阵发性加剧,可向右肩背部放射,伴恶心、呕吐。

（2）寒战高热：约 2/3 的患者可出现寒战高热，一般表现为弛张热，体温可达 39~40℃，为感染循胆道逆行扩散，细菌及毒素经肝静脉进入体循环而引起全身性感染。

（3）黄疸：胆管梗阻后可出现黄疸，其轻重取决于胆管梗阻的程度、部位、是否合并感染等。如为部分或间歇性梗阻，其黄疸轻且呈波动性。完全性梗阻，特别是合并感染时，则黄疸明显并呈进行性加重。

2. 体征 腹部体检可触及胆囊肿大，有触痛，右上腹不同程度压痛、肌紧张和反跳痛等腹膜炎体征，肝区叩击痛。

3. 实验室检查 胆管炎患者白细胞升高、中性粒细胞增高；血清胆红素及结合胆红素升高，血清转氨酶和（或）碱性磷酸酶升高；尿中胆红素升高，尿胆原降低或消失；粪便中尿胆原减少。

4. 影像学检查 首选 B 超检查，可发现胆管内结石及胆管扩张影像；CT 能客观显示结石的位置、梗阻的部位以及有无肝脓肿存在；PTC、ERCP、MRCP 均可提供结石的部位、数量、大小，胆管有无解剖变异以及梗阻的部位和程度等。

【诊断】

肝外胆管结石主要依据临床表现、典型的 Charcot 三联症、借助实验室检查和影像学资料以明确诊断，并注意与肾绞痛、肠绞痛、壶腹癌和胰头癌等鉴别。

【治疗】

肝外胆管结石的治疗方法主要以手术治疗为主，手术原则是取尽结石、去除结石和感染的病灶、解除胆道狭窄并保持胆汁通畅引流。但一般来说，宜行择期手术。如合并感染则应先用非手术治疗。主要的非手术治疗措施有：禁食，如有呕吐、明显腹胀等可放置胃管；纠正水、电解质和酸碱平衡失调；解痉止痛，使用有效抗生素及利胆药物。也可同时应用简单有效的非手术引流，如超声引导下的经皮胆管穿刺引流（PTCD）、经内镜从十二指肠乳头插管的鼻胆管引流术（ENBD）。待症状控制后再行择期手术治疗。如感染不能控制，病情继续恶化，也应及时手术。常用的手术方法如下。

1. 胆总管切开取石、T 管引流术 适用于单纯胆管结石，胆管上、下端通畅，无狭窄或其他病变者。若同时有胆囊结石和胆囊炎，可同时行胆囊切除术。手术时应将 T 管妥善固定，防止受压、扭曲或脱落。

T 管引流的注意事项：术后观察每日胆汁的引流量、颜色及性质并记录。引流胆汁量平均每天 200~300ml，量多说明胆总管下端有梗阻。如患者症状控制、黄疸消退，胆汁清亮，且引流量逐渐减少，手术后 10~14 天左右，患者无不适及胆道梗阻的表现，经 T 管造影显示无残余结石存在，造影后引流 24 小时，再夹管 2~3 天，仍无梗阻症状出现可拔除 T 管。但对长期使用激素、低蛋白血症及营养不良者，年老或一般情况较差者其 T 管形成瘘管的时间较长，应推迟拔管时间。术后结石残留后期可经 T 管窦道行胆道镜取石。

2. 胆肠吻合术 亦称胆肠内引流术。如结石呈泥沙样不能取尽；胆总管明显扩张，下端有炎性狭窄等梗阻性病变，且难以用手术方法解除梗阻时，可用胆肠吻合术。常用术式有胆总管空肠 Roux-en-Y 吻合，亦可行胆总管十二指肠吻合。

3. Oddi 括约肌成形术 特别适用于胆总管扩张程度较轻而又不适于行胆肠吻合术者。十二指肠切开 Oddi 括约肌，避免胆肠吻合。

4. 内镜治疗 如胆囊已切除或仅有胆总管结石时，可行内镜下 Oddi 括约肌切开取石。

将十二指肠镜插至十二指肠,从十二指肠乳头置入取石网篮,将结石取出。在开腹手术中、手术后,也可使用胆道镜取石。

第四节 胆道蛔虫症

随着人群饮食习惯和卫生条件的改善,肠道蛔虫和胆道蛔虫已很少见。但是,在不发达地区仍是常见病。

【病因和病理】

蛔虫有钻孔习性,成虫喜碱恶酸,一般寄生于小肠中下段。当寄生环境发生变化时,如人体发热、饥饿、驱虫不当、胃肠功能紊乱等,蛔虫上窜可钻入胆道。钻入胆道的蛔虫,多为一条,常停留并死于胆总管内,少数则深入肝管、肝内胆管,甚至胰管、胆囊管。蛔虫进入胆道后,有的仍可自行退出,有的可继续生存较长时间。

蛔虫进入胆道后可产生一系列病理改变:①首先,蛔虫钻入的机械性刺激可引起 Oddi 括约肌痉挛诱发阵发性绞痛;②虫体引起胆道不完全性梗阻;③胆道感染,严重者引起重症胆管炎、肝脓肿、胆道出血;④急性胰腺炎;⑤虫体死后,其残骸、角皮和虫卵常成为结石的核心。

【临床表现】

1. 单纯性胆道蛔虫 ①腹痛:突发剑突下阵发性钻顶样剧烈绞痛,常放射至右肩及背部,患者辗转不安、大汗淋漓、呻吟不止、异常痛苦。间歇期腹痛可完全消失,宛如常人;②恶心呕吐:多与腹痛相伴,部分患者可吐出蛔虫;③畏寒发热及黄疸:前者出现在继发感染时,而黄疸少见或较轻;④体征:腹部多无明显体征,腹壁柔软,右上腹可有轻压痛而无反跳痛,长时间持续重压时,反觉疼痛减轻,即所谓"喜按"现象。病人发作时症状剧烈,体征轻微甚或无明显体征,而发作的间歇期可一如常人,为本病的突出特征。

2. 合并胆石及严重感染 出现胆管炎的症状,严重者表现为重症胆管炎。

【诊断】

根据典型的临床表现,结合 B 超及 ERCP 检查可明确诊断。但需与胆石症相鉴别。

【治疗】

本病以中西医结合的非手术疗法为主。仅在非手术疗法无效或出现严重并发症时才考虑手术治疗。

1. 非手术治疗

(1)解痉止痛:多用阿托品肌注,或山莨菪碱、维生素 K,也可口服硫酸镁和其他解痉药,必要时可同时肌注哌替啶,切忌单独使用吗啡类药物。

(2)利胆驱虫:酸性环境不利于蛔虫活动,发作时可服用乌梅汤、食用醋等;也可经胃管注入氧气,加速虫体死亡。驱虫最好在症状缓解期进行,选用阿苯达唑、左旋咪唑等驱虫药。如症状缓解后 B 超发现胆管内有虫体残骸时,应继续服用消炎利胆药 2 周,以排出残骸及虫卵,防止形成结石。

(3)防治感染:一般选用对肠道细菌及厌氧菌敏感的抗生素,预防和控制感染。

(4)纤维十二指肠镜取虫:ERCP 检查时若发现蛔虫有部分在胆道外,可钳夹取出。

2. 手术治疗 一般经保守治疗 3~5 天以上,无明显缓解、合并胆道严重感染、腹膜炎、急性坏死性胰腺炎、肝脓肿、胆道大出血、结石以及进入胆道虫体较多,无法非手术治愈者,均应采用手术治疗。手术一般采用胆总管切开探查取虫及T管引流。有并发症时视患者具体情况选用适当术式。术后配合驱虫治疗,以防复发。

第五节　肝内胆管结石

肝内胆管结石是指左、右肝管汇合部以上的胆管结石,多为胆色素结石,是我国常见而难治的胆道疾病。

【病因病理】

肝内胆管结石可弥漫于整个肝内胆管系统,也可局限于某肝叶或肝段的胆管内。由于肝左叶肝管较长呈水平方向行走,与肝总管成锐角,不利于胆汁的引流,故左叶结石多于右叶。其发病原因复杂,主要与肝内感染、胆汁淤积、胆道蛔虫等因素有关。

肝内胆管结石引起肝内胆管炎症,反复炎症导致狭窄,狭窄部位以上的胆管扩张成囊状。结石长时间堵塞肝段、肝叶胆管,使该区域细胞坏死、纤维增生、肝组织萎缩。长期的胆管结石或炎症可诱发胆管癌。

【临床表现】

肝内胆管如不合并肝外胆管结石,可多年无症状或仅有肝区和胸背部胀痛不适。若合并肝外胆管结石时,其临床表现与肝外胆管结石相似。如发生梗阻和合并细菌感染,可表现为胆管炎症状,主要为寒战、发热,体检有上腹压痛、肝大、肝区叩击痛等,严重者出现急性梗阻性化脓性胆管炎的表现。除双侧胆管均有梗阻或发生胆汁性肝硬化晚期,肝内胆管结石一般不出现黄疸。肝内胆管结石合并感染容易引起多发肝脓肿,脓肿穿破膈肌可发生胆管支气管瘘。广泛的肝内结石、反复胆管炎易引发胆汁性肝硬化,晚期可继发门静脉高压。对病史较长,年龄较大,近期内频繁发作胆管炎,伴进行性黄疸、腹痛及发热难以控制者,应怀疑合并肝胆管癌的可能。

【诊断】

除病史及临床表现外,主要依靠影像学检查,如B超、CT、PTC、MRCP等,均能有助于肝内胆管结石的诊断和鉴别诊断,并能准确定位,指导治疗。

【治疗】

肝内胆管结石主要采用手术治疗。治疗原则为尽可能取净结石,解除胆道狭窄及梗阻、去除结石部位和感染病灶、恢复和建立通畅的胆汁引流、防止结石的复发。手术方法包括:

1. 胆管切开取石　是最基本的方法,应争取切开狭窄的部位。沿胆总管纵行向上做肝总管及左右肝管的Y形切开,显露1~2级肝管,直视下取出结石。或者在手术中行B超检查协助定位,按照位置取出结石。术中胆道镜检查并取石是达到取净胆管内结石的最有效方法。

2. 胆肠吻合术　高位肝管切开取石后,多需做各种胆管空肠吻合内引流术,以预防狭窄、利于残留结石的排出及预防结石复发。但胆肠吻合手术决不能代替对胆管狭窄、结石等病灶的有效手术处理。

3. 肝切除术　局限于肝段、肝叶的结石,在确定没有其他部位结石的基础上,尤其是合并纤维化、萎缩和丧失功能时,可考虑做肝段、肝叶切除手术。不仅去除了结石的再生源地,并可防止病变肝段的癌变。

4. 残留结石的处理　术后结石残留较常见,可通过T管窦道插入纤维胆道镜取出残留结石;结石过大可采用激光等其他方法将结石碎裂后取出,经 T 管注入溶石药物也有一定疗效。

第六节 急性梗阻性化脓性胆管炎

急性梗阻性化脓性胆管炎(acute obstructive suppurative cholangitis,AOSC)是在胆道完全梗阻的基础上发生的严重化脓性感染,为急性胆管炎的严重阶段,又称为急性重症胆管炎(acute cholangitis of severe type,ACST)。起病急、病情重,易合并胆源性脓毒症、中毒性休克和多器官功能衰竭,死亡率高。

【病因及病理】

在我国最常见的病因是胆管结石;其次是胆管狭窄、胆道肿瘤、胆道蛔虫、硬化性胆管炎引起的胆管梗阻;偶见于经 T 管造影或 PTC 术后。感染的细菌主要是大肠埃希菌及其他革兰阴性细菌,也有肠球菌、粪链球菌和厌氧菌。其基本病理改变是胆管完全梗阻和胆管内化脓性感染,梗阻部位可在肝外和(或)肝内胆管。由于梗阻和感染,使胆管内压增加,胆管黏膜炎症、水肿、糜烂,胆小管破溃形成胆小管门静脉瘘,可在肝内形成多发性脓肿及引起胆道出血;大量细菌和毒素经肝静脉进入体循环,引起全身化脓性感染和多器官功能障碍。

【临床表现和诊断】

病情急重,迅速发展,表现为精神淡漠、嗜睡、神志不清甚至昏迷,常高热达 40℃ 以上,剑突下压痛、肌紧张、肝大、肝区叩痛,有时能触及肿大的胆囊。本病诊断的主要依据为:①患者常有反复胆道疾病发作或胆道手术史;②雷诺(Reynolds)五联征,除腹痛、寒战发热、黄疸等 Charcot 三联症外,还可出现休克、中枢神经受抑制的表现;③实验室检查,白细胞升高,超过 20×10^9/L,中性粒细胞升高,胞浆内可出现中毒颗粒;血小板计数降低,若低于 10×10^9 ~ 20×10^9 / L,示预后差;④B 超检查,可在床旁进行,显示胆道梗阻的部位和病变性质以及肝内外胆管扩张等情况。如患者条件允许,必要时可行 CT、MRCP 检查;⑤对于不具备典型五联征者,当体温持续在 39℃ 以上,脉搏 >120 次/分钟,白细胞 >20×10^9/L,血小板降低时,应考虑为急性梗阻性化脓性胆管炎。

【治疗】

原则是立即解除胆道梗阻并引流,及时地降低胆管内压力,有利于争取时间继续进一步治疗。

1. 非手术治疗 既是治疗手段,又作为术前准备。其措施主要有:①恢复血容量、抗休克;②禁食、胃肠减压、纠正水、电解质和酸碱平衡失调;③联合使用足量有效的广谱抗生素;④对症治疗包括吸氧、降温、营养支持;⑤保护重要器官功能,如肾、肺、肝等脏器以及凝血功能;⑥密切监测患者生命体征及神志、尿量、中心静脉压变化。

2. 手术治疗 如经过短时间的非手术治疗(6 小时以内)患者仍无好转,应果断地边抗休克边进行手术治疗。手术的主要目的是抢救患者生命,故术式力求简单有效,一般通常采用胆总管切开减压、T 管引流。术中注意肝内胆管引流通畅,同时注意发现和处理肝内多发性脓肿。

3. 非手术胆管减压术 常用的方法有 PTCD 和 ENAD(经内镜鼻胆管引流术),如病情无改善,应及时改用手术治疗。

4. 后续治疗 如果病人一般情况恢复,宜在 1~3 月后根据病因选择彻底的手术治疗。

第七节　胆道肿瘤

一、胆囊良性肿瘤

（一）胆囊息肉

胆囊息肉是形态学的名称,泛指向胆囊腔内突出或隆起的病变。多为良性,可为球形或半球形,有蒂或无蒂。由于胆囊息肉术前难以确定性质,故也笼统称为"胆囊息肉样病变"或"胆囊隆起性病变"。病因尚不完全清楚,可能与慢性炎症有密切关系。

【病理及分类】

1. 肿瘤性息肉　包括腺瘤和腺癌,还有其他少见的如血管瘤、脂肪瘤、平滑肌瘤、神经纤维瘤等。

2. 非肿瘤性息肉　包括胆固醇息肉、炎性息肉、腺肌增生及极少见的腺瘤样增生、黄色肉芽肿、异位胃黏膜或胰腺组织等。

【临床表现】

绝大多数患者无症状,体检时由 B 超检查发现。少数患者可有右上腹疼痛、恶心呕吐、食欲减退,体检可能有右上腹压痛。极个别病例可引起阻塞性黄疸、无结石性胆囊炎、胆道出血、诱发胰腺炎等。

【诊断】

对本病的诊断主要依靠 B 超,但难以进行定性诊断。有助于确诊的方法有:①常规超声加彩色多普勒超声或声学血管造影检查;②内镜超声(endoscopic ultrasonography,EUS)检查;③CT 增强扫描;④超声引导下经皮细针穿刺活检。

【治疗】

本病多选用手术治疗。对有明显症状的患者,在排除胃十二指肠和其他胆道疾病后,宜行手术治疗。对无症状患者,有以下情况仍考虑手术:直径超过 1cm 的单个病变;年龄超过 50 岁,B 超追踪检查发现息肉进行性增大;腺瘤样息肉或基底宽大;合并胆囊结石或胆囊壁增厚。患者如无以上情况,不宜急于手术,应每 6 个月 B 超复查 1 次。对直径小于 2cm 的胆囊息肉,可行腹腔镜胆囊切除;超过 2cm 或高度怀疑恶变,应剖腹手术,以根治切除。

（二）胆囊腺瘤

胆囊腺瘤是胆囊常见的良性肿瘤,多见于中、老年女性。可单发或多发,直径 0.5 ~ 2.0cm,可充满胆囊。被认为是胆囊癌的癌前病变,恶变率约为 1.5% ,一旦确诊,应手术切除。术中做快速切片病理检查,术后还做常规石蜡切片检查,如发现癌变需按胆囊癌原则处理。

二、胆囊癌

胆囊癌是胆道最常见的恶性病变,女性发病率为男性的 3 ~ 4 倍,90% 患者发病年龄超过 50 岁。

【病因及病理】

目前胆囊癌病因尚未明确。70% 患者同时存在胆结石,此外与慢性胆囊炎及胆囊息肉有关。胆囊癌多发生在胆囊体部和底部,腺癌占 82% ,包括硬癌、乳头状癌、黏液癌;其次为未分化癌、鳞状细胞癌、腺鳞癌等。其恶性程度较高,预后不良。胆囊癌主要以淋巴转移为主,可转移至胆囊淋巴结、胆总管周围淋巴结、胰上淋巴结、胰头后淋巴结、肠系膜上动脉淋巴结、肝动脉周围淋巴结、腹主动脉旁淋巴结等。也可经胆管腔内转移、腹腔内种植,或直接侵犯肝脏、十二指肠、结肠,后经血循发生肺、骨等远处转移。

【临床表现和诊断】

根据病变的部位和深度可有不同的症状。早期可无特异性症状,一些患者行胆囊切除手术后经病理检查意外发现胆囊癌。部分表现与慢性胆囊炎相似,如右上腹隐痛并放射至肩背部,食欲不振、恶心呕吐、腹部压痛等,进展期可出现右上腹肿块、发热、体重减轻或消瘦、贫血、肝大、黄疸、腹水等。

胆囊癌的预后与分期有关,分期有多种方法,其中以 Nevin 分期较为常用:Ⅰ期:黏膜内原位癌;Ⅱ期:侵犯黏膜和肌层;Ⅲ期:侵犯胆囊壁全层;Ⅳ侵犯胆囊壁全层及周围淋巴结;Ⅴ期:侵犯或转移至肝及其他脏器。另外,还可根据 TNM 分期法进行分期。

对于长期患有慢性胆囊炎、胆囊结石,特别是 40 岁以上的女性患者,应定期行 B 型超声波检查,如怀疑胆囊癌,应进一步做 CT、MRI 或 B 超引导下细针抽吸活检等,有助于获得诊断。胆道手术中如发现胆囊肿物,需与胆囊腺肌增生、胆囊息肉等鉴别,当不能确定诊断时,应及时做冰冻病理切片检查。

【治疗】

胆囊癌以根治性手术切除最为有效,化学治疗或放射治疗效果均不理想。应特别强调早期诊断和早期治疗。对病变仅局限于胆囊黏膜及肌层者,行单纯胆囊切除术能达到根治的目的。对肿瘤侵及浆膜或肝组织及胆管者,应行根治性切除手术,切除范围包括:①胆囊;②距胆囊床 2cm 以上的肝组织,对浸润超过 2cm 的,应行肝中叶切除;③肝十二指肠韧带淋巴结清扫,即只保留肝总管、门静脉和肝固有动脉;④累及肝外胆管应行肝外胆管切除加胆肠吻合;⑤侵犯胆总管下端或胰头,而无远处转移者,应行胰十二指肠切除术;⑥清扫幽门上下及胰十二指肠后淋巴结。晚期胆囊癌(Nevin Ⅴ 期)引起其他并发症如梗阻性黄疸、十二指肠梗阻等,可行肝管空肠吻合、胆管 U 形管引流等姑息性手术,以缓解症状。消化道梗阻可行胃空肠吻合,不能手术的患者可经内镜在狭窄部位放置内支撑管引流。

三、胆管癌

胆管癌是指发生在左、右肝管及肝外胆管的恶性肿瘤,而不包括肝内胆管细胞癌。随着诊断水平的提高,本病已常见。

【病因病理】

胆管癌病因尚未明确,多发于 50~70 岁,男性略高于女性。可能与肝胆管结石、原发性硬化性胆管炎、肝血吸虫感染、慢性伤寒带菌者、溃疡性结肠炎等因素有关。近来的研究发现,乙型肝炎、丙型肝炎感染可能也与胆管癌的发生有一定关系。

按肿瘤生长的部位分为上段胆管癌(左右肝管及肝总管,也称肝门胆管癌),中段胆管癌(胆囊管汇入胆总管处至十二指肠上缘),下段胆管癌(十二指肠上缘至十二指肠乳头)。大体形态分为乳头状癌、结节状癌、弥漫性癌。组织学类型以腺癌多见,占95%以上,其他鳞状上皮癌、腺鳞癌、类癌等均较少见。癌肿生长缓慢,极少发生远处转移。其扩散方式有局部浸润以及淋巴转移、腹腔种植等。

【临床表现和诊断】

90%~98%的胆管癌患者出现进行性阻塞性黄疸,肝大,伴胆管扩张。梗阻完全时大便呈灰白色,多数伴瘙痒和体重减轻。偶有上腹部疼痛。位于中、下段的胆管癌可因胆囊积水而触及肿大的胆囊,肋缘下可触及肝脏,晚期患者可触及腹部肿块,出现腹水或双下肢浮肿。合并细菌感染可出现典型的 Charcot 三联症。

实验室检查血清总胆红素、直接胆红素、ALP 和 r-GT 均显著升高。影像学检查首选 B 超,也可酌情选用 CT、PTC、ERCP、MRCP 等,有助于确定诊断。临床上应注意与胰头癌、十二指肠癌及胆管结石相鉴别。

【治疗】

胆管癌的治疗以手术根治为主,化学治疗和放射治疗效果均不肯定,根据不同部位的胆管癌采用不同的手术方法。如上段胆管癌可行胆管切除加肝切除、胆管空肠吻合术,但应注意保留较多的肝脏,以免术后肝衰竭;中段胆管癌可切除肿瘤,行肝总管-空肠吻合术;下段胆管癌需行胰十二指肠切除术。癌肿不能切除,可行 PTCD 或 U 形管引流术,以解除胆道梗阻、消除黄疸、保护肝脏、延长生命。同时也应配合放疗、化疗、介入、中药等综合治疗。

(熊啟燕)

❓ 复习思考题

1. 简述急性胆囊炎的临床表现。
2. 怎样诊断慢性胆囊炎?
3. 简述胆总管结石的临床表现、诊断及治疗。
4. 简述胆管癌的临床表现及诊断。
5. 病案分析

患者:女,16 岁,农民。

主诉:右上腹阵发性剧痛 1 天,呕吐 4 次。

病史:患者今日晨起吃鸡蛋炒饭后,突感上腹部偏右方阵发性"钻顶样"剧痛,无明显放射。腹痛时辗转不安,大汗淋漓,但间歇期腹痛完全消失,曾呕吐 4 次。开始为胃内容物,最后一次吐出绿色液体,无明显发热,在当地卫生所曾肌注"阿托品"无效而转院。

检查:T 37.5℃,P 80 次/分,R 16 次/分,BP 100/60mmHg。发育营养中等,神志清楚,自动体位,全身皮肤及巩膜无黄染及出血点,表浅淋巴结不大,头颅、颈、胸无异常,腹部除剑突右下方有轻压痛外,无其他发现。

实验室检查:WBC 9000/mm³,N 80%,L 20%。尿无异常,大便发现蛔虫卵(++)。

入院后给予解痉、止痛、输液、抗感染等治疗,第二日右上腹痛呈持续性并向右肩放射,寒战,表情淡漠,T 39.5℃,P 120 次/分,BP 70/50mmHg。全身皮肤及巩膜明显黄染,WBC 2 万,N 90%,血小板计数 8 万。

(1)请提出本病人入院时及入院后第二天的诊断和诊断依据。

(2)提出第二次诊断的处理方案。

第二十九章 胰腺疾病

第一节 概 述

胰腺位于上腹部和左季肋部后间隙中，是人体第二大腺体。长 12 ~ 20cm，宽 3 ~ 4cm，厚 1.5 ~ 2.5cm，重 75 ~ 125g，斜上左上方紧贴于第 1 ~ 2 腰椎体前方，除胰尾部被浆膜包绕外，其余部分位于腹膜后。自右向左分为互相连续的 4 部分：胰头、胰颈、胰体和胰尾。胰头部最厚，被十二指肠 C 型袢所围绕，其下缘向左突出并绕至肠系膜上动、静脉后方的部分称钩突，此处常有 2 ~ 5 支小静脉汇入肠系膜上静脉。胰头后方有远端胆总管经过胰实质进入十二指肠壶腹部。胰颈位于肠系膜上静脉前方，较狭窄，它们之间仅以疏松结缔组织相连，多数无血管分支，常作为手术探查的入路。胰颈和胰尾之间为胰体，占胰腺的大部分。胰尾部窄且薄，紧邻脾门。

胰管也称主胰管，直径 0.2 ~ 0.3cm，横贯胰腺全长，由胰尾至胰头，沿途接纳小叶间导管。约 85% 的人胰管与胆总管末端汇合成"共同通道"，且下端膨大部分称为壶腹（Vater 壶腹），开口于十二指肠乳头；一部分虽有共同开口，但两者之间有分隔；也有少数两者分别开口于十二指肠（图 29-1）。这种共同开口或共同通道是胰腺疾病和胆道疾病互相关联的解剖学基础。

图 29-1 胰管的解剖关系

胰腺的血供大部分来自腹腔动脉干的分支(脾、肝总动脉),部分来自肠系膜上动脉系统。胰头血供来源于胃十二指肠动脉和肠系膜上动脉的胰十二指肠前、后动脉弓。胰体尾部血供来自于脾动脉的胰背动脉和胰大动脉。通过胰横动脉构成胰腺内动脉网(图29-2)。胰的静脉多与同名动脉伴行,最后汇入门静脉。胰腺的淋巴也很丰富,多组淋巴结群引流胰腺的淋巴。

图 29-2　胰腺的血液供应

胰腺具有外分泌和内分泌两种功能。胰液系胰腺外分泌所致,每日 750～1500ml,为一种透明的等渗液体,pH 为 7.4～8.4。腺泡细胞主要分泌各种消化酶。胰消化酶主要包括胰淀粉酶、胰脂肪酶、胰蛋白酶、糜蛋白酶、胶原酶、核糖核酸酶、脱氧核糖核酸酶、胰磷脂酶等。中心腺泡细胞和导管细胞分泌水和碳酸氢盐。碳酸氢盐可中和胃酸,使十二指肠黏膜免受强酸腐蚀,为小肠内各种消化酶提供最适宜的 pH 环境。胰消化酶对于食物中的蛋白质、脂肪、淀粉、核酸的消化及脂溶性维生素的吸收具有重要作用。胰液的分泌受迷走神经和体液的双重调节,但以体液调节为主。胰腺内分泌来源于胰岛,约有 100 万个胰岛,主要分布于胰体尾。胰岛有多种细胞,以 β(B)细胞为主,分泌胰岛素;其次是 α(A)细胞分泌胰高血糖素;以及 δ(D)细胞分泌生长抑素;还有 PP 细胞分泌胰多肽。其他还有少数分泌血管活性肠肽(VIP)的 D1 细胞和分泌促胃液素的 G 细胞等。胰腺内分泌激素直接进入门静脉系统。

第二节　胰　腺　炎

一、急性胰腺炎

急性胰腺炎(acute pancreatitis)是一种常见的急腹症,是指消化酶被激活后对胰腺和周围组织自身消化所引起的急性炎症。按病理分类可分为水肿性(轻型)和出血坏死性(重型)。重症胰腺炎常危及患者生命,不仅表现为胰腺的局部炎症,而且常涉及全身多个脏器,病情重、并发症多、病死率高。

【致病危险因素】

急性胰腺炎致病危险因素有多种,国内以胆道疾病为主,约占 50% 以上,称胆源性胰腺炎;西方国家主要与酗酒有关,约占 60%。

1. 胆道疾病　胆道结石在下移过程中,可阻塞胆总管末端,即 Vater 壶腹,此时胆汁可经"共同通道"反流入胰管,其中经细菌作用将结合胆汁酸还原成的游离胆汁酸可损伤胰腺,并能将胰液中的磷脂酶原 A 激活成为磷脂酶 A,从而引起胰腺组织坏死,产生急性胰腺炎。胆盐同时激活脂肪酶,导致脂肪分解。造成 Vater 壶腹阻塞的原因还有胆道蛔虫以及因炎症或手术器械引起的十二指肠乳头水肿、狭窄。Oddi 括约肌痉挛等,亦可引起急性胰腺炎。

2. 饮食因素 酗酒和饱餐引起胃肠道充血水肿,十二指肠乳头括约肌痉挛,胆汁和肠液反流,同时因胰液分泌增加,排泄不畅,引起胰管内高压,产生胰腺急性炎症。酒精本身也能直接损伤胰腺,尚能间接刺激胰液分泌,使胰液外溢引起胰腺损伤。

3. 其他因素 创伤、胰腺血液循环障碍、十二指肠液反流、感染、药物因素以及高脂血症、高钙血症、妊娠有关的代谢、内分泌和遗传因素等,都可造成急性胰腺炎的发生。

【病理】

急性胰腺炎基本的病理改变是胰腺呈不同程度的水肿、充血、出血和坏死。任何类型的急性胰腺炎都具有上述病变,唯程度有所不同。临床上分为急性水肿性胰腺炎和急性出血坏死性胰腺炎两种类型。急性水肿性胰腺炎的病理特点为间质性水肿和炎症反应,急性出血坏死性胰腺炎的病理特点为胰腺实质性出血和坏死。

1. 急性水肿性胰腺炎 病变轻,多局限在体尾部。此型约占 90%。肉眼可见胰腺弥漫性或局限性肿胀变硬、充血、被膜紧张,外观似玻璃样发亮。腹腔内的脂肪组织,特别是大网膜可见散在粟粒样或斑块状的黄白色皂化斑。腹水为淡黄色。镜下可见间质水肿、充血并有炎性细胞浸润。

2. 急性出血坏死性胰腺炎 病变以胰腺实质出血、坏死为特征。肉眼可见胰腺腺体增大、肥厚,呈暗紫色,严重者整个胰腺变黑。腹腔内可见皂化斑和脂肪坏死灶,腹膜后可出现广泛组织坏死。腹腔伴有血性渗液,内含大量的淀粉酶。镜下可见脂肪坏死和腺泡破坏,腺泡小叶结构模糊不清。间质小血管壁也有坏死。

【临床表现】

随病变程度的不同临床表现也有很大差异。

1. 腹痛 是本病的主要症状。多数为突然发病,腹痛剧烈。常于酒后或饱餐后发作。腹痛呈持续性可有阵发性加重。多数位于左上腹,向左肩及左腰背部放射。胆源性者腹痛始于右上腹,逐渐向左侧转移。病变累及全胰时,疼痛范围为上腹部呈束带状并向背部散射。

2. 腹胀 轻度腹胀为常见且出现较早的症状,与腹痛同时存在。是腹腔神经丛受刺激而产生肠麻痹的结果。一般都很明显,少数患者腹胀的困扰超过腹痛。患者可停止排便、排气。

3. 恶心、呕吐 是本病的特征之一。腹痛、腹胀与恶心呕吐是急性胰腺炎的三大症状。一般发病之初即有较频繁的恶心、呕吐,呕吐物为胃十二指肠内容物,以后逐渐减少。特点是呕吐后腹痛不缓解。

4. 发热 腹痛伴发热亦是本病特点之一。早期多为轻、中度发热。合并胆道感染者常伴寒战、高热。胰腺坏死伴感染时,常为持续性高热。

5. 腹膜炎体征 急性水肿性胰腺炎时压痛多只局限于上腹部,可无明显肌紧张。急性出血坏死性胰腺炎时腹部压痛明显,并有肌紧张和反跳痛,范围可及全腹。肠鸣音减弱或消失。

6. 其他 部分患者还可有低血压和休克、消化道出血、精神症状、手足抽搐、黄疸、腰腹部大片青紫色瘀斑及多脏器功能衰竭等表现。

【诊断】

临床主要依据病史、体检、实验室检查及影像学检查作出判断。

1. 实验室检查

（1）血、尿淀粉酶测定：血清淀粉酶在起病后数小时即开始升高，24 小时达高峰，4～5 天后逐渐降至正常，超过 500U/dl（正常值 40～180U/dl，Somogyi 法）有诊断价值。尿淀粉酶在起病 24 小时后开始升高，48 小时后达到高峰，下降缓慢，1～2 周后恢复正常。尿淀粉酶超过 300U/dl（正常值 80～300U/dl）有诊断意义。淀粉酶值愈高，诊断准确率愈大。必须指出，淀粉酶值升高幅度和病变的严重程度不成正相关。血清淀粉酶同工酶的测定有助于本病的诊断。若血清淀粉酶升高，而血清淀粉酶同工酶不高时可除外急性胰腺炎。

（2）血清脂肪酶：多在发病数日后升高，对晚期病例诊断有帮助。

（3）淀粉酶/肌酐廓清比值：当比值大于 5 时（正常比值为 3.1）有诊断价值。

（4）其他项目：包括白细胞增高、低血钙、高血糖、肝肾功能异常、血气分析及 DIC 指标异常等，对诊断都有一定意义。腹腔穿刺抽出血性液且淀粉酶值增高，对诊断很有帮助。

2. 影像学检查

（1）腹部 B 超：最常用。可见胰腺弥漫性增大和胰周液体积聚。可了解有无胆道结石。但由于受气体干扰，可影响诊断的准确性。

（2）胰腺 CT：确诊急性胰腺炎最为敏感的方法。对鉴别水肿性或出血坏死性提供重要依据。弥漫性肿大的胰腺影像若再出现质地不均、液化和蜂窝状低密度区，则可诊断为胰腺坏死。坏死性胰腺炎胰周表现为脂肪坏死和积液，小网膜囊积液最常见。此外，还可发现胰腺脓肿、假性囊肿、胰周坏死等急性胰腺炎的并发症。

（3）胰腺 MRI：诊断价值类似于 CT。若疑为胆源性胰腺炎，还可通过胆道成像而提供更有价值的信息。

（4）胸、腹部 X：可见十二指肠环扩大、充气明显以及出现前哨肠襻和结肠中断征等。

【局部并发症】

1. 胰腺及胰周组织坏死　指胰腺实质的弥漫性或局灶性坏死，伴胰周（包括腹膜后间隙）脂肪坏死。根据有无感染，又分为感染性和无菌性胰腺坏死。

2. 胰腺及胰周脓肿　指胰腺和（或）胰腺周围的包裹性积脓，由胰腺组织和（或）胰周组织坏死液化继发感染所致。细菌或真菌培养阳性。

3. 急性胰腺假性囊肿　指急性胰腺炎后形成的有纤维组织或肉芽组织囊壁包裹的胰周液体积聚。

4. 胃肠道瘘　常见部位是结肠、十二指肠，有时也发生在胃和空肠。是由胰液的消化和感染的腐蚀致胃肠道壁坏死、穿孔而发生。

5. 出血　胰液的消化作用可能造成腹腔或腹膜后的大出血。

【治疗】

1. 非手术治疗　主要适用于急性胰腺炎全身反应期、水肿性胰腺炎及尚未感染的出血坏死性胰腺炎。

（1）禁食、胃肠减压：以减轻食物和胰液对胰腺的刺激，并可防止呕吐，减轻腹胀，减少胰酶和胰液分泌。

（2）补液、防治休克：静脉输液，补充电解质和热量，纠正酸中毒，维持有效的循环血量和水、电解质平衡,改善微循环。重症患者应进行重症监护。

（3）抑制胰腺外分泌及抑制胰酶活性应用:H_2受体阻滞剂（如西米替丁）、抗胆碱能药（如阿托品、山莨菪碱）、生长抑素等。目前较新的药物主要有加贝酯、奥曲肽和施他宁（生长抑素）,后者作用更强,但价格昂贵。乌司他丁是胰蛋白酶抑制剂,对急性胰腺炎有较好疗效。

（4）镇静、解痉:诊断明确可应用止痛药,同时加用解痉药（如山莨菪碱、阿托品）。禁用吗啡,以免引起 Oddi 括约肌痉挛。

（5）营养支持:早期采用完全胃肠外营养。当临床症状明显减轻后可采用肠内营养。

（6）抗生素:宜早应用。重症胰腺炎或合并胰腺或胰周感染时,应经静脉使用广谱抗生素。

（7）中药治疗:呕吐控制后,经胃管注入中药,常用复方清胰汤加减:银花、连翘、黄连、黄芩、枳壳、厚朴、木香、红花、生大黄（后下）。酌情每日 3~6 次。

（8）腹腔渗出液的处理:可经脐下做小切口向上腹部和盆腔分别置入进水管和出水管平衡液灌洗。

2. 手术治疗

（1）手术适应证:①胆源性胰腺炎;②胰腺和胰周坏死组织继发感染;③经合理支持治疗,临床症状继续恶化;④不能排除其他急腹症时;⑤暴发性胰腺炎经 24 小时非手术治疗多器官功能障碍仍不能纠正者;⑥病程后期合并肠瘘或胰腺假性囊肿者。

（2）手术方式:最常用的是坏死组织清除加引流术,同时行胃造瘘、空肠造瘘（肠内营养通道）和胆道引流术。

单发脓肿可采用经皮穿刺置管引流治疗。若继发肠瘘,可将瘘口外置或行近端造瘘术。对胰腺假性囊肿,6 周左右若不见消退,较小者或周围粘连疏松易于剥离者,可做囊肿切除术。胰体尾部多发小囊肿,可将囊肿连同胰体、尾部和脾脏一并切除。较大的胰腺假性囊肿,多行 Roux-en-Y 空肠囊肿吻合术。假性囊肿的处理,应视具体情况,酌情行内、外引流术。

对胆源性胰腺炎,若明确有胆道下端梗阻或胆道感染的重症患者,应该急诊或早期手术。有条件的医疗单位可行经纤维十二指肠镜下 Oddi 括约肌切开取石及鼻胆管引流术。无条件时,则做开腹手术,包括胆囊切除和（或）胆总管切开取石并 T 管引流,根据需要可加做小网膜囊引流。若患者经非手术治疗病情缓解,可在急性胰腺炎治愈后 2~4 周做胆道手术。

二、慢性胰腺炎

慢性胰腺炎（chronic pancreatitis）是各种原因所致的胰实质和胰管的不可逆慢性炎症。反复发作的上腹部疼痛伴不同程度的胰腺内、外分泌功能减退或丧失是其特点。

【病因】

慢性胰腺炎是一个多因素的疾病,主要是胆道疾病和慢性酒精中毒。在西方国家最主要的病因是长期酗酒,在我国则以胆道疾病为主。

【病理】

慢性胰腺炎典型的病变为胰腺缩小,呈不规则结节样变硬。胰管狭窄伴节段性扩张,可有胰石或囊肿形成。其病变为不可逆改变。显微镜下可见腺泡细胞缺失、胞体皱缩、钙化、导管狭窄及大量纤维组织增生。电镜下见致密的胶原和成纤维细胞增生并将胰岛细胞分隔。

【临床表现】

1. 腹痛　为最主要症状之一,疼痛位于上腹部剑突下或稍偏左,常放射到腰背部,平时为隐痛,多反复发作,餐后发作时可剧痛,持续时间较长。后期可为持续性腹痛。

2. 消瘦　病人体重明显减轻,与发作次数和持续时间有明显的关系。

3. 脂肪泻　为疾病发展到胰外分泌减少所致。特征是粪便不成形、有油光、恶臭、有时可见油滴浮在水面。

4. 糖尿病　到疾病后期,因内分泌腺大量受破坏,胰岛素分泌减少所致。

5. 黄疸　少数患者可因胰头纤维增生压迫胆总管所致。

【诊断】

慢性胰腺炎的诊断标准如下:①持续性上腹部疼痛、压痛或急性胰腺炎发作后上腹疼痛复发,病程在 6 个月以上;②有明确的胰腺钙化灶或胰管结石;③有明确的胰腺外分泌功能障碍;④有可确诊的胰腺炎影像学表现;⑤有可确诊的慢性胰腺炎的胰腺组织学表现。

典型的病史是诊断的重要线索。B 超、CT、腹部 X 线平片及 ERCP 等可提供重要的诊断依据。

【治疗】

1. 非手术治疗

主要目的在于镇痛、补充内分泌和外分泌不足。①病因治疗:治疗胆道疾病、戒酒;②镇痛:可用非甾体类止痛药如肠溶阿司匹林等,慎用吗啡类,以防成瘾,必要时行腹腔神经丛封闭;③控制糖尿病:控制饮食并采用胰岛素替代疗法;④饮食控制:少食多餐,高蛋白、高维生素、低脂饮食,按糖尿病的要求控制糖的摄入;⑤补充胰酶:适于消化不良,特别是脂肪泻的患者;⑥营养支持:该类患者多伴有营养不良,除饮食疗法外,可间断给予肠内或肠外营养支持。

2. 手术治疗　目的的主要在于减轻疼痛,延缓疾病的进展,但不能根治。

(1)壶腹部处理:适用于壶腹部开口处有慢性梗阻者。

(2)胰管引流术:①经十二指肠行 Oddi 括约肌切开成形术,也可经 ERCP 行此手术;②胰管空肠侧侧吻合术:尤其适用于胰管结石患者。

(3)胰腺切除术:①胰十二指肠切除术:适宜于胰头肿块患者;②保留幽门的胰十二指肠切除术或保留十二指肠的胰头切除术:适应证同壶腹部处理,但效果似更优越;③胰腺次全切除术:适用于严重的弥漫性胰实质病变,疼痛可获得减轻,但术后患者几乎全部产生胰岛素依赖性糖尿病;④胰体尾部切除术:适用于胰体尾部病变;⑤全胰切除术:适用于顽固性疼痛患者,半数以上患者可解除疼痛,但术后发生糖尿病、脂肪泻和体重下降不可避免,应慎重选择。

此外,对顽固性剧烈疼痛,其他方法缓解无效时,可行内脏神经切断术或用无水乙醇注射于腹腔神经丛,以控制疼痛。

第三节　假性胰腺囊肿

假性胰腺囊肿是胰腺炎的并发症,也可由外伤引起。是由于胰管破裂,胰液流出积聚在网膜囊内,刺激周围组织及器官的浆膜形成纤维包膜而形成。假性囊肿内壁无上皮细胞。囊肿多位于胰体尾部。

【临床表现和诊断】

1. 囊内高压症状 上腹胀满感、持续性疼痛,可牵涉到季肋、腰背部。

2. 囊肿压迫症状 压迫胃、十二指肠引起恶心、呕吐,影响进食。位于胰头部的可压迫胆总管下端,并可出现黄疸。

3. 感染症状 囊内的感染可引起发热、疼痛。

4. 消耗性症状 消瘦。

5. 体格检查 上腹部常可触及半球形、光滑、活动度低、有囊性感的肿物。

6. 影像学检查 B超检查可确定囊肿的部位、数目和大小。CT检查具有与B超相同的诊断效果,并可显示与邻近器官的关系,还可鉴别是否为肿瘤性囊肿。X线钡餐检查可发现胃、十二指肠和结肠受压移位的间接征象。

【治疗】

治疗的主要目的是改善症状和预防并发症。

1. 手术指征 ①持续腹痛不能忍受;②囊肿增大(≥6cm)出现压迫症状;③合并感染或出血等并发症。

2. 常用手术方法 ①内引流术:囊壁成熟后(6周以上)可做内引流术。常用囊肿空肠Roux-en-Y吻合术。若囊肿位于胃后壁,也可行囊肿胃后壁吻合术。②外引流术:适用于有明显感染、囊肿时间短、壁薄而不能做内引流者。也可行经皮穿刺置管外引流术。外引流术可发生外瘘,多可自行愈合,持久不闭者需手术处理。③囊肿切除术:是理论上最完善的治疗方法,主要适用于胰体尾部的囊肿。

近年来有使用腹腔镜或胃镜完成囊肿内引流术,但要根据囊肿的部位实施。

第四节 胰腺癌和壶腹部癌

一、胰腺癌

胰腺癌(pancreatic cancer)是一种恶性程度很高的消化道肿瘤,其发病率有明显增高的趋势。男性较女性多见,40岁以上好发。本病早期确诊率不高,而中晚期胰腺癌的手术切除率低,预后很差。

【病理】

胰腺癌包括胰头癌、胰体尾部癌,以胰头部癌为最多见。胰腺癌90%为导管细胞腺癌,少数为黏液性囊腺癌和腺泡细胞癌。

胰腺癌的转移和扩散途径主要为局部浸润和淋巴转移。在早期即可直接浸润到邻近的门静脉、肠系膜上动静脉、腹腔动脉、肝动脉、下腔静脉及脾静脉等。易受浸润的周围脏器有胃窦部、十二指肠、胆总管、横结肠及周围腹膜组织和神经丛。也可经血行转移至肝、肺及椎骨等。

【临床表现】

胰腺癌早期无特异性症状,早期症状易和胃肠、肝胆疾病相混淆。

1. 上腹饱胀不适和上腹痛 是最早出现的症状。肿瘤导致胰管梗阻,出现上腹不适,或隐痛、胀痛、钝痛乃至剧痛。疼痛常呈持续性,多位于上腹部。中晚期肿瘤侵及腹腔神经丛,疼痛多向腰背部放射,致难以平卧。

2. 黄疸 是胰头癌最主要的临床表现,常呈进行性加重。黄疸的出现多意味着已属中、晚期。因系梗阻性黄疸,患者有皮肤瘙痒,小便深黄,大便灰白或呈陶土色。查体可见巩膜和皮肤黄染、肝大,多数患者可触及肿大的胆囊。

3. 消化道症状　腹胀、厌油腻食、消化不良、便秘或腹泻。可能因黄疸致凝血机制障碍而发生黑便。

4. 乏力和消瘦　因饮食减少、消化不良、睡眠不足及癌肿消耗等造成乏力和消瘦,晚期多出现恶病质。

5. 其他　胰头癌所致的胆道梗阻一般无胆道感染。晚期偶可扪及上腹部肿块,质硬,不活动,腹水征阳性。部分患者有轻度糖尿病表现,左锁骨上淋巴结转移。

【诊断】

胰腺癌的诊断主要依据临床表现和影像学检查。

1. 实验室检查　胰头癌致胆道梗阻时,主要为血清总胆红素和直接胆红素升高,血清碱性磷酸酶、转氨酶升高,尿胆红素阳性。胰体尾部癌可见转肽酶升高。

免疫学检查目前尚未发现特异性强的胰腺癌标志物。糖类抗原 19-9(CA 19-9)最常用于胰腺癌的辅助诊断和术后随访。其他如癌胚抗原(CEA)、胰胚抗原(POA)、胰腺癌特异抗原(PaA)及胰腺癌相关抗原(PCAA)等多种检测方法可联合应用以提高诊断率。

2. 影像诊断检查方法　影像学诊断技术是胰腺癌定位和定性诊断的重要手段。多排螺旋 CT 加增强扫描是胰腺癌影像诊断的最优选择。内镜超声优于普通 B 超。而 B 超最常用于临床上怀疑胰腺癌患者筛查的首选检查,本法可显示肝内、外胆管扩张,胆囊增大,胰管扩张、占位病变的部位和大小(气体干扰有一定影响)及有无转移。MRI 和 MRCP、ERCP、PTC 以及胃肠钡餐造影等对诊断都有各自一定的价值。此外,在 B 超或 CT 引导下穿刺肿瘤作细胞学检查或基因(如 c-Ki-ras 基因)检测阳性率可达 80%~90%,但穿刺有导致出血或肿瘤扩散的危险。

【治疗】

手术切除是治疗胰腺癌的首选方法。能否手术切除,主要取决于患者的全身情况和有无远处转移。胰头癌切除的经典式为胰十二指肠切除术(whipple 手术),其切除范围包括胆囊、胆总管、胰头(包括钩突)、远端胃、十二指肠和上段空肠,同时,清除相关的淋巴结。切除后再将胰、胆、胃与空肠重建。胰体尾癌可行胰体尾加脾切除术及所属淋巴结清除。全胰切除术已较少应用。

对于不能切除的胰腺癌,可行姑息手术以解除黄疸和十二指肠梗阻,缓解腹痛和腰背痛。其方法有胆肠吻合术以解除黄疸;胃肠吻合术解除或预防十二指肠梗阻。术中行内脏神经节周围注射无水乙醇或行内脏神经切除术可减轻疼痛。

术后可采用化疗。也有主张放疗、放化疗结合或冷冻、射频、微波固化、高能聚焦及免疫疗法综合治疗。提高胰腺癌疗效的关键在于早发现、早诊断、早治疗。

知识链接

Whipple 手术

此手术于 1935 年由 Whipple 首先提出。胰十二指肠切除术沿用至今已得到了很大的发展,手术治疗死亡率从 20 世纪 70 年代的 20%~40% 降至 20 世纪 90 年代的 2%~3%,术后 5 年生存率提高到 10% 左右。

二、壶腹部癌

壶腹部癌是指胆总管末端、壶腹部和十二指肠乳头附近的癌肿。由于其临床症状出现早,较易及时发现和早期诊断。壶腹部癌的恶性程度明显低于胰头癌,因此,手术切除率及术后 5 年生存率都明显高于胰头癌。

【病理】

肿瘤的大体形态可分为肿块型和溃疡型。组织学上,绝大多数为乳头状腺癌或管状腺癌。转移发生较晚,淋巴结转移是最重要的转移方式。

【诊断】

壶腹部癌从临床表现角度看,黄疸、消瘦和腹痛最常见,且与胰头癌的临床表现相似。黄疸是壶腹部癌最主要的症状,但呈波动性表现是与胰头癌的最主要区别,此与肿瘤组织坏死脱落有关。一般来说,术前诊断,包括化验与影像学检查方法与胰头癌基本相同。PTC 或 ERCP 在诊断和鉴别诊断上有重要价值。

【治疗】

壶腹部癌宜行 Whipple 手术或保留幽门的胰头十二指肠的切除术。远期效果较好,5 年生存率可达 40%~60% 。

（熊启燕）

复习思考题

1. 简述急性胰腺炎的临床表现和治疗措施。
2. 急性胰腺炎手术治疗的适应证是什么?
3. 胰腺癌的临床表现是什么?
4. 怎样才能在黄疸出现前较早检出胰头癌?

第三十章　腹部外科疾病及鉴别诊断

学习要点

腹痛的鉴别诊断;上消化道出血的鉴别诊断;腹部肿块的鉴别诊断。

第一节　腹痛的鉴别诊断

一、腹痛的类型

腹部的疼痛感觉有内脏痛、躯体痛和牵涉痛三种。

1. 内脏痛　分布于腹内脏器的神经受刺激引起的腹痛称内脏痛,由交感神经系和副交感神经系传入。有以下特点:①内脏痛的刺激作用是平滑肌的强烈收缩或痉挛,多发生于克服阻力时,如肠梗阻、胆管或输尿管结石等,所以是阵发性疼痛;②实质脏器包膜张力增加时,如肝脏急性肿胀,痛是持续的,此时在一定程度上已有躯体痛的因素参与;③急性缺血产生的持续痛,多为难以忍受的剧痛,如肠绞窄,一定体位有某种程度的缓解,早期体征不明确;④内脏痛无腹肌紧张,如已并发腹膜炎则另当别论;⑤内脏痛定位较差或游移不定。消化道各部均起源于胚胎原肠的三部。膈下的前肠发育为胃、十二指肠、肝、胆囊、胰,中肠发育为空肠、回肠、至结肠的横结肠,后肠发育为结肠脾曲到直肠下端。来自前肠器官的痛反映在腹部,中肠器官痛在脐周,后肠器官痛在耻骨上。

2. 躯体痛　壁层腹膜的体神经(胸 7~腰 1 脊神经)受刺激引起腹痛时称躯体痛。其特点是:①定位准确,患者能准确定位的腹痛来自壁层腹膜,一般为腹膜炎的表现,需注意相应部位有无压痛和肌紧张,腹部压痛、腹肌紧张的范围和腹膜炎的范围是一致的,其特点为"痛在病在";②持续性;③对刺激、高温、酸或碱物质、感染等均敏感;④腹痛的程度因刺激物的刺激强度而异,也与个体敏感性有关。

3. 牵涉痛　胆囊炎引起右肩痛,胰腺炎引起左肩及腰背痛,输尿管结石引起同侧下腹至腹股沟上下的疼痛、会阴部痛等,称牵涉痛,又称放射痛。发生机制未明。这种疼痛不能直接表示病变部位,但有一定的规律性,可供诊断参考。

二、引起腹痛的疾病

1. 腹部疾病　腹腔内各组织器官的损伤、穿孔、梗阻、缺血、感染、出血都可引起腹痛。根据发病组织器官不同、程度不同等,由内、外、妇产科分别处理。

2. 胸部疾病　如心肌梗死、胸膜炎、带状疱疹等均可引起上腹痛,应注意鉴别。

3. 全身性疾病　有时可引起腹痛,但腹痛仅为全身性表现的一部分,如血液病、代谢病、癫痫、中毒、结缔组织病等。

4. 心理因素 可引起胃肠功能紊乱,如焦虑、抑郁、恐慌等可导致腹痛。

三、腹痛时的检查

【询问病史】

1. 腹痛性质 区别腹痛是阵发性或持续性或持续性伴阵发加重很重要。阵发性腹痛代表平滑肌的强烈收缩,多为梗阻性疾病,如单纯性肠梗阻、胆道或输尿管结石等。持续性腹痛是炎性痛,如溃疡穿孔、急性胰腺炎、脏器破裂出血等。剧烈的持续性腹痛伴阵发加重多为空腔脏器炎症与梗阻并存,并多见于绞窄性肠梗阻。

2. 部位 根据腹痛的部位可推测病变器官。一般而言,腹痛的部位即为原发病的部位,或该部位疾病可能性大。因而结合腹腔内各器官的解剖位置,即可判断病变的脏器。放射痛的部位也有助于诊断。

3. 诱发因素 饥饿、暴饮暴食、酗酒、情绪激动、劳累、外伤等都可能为诱发因素。如暴饮暴食可诱发急性胰腺炎、胆囊炎,饱餐后弯腰活动可引起小肠扭转等。

4. 起病及伴随症状 急性腹痛起病很突然,病情一般较重,如急性胰腺炎、溃疡急性穿孔、绞窄性肠梗阻、腹腔内出血。起病前或起病时的症状对诊断有帮助,如右上腹或上腹痛前有数小时发热或寒战后发热,多为胆道系感染;先有呼吸道感染后有腹痛应想到胸部疾病;腹痛后乏力或一阵头晕可能是内出血。腹痛后即频繁呕吐,可能是肠梗阻、急性胃肠炎或肠系膜扭转等。呕血或吐咖啡样物、便血或柏油样便为胃肠或胆道出血的表现。排气排便停止为完全性肠梗阻或肠麻痹的表现。

5. 既往史、月经史、个人史 可提供参考依据。如胰腺炎、胆道感染、阑尾炎可多次发作;糖尿病酸中毒可引起腹痛;月经周期后延的育龄妇女应想到有宫外孕的可能。既往史还可了解患者对疾病和手术的耐受力。

【体格检查】

1. 腹部检查

(1)视诊:男性以腹式呼吸为主,女性以胸式呼吸为主,但不能没有腹式呼吸。腹式呼吸减弱或消失,多为急性腹膜炎表现。肠型肠蠕动波常提示为机械性肠梗阻;局限性隆起可能是肿瘤、囊肿,肠梗阻的肠袢、脓肿等;全腹膨隆可因肠麻痹、腹腔积液引起。

(2)触诊:手法应轻柔,患者取仰卧屈膝位。首先检查有无压痛及肌紧张。压痛的部位、范围与肌紧张一致,可诊断为腹膜炎。有的患者在初触扪腹部时诉疼痛,持续压迫后反而缓解,提示腹痛为平滑肌痉挛所致。如有腹部肿块,应检查部位、形状、大小、表面、边界、质地、压痛、移动度、温度等(见本章第三节)。

(3)叩诊和听诊:叩诊鼓音表示气体,固体和液体为实音。全腹鼓音可以是肠梗阻,亦可以是弥漫性腹膜炎。肝浊音界消失提示腹腔内有多量游离气体,多为胃肠穿孔。腹腔有多量积液或积血时,腹部移动性浊音阳性。

听诊肠鸣音亢进,多因肠管受内容物刺激引起;气过水音、金属音提示肠梗阻;肠鸣音减弱或消失表示肠麻痹;幽门梗阻可有振水音。腹部听诊闻及血管杂音,应进一步检查是否为动脉瘤。

(4)直肠指诊:是简单易行的方法,应常规施行。盆腔阑尾炎可有右侧盆腔触痛;直肠前壁触痛提示盆腔有炎症;盆腔脓肿或积血可有饱满感、触痛或波动;指套染有血性物可能有炎症、肿瘤、损伤或套叠；直肠癌引起肠梗阻时，有时可触及肿块。怀疑已婚妇女有妇科疾病时，需做阴道指诊或双合诊。

2. 全身检查 包括患者的血压、体温、脉搏、呼吸、意识状态、有无休克、脱水等，并注意患者的姿势、表情、体位。腹膜炎患者采取保护性体位，常呈屈膝弯腰，静卧不动；发作时辗转不安，或取肘膝位自按腹部，多为腹部痉挛性绞痛。皮肤、巩膜黄染多有肝胆道病变；腹腔内出血患者面色苍白。此外，还应注意患者的其他全身表现。

【辅助检查】

1. 化验 血常规有助于诊断化脓性感染或贫血；血尿淀粉酶有助于诊断急性胰腺炎；尿常规可发现泌尿系统感染和结石。

2. 诊断性腹腔穿刺 怀疑有腹膜炎、腹水或出血时，应行腹腔穿刺，抽出液的颜色、性状和引流液的涂片、培养等有助于诊断。

3. 影像学检查 X线胸腹部透视或摄片，可显示胸膜和肺病变、胃肠穿孔时的膈下游离气体、肠梗阻时的气液平面及不透光的结石影等，肠套叠、乙状结肠扭转可酌情选用钡灌肠。选择性动脉造影有助判断消化道出血的部位和原因，尚可借助内镜检查了解胃肠道内病变。B超、CT可辅助诊断腹内多种病变。

四、分析鉴别

【鉴别是否为外科急腹症】

外科急腹症是以急性腹痛为主诉的外科疾病，急性腹痛是主要症状。但并非急性腹痛都是外科急腹症，内科疾病也可有急性腹痛，如急性胃炎、肠痉挛、肺炎、胸膜炎等都可引起腹痛，但因其治疗方法不同，故需仔细鉴别。

(1)最先出现或最主要症状为腹痛的大多是外科急腹症。而内、儿科疾病即使有腹痛，多不是最早出现或最突出的症状，至少还有其他明显的症状存在，如能详细询问病史和体格检查，诊断并不困难。一般先出现腹痛继之发热者常常为外科病；先发热后出现腹痛者常常是内科病。如心绞痛患者可诉"心窝部"疼痛，且常有明显的心脏病体征。胸膜炎患者除上腹痛外，尚有咳嗽、气促等症状。

(2)外科急腹症的腹痛多较重，部位明确；内科的腹痛常较轻，痛无定处。

(3)外科急腹症多有腹部压痛，故拒按，可同时出现腹膜刺激征及腹式呼吸受限等；而内科病的腹痛多不拒按，也无腹膜刺激征和腹式呼吸受限的表现。

对特殊病例应具体分析，如老年体弱者都反应迟钝，腹痛表现轻，压痛、肌紧张也不明显，甚至白细胞数和体温也不升高；幼儿神经系统发育不健全，病变不重也可有高热、白细胞数升高；休克者反应低下，也可出现腹痛及腹部压痛，但肌紧张不明显。故具体患者应区别对待。

【鉴别病变的性质】

外科急腹症可概括为下列6类。

1. 急性炎症 这是最多见的一类，起病一般较缓慢，腹痛为持续性，逐渐加重。痛有定处，即在病变部位，该处压痛，可有腹膜刺激征。开始局限在病变处，可随病变加重而范围逐渐扩展。白细胞数和体温有不同程度升高。如急性阑尾炎、急性胰腺炎等。

2. 急性穿孔 如胃十二指肠溃疡穿孔，伤寒性肠穿孔、外伤性肠穿孔等，起病急骤，腹痛剧烈，迅速遍及全腹，可伴有休克。腹膜刺激征范围广，且腹内常有多量渗液和游离气体，肠鸣音消失。

3. 急性梗阻　这类疾病起病急、腹痛剧烈,常为绞痛且阵发加剧。一般无腹膜刺激征(发展阶段不同而异)。如单纯性肠梗阻、胆道梗阻、尿路梗阻(结石)等,由于梗阻器官不同,患者可伴有肠鸣音亢进、蠕动波、黄疸、血尿等不同表现。

4. 绞窄性　如绞窄性肠梗阻、卵巢囊肿蒂扭转等。起病急,腹痛剧烈,腹痛呈持续性阵发加剧。腹内常有肿块被触及,有明显压痛。肠系膜血管栓塞或血栓形成也属此类。这类患者常有面色苍白,伴有程度不同的休克。

5. 出血性　为实质脏器自发性或病理性破裂出血。腹痛轻、持续性、腹膜刺激征轻,患者的贫血和出血性休克症状往往明显于腹部症状,腹腔内可有移动性浊音,腹腔穿刺抽出不凝固血液。

6. 损伤性　为空腔脏器或实质性脏器损伤引起。空腔脏器损伤以腹膜炎为主要症状,实质脏器损伤以内出血、休克症状为主。肝、胰损伤,如肝内胆管或胰管破裂则既有严重的腹膜炎症状,又有明显的失血引起的症状。

【鉴别病变在哪个脏器】

根据腹痛和阳性体征的部位及病变的特征不难诊断。如有腹痛转移史,最后右下腹痛伴压痛者常为阑尾炎。

【注意排除全身性疾病】

如糖尿病、尿毒症、过敏性紫癜、流行性出血热等都可出现腹痛,这种腹痛是全身症状之一。应根据详尽的病史、体格检查和各种化验进行综合分析,常能作出诊断。值得注意的是各种腹痛有时并非典型,对确诊困难者,亦可采用剖腹探查,防止延误病情。

第二节　上消化道出血的鉴别诊断

上消化道包括食管、胃、十二指肠、空肠上段和胆道。凡上述脏器病变发生的急性出血,临床上以呕血或便血为特征,统称为上消化道出血。

一、病因

上消化道出血有下列5种常见的主要病因。

1. 胃十二指肠溃疡　为上消化道出血的主要原因之一,占大多数,且多为十二指肠溃疡出血。部位一般位于十二指肠球部后壁或胃小弯侧,因溃疡基底的小动脉被侵蚀,破裂后裂口缺乏收缩能力,故出血不易自止。一般在出血前心窝部疼痛明显,出血后得以缓解,可呕吐鲜血或便血。

2. 门静脉高压　约占1/4,因门静脉高压引起胃底食管下段静脉曲张破裂出血而致。这时门静脉内压力较高,故大出血难以自止。常有进食粗糙或较硬食物的历史,以呕血为主,有血块,多伴有肝硬化的相应体征。

3. 出血性胃炎　又称糜烂性胃炎、应激性溃疡或急性胃黏膜病变,占一小部分。多因服用某些药物、严重创伤、大面积烧伤、感染、大手术或脑疾病等引起。多发生在伤后24小时~1周,出血量较大,无任何症状。出血部位好发生在胃体、底部,无复发性。

4. 胃癌　当癌组织侵蚀血管并有癌组织缺血坏死时出现,多为黑便或咖啡色胃内容物。

5. 胆道出血　肝内局限性感染、脓肿侵及或直接破入门静脉、肝动脉分支,大量血液流入胆道、进入十二指肠所致。胆道出血常有周期性。

6. 其他 如肝肿瘤、肝外伤、慢性胃炎、壶腹周围癌、血液病、尿毒症等也可引起。

二、鉴别要点

1. 病史 详尽了解病史对判断出血病因很重要。应注意对出血的时间、诱因,出血前后的症状、出血的量和性状以及伴随症状加以综合分析才得以诊断。

2. 体征 溃疡病多无阳性体征,胃溃疡可有剑突下压痛,十二指肠溃疡可有脐右上方压痛。蜘蛛痣、肝掌、腹壁皮下静脉曲张、巩膜黄染、肝脾大可作为诊断食管胃底静脉曲张出血的依据。胃癌有贫血、消瘦、恶病质,上腹触及肿块等。胆道出血多有不同程度的右上腹压痛,甚至可触及肿大的胆囊,同时伴有寒战、高热,并可出现黄疸。

3. 化验室检查 血常规、肝功能等检查有助于胃十二指肠溃疡与食管胃底静脉曲张大出血的鉴别。前者肝功能正常,血氨不高;而后者肝功能明显异常,血氨升高。

4. 其他检查

(1)超声波检查:可了解患者有无肝脾大、肝硬化及胆道病变,对食管胃底静脉曲张出血和胆道出血的诊断有一定帮助。

(2)X 线检查:患者无休克时可选择 X 线钡餐检查,以鉴别食管胃底静脉曲张出血和胃十二指肠溃疡、胃癌等出血。但不宜采用手法按压,采用不按压技术做双重对比造影可发现80%的溃疡出血,且较安全。

(3)纤维内镜检查:可明确出血部位及病因,并能在食管胃底静脉曲张和溃疡两种病变同时存在时,确定引起出血的病因。

(4)三腔管检查:应用三腔管既可起到治疗作用,又可鉴别出血部位。如三腔管放入胃内后,胃气囊和食管气囊充气压迫胃底和食管下段,经第三腔将胃内存血吸出,并用等渗盐水冲洗、吸出。如果无再出血,则可能为食管胃底静脉曲张破裂出血;如果胃内仍有血液,则胃十二指肠溃疡出血可能性大。

(5)经股动脉插管选择性动脉造影:对十二指肠球部以下部位出血定位更有帮助,联合栓塞尚有止血治疗作用。

经上述检查、分析,基本上可明确上消化道出血的病因和部位、并根据不同的病情采取有效的止血方法。如仍不能确定大出血的病因,在考虑其他少见病因的同时,还应在常见病因中寻找。如临床上没有症状的溃疡大多是十二指肠溃疡,食管静脉曲张不明显,也没有肝硬化明显体征的门静脉高压;出血性胃炎;无症状的早期胃癌等。

第三节 腹部肿块的鉴别诊断

腹部肿块是指有病理改变者,不包括正常的或生理的腹部肿块。在临床上腹部肿块常难以鉴别,尽管大多需剖腹探查,但术前尽可能明确诊断是必要的。

【病因与病理】

1. 炎症 有急性炎症和慢性炎症,感染性炎症和非感染性炎症。

(1)急性炎症:常见的为感染性炎症,局部组织充血水肿、变性坏死。如阑尾周围脓肿、急性胆囊炎等。

(2)慢性炎症:①由急性炎症迁延而成,此时病灶变硬,周围被纤维素包裹;②结核,比较常见的是盲肠结核和肠系膜淋巴结结核;③其他疾病,如血吸虫病致肝硬化,疟疾等致脾大。

2. 肿瘤　属此类者最多,情况较复杂,可为良性和恶性。腹腔内各脏器组织均可发生。

3. 液体积聚　包括脓肿、血肿、囊肿。

4. 器官扩张　多为梗阻所致液体潴留所致。如阑尾黏液囊肿、胆总管囊肿、肾积水等。

5. 其他　如腹外疝、腹主动脉瘤、结石、器官移位等。

【检查】

1. 病史　应注意询问下列问题。

(1)肿块发生前的诱因:患者是否受过外伤,有无腹部手术史,是否曾患某种感染及传染病,有无牲畜接触史和流行病地区居住史等可推测病变的性质。如腹部外伤后不久即出现腹部肿块且有明显压痛,可能为腹内血肿或腹膜后血肿;外伤后相当长时间才出现的上腹肿块,可能为胰腺囊肿;右下腹肿块,发生前曾有右下腹痛和发热者可能为阑尾周围脓肿;来自牧区者右上腹肿块可能为肝棘球蚴囊肿;而毫无前驱病史的右下腹肿块可能为盲肠肿瘤。

(2)肿块初现时的情况:仔细询问肿块初现时的部位、大小、活动度、压痛,再与目前情况比较,可推测出:①肿块可能位于何脏器;②肿块发展的速度;③肿块的性质。一般而言,炎症和血肿发展最快,恶性肿瘤和某些囊肿增长较快,良性肿瘤和慢性炎症发展最慢。

(3)肿块发生后的影响:肿块出现同时有局部疼痛和发热可能为炎性肿块;肿块出现后逐渐出现黄疸,病变多在肝、胆道或其附近;肿块伴有消化道症状可能与胃肠道有关;肿块伴大便带血、黏液血便、粪便变形可能为结肠直肠等疾病。

2. 体格检查

(1)全身检查:注意患者有无发热、贫血、消瘦、黄疸、锁骨上淋巴结有无肿大等,以了解全身情况及与腹部肿块的关系。

(2)腹部检查:注意肿块的数目、部位、大小、形状、质地、边界、活动度、与周围关系、有无压痛、部位深浅、有无波动感等可帮助识别病变性质。有波动感的肿块一般为良性的囊肿;肿物搏动性即随心搏有一定的搏动,常为动脉瘤性疾病;表面光滑、边界清楚、质地中等的肿块可能为良性肿瘤;表面不光滑而质硬、活动度差的大多是癌肿;胃肠或小肠系膜肿块多接近前腹壁,且可推动;腹膜后肿块常固定不动且位置深,体积巨大而发展缓慢的肿块一般是良性肿瘤或某种囊肿;能随呼吸上下移动者多与肝、脾有关;发展快的较大肿块可能为某种囊肿和血肿,也可能为肉瘤或肝癌;触及多个肿块可能为慢性淋巴结炎,也可能是恶性淋巴瘤或癌的淋巴结转移。

(3)其他检查:直肠指诊简便又实用,可发现直肠内、外肿块;直肠前壁的触痛及波动感,指套有无染血等可推测盆腔疾病。妇科检查,如已婚妇女的阴道内诊和双合诊,对女性内生殖器病变有重要诊断意义。

3. 辅助检查　对鉴别病变性质有重要价值。

(1)X线检查:疑为消化道病变或邻近病变,可选择钡餐或钡灌肠 X 线检查;对深部肿块做泌尿系统造影,可鉴别病变是否为肾或腹膜后其他肿瘤。

(2)超声波检查:可推测肿块大小、位置,诊断囊性或实性,对肿块鉴别有重要意义。

(3)CT 和 MRI:为近年常用的检查手段,对了解肿块部位、大小、性质及其周围关系有很大帮助。

(4)穿刺检查:对具有波动感或囊性感的肿块可行穿刺检查,据抽出液判定囊肿的性质,但需预防穿刺后漏出的不良后果,故应慎重。对腹部搏动性肿物,千万不可进行穿刺,以防大出血。

【鉴别诊断】

1. 首先确定是否为腹部病理性肿块 如消瘦者,有可能将剑突、粪便、正常的腹主动脉搏动、脊柱等误认为是肿块而就诊。此外肥胖体质、肠道积气、膀胱胀满、怀孕也可误诊为病理性腹部肿块。部分或全部内脏下垂如肾下垂、游走脾也可能被误诊。所以对腹部肿块患者首先应排除上述情况。

2. 确定肿块的部位 一般而言腹壁皮下脂肪瘤、纤维瘤、腹壁疝不难诊断,应注意髂腰肌脓肿、髂窝脓肿、腹直肌血肿等的鉴别。区别肿块在腹壁或腹腔内可用屏气试验,即患者仰卧,用力屏气或让患者抬起头颈,使腹肌紧张后进行腹部触诊。当患者用力使腹肌紧张时,腹腔内肿块就触不清,而腹壁的肿块可轻易触及。嘱患者取肘膝位,扪及肿物可活动者说明肿物位于腹腔内,不活动者常为后腹壁肿物。

3. 确定是囊性还是实质性肿块 根据病史、体征和 B 超检查等,凡属囊性者不难诊断,这样半数以上的腹部肿块即可得到诊断。囊性者不外乎为体液积聚和器官扩张,如先天性肝囊肿、胆总管囊肿、肝棘球蚴囊肿、卵巢囊肿、胆囊积水等。而实性者则应决定其性质并确定病变在哪个器官,诊断时常遇困难病例,往往需结合病史,据其所在部位及位置浅深等情况进行综合分析。一般来说,炎症性肿块诊断相对容易,而肿瘤性肿块则相对较难,但病例却最多。应根据肿块部位由浅入深进行分析,最后作出诊断。如胰腺癌位置深,一般不易扪及,需结合有无黄疸、B 超、CT、MRI 等进行诊断。

(熊启燕)

？ 复习思考题

1. 外科急腹症有哪些特点?
2. 急腹症患者,其腹痛性质与病变有何关系?
3. 如何判断上消化道出血的原因?
4. 如何判断腹部肿块的性质?

第三十一章　周围血管疾病

学习要点

动脉闭塞临床表现及治疗;下肢大隐静脉曲张的临床表现、诊断及治疗;下肢深静脉血栓形成的临床表现及治疗。

第一节　动脉闭塞

下肢动脉硬化闭塞症是一种全身性疾患,常累及下肢大、中动脉,是全身性动脉硬化病变的一部分,引起动脉管腔狭窄、闭塞,使肢体出现慢性或急性缺血症状。本病多见于男性,发病年龄多在 50 岁以上。随着人口老龄化和饮食结构的改变,本病发病率持续增高,已成为血管外科的常见病。

【病因与病理】

病因尚不完全清楚。动脉硬化闭塞症的发病过程和高脂血症、高血压、糖尿病、肥胖、吸烟、高密度脂蛋白低下以及性别、年龄差异等因素有关,并且常是多种因素相互作用的结果。主要病理表现为内膜出现粥样硬化斑块,中膜组织变性或钙化,腔内可继发血栓形成,最终使管腔狭窄,甚至完全闭塞。病变大多为节段性,根据病变范围闭塞病变大致可分为主-髂动脉型、主-髂-股动脉型以及累及主-髂动脉及其远侧动脉的多节段型。患肢发生缺血性病变,严重时可引起肢端坏死。

【临床表现】

症状的轻重因病变的部位、范围,血管病变的严重程度和侧支循环代偿程度的不同而异。按疾病的进展程度分为以下 4 期:①Fontaine Ⅰ期,无症状期或轻微症状期:患者无症状或感到患肢稍冷或轻度麻木,活动后易感疲乏,有足癣时不易控制;②Fontaine Ⅱ期,间歇性跛行期:间歇性跛行是动脉硬化闭塞症的特征性症状,患肢的血流供应可满足静止时下肢组织代谢的需要,但当活动后组织需氧增加,即出现血供不足的现象;③Fontaine Ⅲ期,静息痛期:患者在休息时也感疼痛,有麻木和感觉异常,疼痛一般分布在患肢末端;④Fontaine Ⅳ期,组织坏死期:在慢性缺血的基础上发生胶端溃疡或坏死。合并感染时,可产生湿性坏疽,可出现全身中毒症状。

【诊断】

根据病史及体格检查和年龄特点多可做出诊断。为判断侧支循环是否充分、了解病变的部位和病变程度,需进一步做下列检查:血脂测定、心电图、心功能及眼底检查。多普勒超声检查、节段性血压测定、X 线检查和动脉造影等检查对诊断和指导术式选择都有重要意义。

下肢动脉硬化闭塞症常需和血栓闭塞性脉管炎、多发性大动脉炎、神经源性跛行、糖尿病足、红斑性肢痛症、动脉栓塞症、特发性动脉血栓形成等病症相鉴别。

【治疗】

控制易感因素、合理用药，具有积极的预防作用，改善症状。症状严重影响生活和工作，应考虑手术治疗。疾病各期的治疗目标不同，Fontaine Ⅰ期病人的治疗目标是延缓疾病的发展，Ⅱ期是增加行走距离，Ⅲ期、Ⅳ期则是尽可能保存肢体。

1. 非手术治疗　主要目的是降低血脂和血压，控制糖尿病，改善血液高凝状态，促进侧支循环形成。

处理方法有：肥胖者要减轻体重，限制脂肪摄入量，严格戒烟，适当的步行锻炼，注意足部护理，避免损伤。药物治疗，常用的药物为降血脂药物、抗血小板制剂、前列腺素制剂和血管扩张剂，目前尚无一种药物能治疗动脉硬化本身。

2. 手术治疗　手术重建血供是挽救濒危肢体有效的手段。

（1）经皮腔内血管成形术：局部或多处短段狭窄者，可经皮穿刺法向狭窄的动脉段插入球囊扩张导管施以扩张，血管再通后酌情置入腔内支架以提高疗效。

（2）动脉血栓内膜剥脱术：适用于短段的主-髂动脉闭塞病变者。

（3）血管旁路移植术：于阻塞段的近、远侧之间做搭桥转流。

其他还有腰交感神经节切除术，分期动、静脉转流术，截肢术等。

第二节　下肢静脉曲张

一、原发性大隐静脉曲张

下肢静脉曲张是一种常见的周围血管疾病。主要表现为下肢浅静脉扩张、伸长、弯曲而呈曲张状态。以双侧大隐静脉最常见。主要原因是静脉瓣膜功能不全、静脉壁薄弱及静脉压力升高。此病常与职业因素有关，经常站立或腹压增高的人，可破坏深静脉瓣膜或直接损害大隐静脉瓣膜，使浅表静脉曲张。

【临床表现】

发病初期，患者多有酸胀不适和疼痛的感觉，同时有肢体沉重感，易疲劳，有时可伴小腿肌肉痉挛现象，多在久站或午后感觉加重，而在平卧或患肢抬高时明显减轻。病变后期，则以静脉曲张引起的并发症为主。受损的静脉隆起、扩张、迂曲，尤以小腿大隐静脉走行区为重。病程较长者，于小腿、特别是在踝部皮肤常出现营养性改变，包括皮肤萎缩、脱屑、色素沉着，皮肤和皮下组织硬结、湿疹和溃疡形成。

【诊断和鉴别诊断】

下肢静脉曲张具有明显的形态特征，诊断并不困难。重要的是必须做以下检查，进一步了解下肢深静脉功能及深浅静脉交通静脉瓣膜功能，以利采取正确的治疗方法。

1. 大隐静脉瓣膜功能试验（Trendelenburg 试验）　患者仰卧，患肢抬高，使静脉血回流，在大腿根部扎一止血带，然后让患者站立，松开止血带时，大隐静脉迅速充盈，说明浅静脉瓣膜功能不全；若未松开止血带，在 30 秒之内大隐静脉充盈，说明交通支静脉瓣膜关闭不全。

2. 交通支静脉瓣膜功能试验（Pratt 试验）　患者仰卧，患肢抬高，在大腿根部扎止血带。先从足趾向上至腘窝缠绕第一根弹力绷带，再自止血带处向下缠绕第二根弹力绷带。然后嘱患者站直,一边向下解开第一根弹力绷带,一边向下缠绕第二根弹力绷带,如在两根弹力绷带之间出现任何曲张静脉,即意味着该处有功能不全的交通静脉。

3. 深静脉通畅试验(Perthes 试验)　患者站立,在大腿根部扎一止血带,此时大隐静脉曲张明显,嘱患者用力踢腿或连续做下蹲运动 10 余次,若静脉曲张明显减轻,说明深静脉通畅;相反,静脉曲张更加明显,说明深静脉不通畅。

4. 其他检查　如疑有原发性深静脉瓣膜关闭不全或深静脉血栓形成后遗症等疾病,则需加做血管多普勒超声检查或静脉造影。

因深静脉功能异常亦表现为表浅静脉曲张,所以下肢浅静脉曲张需与以下几种疾病鉴别。①原发性下肢深静脉瓣膜功能不全:常并发下肢浅静脉曲张,临床症状重,患者久站时出现明显肿胀和疼痛,最可靠的诊断方法是下肢静脉造影。②下肢深静脉血栓形成后遗症:多有深静脉血栓形成病史(发病急骤,肢体肿胀、疼痛,腓肠肌握痛或体温升高,股三角压痛等),后遗症状也较明显,患肢沉重、胀痛及皮肤营养改变较原发性下肢静脉曲张为重。在血管闭塞期,Perthes 试验阳性。③下肢动静脉瘘:浅表静脉曲张十分明显,皮温升高,沿血管走行有震颤及杂音。

【治疗】

1. 非手术治疗　包括弹力治疗和药物治疗。弹力治疗指穿弹力袜或弹力绷带外部加压,适用于大多数病人,疗效肯定。黄酮类和七叶皂苷类药物可缓解酸胀和水肿等症状。非手术治疗适用于:①早期轻度静脉曲张的患者;②妊娠妇女;③有手术禁忌证的患者。

2. 注射硬化剂-加压疗法　即曲张静脉内注入硬化剂后,用弹力绷带加压包扎的方法。适用于:①手术后残余的静脉曲张及术后复发;②孤立的、小的静脉曲张;③小腿交通静脉瓣膜关闭不全,伴有皮肤并发症者。

3. 手术疗法　是治疗下肢静脉曲张的根本方法。适用于下肢浅静脉瓣膜和交通支瓣膜关闭不全,而深静脉通畅者。主要方法是大隐静脉高位结扎加分段剥脱术,如合并小隐静脉曲张,也应行结扎并剥脱。

二、原发性下肢深静脉瓣膜关闭不全

原发性下肢深静脉瓣膜关闭不全是指深静脉瓣膜不能紧密关闭,引起血液逆流,但无先天性或继发性原因,有别于深静脉血栓形成后瓣膜功能不全及原发性下肢静脉曲张。

【临床表现】

根据临床表现的轻重程度不同,可分为轻中重度。①轻度:久站后下肢沉重不适,踝部轻度浮肿;②中度:轻度皮肤色素沉着及皮下组织纤维化,单个小溃疡,下肢沉重感明显,踝部中度肿胀;③重度:短时间活动后即出现小腿胀痛或沉重感,浮肿明显并累及小腿,伴有广泛色素沉着、湿疹或多个复发性溃疡(已愈合或活动期)。

【诊断和鉴别诊断】

鉴于浅静脉曲张是多种疾病的主要症状,因此需要做深静脉瓣膜功能不全检查方能明确诊断。

1. 静脉造影　下肢静脉顺行造影显示下列特点:深静脉全程通畅,明显扩张;瓣膜影模糊或消失,失去正常的竹节状形态而呈直筒状;Valsalva 屏气试验时,可见含有造影剂的静脉血自瓣膜近心端向瓣膜远侧逆流。

2. 下肢活动静脉压测定　可间接地了解瓣膜功能,常作为筛选检查。

3. 超声多普勒检查　可以观察瓣膜关闭活动及有无逆向血流。

原发性深静脉瓣膜关闭不全应与深静脉血栓形成后综合征相鉴别,二者临床表现相似,但是处理方法不尽相同。

【治疗】

凡诊断明确,应结合临床表现的严重程度,考虑施行深静脉瓣膜重建术。主要方法有:①股浅静脉腔内瓣膜成形术;②股浅静脉腔外瓣膜成形术;③股静脉壁环形缩窄术;④带瓣膜静脉段移植术;⑤半腱肌-股二头肌袢腘静脉瓣膜代替术。由于深静脉瓣膜关闭不全同时伴有浅静脉曲张,因此需要同时做大隐静脉高位结扎、曲张静脉剥脱,已有足靴区色素沉着或溃疡者,尚需做交通静脉结扎术。

第三节　下肢深静脉血栓形成

深部静脉血栓形成多发生于下肢,其形成主要原因为血流滞缓、静脉壁损伤和高凝状态。根据发生部位,临床上可分为两类:小腿肌肉静脉丛血栓形成(周围型)和髂股静脉血栓形成(中央型),此两型都可通过顺行繁衍或逆行扩展而累及整个肢体,称为混合型,这是临床中最常见的类型。

【临床表现】

1. 小腿肌肉静脉丛血栓形成　小腿部疼痛、压痛以及小腿轻度肿胀。小腿腓肠肌压痛又称 Homans 征阳性。

2. 髂股静脉血栓形成　可分为原发性及继发性。无论原发性或继发性,如累及整个下肢系统,同时伴有动脉受压或痉挛者为股青肿。

(1)原发性髂股静脉血栓形成:血栓形成于髂股静脉,发病率较低,以左侧多见。本病起病较急,患肢出现疼痛和股三角区的压痛;远侧静脉血液回流受阻,引起肿胀痛,站立时加重,浅静脉代偿性曲张。

(2)继发性髂股静脉血栓形成:血栓起源于小腿肌肉静脉丛,通过扩展累及整个下肢较常见。此类型起病隐匿,开始时症状轻微;继之足靴区可发生脱屑、色素沉着、溃疡等营养性变化。

(3)股青肿:这是下肢深静脉血栓形成最严重的类型,整个下肢静脉几乎全部处于阻塞状态,淋巴回流不能起代偿作用,动脉受压或痉挛致使肢体供血不足。发病急,疼痛剧烈,下肢广泛性肿胀,皮肤紧张、起水泡,皮温降低并呈青紫色,足背、胫后动脉搏动消失,如不及时处理可出现坏疽。

【诊断】

一侧肢体突然发生的肿胀,伴有胀痛、浅静脉扩张,都应怀疑下肢深静脉血栓。症状典型的下肢深静脉血栓可根据其明显的临床表现进行诊断,但一些患者如小腿肌肉静脉丛血栓形成的症状往往不典型,难以确诊,为了进一步确定诊断及明确血栓范围,可做如下检查:①血管多普勒超声;②放射性核素检查;③肢体容积描记法检查;④静脉造影检查等。目前认为血管多普勒超声及肢体容积描记法检查对髂股静脉血栓形成最有价值;而放射性核素检查对检查小腿静脉丛血栓形成帮助较大;静脉造影虽是有创检查,但准确率最高。

【治疗】

下肢深静脉血栓形成常与手术及术后制动关系密切。因此应注意预防;注意下肢的活动及术后应用抗凝药物,如低分子量肝素等。诊断明确的下肢深静脉血栓形成患者,治疗方法应根据类型及病情而定,多是非手术疗法。

1. 非手术疗法

(1)一般性处理:卧床休息2周左右,患肢抬高,高于心脏平面20~30cm,膝关节微屈5°~10°。开始活动后,需穿弹力袜,小腿肌肉静脉丛血栓患者可用1~2周,髂股静脉血栓患者应用3个月以上,最好长期应用。

(2)溶栓疗法:应在起病后3天内应用,发病时间越短,溶栓效果越好,尿激酶用量可达20万~40万U以上,每日2次,静脉点滴。用药期间做好出凝血时间的监测,加纤维蛋白原、凝血酶原时间等。

(3)抗凝疗法:适应证:①病程超过7天以上;②作为溶栓和取栓的辅助疗法。一般应用至患者恢复正常活动,常用抗凝药物有肝素、低分子量肝素。肝素一般剂量为1~1.5mg/kg体重,每日2次,皮下注射,试管法监测凝血时间,超过25秒停用,待恢复到25秒以下再用。禁忌证为出血素质、流产以后、胃十二指肠溃疡病、手术后5天内等。

(4)祛聚疗法:常用药物是低分子右旋糖酐、阿司匹林、双嘧达莫、丹参等,作为辅助疗法。

2. 手术疗法 适用于一般不超过48小时的原发性髂-股静脉血栓形成。如检查血栓范围局限,只需切开患侧股静脉,消除血栓即可;如血栓已向近、远侧扩展,可辅用Fogarty导管取栓术。一般用Fogarty导管插向近端取出近侧血栓,沿静脉定向用挤压法挤压出远侧血栓;也可用Fogarty导管从静脉远端向近端插入的方法取血栓。无论何种,术后均应继续应用抗凝、溶栓、祛聚治疗。

【并发症】

深静脉血栓如脱落进入肺动脉,可引起肺栓塞甚至致死,应十分重视。经外周静脉途径,利用特制的传送装置将带有滤网的金属支架放入下腔静脉,可阻止下肢深静脉内脱落的血栓进入下腔静脉,防止肺栓塞的发生。

(熊启燕)

❓ 复习思考题

1. 简述下肢动脉硬化闭塞症的临床分期及各期的治疗目标。

2. 原发性大隐静脉曲张为了选择正确的治疗方法,需做哪些检查?

3. 简述下肢深静脉血栓形成的诊断及治疗原则。

4. 叙述下肢深静脉血栓形成的并发症及预防并发症发生的方法。

第三十二章　泌尿、男性生殖系统外科疾病的主要症状及鉴别诊断

学习要点

泌尿、男性生殖系统外科疾病的主要症状、临床表现及检查；血尿的鉴别诊断。

泌尿外科是外科学的一门分支学科，是专门研究、诊断和处理泌尿、男性生殖系统、肾上腺外科疾病的学科。近几年来，由于科学技术的进步，现代的检查和诊断方法得到快速发展，如 B 超、CT、MRI、内镜等，临床医师的诊断水平明显提高，但是，全面系统地收集和了解病史与掌握症状、体征是诊断的主要步骤。正确运用各种检查方法和手段，对正确诊断、处理和预防各种疾病有重要意义。

疼痛为常见的泌尿系重要症状。因为泌尿、男性生殖系统的实质性器官炎症使器官肿胀，包膜受牵张，病变的器官就发生疼痛。而空腔器官梗阻造成的平滑肌痉挛或肿瘤侵犯邻近神经亦能导致疼痛。

血尿是泌尿系统疾病重要的症状之一，往往是疾病的一个危险信号，但血尿程度与疾病严重性不成比例。血尿伴有或无疼痛是区别良恶性泌尿系统疾病的重要因素，血尿伴排尿疼痛大多与膀胱炎或尿石症有关，而无痛性血尿除非另有其他的证据，否则提示泌尿系肿瘤。

第一节　泌尿、男性生殖系统外科疾病的主要症状

一、排尿异常

1. 尿频　排尿次数明显增多称为尿频。正常人排尿次数因年龄、饮水量、气候和个人习惯而不同，一般成年人白天排尿 4~6 次，夜间 0~1 次。每次尿量 400~500ml。当泌尿、生殖系统炎症，各种原因所致膀胱容量缩小，下尿路梗阻致残余尿量增多或神经源性膀胱逼尿肌反射性亢进时可出现排尿次数明显增多，而每次尿量减少；当多饮水、服用利尿药物；或内科疾病，如糖尿病、尿崩症或肾浓缩功能障碍时，可出现排尿次数增多而每次尿量正常，甚至增多。

2. 尿急　有尿意即迫不及待地要排尿而难以控制，但尿量却很少者称尿急。多见于下尿路急性炎症或膀胱容量显著缩小时，常与尿频同时存在。

 知识链接

膀胱过度活动症

以尿急为特征，伴有尿频和夜尿，可伴有或不伴有急迫性尿失禁，此症候群称为膀胱过度活动症（OAB）。OAB 的病因尚不十分明确，但临床上多种疾病可出现 OAB 症状，如各种原因引起的膀胱出口

梗阻、神经源性排尿功能障碍、泌尿生殖系统感染等。良性前列腺增生的 OAB 症状,既是继发性的,也可能是原发病并存的症状。

3. 尿痛　指排尿初期、排尿过程中、尿末或排尿后感尿道或膀胱区疼痛。程度由烧灼感至刀割样痛不等,多为炎症表现。尿频、尿急、尿痛三者常同时存在,合称为膀胱刺激征。

4. 排尿困难　尿液不能通畅排出,表现为排尿费力、延迟、射程短、尿线无力、尿线变细、滴沥等。主要由膀胱以下尿路梗阻引起。

5. 尿潴留　膀胱内有尿而不能自行排出者称为尿潴留。分为急性和慢性两类。急性尿潴留常见于膀胱颈以下突然梗阻或腹部、会阴部手术后引起,膀胱过度充盈后逼尿肌发生弹性疲劳,暂时失去逼尿功能,下腹部胀痛难以忍受,耻骨上可触及胀大的膀胱。慢性尿潴留是由于膀胱出口以下尿路不完全性梗阻或神经源性膀胱所致。多表现逐渐加重的排尿困难,发病缓慢、病程长,膀胱膨胀而患者感耻骨上区不适,严重时可出现充溢性尿失禁。

6. 尿失禁　排尿不能控制,尿液不自主由尿道排出称为尿失禁。根据病因不同可分为以下四种类型。①真性尿失禁:又称完全性尿失禁。膀胱失去控尿能力,尿不断自膀胱流出而膀胱空虚。常见原因有手术、外伤或先天性疾病引起的膀胱颈和尿道括约肌的损伤;②压力性尿失禁:当腹压增加如咳嗽、喷嚏、大笑、屏气或从高处跳下时尿液不自主流出,常见于经产妇,由于分娩或产伤所致膀胱支持组织和盆底肌肉松弛使尿道括约肌控尿能力减弱所致;③充盈性尿失禁:由于各种原因引起慢性尿潴留、膀胱过度充盈压力增加而导致的尿液间断或不断溢出。见于前列腺增生等原因所致慢性尿潴留;④急迫性尿失禁:常伴有严重的尿频、尿急、不能控制尿液而发生排空。见于急性膀胱炎、不稳定膀胱、近期前列腺增生患者术后等。

7. 遗尿　入睡后尿液不自主排出,俗称尿床。2~3 岁以前可为生理性,超过 3 岁者除功能性外,还可见于神经源性膀胱、感染、大脑皮质发育延迟、后尿道瓣膜等病理性原因所致,应行泌尿系检查。

8. 尿流中断　排尿过程中尿流突然中断,常伴有尿道的放射性疼痛。见于膀胱结石。

二、尿液异常

1. 血尿　有血液随尿排出。根据尿液含血量的多少可分为镜下血尿和肉眼血尿。

(1)镜下血尿:通过显微镜见到尿液中含有红细胞。正常人尿镜检每高倍镜视野所见到 0~2 个红细胞,离心后每高倍镜视野下红细胞超过 3 个,即为镜下血尿。常见于泌尿系慢性感染、结石、急性或慢性肾炎及肾下垂。

(2)肉眼血尿:肉眼能见到尿中有血色或血块者,称为肉眼血尿。一般在 1000ml 尿液中含 1ml 血液即呈肉眼血尿。常见于泌尿系肿瘤、急性膀胱炎、急性前列腺炎、膀胱结石或创伤等疾病引起。根据出血部位与血尿出现阶段的不同,可分为初始血尿、终末血尿和全程血尿三种类型。①初始血尿:见于排尿起始段,提示尿道或膀胱颈部出血;②终末血尿:排尿终末时才有血尿,提示后尿道、膀胱颈部或膀胱三角区出血;③全程血尿:排尿的全过程都是血尿,提示出血部位在膀胱或其以上部位者。

2. 脓尿　经离心尿液每高倍镜视野白细胞超过 5 个以上者为脓尿。提示泌尿生殖系统感染,为避免污染,女性应留中段尿,男性应翻开包皮收集标本。

3. 乳糜尿　尿呈乳白色,含淋巴液或乳糜,放置后凝成块,如同时含有蛋白和血液,呈粉红色称为乳糜血尿。常由于丝虫病引起的腹膜后淋巴管或胸导管阻塞、扩张、破裂与尿路相通所致。

4. 晶体尿　在各种因素影响下,尿中有机或无机物沉淀形成结晶称为晶体尿。常见于尿液中盐类过饱和状态时,有时呈石灰水样,静置后有白色沉淀物。

5. 少尿或无尿　24 小时尿量少于 400ml 者称为少尿;少于 100ml 者称为无尿。常见于急性肾衰竭、严重腹水等疾病。

三、尿道分泌物

泌尿生殖系疾病常出现尿道分泌物,可分为黏液性、脓性和血性。大量黏稠、黄色的脓性分泌物是淋菌性尿道炎的典型症状;少量无色或白色稀薄分泌物为支原体、衣原体所致非淋菌性尿道炎而引起;慢性前列腺炎患者在晨起排尿前或大便后尿道口出现少量乳白色、黏稠分泌物;血性分泌物提示多为尿道损伤或肿瘤、感染所致。尿道分泌物的性质与相关的症状及性行为往往有关。

四、其他

疼痛为常见症状。泌尿、男生殖系统器官病变引起的疼痛,常在该器官所在部位,但也可沿神经放射至其他相应部位。

1. 肾和输尿管疼痛　肾脏病变,如肾结核,较大肾结石、肾积水、肾肿瘤等引起局部疼痛常位于肋脊角、腰部和上腹部。一般为持续性钝痛。由肾盂输尿管连接处或输尿管急性梗阻、输尿管扩张引起的疼痛,为肾绞痛。其特点是绞痛,阵发性、剧烈难忍、辗转不安、大汗伴恶心呕吐,疼痛可沿输尿管行径放射至下腹、膀胱区、外阴或大腿内侧。

2. 膀胱疼痛　疼痛常位于耻骨上区域,也可在盆腔内,多为持续性胀痛或不适感。多由于炎症、结石或肿瘤引起,常与排尿有关,疼痛可向阴茎头部及尿道远端放射。

3. 前列腺痛　前列腺炎的疼痛可表现在会阴、直肠、腰骶部、耻骨上区、腹股沟区及睾丸的疼痛和不适。

4. 阴囊痛　由睾丸或附睾病变引起,如外伤、精索扭转、睾丸或附睾附属物扭转以及感染、附睾炎最多见。

5. 肿块　泌尿、男性生殖系统外科疾病有时仅以肿块为表现。如肾肿瘤、肾积水和脓肾等,阴囊内肿块如睾丸肿瘤、附睾肿瘤、附睾结核、鞘膜积液等。

6. 性功能状态　男性性功能障碍有性欲异常、勃起功能障碍、射精功能障碍等。阳痿属重度的勃起功能障碍,可由精神心理因素、血管病变、神经病变、内分泌疾病、药物等引起。大多数早泄属功能性。

第二节　泌尿、男性生殖系统外科检查

一、体格检查

在全面系统全身检查基础上,重点在于腰腹部、阴囊和会阴部检查。

1. 患者就诊时有无臭味阴茎癌感染时有恶臭味;尿失禁有尿臊味;严重的包皮、龟头炎

亦有臭味。

2. 肾区检查　遵循视、触、叩、听的原则进行。视诊时注意脊肋处有无隆起、肿胀、炎症表现。触诊时患者取平卧位，双下肢屈曲。检查者左手放于患者脊肋角处并托起，右手在同侧肋缘下腹部进行深部触诊。触诊过程中嘱患者慢慢深呼吸，肾随呼吸上下移动。正常时一般不能触及肾。如有肾肿瘤、肾积水，尤其是肾下极的肿瘤，肾下极可随呼吸运动而触及。怀疑肾下垂时，应取立位或坐位双合诊。叩诊时左手平放于患者肋脊角处，右手握拳轻叩，在肾结石、肾脏有病变时可以表现为叩击痛。听诊时若怀疑有肾动脉狭窄、肾动脉瘤或动静脉瘘时可在上腹部两侧或腰部听到血管杂音。

3. 输尿管检查　沿着输尿管走行区域行深部触诊，有无包块或压痛。如压痛，提示为结石或炎症。

4. 膀胱检查　观察膀胱区有无隆起和肿块，如膀胱隆起充盈，叩诊呈现浊音示有尿潴留，膀胱的较大肿瘤，可经直肠或阴道行双合诊。

5. 男性生殖器检查　观察阴毛的分布，正常呈菱形或三角形分布。阴茎发育有无弯曲，尿道口位置是否正常，有无分泌物，包皮有无过长或包茎，龟头处有无溃疡、肿块，阴茎海绵体有无硬结。阴囊皮肤有无红肿、增厚、肿大。触诊注意睾丸大小，特别要注意阴囊内、附睾及精索有无结节、肿块及触痛；输精管粗细、有无结节。阴囊肿块要做透光试验，与斜疝鉴别。前列腺和精囊检查前先排空尿液，行侧卧位、站立弯腰体位或膝胸位做直肠指检，注意大小、质地、有无结节、压痛、中间沟是否变浅或消失。正常前列腺 $4cm \times 3cm$ 大小、质地中等、有弹性、中间沟存在、表面光滑。精囊在前列腺的上方，一般不易触到。检查前列腺并收集液体进行实验室检查，其按摩的方法是从上到下、从外向中间按摩、反复进行 $3 \sim 4$ 次、将前列腺液挤入尿道并收集于玻片或试管中送检。注意在急性炎症期禁忌按摩。

二、实验室检查

1. 尿液检查

（1）尿常规检查：收集尿液标本时应注意避免污染，以清洁容器留取患者清晨第一次中段尿液及时送检。女性宜留取中段尿，月经期间不留尿道排出的尿液送检，男性应翻开包皮收集标本，经耻骨上膀胱穿刺抽取尿液标本最准确。留 24 小时尿者应在容器中加入防腐剂。

（2）尿三杯试验：在患者不中断排尿的情况下，取最初 $10 \sim 15ml$ 为第一杯，排尿最后 10ml 为第三杯，中间部分为第二杯，分别送检来判断病变部位。如第一杯异常，则提示病变在尿道；第三杯异常提示病变在后尿道、膀胱颈部及三角区；如三杯均异常，提示病变在膀胱或以上部位。

（3）尿细菌学检查：可用涂片、培养和动物接种及 PCR 检测。尿培养时如每 ml 尿中菌落数超过 10^5 个提示有尿路感染，小于 10^3 个考虑污染，如在 $10^3 \sim 10^4$ 个考虑可疑感染，应重新复查。对于有尿路症状的患者，致病菌菌落数 $>10^5$ 个/ml，可做药物敏感试验，指导用药。

（4）尿脱落细胞学检查：取新鲜尿液行荧光染色找肿瘤细胞对泌尿系统上皮肿瘤的早期诊断有一定帮助。

（5）膀胱肿瘤抗原（BTA）：测定尿中有无肿瘤相关抗原，包括定性和定量两种方法，定性方法简单，正确率在 70% 左右，可作为初筛或随访。

2. 肾功能检查　肾功能检查不仅可了解肾功能有无损伤及损害程度，而且可根据肾功能状况来判断治疗效果和预后。

（1）尿比重测定：是判断肾功能最简便的方法，但不够精确可靠。肾功能受损时，尿比重降低，肾衰竭时尿比重固定或接近于1.010。影响尿比重的因素较多，如脱水、尿中葡萄糖及蛋白等物质的存在可使比重增高。

（2）血肌酐和血尿素氮的测定：为体内蛋白代谢后的产物，主要经肾小球滤过排出。当双侧肾组织受损重量超过2/3时，二者均会增高，可判断病情和预后，但血尿素氮易受分解代谢、饮食和上消化道出血等因素影响。正常时血清肌酐值为42～133μmol/L，血尿素氮2.5～5mmol/L。

（3）内生肌酐清除率：可测定肾小球滤过率，临床比较常用。正常值为90～110ml/min。

（4）酚红排泄试验：94%的酚红（PSP）由肾小球排泄，所以在特定的时间内，尿中酚红的排出量能反映肾小管的排泄功能。

3. 前列腺液检查　通过前列腺按摩，挤出前列腺液送镜检或培养及PCR检查可诊断慢性前列腺炎。正常前列腺液呈稀薄、淡乳白色，镜检有大量的卵磷脂结晶小体和少数白细胞，但无脓细胞。如卵磷脂小体减少而白细胞数每高倍镜视野超过10个，或见脓细胞，表示炎症存在。前列腺按摩前应做尿常规检查，如按摩无前列腺液排出，可收集按摩后的初始尿10～15ml送检，比较按摩前后白细胞数，间接反映前列腺有无炎症。急性前列腺炎禁止进行前列腺按摩。

4. 精液检查　有助于男性不育症的诊断。经手淫或体外排精方式收集精液标本。检查前5～7日内应无排精，排精后20分钟内送检，常规检查包括量、颜色、pH、稠度、精子状况及精液生化测定。正常精液为乳白色不透明，量为2～6ml，有一定黏度，5～30分钟内液化，pH7～8，精子数不少于2000万/ml，活动度超过60%。

5. 前列腺特异抗原（PSA）　健康男性血清PSA<4ng/ml，如大于10ng/ml应高度怀疑前列腺癌的可能。检查前1周避免直肠指检、前列腺按摩、经尿道超声等操作。

6. 流式细胞测定　主要是检测单细胞形态及细胞与组织内DNA、细胞抗原及激素受体等物质含量。为泌尿男性生殖系统肿瘤的早期诊断及预后判断提供信息。

三、器械检查

1. 导尿检查　经尿道插入导尿管可用于诊断和治疗。主要可用于收集尿液标本；测定膀胱容量、压力、残余尿；了解尿道有无狭窄、梗阻或异物；确定膀胱有无损伤。也可用于治疗解除尿潴留，持续引流尿液，膀胱内灌注药物等。急性尿道炎禁忌导尿检查。

2. 残余尿量测定　排尽尿液后立即插入导尿管测定残余尿，反映膀胱排空功能，正常时无残余尿。现在多用B型超声测定残余尿量，有残余尿量者多见于前列腺增生、神经源性膀胱、尿道狭窄等。

3. 尿道金属探条　当尿道狭窄时，用尿道金属探条进行扩张。有不同型号，以法制（F）为计量单位，以21F为例，周径21mm，直径为7mm。首选18～20F探条，依次从细到粗，两次间隔时间不少于3日。也可探查尿道和膀胱有无结石。

4. 尿道膀胱镜检查及输尿管插管　是泌尿科最重要的检查器械。可直视尿道、膀胱内有无病变，通过膀胱镜取活体组织检查、钳取异物、挤碎结石、电灼肿瘤；通过膀胱镜向两侧输尿管插入输尿管导管，收集双侧肾盂尿送检或进行输尿管肾盂逆行造影，也可置入输尿管支架管做内引流或进行输尿管套石术，尿道狭窄、急性膀胱炎或膀胱容量少于50ml者禁忌行此检查。

5. 经尿道输尿管肾镜检查　有硬性或软性两种。经尿道、膀胱置入输尿管及肾盂。直视检查输尿管、肾盂内有无病变。适用于原因不明的单侧肉眼血尿或细胞学检查阳性,造影显示输尿管充盈缺损等患者。亦可在直视下取石、碎石、切除或电灼肿瘤、取活体组织送检。全身出血性疾病、前列腺增生、病变以下输尿管狭窄及其他禁忌做膀胱镜检查者不能做此检查。

6. 前列腺细针穿刺活检　可以判断前列腺结节或其他部位异常的良恶性病变。有经直肠或会阴部两种途径。

四、影像学检查

1. X 线检查

(1)尿路平片(KUB):应从第 11 胸椎到耻骨联合或稍低水平,包括肾、输尿管、膀胱和后尿道摄片观察泌尿系有无结石、钙化,肾脏轮廓、骨骼形态是否正常及其他软组织影。

(2)排泄性尿路造影(IVU):是泌尿系统最常见和有效的诊断方法。造影前需进行碘过敏试验,患者当天不进早餐,禁饮水 6~12 小时,以便尿液浓缩。腹部加压下常规静脉注入 76% 有机碘造影剂,成人 20~30ml(儿童剂量以 0.5ml/kg 计算),分别于注射后 5、15、30、45 分钟各摄片一张,如有肾功能受损需延长摄片时间。用于了解肾功能,观察肾、输尿管及膀胱的形态,有无扩张、移位、受压和充盈缺损。一般剂量显影不良时,可用双倍剂量或大剂量造影剂静脉注射。妊娠和肾功能严重损害者禁用。

(3)逆行肾盂造影:经尿道膀胱输尿管导管,再注入有机碘造影剂,适用于禁忌做排泄性尿路造影或显影不清晰时。急性尿路感染及尿道狭窄时不能做此检查。

(4)经皮肾盂穿刺造影:当静脉肾盂造影显影不良,逆行肾盂造影失败或有禁忌而又疑有上尿路梗阻性病变时。在 B 型超声指引下进行肾盂肾盏穿刺,注入造影剂,能较好显示上尿路形态,也可用此法行肾穿刺造瘘。

(5)膀胱造影和排尿性膀胱尿道造影:经尿道注入 10%~15% 有机碘造影剂 150~200ml。主要用于显示膀胱形态改变、膀胱憩室、膀胱瘘、较大的膀胱肿瘤。排尿造影可显示尿道病变及膀胱输尿管回流。

(6)肾动脉造影:适用于肾血管疾病、肾损伤、肾实质肿瘤等疾病检查。数字减影血管造影(DSA)能清晰地显示血管影像包括肾实质内 1~2mm 直径的血管,可精确诊断肾动脉及其分支的细小病变。

(7)淋巴造影:经足背淋巴管注入碘油,显示腹股沟、盆腔、腹膜后淋巴管和淋巴结,用于显示泌尿、男性生殖系统恶性肿瘤的淋巴结转移和淋巴管梗阻及了解乳糜尿患者的淋巴系统通路。

(8)精道造影:经输精管穿刺或经尿道射精管插管造影,显示输精管、精囊及射精管。适用于血精症等。

(9)CT 扫描:可通过 CT 平扫或对比增强扫描两种方法鉴别肾囊肿和肾实质性病变,确定肾损伤范围和程度,肾、膀胱、前列腺癌及肾上腺肿瘤的诊断和分期。能显示腹部、盆腔转移的淋巴结。

2. B 型超声检查　B 型超声系无创伤性检查。广泛用于肾、肾上腺、膀胱、前列腺、精囊、阴茎和阴囊疾病的诊断、治疗和随访,对禁忌做排泄性尿路造影或不宜接受 X 线检查者更有意义。对肿块性质确定、结石和肾积水等的诊断,肾移植后并发症的鉴别,残余尿测定及前列腺测量等,能提供较为准确的信息。

3. 磁共振成像(MRI)　通过三个切面观察图像,组织分辨率更高,不需造影剂,无 X 线辐射。对泌尿系肿瘤的诊断和分期,肾囊肿内容物性质鉴别、肾上腺肿瘤的诊断等,能提供较 CT 更为可靠的依据。磁共振血管成像(MRA)适用于肾动脉瘘、肾动静脉瘘、肾动脉狭窄、肾静脉血栓形成;肾癌分期,特别是了解侵犯肾血管的情况以及肾移植术后血管通畅情况。磁共振尿路成像(MRU)是一种磁共振水成像。无须造影剂和插管而显示肾盏、肾盂、输尿管的形态和结构,是了解上尿路梗阻的一种无创检查。

4. 放射性核素显像　特点是核素用量小,几乎无放射性损害机体正常生理过程的情况下显示体内器官的形态和功能。主要的放射性核素显像检查有肾图、肾显像、肾上腺皮质、髓质核素显像、骨显像及阴囊显像等。

第三节　血尿的鉴别诊断

一、血尿的鉴别

1. 有些食物和药物都能使尿液呈红色。如大黄、酚酞、利福平、四环素族、酚磺酞、嘌呤类药物。

2. 血红蛋白尿可见于各种溶血性疾病。如输入异型血,造成溶血可导致血红蛋白尿,尿呈红色但无红细胞。

3. 肌红蛋白尿在大面积烧伤、挤压综合征时大面积肌肉的挤压伤、剧烈运动、高温中暑、低血钾时出现。

4. 血紫质尿遇光后变成紫色。

5. 血精在排精时或排精后尿道出血。

二、血尿的常见原因

1. 肿瘤血尿　多为无痛间歇性全程血尿。应行尿脱落细胞学检查。

2. 泌尿系结核　除血尿外,还有进行性尿频、尿急、脓尿等临床症状。

3. 泌尿系感染　上尿路感染有全身症状、局部的疼痛。下尿路感染时,除血尿外还有膀胱刺激症状。

4. 尿石症血尿　时有腹痛或腰胀痛,多为显微镜下血尿,可行 B 超或腹部平片检查。

5. 泌尿系损伤　有明显的外伤史。

6. 乳糜血尿　有丝虫病史。多为乳糜尿,伴出血为乳糜血尿,尿乳糜试验阳性。

7. 肾下垂　多为瘦长体型。常因腰痛、血尿和尿路感染症状就诊。站立位肾扫描或肾分泌性造影可以诊断。

8. 肾血管异常　肾血管畸形、动脉瘤、动静脉瘘、肾盂黏膜的微小动脉瘤、海绵状血管瘤等突然破裂可发生肉眼血尿,需做血管造影和内镜检查有助于诊断。

9. 运动性血尿　过量运动可以造成运动性血尿。常见于田径运动员、军事训练、拳击运动员等,特点是运动后出现血尿。

三、血尿部位的鉴别

1. 初始血尿　出血的部位在尿道。如外伤、炎症、肿瘤、血管破裂出血。出血量一般不多,如出血量较多时表现出尿道外口滴血或流血。

2. 终末血尿　病变部位在膀胱三角、膀胱颈、后尿道。如前列腺增生、结核性炎症、膀胱颈部肿瘤。出血发生在排尿结束时,由于膀胱逼尿肌收缩挤压病变部位所致。

3. 全程血尿　病变部位在膀胱或膀胱以上,如肾、输尿管或膀胱肿瘤、结石等。

4. 尿三杯试验　在患者不中断排尿的情况下,取最初 10～15ml 为第一杯,排尿最后 10ml 为第三杯,中间部分为第二杯,分别送检来判断病变部位。如第一杯异常,则提示病变在尿道;第三杯异常提示病变在后尿道、膀胱颈部及三角区;如三杯均异常,提示病变在膀胱或以上部位。

5. 膀胱镜检及输尿管肾镜检查　通过膀胱镜可以观察输尿管口是否出血及膀胱病变,输尿管肾镜可以直接插入观察。

四、发生血尿疾病的鉴别

除许多泌尿外科疾病可引起血尿外,药物、内科疾病等也可引起血尿。

1. 血液病　白血病、血友病、血小板减少性紫癜、再生障碍性贫血。

2. 传染病　猩红热、天花、败血症、流行性出血热、钩端螺旋体病、疟疾。

3. 心血管病　高血压、动脉硬化、心内膜炎、充血性心力衰竭、胶原性血管疾病、系统性红斑狼疮、结节性多动脉炎。

4. 药物　庆大霉素、保泰松、重金属、磺胺、水杨酸类均可引起血尿。

5. 常见肾内科疾病　①急性肾炎综合征:尿有大量蛋白、红细胞管型同时合并血尿;②特发性肾脏血尿综合征:见于 IgA 肾病、特发性灶性肾小球肾炎,鉴别在于蛋白尿不明显;③遗传性肾炎:多见于小儿血尿伴耳聋。

（朱云根）

❓ 复习思考题

1. 尿失禁分哪几种类型,见于哪些疾病?

2. 尿三杯试验如何判断出血部位?

第三十三章 常见泌尿、男性生殖系统外科疾病

学习要点

常见泌尿系统损伤的病因、临床表现、诊断及治疗要点；上、下尿路结石的临床表现、诊断及治疗要点；泌尿、男性生殖系统肿瘤的临床表现、诊断及治疗要点；肾积水、前列腺增生症的临床表现、诊断及治疗要点；上、下尿路感染的临床表现、诊断及治疗要点。

第一节 泌尿系统损伤

泌尿系统损伤主要是指在力的作用下造成泌尿系统脏器本身解剖结构被破坏，既而引出一系列的临床表现。通常是胸、腹、腰部或骨盆严重损伤的合并伤。以男性尿道损伤最多见，肾和膀胱损伤次之，输尿管损伤最少见，多以医源性损伤为主。泌尿系统损伤的主要临床表现是出血和尿外渗。治疗上主要是及时处理出血、尿外渗，预防感染及尽可能保持尿路的连续性和通畅。

一、肾损伤

肾深藏于肾窝，受到肋骨、腰肌、脊椎和前面的腹壁、腹腔内脏器、上面膈肌的保护，加之正常肾有一定的活动度，故不易受伤。但肾实质脆弱、包膜薄，周围有骨质结构，一旦受暴力打击也可引起肾损伤，且多见于成年男性。

【病因及病理】

1. **按受伤机制** 分为三类。①开放性损伤：因刀刃、弹片、枪弹等锐器损伤，局部伤口深达肾脏者，常伴有胸、腹部损伤，伤情复杂而严重；②闭合性损伤：因腰部受到直接暴力撞击、挤压或间接的剧烈震荡所致；③医源性损伤：在肾穿刺、内镜检查和治疗时偶尔出现肾损伤。此外，肾本身的病变如肾积水、肾肿瘤、肾结核或肾囊性变等更易损伤，有时极轻微的创伤，也可造成严重的肾损伤。

2. **根据肾损伤的程度** 可分为四种病理类型（图33-1）。①肾挫伤：损伤仅局限于部分肾实质，形成肾瘀斑和包膜下血肿，肾包膜和肾盂黏膜完整。若损伤涉及肾集合系统可有少量血尿。大多数患者属于此类，症状多轻微，常可自愈；②肾部分裂伤：肾实质部分裂伤伴肾包膜破裂，可致肾周围血肿。如肾盂肾盏黏膜破裂，可有明显血尿；③肾全层裂伤：肾实质深度裂伤，伤及肾包膜，内达肾盂肾盏黏膜，此时可引起广泛肾周血肿，血尿和尿外渗。肾横断或破裂时，可引起部分肾组织缺血；④肾蒂裂伤：比较少，肾蒂血管部分或全部撕裂时可引起严重大出血、休克，常来不及诊治即已死亡。

350

| 肾挫伤 | 肾部分裂伤 | 肾全层裂伤 | 肾蒂裂伤 |

图 33-1 肾损伤的病理类型

【临床表现】

1. 休克 一般不易发生休克,但肾裂伤严重、肾蒂裂伤或合并其他脏器损伤时,出血明显可发生失血性休克,甚至危及生命。

2. 血尿 是确诊肾脏损伤的重要依据。多为肉眼血尿,肾实质裂伤时血尿更明显。但血尿的程度与损伤程度可不成比例,血块阻塞输尿管、肾盂或输尿管断裂、肾蒂血管断裂、肾动脉血栓形成时,血尿可不明显,甚至无血尿。

3. 疼痛 肾包膜下血肿、肾周围软组织损伤、尿外渗可引起患侧腰部疼痛、腹痛。当血凝块堵塞输尿管可致肾绞痛;当腹膜后有广泛的积血和尿外渗时,可引起满腹疼痛或腹膜刺激征。

4. 腰腹部肿块 肾周围血肿和尿外渗使局部形成肿块,有明显触痛和肌强直。

5. 发热 尿外渗易并发感染并形成肾周脓肿,出现全身中毒症状。

【诊断】

1. 病史及体格检查 有明显外伤史及上述典型的临床表现。

2. 实验室检查 尿常规检查可见大量红细胞。血红蛋白和血细胞比容持续降低提示有活动性出血,白细胞升高提示有感染可能。

3. B超检查 能提示肾损害部位和程度,有无包膜下和肾周血肿、尿外渗及对侧肾等其他器官情况。

4. 排泄性尿路造影 使用大剂量造影剂做静脉推注造影,可发现造影剂排泄减少,肾、腰大肌影消失,脊柱侧旁以及造影剂外渗等。可评价肾损伤的范围和程度。

5. CT 可清晰显示肾皮质裂伤、尿外渗和血肿范围,显示无活力的肾组织,并可了解与周围组织和腹腔内其他脏器的关系,为首选检查。

【治疗】

如无合并其他脏器损伤,多数肾损伤可经非手术治疗而治愈,仅少数需手术治疗。

1. 紧急处理 如有大出血伴休克者,需迅速给予抢救措施,观察生命体征、输血、复苏,并快速判断有无合并其他脏器损伤,做好手术探查准备。

2. 保守治疗 ①绝对卧床休息2～4周,尿常规检查正常后下床活动,2～3个月内避免激烈活动;②观察生命体征、尿液颜色和腰腹部肿块的变化,定时行血常规检测;③及时补充血容量和能量,维持水、电解质平衡,保持足量尿量;④应用抗生素预防感染;⑤适当应用镇静、止血、止痛等治疗。

3. **手术治疗** 肾开放性损伤的患者几乎都要施行手术探查;严重肾裂伤、肾破裂及肾蒂损伤等开放性损伤时,应尽早经腹进路施行手术。在保守治疗期间,如出现以下情况,须施行手术治疗:①经积极抗休克治疗后生命体征未见改善,提示有活动性内出血;②血尿逐渐加重,血红蛋白和血细胞比容持续降低;③腰、腹部肿块明显增大;④有腹腔内脏器损伤可能。具体手术方式根据病情而定,尿外渗明显行切开引流术,肾部分裂伤可行肾修补或部分切除术,严重的肾损伤无法修补而对侧肾功能良好时才可行患肾切除术。

二、膀胱损伤

膀胱空虚时位于骨盆深处,不易受损,膀胱充盈延伸至下腹部,且壁薄,在外力作用下可发生膀胱损伤。

【病因及病理】

1. **根据病因** 分四大类。①开放性损伤:由弹片、子弹或其锐器贯通所致,易合并有其他脏器损伤,如直肠、阴道损伤,形成腹壁尿瘘、膀胱直肠瘘或膀胱阴道瘘;②闭合性挫伤:当膀胱充盈时,腹部受撞击、挤压、骨盆骨折片刺破膀胱壁等;③医源性膀胱损伤:见于经尿道做膀胱器械检查或治疗、下腹部手术等;④自发性破裂:有病变的膀胱(如膀胱结核、长期接受放射性治疗的膀胱)过度膨胀,发生破裂,称为自发性破裂。

2. **根据损伤程度** 可将膀胱损伤分为两大病理类型。

(1)**膀胱挫伤**:仅伤及黏膜或肌层,膀胱壁未穿破,局部出血或形成血肿,可出现血尿。

(2)**膀胱破裂**:分腹膜内型与腹膜外型两类(图33-2)。①腹膜内型:膀胱壁破裂伴腹膜破裂,与腹腔相通,尿液流入腹腔,引起腹膜炎。多见于膀胱后壁和顶部损伤。有病变的膀胱(如膀胱结核)过度膨胀,可发生自发性破裂。②腹膜外型:膀胱壁破裂,但所覆盖的腹膜完整。尿液外渗到膀胱周围组织及耻骨后间隙,沿骨盆筋膜到盆底或沿输尿管周围疏松组织蔓延到肾区。

(1) (2)

图33-2 膀胱破裂类型
(1)膀胱腹膜外破裂 (2)膀胱腹膜内破裂

【临床表现】

膀胱壁轻度挫伤仅有下腹部疼痛和少量终末血尿,短期自行消失;膀胱破裂时,不同病理类型而有其特殊临床表现。

1. **休克** 骨盆骨折所致剧痛、大出血,膀胱破裂引起尿外渗及腹膜炎,伤势严重者常发生休克。

2. 腹痛 腹膜外破裂时,尿外渗及血肿引起下腹部疼痛、压痛及肌紧张,直肠指检可触及肿物和触痛;腹膜内破裂时,引起急性腹膜炎症状,并有移动性浊音。

3. 血尿和排尿困难 有尿意,但不能排尿或仅排出少量血尿。当血块堵塞尿道或尿外渗到膀胱周围、腹腔内,则无尿液自尿道排出。

4. 尿瘘 开放性损伤,可引起体表伤口漏尿;如与直肠、阴道相通,则经肛门、阴道漏尿。闭合性损伤在尿外渗感染后破溃,可形成尿瘘。

5. 局部症状 闭合性损伤时,常有体表皮肤肿胀、血肿和瘀斑。

【诊断】

1. 病史及体格检查 有明显外伤史及上述典型的临床表现。

2. 导尿试验 导尿管能顺利插入膀胱,但只能引流出少量尿液;经导尿管注入生理盐水200ml,5分钟后吸出,如液体进出量差异很大,提示膀胱破裂。

3. X线检查 腹部平片可发现骨盆或其他骨折。膀胱造影:自导尿管注入造影剂300ml,拍摄注入造影剂和排出造影剂后膀胱造影片,如造影剂有外漏,则为膀胱破裂。

4. B超 可观察到膀胱壁连续性是否中断,在超声监视下经导尿管注入生理盐水,有时可见膀胱破裂口有液体流动征象。

【治疗】

膀胱破裂的处理原则:①关闭膀胱壁缺损;②保持通畅的尿液引流,或完全的尿路改道;③膀胱周围及其他尿外渗部位充分引流。

1. 紧急处理 对严重损伤、出血导致休克者,积极抗休克治疗如输血、输液、镇静、止痛、止血。膀胱破裂时尽早应用抗生素预防感染。

2. 保守治疗 膀胱挫伤或早期较小的膀胱破裂,膀胱造影仅有少量造影剂外漏,可留置导尿管10日左右,保持导尿管通畅,应用抗生素预防感染,破口可自愈。

3. 手术治疗 较重的膀胱破裂,需尽早手术清除外渗尿液,修补膀胱裂口,在腹膜外做耻骨上膀胱造瘘,充分引流膀胱内尿液。

三、尿道损伤

尿道损伤是泌尿外科最常见损伤,多发生在男性。男性尿道较长,以尿生殖膈为界,分为前后两部分,前尿道包括球部和阴茎部,后尿道包括前列腺部和膜部。前尿道损伤多发生在球部,后尿道损伤多在膜部。

【病因及病理】

1. 根据损伤病因 分三类。①开放性损伤:因子弹、弹片、锐器伤所致,常伴有阴茎、阴囊、会阴部贯通伤;②闭合性损伤:会阴部骑跨伤,将尿道挤向耻骨联合下方,引起尿道球部损伤。骨盆骨折可引起尿生殖膈移位,产生剪力,使膜部尿道撕裂或撕断;③医源性损伤:经尿道器械操作不当可引起球部膜部交界处尿道损伤。

2. 根据损伤程度病理 分为下列三种类型。①尿道挫伤:尿道内层损伤,阴茎筋膜完整,仅有水肿和出血,可以自愈;②尿道裂伤:尿道壁部分全层断裂,引起尿道周围血肿和尿外渗,愈合后可引起尿道狭窄;③尿道断裂:尿道完全断裂时,断部退缩、分离,血肿和尿外渗明显,可发生尿潴留。尿外渗的范围以生殖膈为分界,前尿道损伤时,尿外渗范围在阴茎、会阴、下腹壁和阴囊的皮下;后尿道前列腺部损伤时,尿外渗主要在前列腺和膀胱周围,外阴部不明显(图33-3)。

图 33-3　前、后尿道损伤尿外渗范围

【临床表现】

1. 休克　骨盆骨折所致尿道损伤,一般较严重,常因合并大出血,引起创伤性、失血性休克。

2. 疼痛　尿道球部损伤时会阴部肿胀、疼痛、排尿时加重。后尿道损伤时,下腹部疼痛、局部压痛、肌紧张,伴骨盆骨折者,移动时加剧。

3. 排尿困难　尿道挫伤时因局部水肿或疼痛性括约肌痉挛,出现排尿困难。尿道断裂时,不能排尿,发生急性尿潴留。

4. 尿道出血　前尿道损伤即使不排尿时尿道外口也可见血液滴出;后尿道损伤尿道口无流血或仅少量血液流出。

5. 尿外渗及血肿　尿生殖膈撕裂时,会阴、阴囊部出现血肿及尿外渗,并发感染时则出现全身中毒症状。

【诊断】

1. 病史及体格检查　有明显外伤史及上述典型的临床表现。

2. 诊断性导尿　轻缓插入导尿管,如顺利进入膀胱,说明尿道是连续而完整的。若一次插入困难,不应勉强反复试插,以免加重损伤及感染,尿道损伤并骨盆骨折时一般不易插入导尿管。

3. X 线检查　可显示骨盆骨折情况,必要时从尿道注入造影剂 20ml,确定尿道损伤部位、程度及造影剂有无外渗,了解尿液外渗情况。

【治疗】

1. 紧急处理　损伤严重伴失血性休克者,及时采取输血、输液等抗休克措施。骨盆骨折患者须平卧,勿随意搬动,以免加重损伤。尿潴留不宜导尿或未能立即手术者,可行耻骨上膀胱穿刺,吸出膀胱内尿液。

2. 保守治疗　尿道挫伤及轻度损伤,症状较轻、尿道连续性存在而无排尿困难者;排尿困难或不能排尿、插入导尿管成功者,留置尿管 1~2 周。使用抗生素预防感染,一般无须特殊处理。

3. 手术治疗　①前尿道裂伤导尿失败或尿道断裂:行经会阴尿道修补或断端吻合术,并留置导尿管 2~3 周。病情严重、会阴或阴囊形成大血肿及尿外渗者,施行耻骨上膀胱穿刺造瘘术,3 个月后再修补尿道,并在尿外渗区做多个皮肤切口,深达浅筋膜下,以引流外渗尿液;②骨盆骨折致后尿道损伤:病情稳定后,做耻骨上高位膀胱造瘘术。一般在 3 周内能恢复排尿;如不能恢复排尿,则留置造瘘管 3 个月,二期施行解除尿道狭窄的手术;③并发症处理:为预防尿道狭窄,待患者拔除导尿管后,需定期做尿道扩张术。对于晚期发生的尿道狭窄,可用腔内技术行经尿道切开或切除狭窄部的瘢痕组织,或于伤后 3 个月经会阴部切口切除瘢痕组织,做尿道端端吻合术。后尿道合并肠损伤,应立即修补,并作暂时性结肠造瘘。如并发尿道直肠瘘,应待 3～6 个月后再施行修补手术。

第二节　尿　石　症

泌尿系结石,又称尿石症,是泌尿外科的最常见疾病之一。男性多于女性,约 3:1。由于结石形成机制未完全阐明,有多种学说,肾钙化斑、过饱和结晶、结石基质、晶体抑制物质、异质促进成核学说是结石形成的基本学说,常常是多种因素相互作用所致。目前仍没有十分理想的预防方法,故复发率高。我国尿石症多见于南方地区,北方相对少见。上尿路结石发病率明显高于下尿路结石。近 10 多年来尿路结石的治疗方法有很大改进,90% 以上结石可采用非开放性手术治疗。

【流行病学及病因学】

1. 流行病学因素　包括年龄、性别、种族、职业、社会经济地位、饮食成分和结构、水分摄入量、气候、代谢和遗传等因素。上尿路结石好发于 20～50 岁。男性发病率年龄高峰为 35 岁。女性有两个高峰:30 岁及 55 岁。

2. 尿液因素　①形成结石物质排出过多:尿中钙、草酸或尿酸排出量增加,如长期卧床骨质脱钙,尿钙增多;代谢紊乱如甲状旁腺功能亢进、肾小管酸中毒等,均可使尿钙排出增加;痛风患者尿酸排出增高;内源性合成草酸增加或吸收草酸增加,可引起高草酸尿症;②尿pH 改变:尿酸结石和胱氨酸结石在酸性尿中形成;磷酸钙及磷酸镁铵结石易在碱性尿中形成;③尿液浓缩:尿量减少致尿液浓缩时,尿中盐类和有机物质的浓度相对增高;④尿中抑制晶体形成和聚集的物质减少:正常尿中可能存在一些抑制晶体沉积的物质,如枸橼酸盐、酸性黏多糖、焦磷酸盐、镁等,其减少易引起尿路结石;⑤尿路感染:尿中细菌能分解尿素而形成氨,使尿呈碱性而引起磷酸镁铵结石。

3. 泌尿系局部因素　①尿路梗阻:尿液瘀滞,尿中结晶物质易于沉积形成结石;②尿路感染:感染脓块、细菌残核可形成结石的核心;③尿路异物:尿路内存在不可吸收缝线、塑料管等,均可成为结石的核心物质。

【尿路结石的成分及性质】

草酸盐结石在我国最常见,质硬、粗糙、不规则,呈桑葚状,棕褐色,X 线片显影。磷酸钙、磷酸镁铵结石易碎、表面粗糙、灰白色、黄色或棕色,X 片上呈分层影,多形成鹿角形结石。尿酸结石质硬,表面光滑,常多发黄或红棕色,X 线片不显影。胱氨酸结石光滑,淡黄或黄棕色,X 线片不易显影,呈蜡样外观。

【病理生理】

尿路结石引起的病理生理变化与结石的大小、数目、位置、有无继发炎症和梗阻程度有关。尿路结石多在肾和膀胱内形成。输尿管和尿道的结石多为结石排出过程中滞留所致。尿路结石随着结石的增大,可以引起泌尿系统的直接损伤,导致血尿,亦可造成梗阻、感染;结石、梗阻、感染三者互为因果,造成恶性循环。急性上尿路梗阻可引起平滑肌痉挛导致肾绞痛。慢性不全梗阻可引起肾积水、肾实质损害、肾功能减退。感染严重可造成肾积脓和梗阻，又可促进结石迅速增大或再形成结石。位于肾盂、膀胱的结石对黏膜的损伤偶可引起癌变。输尿管结石易停留在输尿管的三个生理性狭窄处，即肾盂输尿管交界处、输尿管跨越髂血管处、输尿管膀胱入口处（图33-4）。结石停留在输尿管下1/3处最常见。

【预防】

目前无特效预防措施，可采用以下方法尽量减少结石复发。

1. 大量饮水使每日尿量达2000ml以上，使尿液稀释，减少尿盐沉积。

2. 去除尿路梗阻、控制尿路感染、消除代谢性因素所致结石的病因。

3. 饮食调节，多食用柑橘。草酸钙结石少吃菠菜、土豆、番茄、芦笋、干果，少饮浓茶；磷酸盐结石少食蛋黄和肉类，服用维生素C酸化尿液；尿酸结石和嘌呤结石少食肝、肾等动物内脏，并服用小苏打碱化尿液。

由于上尿路结石与下尿路结石临床表现、治疗方法稍有差异，故分别予以介绍。

图33-4 输尿管的三个生理性狭窄

肾盂输尿管交界处

跨越髂血管处

输尿管膀胱入口处

一、肾及输尿管结石

肾及输尿管结石好发于男性青壮年。多在肾盂内形成，少数形成于梗阻的输尿管内，亦称上尿路结石。

【临床表现】

主要表现为与结石活动有关的血尿和疼痛，其表现与结石的大小、部位、损伤、感染及梗阻程度有关。

1. 疼痛 较大的结石不易活动，则引起腰腹部无痛或钝痛；较小的结石，易于活动，刺激肾盂、输尿管，引起平滑肌痉挛，出现剧烈的肾绞痛，表现为突然发作的腰部剧烈绞痛，向同侧下腹部、外阴及大腿内侧放射，伴恶心、呕吐，肾区叩击痛明显；输尿管末端结石常引起膀胱刺激症状。

2. 血尿 患者常在活动或肾绞痛后出现血尿，表现轻重不一，多为镜下血尿。部分上尿路结石者以活动后镜下血尿为唯一症状。如果结石引起尿路完全性梗阻或固定不动，则可能不出现血尿。

3. 其他 结石梗阻引起肾积水时，可触及增大的肾脏，双侧梗阻，引起肾功能慢性损害，重者可导致慢性肾衰竭。当结石并发急性尿路感染时，腰痛加重，伴寒战、发热和尿路刺激症状。

【诊断与鉴别诊断】

1. 病史及体格检查 出现疼痛、血尿等典型临床表现，查体肾区有叩击痛，应首先考虑尿路结石。

2. 实验室检查 尿常规检查可见有镜下血尿，有时可见较多的白细胞、脓细胞或结晶，感染性尿结石患者尿细菌培养呈阳性。当怀疑患者尿路结石与代谢状态有关时，应测定血和尿中的钙、磷、尿酸、草酸等，必要时做钙负荷试验，此外，还应行肾功能检查。

3. 影像学检查

（1）B型超声检查：能发现平片不显影的小结石和透X线结石，还能显示肾结构改变和肾积水程度，了解肾实质厚度及肾功能等情况。

（2）X线检查：①X线平片：95%以上结石能在尿路平片中显影，但应与胆囊结石、肠系膜淋巴结钙化、静脉结石相鉴别，需加拍侧位片。结石过小、钙化程度不高或相对纯的尿酸结石，常不显影；②排泄性尿路造影：显示结石所致的尿路形态和肾功能改变，有无引起结石的尿路局部因素，发现X线平片下不显影的尿酸结石；③逆行肾盂造影：当其他方法不能确诊时行逆行肾盂造影帮助诊断；④CT可发现尿路平片、排泄性尿路造影、超声不能显示的或较小的输尿管中下段结石。此外，疑有甲状旁腺功能亢进者，应做骨摄片。

（3）反射性核素肾显影：判断泌尿系梗阻程度和双肾功能受损情况；评价患肾治疗前后肾功能恢复情况。

4. 内镜检查　包括肾镜、输尿管镜和膀胱镜检查。当B超、影像学检查均不能确诊或需在内镜下直接治疗时，采用该方法。

【治疗】

根据结石的大小、数目、位置、肾功能和全身情况，结合不同的病因、有无梗阻和感染的程度综合考虑治疗方案。

1. 保守治疗　适用于肾绞痛，结石小于0.6cm、表面光滑、无尿路梗阻的患者，主要应用止痛、抗感染、扩张输尿管、利尿、调节饮食及中草药等综合治疗措施，促使结石排出。

（1）解痉、止痛：发生肾绞痛时采用阿托品、哌替啶（杜冷丁）肌内注射。还可给予山莨菪碱（654-2）、硝苯地平、吲哚美辛、黄体酮、双氯芬酸钠栓剂塞肛，针刺和耳针等方法缓解疼痛。

（2）大量饮水：增加尿量，促进结石排出，减少晶体沉积，保持每天尿量在2000ml以上，尤其是睡前饮水，保持夜间尿液呈稀释状态。

（3）饮食调节：少量含钙及草酸成分丰富的食物，多吃含纤维素丰富的食物。

（4）控制感染：可根据尿细菌培养结果选用敏感性强的抗菌药物。

（5）调节尿液pH：对尿酸和胱氨酸结石可以服用碱化尿液药物，如枸橼酸钾、重碳酸氢钠。口服氯化铵使尿液酸化，有利于防止感染性结石生长。

（6）中西医结合治疗：包括中药排石治疗，多饮水，西药解痉止痛和利尿，采用针刺疗法止痛。

2. 体外冲击波碎石（ESWL）　是将冲击波在体外聚焦后，作用于经X线或B超定位的结石，将其击碎排出，最适宜于直径≤2cm的结石。除结石远端尿路有狭窄、结石诱发癌变、非结石梗阻引起的肾损害、急性尿路感染、严重心脑血管疾病、安置心脏起搏器者、血肌酐≥265μmol/L、肺功能不全，出血性疾病或妊娠等以外，均可采用此方法治疗。但结石直径＞3cm者不宜首选此方法。应限制每次冲击波的能量和冲击波次数（不超过3~5次），以减少副损伤，2次碎石的间隔10~14天以上为宜。

3. 手术治疗　随着腔内泌尿外科和ESWL的迅猛发展，绝大多数上尿路结石不必行开放性手术，手术治疗前必须做排泄性尿路造影以了解肾功能，合并感染者先行抗感染治疗。同时合并梗阻因素时需在取石的同时解除梗阻，输尿管结石手术前需再做尿路平片作最后定位。

（1）非开放手术治疗：①输尿管镜取石或碎石术（URL）：适用于输尿管中下段结石、X线片不显影结石以及因肥胖、结石硬、在同一部位停留时间过长而不适宜用 ESWL 治疗者，可应用输尿管镜在直视下取出、套出或经超声、液电、激光、气压弹道等将结石击碎后取出；②经皮肾镜取石或碎石术（PCNL）：适用于直径≥2cm 的肾盂结石及部分肾盏结石，可多次进行取石，还可与 ESWL 联合治疗复杂性肾结石。先用细针由腰部穿刺至肾盂，经反复扩张皮肤至肾内通道，插入肾镜，在直视下取出肾及输尿管上段结石。凝血机制障碍、过于肥胖穿刺针不能达到肾脏、脊柱畸形者等为禁忌证。

（2）腹腔镜输尿管切开取石术：20 世纪 90 年代，微创技术迅速发展，腹腔镜施行输尿管切开取石术得到迅速推广应用，包括经腹腔和经后腹腔两种手术途径。适用于输尿管结石 >2cm，原考虑开放手术或经 ESWL、输尿管镜手术治疗失败者。

（3）开放手术治疗：过去大多数尿石症采用开放手术取石，但是手术给患者造成的创伤较大，尤其是有的复杂性肾结石一次不易取净，有的复发率高，重复取石的手术难度较大，危险性增加，甚至有发生肾衰竭和失肾的可能。由于腔内泌尿外科及 ESWL 技术的普遍开展，大多数上尿路结石不需应用开放手术。目前开放手术适用于结石直径大于 1cm，经非手术治疗无效，合并梗阻和感染，甚至癌变者。手术方法有输尿管切开取石、肾盂切开取石、肾窦肾盂切开取石、肾实质切开取石、无萎缩性肾切开取石、肾部分切除术。如肾结石引起癌变、并发严重感染积脓，肾功能丧失，而对侧肾功能正常者可行肾切除术。双侧上尿路结石手术治疗原则：①双侧输尿管结石：一般先处理梗阻严重侧，若患者一般情况好，可同时行双侧输尿管取石；②一侧肾结石而对侧输尿管结石：先处理输尿管结石；③双侧肾结石：在尽可能保留肾的前提下，先处理安全易取出的一侧，若梗阻严重，全身情况差可以先行肾造瘘，待病情改善后再处理结石；④双侧上尿路结石或孤立肾上尿路结石引起梗阻导致无尿时，诊断明确，若全身情况允许，应及时手术；若病情严重不能耐受手术，也可先行输尿管插管引流，如插管引流失败，则改行经皮肾造瘘。目的是引流尿液，改善肾功能，待病情好转再选择合适的治疗方法。

 知识链接

双 J 管

　　双 J 管又称双猪尾管，因两端卷曲，每端形似猪尾而得名。由于其支架和内引流作用，能解除输尿管炎症、水肿造成的暂时性梗阻，防止术后伤口漏尿和输管狭窄。同时，集合系统不与外界直接相通，可避免肾造瘘所引起的出血、感染；因无外引流管的限制和不适感，患者可早期下床活动，有利术后康复。适用范围：①输尿管梗阻的治疗；②促使输尿管结石自发排出；③输尿管镜检查、体外冲击波碎石、输尿管镜取石或碎石术（URL）及经皮肾镜取石或碎石术（PCNL）等术后引流；④肾盂输尿管连接部狭窄的切开与重建；⑤恶性肿瘤造成的输尿管梗阻等。一般的双 J 管术后留置 4~6 周需要回当时的手术医院在膀胱镜下拔出，确需长期置管者，应每 2~3 个月更换 1 次。

二、膀胱结石

膀胱结石有原发性与继发性两种。原发性膀胱结石较多见于男孩，与营养不良和低蛋白饮食有关；继发性膀胱结石常见于良性前列腺增生、膀胱憩室、神经源性膀胱、异物或肾、输尿管结石排入膀胱。

【临床表现】

1. 尿流中断　为膀胱结石的典型表现。排尿过程中因结石阻塞尿道内口而产生尿流中断,可出现向阴茎头放射性疼痛,小儿常出现搓揉阴茎的现象。改变体位后结石退出尿道内口,尿液又可继续排出。

2. 尿痛　结石较大或合并感染时可出现尿痛,以排尿终末期明显。

3. 膀胱刺激症状　继发感染时可出现膀胱刺激症状。

4. 血尿　结石与膀胱黏膜发生摩擦可导致血尿,以终末血尿最明显。

【诊断】

1. 有排尿过程中尿流中断、血尿等典型临床表现,应首先考虑膀胱结石。

2. X 线平片能显示绝大多数结石。

3. B 型超声检查能显示结石声影。

4. 膀胱镜检查用于 X 线平片、B 超不能确诊时,可直接观察结石及膀胱病变,并能为治疗方法的选择提供依据。

【治疗】

一般采用手术治疗。膀胱感染严重时,应抗感染治疗;若排尿困难,则先留置导尿管,以利于引流尿液及控制感染,并同时治疗病因。

1. 经尿道膀胱镜取石或碎石　大多数结石应用碎石钳机械碎石,并将碎石取出,适用于直径 <2~3cm 的膀胱结石者。较大结石需采用液电、超声、激光或气压弹道碎石。

2. 耻骨上膀胱切开取石术　结石过大、过硬采用液电、超声激光或气压弹道碎石失败者或合并膀胱憩室病变、小儿及膀胱感染严重者,应施行耻骨上膀胱切开取石。

三、尿道结石

绝大多数尿道结石来自肾和膀胱。有尿道狭窄、尿道憩室及异物存在时亦可引起尿道结石。常见于男性,多数尿道结石位于前尿道。

【临床表现】

典型症状为排尿困难,点滴状排尿,伴尿痛,严重者可发生急性尿潴留及会阴部剧烈疼痛。

【诊断】

前尿道结石可沿尿道扪及。后尿道结石经直肠指检可触及。B 超和 X 线检查有助于明确诊断。

【治疗】

结石位于尿道舟状窝,可向尿道注入无菌石蜡油,尔后用力排尿、轻轻推压挤出或用小钳子取出。前尿道结石采用阴茎根部阻滞麻醉下,压迫结石近端尿道,防止结石后退,注入无菌石蜡油,再向尿道远端轻轻挤出,尽量不做尿道切开取石。后尿道结石可用尿道探子将结石轻轻推入膀胱后,按膀胱结石处理,尽量不做尿道切开取石以防止尿道狭窄。

第三节　泌尿、男性生殖系统肿瘤

泌尿、男性生殖系统肿瘤是泌尿外科的常见病之一,大多数为恶性,而且近年来其发病率和死亡率逐年增高,其中我国以膀胱癌最常见,其次为肾肿瘤。阴茎癌随着我国卫生状况改善日趋减少,而以往较少见的前列腺癌在我国呈明显的上升趋势。

一、肾肿瘤

肾肿瘤95%为恶性,临床较常见的肾肿瘤有来源于肾小管的肾癌、来源于肾盂肾盏移行上皮的肾盂癌、来源于胚胎性肾组织的肾母细胞瘤。

(一) 肾癌

【病理】

肾癌从肾小管上皮细胞发生,呈圆形、外有假包膜,切面呈黄色,有时呈多囊性。可有出血、坏死和钙化。镜下多见透明细胞,还有颗粒细胞和梭形细胞,半数肾癌同时含有两种细胞,以梭形细胞为主者恶性度高。肾癌局限在包膜内时恶性程度低,穿过包膜肿瘤可经血液、淋巴转移到肺、脑、骨、肝,也可直接扩展至肾静脉、腔静脉形成癌栓。

【临床表现】

患者年龄多在50岁以上,男女之比为2:1。早期无明显症状,常在B超体检时发现。常见表现为血尿、腰部肿块和疼痛。

1. 血尿 间歇性无痛性全程肉眼血尿是肾癌最常见的初发症状,表明肿瘤已经侵入肾盏、肾盂。

2. 疼痛 常为腰部钝痛或隐痛,多由于肿瘤生长使肾包膜膨胀或侵犯腰肌邻近器官所致;当血块堵塞输尿管时可发生肾绞痛。

3. 腰部肿块 肿瘤较大时腰部或腹部可触及质地较硬的肿块。

4. 副瘤综合征 10%~40%的肾癌患者可出现副瘤综合征(以往称肾外表现)是肾癌的全身性表现,容易与其他全身性疾病症状相混淆,应注意鉴别。在病变进展期,可因肿瘤坏死出血、毒性物质吸收以及内生致热原而引起发热。也可出现高血压、红细胞沉降率快、红细胞增多症、肿瘤压迫所致同侧精索静脉曲张、白血病样反应等。

【诊断】

1. 病史及典型临床表现 肾癌早期多无明显症状,易误诊,约半数患者体检时由B超或CT偶然发现。一旦出现血尿、疼痛、肿块三大典型症状的任何一种或出现副瘤综合征者即应重视,尤其是出现间歇性无痛性全程肉眼血尿时要考虑到肾癌的可能,应进一步检查。

2. B型超声 是肾癌首选的筛选检查,表现为肾实质内低回声光团,而非囊性改变。

3. CT、MRI 是诊断肾癌的主要影像学检查,能清楚显示1cm以上肾实质内肿块,对囊性和实质性肿块的鉴别准确率达96%以上(图33-5)。

4. X线检查 由于CT、MRI的应用,其诊断意义已明显降低。尿路平片(KUB)可见肾外形不规则增大或者钙化。排泄性或逆行性肾盂造影可见肾盏、肾盂受肿瘤挤压有不规则变形,对于以上检查不能确诊者肾动脉造影也有助于诊断。

【治疗】

行根治性肾切除。术前行肾动脉栓塞可减少术中出血、使肿瘤缩小、提高切除率,术中先结扎肾蒂血管可减少出血和癌扩散,同时切除肾周脂肪及筋

图33-5 肾癌CT表现
左肾癌,癌已侵入肾静脉内,右肾正常

膜、肾门淋巴结和大部分输尿管。放疗、化疗效果不好,生物治疗和中药治疗有一定的疗效。

（二）肾母细胞瘤

肾母细胞瘤是婴幼儿最常见的腹部肿瘤,亦称 Wilms 瘤或肾胚胎瘤。

【病理】

肿瘤来源于胚胎性肾组织,是由上皮和间质组成的恶性混合瘤,内含腺体、肌肉、神经、软骨组织等。肿瘤增长极快,可囊性变和出血,肿瘤与正常组织无明显界限。转移途径同肾癌。肿瘤很少侵入肾盏、肾盂内,因此血尿少见。

【临床表现】

多发生在 5 岁以前,成人偶见,早期无症状。虚弱婴幼儿腹部巨大的包块是本病的特点,多在给小儿洗澡穿衣时发现。肿瘤生长迅速,常伴有造影发热和高血压。

【诊断】

5 岁以下消瘦的幼儿腹部出现巨大包块,应想到本病的可能性。X 线平片见大片软组织块影,造影见肾盏、肾盂受压或肿块较大而不显影。B 超、CT 和 MRI 有助于鉴别肾上腺神经母细胞瘤和肾积水。神经母细胞瘤可早期转移,造影时可见肿瘤下方被推移的正常肾脏。肾积水时超声很容易与肿瘤相鉴别。

【治疗】

手术切除肿瘤和术前及术后放疗、化疗的综合治疗,已显著提高生存率。

（三）肾盂肿瘤

泌尿系统从肾盏、肾盂、输尿管、膀胱和后尿道均为移行上皮,因组织结构和肿瘤病因、病理类似,故可同时或先后在以上部位生长肿瘤。

【病理】

95% 的肾盂肿瘤为移行细胞乳头状瘤。可单发或多发,良性与恶性之间无明显界限,瘤细胞分化和基底浸润程度有很大差别。其转移途径除经血行转移到骨、肝、肺等器官外,常于早期转移到肾周围淋巴结。肾盂鳞状细胞癌罕见,可因长期结石、感染的刺激而诱发。

【临床表现】

发病年龄大多数为 40～70 岁。男女比例约 2:1。血尿是肾盂肿瘤的主要表现,早期多为间歇无痛性肉眼血尿。可因血块阻塞输尿管导致肾绞痛。晚期患者出现消瘦、体重下降、贫血、下肢水肿、腹部肿块及骨痛等转移症状。

【诊断】

尿细胞学检查常发现癌细胞。膀胱镜检可见输尿管口喷血或发现同时存在的膀胱肿瘤。尿路造影可见肾盂内充盈缺损、变形,此时应与血块或尿酸结石相鉴别。B 超检查、输尿管肾镜及 CT 检查对诊断亦有重要价值。

【治疗】

标准的手术方法应切除病侧肾、全长输尿管及输尿管口周围的膀胱壁。个别小的、分化好的肾盂肿瘤可通过内镜手术切除或激光电烧灼。经活检分化良好的无浸润性肿瘤也可局部切除。肾盂肿瘤病理差异大,预后悬殊,术后 5 年生存率 30%～60%。随诊中注意其余尿路上皮器官是否发生肿瘤。

二、膀胱肿瘤

膀胱肿瘤是泌尿系最常见的肿瘤,近年发病率呈增高趋势,绝大多数来自上皮组织,约有50%的血尿由膀胱肿瘤引起。

【病因】

病因不清,可能与长期接触苯胺类化学物质、体内色氨酸及烟酸代谢异常、吸烟、膀胱腔内埃及血吸虫病、膀胱白斑、腺性膀胱炎等癌前病变有关。近年来认为遗传基因及免疫状态改变在膀胱肿瘤的发生中也起重要作用。

【病理】

按组织类型分为上皮性肿瘤和非上皮性肿瘤两大类。上皮性肿瘤占95%以上,其中多数为移行细胞乳头状肿瘤或乳头状癌,鳞癌和腺癌极少;非上皮性肿瘤罕见,多为间叶组织发生的肉瘤。上皮肿瘤按分化程度分为三级:Ⅰ级分化良好,Ⅲ级分化不良,Ⅱ级分化居Ⅰ、Ⅲ级之间,为中分化。分级越高恶性程度越大。按生长方式可分为原位癌、乳头状癌和浸润癌。浸润深度是肿瘤病理(P)和临床(T)分期的依据,可分为原位癌(Tis);乳头状无浸润(Ta);限于固有层以内(T_1);浸润浅肌层(T_2);浸润深肌层或已穿透膀胱壁(T_3);浸润膀胱邻近组织或前列腺(T_4)(图33-6)。肿瘤多发生于膀胱侧壁及后壁,其次为三角区及顶部,可单发亦可多发,也可为多中心。肿瘤扩散主要是深部浸润、淋巴转移。血行转移多在晚期,多为肝、肺、骨等处转移。

【临床表现】

好发年龄为50~70岁,男性发病率显著高于女性,男女之比为4:1。

1. 血尿　绝大多数患者以血尿为第一症状,表现为无痛性间歇性全程肉眼血尿,并有终末加重,有时伴有血块。血尿可以自行停止或减轻,所以常被误认为"治愈"或"好转"而忽视。出血量多少与肿瘤大小、数目及恶性程度不成正比。非上皮性肿瘤血尿一般较轻。

图33-6　膀胱肿瘤分期

2. 膀胱刺激症状及排尿困难　当肿瘤发生坏死、溃疡或合并感染,出现尿频、尿急、尿痛,多为膀胱肿瘤的晚期表现。当肿瘤位于膀胱颈部、有长蒂或因血块堵塞膀胱出口时,可引起排尿困难,甚至尿潴留。

3. 其他　膀胱癌晚期时可出现下腹部肿块、严重贫血、水肿、恶病质。盆腔广泛浸润时出现腰骶部疼痛、下肢水肿、肾积水。

4. 鳞癌和腺癌为浸润性癌,恶性度高,病程短,预后不良,鳞癌多数为结石或感染长期刺激所致。小儿横纹肌肉瘤常在症状出现前肿瘤体积很大,造成排尿困难和尿潴留。

【诊断】

1. 病史　有间歇性无痛性血尿病史,特别是年龄在40岁以上者,应想到泌尿系肿瘤,应做详细检查。

2. 实验室检查　尿常规可见到红细胞,合并感染时有白细胞。新鲜晨尿脱落细胞检查,有些患者可检查出肿瘤细胞。

3. 膀胱镜检查　是诊断膀胱肿瘤最可靠的方法,可直接观察肿瘤的大小、位置、形态、数目,并可取活组织检查。

4. X线检查　排泄性尿路造影可以了解肾盂、输尿管有无肿瘤,以及肾功能情况。膀胱造影可见充盈缺损。CT、MRI检查,可了解肿瘤浸润的深度以及局部转移情况,对手术方式的选择有帮助。

5. B超检查　可发现0.5cm以上肿瘤,亦可了解膀胱肿瘤浸润范围、深度。

【治疗】

以手术治疗为主。手术方法应根据肿瘤的病理和临床分期并结合患者的全身情况选择最佳方法。原则上T_a、T_1局限的T_2期肿瘤可采用保留膀胱手术,较大的、多发的、反复复发以及T_2、T_3期肿瘤,应行膀胱全切除术。辅以放疗和化疗。

1. 表浅膀胱肿瘤(T_{is}、T_a、T_1)的治疗　可采用保留膀胱的手术,经尿道电烙或电切肿瘤,亦可切开膀胱行电烙或切除。术后应用卡介苗(BCG)、丝裂霉素、羟喜树碱、多柔比星等膀胱灌注。现认为卡介苗灌注效果最好。方法是放置导尿管排空膀胱,将BCG 120~160mg溶于等渗盐水60ml,注入膀胱后,每15分钟仰、俯、左、右侧卧更换体位并保留2小时,每周1次,8次后改为每月灌注1次,共1~2年。对于多发的T_1期肿瘤治疗后复发且有恶性程度增高时,应行膀胱全切除术。

2. 浸润性膀胱肿瘤(T_2、T_3、T_4)的治疗　局限的T_2期分化良好的肿瘤可经尿道汽化电切,T_3期肿瘤如分化良好、单个局限如患者不能耐受膀胱全切者可选择膀胱部分切除术。膀胱部分切除应距肿瘤2cm的膀胱壁全层切除。如侵犯输尿管需做输尿管膀胱移植。肿瘤多发或侵犯三角区宜行膀胱全切除术和尿流改道手术。T_3期浸润性膀胱癌行膀胱全切术之前配合短程放疗,有可能提高5年生存率。T_4期采用动脉栓塞、化疗和姑息性放射性治疗减轻症状,延长生存时间。因膀胱肿瘤易复发,保留膀胱的手术,术后应每3个月复查膀胱镜1次。1年无复发者适当延长复查时间以利及时治疗。

三、阴茎癌

阴茎癌曾是我国最常见的肿瘤。随着人民生活水平和卫生保健工作的不断提高,发病率日趋减少。

【病因】

绝大多数阴茎癌发生于包茎或包皮过长者。是长期包皮垢积聚、刺激引起,是可以预防的肿瘤。此外,一些恶性倾向的病变,如阴茎角、阴茎黏膜白斑、阴茎乳头状瘤、巨大尖锐湿疣等,亦可恶化发展为阴茎癌。人乳头状病毒(HPV)为阴茎癌致癌物。

【病理】

多数为鳞癌,基底细胞癌和腺癌罕见。常见为乳头型,即在阴茎头或包皮内板发生,向外生长,呈菜花状,可穿破包皮。少数为结节型,向深部浸润,扁平有溃疡、坏死,由于阴茎筋膜和白膜坚韧,一般不侵犯尿道海绵体,故不影响排尿。淋巴转移极常见,可转移到腹股沟、股部、髂淋巴结等。血行转移可到肺、肝、骨,但罕见。

【临床表现】

发病多见于40~60岁有包茎或包皮过长史的患者,最初表现为红斑、肿物、硬块或长期不愈的溃疡,以后有血性分泌物自包皮口流出,肿瘤可突出包皮口或穿破包皮呈菜花样肿物,表面可有坏死,渗出物恶臭。肿瘤继续生长可侵犯全部阴茎,常伴有附近淋巴结肿大。

【诊断】

有包茎和包皮过长者在阴茎头处出现菜花状肿物,渗出液恶臭,溃疡久治不愈,可诊断为阴茎癌。应与包皮龟头炎、慢性溃疡、湿疹、梅毒相鉴别。对诊断不明确者主要依据活组织检查来确诊,有腹股沟淋巴结肿大者应取活检来鉴别炎症或肿瘤转移。B超、CT和MRI

等检查有利于确定盆腔有无淋巴结转移及转移灶大小、范围。

【治疗】

1. 手术治疗　对于肿瘤小、局限在包皮者可行包皮环切术;距肿瘤2cm处切除且能保留阴茎根部约3cm者,可行部分阴茎切除,如残留阴茎不能站立排尿和性交,需行阴茎全切除,加尿道会阴移植。有淋巴结转移者需行腹股沟淋巴结清除术。

2. 放疗和化疗　对早期和年轻人阴茎癌可行放射治疗。化学治疗多应用博来霉素等。

【预防】

有包茎或包皮过长且反复感染的患者应及早行包皮环切术。包皮过长但能上翻暴露阴茎头者,应经常清洗,保持局部清洁。对于癌前病变者应给予适当治疗并密切关注。

四、睾丸肿瘤

睾丸肿瘤虽不多见,但却是20～40岁青壮年男性最常见的实体肿瘤,几乎都属于恶性。

【病因】

确切病因仍不明,但与隐睾有关,有隐睾者,发生睾丸肿瘤的机会是正常睾丸的20～40倍,即使复位也不能完全防止发生恶变,但有利于肿瘤早期发现。其他致病因素可能与种族、遗传、化学致癌物、损伤、感染及内分泌有关。

【病理】

90%以上为生殖细胞瘤,根据分化情况分为精原细胞瘤和非精原细胞瘤。精原细胞瘤多见于30～50岁,而非精原细胞瘤即胚胎癌、畸胎癌、畸胎瘤、绒毛膜上皮细胞癌、卵黄囊肿瘤等,常见于20～35岁。多数睾丸肿瘤早期发生淋巴结转移,而绒毛膜上皮细胞癌则早期发生血行转移。

【临床表现】

睾丸肿大、质坚硬而沉重,表面光滑,睾丸有下坠感,轻度疼痛。

【诊断】

睾丸肿大迅速、疼痛轻而质硬者要考虑为睾丸肿瘤,需与鞘膜积液、附睾炎和睾丸炎相鉴别。

【治疗】

以手术治疗为主。精原细胞瘤行根治性睾丸切除术后,再配合放射治疗和(或)化疗可提高疗效。胚胎癌和畸胎癌还应包括腹膜后淋巴结清除术,再配合化学治疗如顺铂、长春新碱、博来霉素、放线菌素D等治疗。

第四节　尿路梗阻

一、概述

泌尿系统的管道从肾小盏至尿道外口,临床上称之为尿路。尿路分为上尿路和下尿路。上尿路从肾盏至输尿管膀胱开口,下尿路是从膀胱至尿道外口。尿液的正常排出有赖于管腔的通畅和正常的排尿功能。管腔狭窄、阻塞或管外压迫、神经肌肉功能障碍,都将影响尿液的正常排泄,导致尿潴留,称为尿路梗阻。如不及时纠正,最终将导致肾积水、肾功能损害和肾衰竭。

【病因】

1. 尿路梗阻在泌尿系统疾病中较常见。引起梗阻的原因可分为机械性和动力性两种。机械性梗阻占多数,如尿路结石、肿瘤、狭窄等;动力性梗阻是指中枢神经系统或周围神经肌肉发育不全所致某部分尿路功能紊乱或障碍,影响尿液排出,而尿路并无阻塞,如神经源性膀胱功能障碍。根据梗阻部位不同分为上尿路梗阻和下尿路梗阻,梗阻发生在输尿管膀胱开口以上称上尿路梗阻。上尿路梗阻后积水发展快,对肾功能影响较大。临床上单侧多见,亦可为双侧。梗阻发生在膀胱及其以下者称下尿路梗阻。由于膀胱的缓冲作用,梗阻后对肾功能的影响较慢,但随着病情进展,最终导致双侧肾积水。

2. 尿路梗阻的原因在不同的年龄和性别中有一定区别。小儿多见于先天性畸形,青壮年常见原因是结石、肿瘤、损伤、结核等。老年男性最常见的是良性前列腺增生。妇女与盆腔内疾病有关(图 33-7)。

图 33-7　尿路梗阻的常见原因

【病理生理】

尿路梗阻的病理改变是梗阻以上的尿路扩张。起初梗阻以上的管壁肌增厚以增加收缩力、克服梗阻,后期管壁肌失代偿、变薄、萎缩和张力减退,导致尿液潴留。

尿路梗阻时,肾盂内压升高,使肾小球有效滤过压降低,滤过率减少,部分尿液可通过肾盂静脉、淋巴管、肾小管回流以及向肾盂周围外渗,称为"安全阀"开放,起到保护肾组织的作用,使急性短时间的梗阻不致严重危害肾组织。如梗阻不能解除,由于肾小管压力逐渐升高,压迫肾曲小管附近的血管,终将导致肾组织的缺氧和萎缩。急性完全性尿路梗阻,如结扎输尿管,肾实质较快转入萎缩,肾盂轻度扩张,体积可无明显增大。但部分或间歇性梗阻可使肾实质萎缩变薄,肾盂扩大,甚至成为一个巨大的水囊。

【治疗】

去除病因、解除梗阻、预防感染和保护肾功能是尿路梗阻治疗的四大基本原则。如患者全身情况较差,不能耐受大的手术,可在梗阻的上端进行尿流改道(肾造瘘、膀胱造瘘、输尿管皮肤造口术),使尿液能引流出体外,肾损害不再进展,肾功能逐渐恢复。待患者全身状况及肾功能改善后,再进一步解除病因,恢复尿路通畅。若梗阻病因无法解除,可做永久性尿流改道。

二、肾积水

尿液从肾盂排出受阻,导致肾内压力升高、肾盂肾盏扩张、肾实质萎缩变薄,称为肾积水。肾积水容量超过 1000ml 或小儿超过 24 小时尿液总量时,称为巨大肾积水。

【临床表现】

由于梗阻的病因、部位及程度不同,出现不同的临床表现,一般处于静止状态的肾积水可无症状,直到表现为感染或压迫邻近器官时才确诊。伴有肾绞痛、血尿、尿路刺激症状的肾积水,要考虑到可能合并结石、肿瘤、炎症等。先天性肾盂输尿管连接部位狭窄,异位血管压迫引起的肾积水,发展比较缓慢,可长期无明显症状,达到一定的体积时才出现腹部肿块、胀痛。肾积水有时呈间歇性发作,发作时腹部肿块增大、绞痛、恶心呕吐、尿量减少,但数小时或更长时间后,随着尿液排出,肿块缩小、疼痛消失。持续时间长的梗阻性肾积水,终将使肾功能减退出现梗阻性无尿以至肾衰竭,肾积水合并感染时,则出现寒战、高热,若梗阻长时间不能解除,则形成脓肾。

【诊断】

首先要确定有无肾积水,再查明其病因、部位、程度,是否感染及肾功能受损情况,同时应做下列检查。

1. 实验室检查　一般为无菌尿,肾盂扩张时常合并血尿、蛋白尿。查血尿素氮、肌酐,对了解肾功能情况,特别是双肾积水者更为必要。

2. B 超检查　应作为肾积水诊断的首选,另外还可在 B 超引导下做肾穿刺造影。

3. X 线检查　排泄性尿路造影对诊断肾积水、了解梗阻部位和肾功能有重要价值。造影显示不清时,大剂量延迟拍片的排泄性尿路造影对诊断肾积水有很大的意义,而逆行性尿路造影能直接显示梗阻部位。

4. CT、MRI 检查　可确定肾脏增大的程度及形态。

5. 放射性核素检查　可以区别肾囊肿和肾积水,并可了解肾实质损害程度及分侧肾功能测定。肾图检查对于判断有无上尿路梗阻及程度有一定帮助。

【治疗】

主要是去除病因,解除梗阻,并根据病因、发病的急缓、有无感染、肾功能受损程度及患者全身情况综合考虑。肾积水系尿路梗阻所致,故最根本的治疗措施是去除病因,肾功能损伤轻者多可恢复。治疗方法取决于病变梗阻的性质,如为先天性肾盂输尿管狭窄,切除狭窄段并做肾盂成形肾盂输尿管吻合术;肾、输尿管结石可行 ESWL、经皮肾镜或输尿管镜碎(取)石术。

如梗阻轻,去除梗阻病因后,肾功能可恢复。若病情危重或肾积水病因不能去除时,应选在梗阻以上行造瘘引流,待病情稳定后,再去除病因,如肾积水严重,剩余肾实质极少,或严重感染肾积脓,对侧肾功能好,可切除病肾。

三、前列腺增生

良性前列腺增生(BPH)简称前列腺增生,是老年男性常见病。35岁以上的男性前列腺有不同程度的增生,50岁以后出现临床症状。

【病因】

病因尚不十分明确,但前列腺的正常发育与男性激素有关。目前一致公认老龄和有功能的睾丸是前列腺增生发病的两个重要因素,二者缺一不可。近年认为上皮和基质的相互影响,各种生长因子的作用,年龄增长时睾酮、双氢睾酮以及雌激素的变化与前列腺增生的发生有关。

【病理】

前列腺分为外周带、中央带和移行带。前列腺腺体增生开始于围绕尿道精阜的腺体,这部分腺体称为移行带,未增生之前仅占前列腺组织5%;前列腺其余腺体由中央带(占25%)和外周带(占70%)组成。中央带似楔形包绕射精管,外周带组成了前列腺的背侧及外侧部分,是前列腺癌最常发生的部位(图33-8)。前列腺增生主要发生于前列腺尿道周围移行带,以腺体增生为主,也可有基质增生,增生组织呈多发结节,并逐渐增大。增生的腺体将外周的腺体挤压萎缩形成前列腺外科包膜,与增生腺体有明显界限,易于分离。增生腺体突向后尿道,使前列腺尿道伸长、弯曲、受压变窄,尿道阻力增加,引起排尿困难。增生引起梗阻时,膀胱逼尿肌增厚,出现小梁,严重时形成小室和假性憩室。长期的排尿困难使膀胱扩张,输尿管末端丧失活瓣作用,导致输尿管反流,最终造成肾积水和肾功能损害。梗阻所致的尿潴留、残余尿量不断增加,可引起膀胱结石和感染。此外,前列腺内尤其是围绕膀胱颈部的平滑肌内含有丰富的α肾上腺素受体,这些受体的激活使该平滑肌收缩,可明显增加前列腺尿道的阻力(图33-9、图33-10)。

图33-8　前列腺正常解剖图

【临床表现】

前列腺增生症多在50岁以后出现临床症状。症状与前列腺体积大小不完全成比例,而取决于梗阻的部位、程度、病变发展速度以及是否合并感染等,症状可时轻时重。

1. 尿频　是前列腺增生患者最常见的早期症状,夜间更明显。尿频最初是因膀胱颈部充血所致,梗阻加重膀胱残余尿量增多时,膀胱有效容量减少,尿频逐渐加重。

2. 排尿困难　进行性排尿困难是前列腺增生最典型的症状,表现为排尿起始延缓、排尿费力、尿线细且射程短、尿时长。但排尿困难程度与增生前列腺大小不一定成正比。如前列腺增生突向膀胱内者排尿困难症状早且明显。

图 33-9　前列腺增生症后尿道延长　　　　　图 33-10　前列腺增生的病理改变

3. 尿潴留　过多的残余尿使膀胱失去收缩能力,在受凉、劳累、饮酒等因素的作用下使前列腺突然充血、水肿,可发生急性尿潴留。如膀胱过度充盈可形成充溢性尿失禁。

4. 其他　合并感染时,可出现膀胱炎症状;增生致局部充血、扩张静脉破裂可引起出血。导致梗阻可引起感染或合并结石,晚期可引起肾积水和肾功能不全。长期排尿困难致腹压增高,可发生腹股沟疝、痔或脱肛等。

 知识链接

经尿道前列腺电切术

经尿道前列腺电切术自 20 世纪 80 年代广泛应用于临床,使前列腺切除手术死亡率由开放手术的 3%～4% 降至 3% 以下,以其出血少、并发症低、恢复快等优点逐步取代开放性手术。在此项技术基础上,1995 年以来国内又开展经尿道前列腺电汽化切除术,它兼有经尿道前列腺电切术及经尿道电汽化治疗的优点。

【诊断】

1. 病史和体检　50 岁以上男性有排尿困难,首先考虑前列腺增生。直肠指检是检查前列腺增生的简单而有重要价值的方法。触诊时增生的前列腺表面光滑、质韧、有弹性、中间沟消失或隆起。

2. B 型超声　可测量前列腺的体积、形态、内部结构和膀胱残余尿量,还可测量前列腺部尿道长度。

3. 前列腺特异性抗原(PSA)测定　对排除前列腺癌,尤其前列腺结节或质地较硬时十分必要。正常值为 4ng/ml,PSA 敏感性高,但特异性有限,许多因素都可影响其测定值。

4. 其他　尿流动力学检查如最大尿流率 <15ml/s 表明排尿不畅,<10ml/s 表示梗阻严重需手术治疗。膀胱镜检查可以直接观察到增生的前列腺是否突向膀胱以及突出程度、有

无膀胱小梁、假性憩室及结石。排泄性肾盂造影或膀胱造影可以了解有无双肾积水及有无增大的前列腺所致充盈缺损。放射性核素肾图有助于了解上尿路有无梗阻及肾功能损害。

【鉴别诊断】

要与膀胱颈硬化症及前列腺癌鉴别,前者常由于慢性炎症引起,发病年龄较轻,症状类似于增生,但前列腺不大。后者指诊时前列腺坚硬、呈结节状,必要时可做穿刺活组织或针吸细胞学检查。另外还应与神经源性膀胱、尿道狭窄等相鉴别。

 知识链接

纤维内镜技术在膀胱内血块堵塞性尿潴留中的注意事项

近10年来纤维内镜技术已成为诊断和治疗泌尿系出血的常用手段,是膀胱内血块致急性尿潴留的首选治疗方法。操作前做好心理护理,操作中严密观察生命体征变化,术后保持膀胱冲洗管通畅,通过洗液颜色观察有无活动性出血。对出血量大者做好抢救准备,对内镜难以控制的出血灶,做好开放手术准备。

【治疗】

前列腺增生未引起明显梗阻者一般无须处理,可观察等待。梗阻较轻或不能耐受手术者可采用药物治疗或非手术微创治疗。梗阻严重、膀胱残余尿量超过50ml出现急性尿潴留、药物治疗效果不佳而全身情况良好能耐受手术者,争取早日手术。

1. 观察等待 良性前列腺增生患者症状轻,不影响生活及睡眠,一般无须治疗,可观察等待,但注意观察随访,症状加重,及时选择其他疗法。

2. 早期前列腺增生症 可采用药物治疗相关药物很多,主要包括 α 受体阻滞剂、激素及植物类药等。α_1 受体阻滞剂,如特拉唑嗪或哌唑嗪,口服,每日 1～5mg,具有降低平滑肌张力、减少尿道阻力、改善排尿的功能。因易发生直立性低血压,故主张睡前服 1 次即可。而高选择性 α_1 受体阻滞剂盐酸坦索罗辛(哈乐),每晚服 1 次,副作用小。激素类如 5α-还原酶抑制剂非那雄胺(保列治),可降低前列腺内双氢睾酮含量,服药 3 个月使前列腺缩小,改善排尿功能。植物类药有花粉提取物等。

3. 手术治疗适应证 ①膀胱残余尿量超过50ml;②出现过急性尿潴留;③反复出现肉眼血尿;④导致肾功能不全;⑤合并结石、尿路感染、膀胱憩室。对于梗阻轻或难以耐受手术治疗的患者,可采用非手术或姑息治疗。有手术适应证者可以考虑手术。伴有感染和心、肝、肺、肾功能不全者,宜先导尿或膀胱造瘘,待全身状况改善后再行手术。手术的目的是尽可能切除前列腺组织,可做经尿道前列腺电切除术;开放式手术常用耻骨上经膀胱和耻骨后前列腺切除术,经会阴前列腺切除术较少应用。

4. 其他疗法 ①经尿道激光治疗;②经尿道气囊扩张;③经尿道网状支架置入;④经尿道热疗;⑤微波以及射频等治疗。

第五节 其他男性生殖系统疾病

一、包茎、包皮过长

(一)包茎

包皮口狭小,紧箍阴茎头部或包皮与阴茎粘连,致包皮不能上翻露出阴茎头者称为包茎。

【临床表现】

包茎致包皮口极度狭小,排尿时包皮被尿液冲起呈球形。如包皮与阴茎头粘连紧,则不形成球形,但可造成排尿困难。另外,包皮内可积垢或形成结石,慢性刺激易引起龟头炎,长期炎症可致阴茎癌。包皮口狭小者,若翻转包皮后未及时回复,形成一紧缩的皮肤环致使阴茎头静脉回流受阻,引起阴茎头水肿称为包皮嵌顿。需及时手法整复或背侧切开复位,待炎症消退后再行包皮环切术。

【治疗】

包皮环切术是治疗包茎的最佳手术方法。手术主要适用于:①包茎反复感染或伴有尿道外口狭窄;②嵌顿性包茎复位炎症消退后。嵌顿性包茎应及时复位,有手法复位(图33-11)和手术复位,手法复位适用于嵌顿时间不长者,先用一手紧握阴茎头冠状沟包皮水肿处1~2分钟,使水肿逐渐消退,再用两手的食指和中指夹在包皮狭窄环之上,向下推挤,以两拇指挤压阴茎头,向上推挤,此刻一般嵌顿性包茎即可复位,如手法复位失败,需采用包皮背侧纵形切开法。有感染者不宜缝合,若感染不明显可施行横行缝合。

图33-11 嵌顿性包茎手法复位

(二)包皮过长

包皮遮盖阴茎头和尿道口,但能上翻露出阴茎头者称为包皮过长,包皮过长者如能保持干燥清洁,不积垢,一般不影响健康,不需手术。如包皮经常发生炎症感染,甚至与龟头有粘连,应待炎症消退后行包皮环切术。

二、睾丸鞘膜积液

鞘膜囊内液体的分泌与吸收失去平衡,液体超过正常量形成囊肿者,称为鞘膜积液。

【病因】

在胚胎期7~9个月,睾丸经腹股沟管下降至阴囊的过程中,附着于睾丸的腹膜形成腹膜鞘突。在胎儿出生前此鞘突已闭合,仅睾丸处鞘突未闭形成鞘膜囊。正常时睾丸表面脏层与外周壁层间有少量液体,当鞘膜分泌与吸收不平衡时则形成鞘膜积液。

【分类】

根据鞘突未闭合部位的不同,鞘膜积液分为以下类型。

1. 睾丸鞘膜积液 最常见的一种,为睾丸固有鞘膜内积液。

2. 精索鞘膜积液 由于精索部鞘突两端闭合而中间未闭,形成鞘膜腔积聚液体,称为精索鞘膜积液。

3. 睾丸、精索鞘膜积液(婴儿型) 鞘突仅在内环处闭合,精索部未闭合,睾丸和精索积液同时存在。

4. 交通性鞘膜积液 由于鞘突未闭合、睾丸鞘膜腔的积液可经一小管道与腹腔相通,积液随体位变动而改变,又称先天性鞘膜积液。

【临床表现】

少量鞘膜积液一般无自觉症状,多在体检时偶然发现。积液量逐渐增加时,站立时有下坠感。巨大鞘膜积液阴茎缩入包皮内,行动、排尿受影响。

1. 睾丸鞘膜积液 多呈卵圆形,表现光滑,有囊性感,触不到病侧睾丸和附睾,透光试验阳性。

2. 精索鞘膜积液 位于睾丸上精索部位,可触及睾丸与附睾。

3. 睾丸、精索鞘膜积液 可触及阴囊内梨形肿物,睾丸与附睾触摸不清。

4. 交通性鞘膜积液 与体位变化有关,站立位积液增多,卧位时由于积液回流到腹腔,囊肿缩小或消失。

【诊断】

有典型的临床表现和病史者,诊断较为容易。透光试验及 B 型超声检查有助明确诊断。

【鉴别诊断】

鞘膜积液应与腹股沟斜疝、睾丸肿瘤鉴别。腹股沟斜疝为可复性肿块,触及正常睾丸和附睾,透光试验阴性;睾丸肿瘤为实质性肿块,质地坚硬,患侧睾丸沉重如秤砣,透光试验阴性。

【治疗】

婴儿型鞘膜积液和急性炎症、外伤引起的反应性鞘膜积液常能自行吸收,不必手术治疗;对于小儿鞘膜积液采用沿腹股沟方向做斜切口或下腹部做横切口,手术处理皮下各层,游离鞘状突至内环,结扎鞘状突,囊肿内积液经手术开窗或针头穿刺排除。成人鞘膜积液较少,且进展慢、无症状者亦可不必手术;其他类型则主要采用手术方法治疗。鞘膜开窗术虽方法简便、创伤小,但可能复发;最佳方法是行鞘膜翻转术。如较大鞘膜积液时宜行鞘膜切除翻转术;对交通性鞘膜积液要同时做鞘突高位结扎切除未闭锁的鞘突;继发性鞘膜积液应同时治疗原发病。

三、尿道下裂

尿道下裂是尿路中常见的先天性畸形,属常染色体显性遗传,约每 1000 个出生男婴中有 4 例,70% 是属于前型尿道下裂,即尿道口位于阴茎头、冠状沟或阴茎体前段。胚胎期尿道沟的发育受垂体和睾丸激素的影响在腹侧从后向前闭合。如妊娠期间服用己烯雌酚或黄体酮和其他原因致尿道沟未完全闭合,尿道可开口于阴茎腹侧任何部位而形成尿道下裂。其特点是阴茎下弯,尿道外口异位,系带缺如。没有闭合形成正常尿道部分的海绵体变成纤维带,牵扯阴茎头引起不同程度的阴茎下弯。阴茎阴囊型及会阴型尿道下裂有因前列腺囊变深似阴道,存在子宫及输卵管并有睾丸未降而呈男性假两性畸形表现。

【分型】

按尿道外口开口的位置分为四型:阴茎头型、阴茎型、阴囊型、会阴型。

【临床表现】

各型均有不同程度的阴茎下弯,包皮如帽状堆积于阴茎头的背面,腹侧可见未闭合的尿道呈一浅沟。后两型常见阴囊对裂,并发上尿路或(和)直肠、肛门畸形。

1. 阴茎头型 尿道外口开口于包皮系带处,系带缺如,阴茎稍向腹侧弯曲,一般可站立排尿。有时尿道口狭窄。

2. 阴茎型 尿道外口位于阴茎腹侧冠状沟至阴茎阴囊交界处之间。阴茎向腹侧弯曲明显,影响站立排尿,成年后影响性交。

3. 阴茎阴囊型 尿道外口位于阴囊处,阴茎短小极度弯曲。

4. 会阴型 尿道外口在会阴部。阴茎短小,发育不良,类似女性的阴蒂,阴囊分裂两瓣,形似阴唇,故常误认为女性。

【诊断】

诊断多依赖视诊。在有严重阴茎下弯、双侧隐睾患儿需与肾上腺性征异常症、真两性畸形相鉴别。主要依赖于:①检查细胞核性染色体组型,男性为 XY,女性为 XX;②自口腔或阴道刮取上皮细胞做涂片检查性染色质,男性阳性率为 0~5%;③尿 17-酮类固醇排泄量显著增高时则可能是肾上腺性征异常症(女性男化);④在不能确定性别时则以性腺活体组织检查最为可靠。

【治疗】

手术要求充分矫正阴茎下弯、重建新的尿道,使开口接近正常,使患者能站立排尿,成年后能过正常性生活。手术方法有 200 种以上。因术者的技巧及所惯用术式不一样,不能强求一致。一般分两期进行,第一期矫正阴茎弯曲,解除阴茎腹侧纤维束带,使阴茎伸直,宜在 1~2 岁内进行,有利于阴茎发育。第二期为尿道成形术,可利用游离皮肤、阴茎阴囊皮肤、带血管蒂皮瓣以及膀胱黏膜等重建新的尿道。近年来趋向做一期手术,原则是一期矫正阴茎弯曲,同时做尿道成形术,取得较好的效果。

四、隐睾

睾丸下降不全或睾丸未下降,使睾丸不能降至阴囊而停留在腹膜后、腹股沟管或阴囊入口称隐睾。隐睾在未成熟儿中占 9.2%~30%,在成熟儿中占 3.4%~5.8%,胚胎期睾丸位于腹后壁脊柱两侧,3 个月时开始随之下降,第 7~9 个月或出生后 1 岁左右降入阴囊。1 岁以后睾丸降入阴囊的机会不多。

 知识链接

隐睾症的确切定义

隐睾症是男童中的一种先天性疾病。当睾丸在胎儿期由腹膜后降入阴囊,若在下降过程中停留在任何不正常部位,如腰部、腹部、腹股沟管内环、腹股沟管或外环附近称为隐睾症。隐睾症患者中不仅约 80% 可能发生睾丸肿瘤或发生外伤、精索扭转、心理障碍,更多的是造成生育功能异常。

【临床表现】

隐睾分为单侧或双侧。单侧占 2/3,双侧 1/3。单侧中,右侧占 70%,左侧占 30%。隐睾的位置不同而分:睾丸位于腹内者占 8%,位于阴囊上方占 20%,最常见的是位于腹股沟管内,约占 72%。滑行性睾丸是指睾丸可被用力推入阴囊上部,如不按压又立刻回到原处,应与异位睾丸鉴别。滑行睾丸原组织结构与隐睾一致,故 80% 对内分泌治疗有效。而睾丸异位其结构正常,内分泌治疗无效。

【诊断】

隐睾的临床表现是阴囊的一侧或双侧无睾丸,有时可在腹股沟管内触及大小正常或小于正常的睾丸,也有些患者合并疝。若位于腹内侧不能触及,但阴囊发育不良。触及不到睾丸者可采用腹腔 B 超、MRI 检查,寻找睾丸的有无及位置。

【治疗】

目前多采用绒毛膜促性腺激素(HCG)及促性腺释放激素(GNRH)治疗。原则是:10 个月龄小儿先采用 GNRH 喷鼻,每次 400μg,每日 3 次,4 周为 1 个疗程。采用喷鼻治疗无效者每周 HCG 1500 单位,连用 3 周,最大剂量不宜超过 1.5 万单位。采用上述内分泌治疗无效者在 2 周岁前手术,手术过晚会影响睾丸的发育。手术一般采用睾丸固定术。手术原则是充分游离精索,保存睾丸的良好血供,合并疝者同时处理。如睾丸不能置入阴囊内可应用显微外科技术做自体睾丸移植术。若一侧睾丸萎缩或疑恶变,应切除。

五、精索静脉曲张

精索蔓状静脉丛异常扩张(或迂曲)和变长称为精索静脉曲张。发病率为 10%~15%,多见于青壮年,因解剖上的特点,本病多发生在左侧。通常认为精索静脉曲张会影响精子和精液质量,是引起男性不育症的病因之一。

【临床表现】

病变轻的可无不适。主要为站立较久、行走过多或体力劳动过重时出现阴囊胀痛和下坠感,平卧休息后症状可减轻或消失,继发性精索静脉曲张,如腹膜后肿瘤压迫,则在平卧时精索静脉曲张不消失。

青春期精索静脉曲张,由于血管扩张淤血,使局部温度增高,睾丸组织 CO_2 蓄积,血内儿茶酚胺、皮质醇、前列腺素的浓度增高而影响睾丸的生精功能。两侧睾丸的静脉有丰富的吻合支,因此一侧精索静脉曲张也会影响对侧生精功能,影响生育。临床上根据静脉曲张分轻、中、重三度。轻度时局部触及不到曲张静脉,而在憋气时方可触及。中度时在正常站立位可触及,但表面看不到曲张静脉。重度时阴囊部可见蚯蚓状或团状曲张静脉。对亚临床型精索静脉曲张采用超声、核素扫描和多普勒及精索静脉造影检查,以利早期诊断治疗。

【治疗】

无症状不影响生育者,可不处理或穿弹力裤或用阴囊托带。症状较重的精索静脉曲张或亚临床精索静脉曲张并有精液异常、影响生育功能者应行手术治疗。手术原则是在腹股沟内环处高位结扎和切断精索内静脉。也可采用精索内静脉与下腹壁静脉分流或经股静脉插入导管行精索内静脉栓塞。近年通过腹腔镜结扎一侧或双侧精索内静脉,创伤小。

第六节　泌尿、男性生殖系统感染

一、上尿路感染

(一)急性肾盂肾炎

急性肾盂肾炎是肾盂肾实质的急性细菌性炎症。致病菌主要为大肠杆菌和其他肠杆菌及革兰阳性细菌,如副大肠杆菌、变形杆菌、粪链球菌、葡萄球菌、铜绿假单胞菌等。极少数为真菌、病毒、原虫等致病菌。多由尿道进入膀胱,上行感染经输尿管达肾,或由血行感染播散到肾。女性的发病率高于男性数倍。女性在儿童期、新婚期、妊娠期和老年时更易发生,尿路梗阻、膀胱输尿管反流及尿潴留等情况可以造成继发性肾盂肾炎。

【病理】

急性肾盂肾炎时肾肿大及水肿,质地较软。表面散在大小不等的脓肿,呈黄色或黄白色,周围有紫红色充血带环绕。切面观大小不等的小脓灶不规则分布在肾组织各个部分。肾盂黏膜充血水肿,散在小出血点。显微镜下可见多量中性粒细胞浸润,伴出血。早期肾小球多不受影响,病变严重时可见肾小管、肾小球受破坏。化脓灶愈合后可形成微小的纤维化瘢痕,吸收后无损于肾功能。病灶广泛而严重者,可使部分肾单位功能丧失。在致病菌及感染诱因未被彻底清除时,肾盂肾炎可由病变迁延、反复发作成为慢性。

【临床表现】

1. 发热　突然发生寒战、高热,体温上升至39℃以上,伴有头痛、全身痛以及恶心、呕吐等。热型类似脓毒症,大汗淋漓后体温下降,以后又可上升,持续1周左右。

2. 腰痛　单侧或双侧腰痛,有明显的肾区压痛、肋脊角叩痛。

3. 膀胱刺激症状　由上行感染所致的急性肾盂肾炎起病时即出现尿频、尿急、尿痛、血尿,以后出现全身症状。血行感染者常由高热开始,而膀胱刺激症状随后出现,有时不明显。

【诊断】

有典型的临床表现,尿液检查有白细胞、红细胞、蛋白、管型和细菌,尿液细菌培养每毫升尿有菌落 10^5 以上,血白细胞计数升高,中性粒细胞增多,确定诊断不困难。

临床上急性肾盂肾炎常伴膀胱炎,而下尿路感染又可上行感染累及肾,有时不易区别。然而,下尿路感染以膀胱刺激症状为主要临床表现,并常有下腹部不适、酸胀,很少有寒战、发热等全身症状。在急性期症状控制后,应对患者做进一步检查,查明有无泌尿系梗阻、膀胱输尿管反流等解剖异常,以便进一步治疗。

【治疗】

1. 全身治疗　卧床休息,输液、多饮水,维持每日尿量达1.5L以上,有利于炎症产物排出。注意进食易消化、富含热量和维生素的食物。

2. 抗菌药物治疗　可选用药物有:①复方磺胺甲唑(SMZ-TMP)对除铜绿假单胞菌外的革兰阳性及阴性菌均有效;②喹诺酮类药物抗菌谱广、作用强、毒性少,除不宜用于儿童及孕妇外,临床已广泛应用;③青霉素类药物;④第一、二代头孢菌素可用于产酶葡萄球菌感染。第二、三代头孢菌素对严重革兰阴性杆菌感染作用显著,与氨基糖苷类合用有协同作用。哌拉西林、头孢哌酮、头孢他啶、阿米卡星、妥布霉素等对铜绿假单胞菌及其他假单胞菌等感染有效;⑤去甲万古霉素适用于耐甲氧西林的葡萄球菌、多重耐药的肠球部菌感染及对青霉素过敏患者的革兰阳性球菌感染。亚胺培南-西拉司丁钠(泰能)抗菌菌谱广,对革兰阴性杆菌杀菌活性好。这两种尤适用于难治性院内感染及免疫缺陷者肾盂肾炎。以上的治疗方案宜个体化,疗程7~14日,静脉用药者可在体温正常,临床症状改善,尿细菌培养转阴后改口服维持。

3. 对症治疗　应用碱性药物如碳酸氢钠、枸橼酸钾,降低酸性尿液对膀胱的刺激,以缓解膀胱刺激症状。钙离子通道拮抗剂维拉帕米(异搏定)或盐酸黄酮哌酯(泌尿灵)可解除膀胱痉挛和缓解刺激症状。

(二) 肾积脓

肾实质感染所致广泛的化脓性病变,或尿路梗阻后肾盂肾盏积水、感染而形成一个积聚脓液的囊腔称为肾积脓。致病菌有革兰阳性球菌和革兰阴性杆菌或结核杆菌。多在肾结石、肾结核、肾盂肾炎、肾积水等疾病的基础上,并发化脓性感染而形成。

【临床表现】

主要为全身感染症状,如畏寒、高热,腰部疼痛并有肿块,病程长者可消瘦、贫血。如尿路为不完全性梗阻、脓液沿输尿管排入膀胱而出现膀胱炎症状,膀胱镜检查可见患侧输尿管口喷脓尿。B超显示为肾盂积脓。排泄性尿路造影或放射性核素肾图提示患侧肾功能减退或丧失。右侧肾积脓需与化脓性胆囊炎鉴别。

【治疗】

应注意加强营养,抗感染,纠正水、电解质紊乱,并施行脓肾造瘘术,如患肾功能已丧失,而对侧肾功能正常,可做患肾切除术。

(三) 肾皮质多发性脓肿

肾皮质形成多发性小脓肿,称为肾疖;小脓肿融合扩大而成大块化脓组织称为肾痈。致病菌大多为金黄色葡萄球菌,亦有大肠杆菌和变形杆菌等。大多数患者由于疖、痈、龋齿、扁桃体炎、肺部感染、骨髓炎和前列腺炎等远处炎性病灶,经血行播散引起。在病理上与典型急性肾盂肾炎不同,病变发展可从肾皮质向外破溃形成肾周围脓肿。

【临床表现】

主要为畏寒、发热、腰部疼痛、肌紧张、肋脊角叩痛,无膀胱刺激症状,病程为 1 ~ 2 周。如肾痈破溃侵入肾周围间隙,则全身和局部症状明显加重。血白细胞升高,中性粒细胞增加。尿镜检无脓尿或菌尿。但是,当脓肿与集合系统相通后可出现脓尿和菌尿,尿液涂片革兰染色可找到致病菌,尿细菌培养为阳性。血培养有细菌生长。B超和CT均可显示脓肿,在超声引导下针刺抽吸取得脓液则肯定诊断。排泄性尿路造影显示肾盂肾盏有推移受压,患侧肾功能减退。

【治疗】

若肾痈形成或并发肾周围脓肿,需施行切开引流术。早期肾皮质脓肿应及时应用抗生素,如青霉素、红霉素、头孢菌素、万古霉素以及氨基糖苷类等。

(四) 肾周围炎

肾周围组织的化脓性炎症称肾周围炎,若形成脓肿称肾周围脓肿。致病菌以金黄色葡萄球菌及大肠杆菌多见,病变位于肾固有筋膜之间,多由肾痈、肾表面脓肿直接感染所致。由于肾周组织脂肪丰富,且疏松,感染易蔓延。脓液流入髂腰间隙,形成腰大肌脓肿,穿破横膈形成脓胸。细菌从淋巴管和血行途径传播则很少见。

【临床表现】

主要为畏寒、发热、腰部疼痛和肌紧张,局部压痛明显。血白细胞及中性粒细胞上升。由于肾周围炎多伴有肾实质感染,尿常规检查可见脓细胞。单纯肾周围炎尿常规无异常。若脓肿溃破,沿腰大肌扩展,刺激腰大肌使髋关节屈曲不能伸展,脊柱弯向患侧。胸透可见同侧膈肌抬高,活动受限。腹部平片可见脊柱向患侧弯曲,腰大肌阴影消失。排泄性尿路造影肾位置异常,呼吸时移动范围减小,甚至不随呼吸移动。B超和CT可显示肾周围脓肿,在超声引导下做肾周围穿刺,可抽得脓液。

【治疗】

未形成脓肿,治疗首选敏感的抗生素和局部热敷,并加强全身支持疗法,如有脓肿形成,应做穿刺或切开引流。

二、下尿路感染

(一) 急性细菌性膀胱炎

急性细菌性膀胱炎女性多见,且25% ~30%的患者年龄在20 ~40 岁。因女性尿道短而直,尿道外口畸形常见,如处女膜、尿道口处女膜融合;会阴部常有大量细菌存在,只要有感染的诱因存在,如性交、导尿、个人卫生不洁及个体对细菌抵抗力降低,都可导致上行感染。很少由血行感染及淋巴感染所致。男性常继发于其他病变,如急性前列腺炎、良性前列腺增生、包皮炎、尿道狭窄、尿路结石、肾感染等。也可继发于邻近器官感染如阑尾脓肿。致病菌多数为大肠杆菌。

【病理】

浅表膀胱炎症多见，以尿道内口及膀胱三角区最明显。病变仅累及黏膜、黏膜下层，可见黏膜充血、水肿、片状出血斑浅表溃疡或脓苔覆盖。显微镜下见多数白细胞浸润。炎症有自愈倾向，愈合后不遗留痕迹。若治疗不彻底或有异物、残余尿、上尿路感染等情况，炎症可转为慢性。

【临床表现】

发病突然，有尿频、尿急、尿痛，严重者数分钟排尿一次，且不分昼夜。排空后仍感到尿未排尽。常见终末血尿，有时为全血尿，甚至有血块排出。可有急迫性尿失禁。全身症状不明显，体温正常或仅有低热，当并发急性肾盂肾炎或前列腺炎、附睾炎时才有高热。在女性常与经期、性交有关。男性如有慢性前列腺炎，可在性交或饮酒后诱发膀胱炎。

【诊断】

1. 耻骨上膀胱区可有压痛，但无腰部压痛。在男性，可发现并发的附睾炎，检查附睾有压痛；如有尿道炎可有尿道脓性分泌物。男性患者还应注意有无前列腺炎或良性前列腺增生。在女性应注意有无阴道炎、尿道炎、膀胱脱垂或憩室，检查有无处女膜及尿道畸形，尿道旁腺感染积脓。

2. 实验室检查尿液中白细胞增多，也可有红细胞。除尿细菌培养外，还应做菌落计数和药物敏感试验，典型病例常获得阳性结果。肾功能一般不受影响。在急性感染期禁忌做膀胱镜检查及尿道扩张。尿道有分泌物应做涂片细菌学检查。

3. 膀胱炎必须与其他以排尿改变为主要症状的疾病鉴别，包括阴道炎、性传播性尿道炎等。阴道炎有排尿刺激症状伴阴道刺激症状，常有阴道分泌物排出且恶臭。尿道炎有尿频、尿急，但不如膀胱炎明显，有尿痛，无畏寒、发热，有尿道脓性分泌物；常见致病原为淋球菌、衣原体、支原体、单纯疱疹病毒和滴虫等。

【治疗】

1. 多饮水，口服碳酸氢钠碱化尿液，减少对尿路的刺激。并可用颠茄、阿托品、地西泮，膀胱区热敷、热水坐浴等解除膀胱痉挛。

2. 抗菌药物应用，选用复方磺胺甲唑（SMZ-TMP）、头孢菌素类、喹诺酮类等药物。近年来，对于女性无并发症的单纯性膀胱炎，可选择敏感的抗菌药物，采用3日疗法，疗效与7日疗程相似且副作用少、费用低。

3. 绝经期后妇女经常会发生尿路感染，并易重新感染。雌激素的缺乏引起阴道内乳酸杆菌减少和致病菌的繁殖增加常是感染的重要因素。雌激素替代疗法以维持正常的阴道内环境，增加乳酸杆菌并清除致病菌，可以减少尿路感染的发生。

（二）慢性细菌性膀胱炎

慢性细菌性膀胱炎常是上尿路感染的迁移或慢性感染所致，亦可诱发或继发于某些下尿路病变，如良性前列腺增生、慢性前列腺炎、尿道狭窄、膀胱结石或异物、尿道口处女膜融合、处女膜伞、尿道旁腺炎等。

【病理】

膀胱黏膜苍白、变薄或肥厚，有时呈颗粒或小囊状，偶见溃疡。显微镜下可见固有膜内有较多浆细胞、淋巴细胞浸润和结缔组织增生。当炎症累及肌层使逼尿肌纤维化，膀胱容量可缩小。

【临床表现】

反复发作或持续存在尿频、尿急、尿痛,并有耻骨上膀胱区不适,膀胱充盈时疼痛较明显。尿液浑浊。

【诊断】

根据病史和临床表现诊断不难,但是,必须考虑反复发作或持续存在的原因,否则难以彻底治疗。

1. 男性应做直肠指检了解前列腺有无病变,并做阴囊、阴茎、尿道口检查,排除生殖道炎症、尿道炎症或结石。女性应了解尿道外口、处女膜有无畸形,有无宫颈炎、阴道炎或前庭腺炎等。注意糖尿病、免疫功能低下等疾病。

2. 实验室检查,尿中少量白细胞,可有红细胞。尿培养可阳性,如多次中段尿细菌培养阴性应考虑与泌尿系结核鉴别。

3. B超、排泄性尿路造影等能帮助了解有无尿路畸形、结石或肿瘤。膀胱镜检查可见脓尿、脓苔、膀胱黏膜充血、水肿或小梁,有时见憩室、结石、异物或肿瘤。

【治疗】

应用抗菌药物,保持排尿通畅,处理诱发尿路感染的病因,必要时需手术纠正,如处女膜成形术等。病程较长,抵抗力弱者,应全身支持,增进营养。

(三)尿道炎

本节叙述的尿道炎主要指通过性接触传播途径,由淋球菌或非淋球菌的病原体所致的急、慢性尿道炎,属性传播性疾病。

1. 淋菌性尿道炎

由淋球菌引起的尿道感染,常累及泌尿、生殖系的黏膜。淋球菌为革兰阴性的奈瑟双球菌。人是淋球菌唯一天然宿主,有易感性,发病后免疫力极低下,可再度感染。淋菌性尿道炎主要由性接触直接传播,偶尔也通过带淋球菌的衣裤、毛巾、浴盆、便桶和手等间接传播。患淋病的孕妇分娩常是新生儿感染的原因。近年,性病人数有上升,其中以男性淋菌性尿道炎尤为突出,给人类带来严重危害和影响。

【临床表现】

淋球菌急性感染后,经过2~5日潜伏期发病。感染初期患者尿道口黏膜红肿、发痒和轻微刺痛。尿道排出多量脓性分泌物,排尿不适。病情发展可使黏膜红肿延伸到前尿道全部,阴茎肿胀、尿频、尿急、尿痛明显,有时可见血尿。两侧腹股沟淋巴结呈急性炎症反应。及时治疗者大约1周后症状逐渐减轻。尿道口红肿消退,尿道分泌物减少而稀薄,排尿正常,1个月后症状可消失。部分患者可继发急性后尿道炎、前列腺炎、精囊炎及附睾炎。治疗未愈者可形成慢性淋菌性尿道炎。反复发作还可引起炎性尿道狭窄。

【诊断】

有典型的临床表现及不洁性交史,尿道分泌物涂片可在多核白细胞内找到成对排列的革兰阴性双球菌。在慢性期,淋球菌潜伏于腺、窦及前列腺等处,因而不易找到。尿三杯试验以第一杯脓尿最明显。

【治疗】

治疗以青霉素类药物为主,亦可用头孢曲松钠、大观霉素。感染初期使用头孢曲松钠(菌必治)250mg/次,肌内注射,并口服喹诺酮类、头孢菌素或复方磺胺甲唑(SMZ-TMP),一般 7～14 日为 1 个疗程。若病情较重,合并生殖系感染,应适当延长抗菌药物的疗程。淋菌性尿道狭窄的处理以定期逐渐扩张尿道为主,同时给予抗菌药物,必要时做尿道口狭窄切开,广泛性前尿道狭窄可用尿道膀胱镜做尿道内切术。配偶应同时治疗。

2. 非淋菌性尿道炎

病原体以沙眼衣原体或支原体为主,其余有滴虫、单纯疱疹病毒、白念珠菌、包皮杆菌等,通过性接触或同性恋传播,比淋菌性尿道炎发病率高,在性传播性疾病中占第 1 位。

【临床表现】

一般在感染后 1～5 周发病。表现为尿道刺痒、尿痛和分泌少量白色稀薄液体,有时仅为痂膜封口或裤裆污秽,常见于晨间。在男性,感染可侵犯附睾引起急性附睾炎,亦可导致男性不育。

【诊断】

有典型的临床表现及不洁性行为的接触传染。清晨排尿前取尿道分泌物做衣原体、支原体接种培养。非淋菌性尿道炎与淋菌性尿道炎可以在同一患者同一时期中发生双重感染,因症状相似,鉴别诊断应慎重。尿道分泌物涂片每高倍视野下见到 10～15 个多核白细胞,找到衣原体或支原体的包涵体,无细胞内革兰阴性双球菌,据此可与淋菌性尿道炎相鉴别。

【治疗】

常用米诺环素、红霉素等治疗,性伴侣同时治疗,以免重复感染。

三、男性生殖系统感染

(一) 急性细菌性前列腺炎

大多由尿道上行感染所致,如经尿道器械操作。血行感染来源于疖、痈、扁桃体、龋齿及呼吸道感染灶。也可由急性膀胱炎、急性尿潴留及急性淋菌性后尿道炎等处的感染经前列腺管逆流引起。致病菌多为革兰阴性杆菌或假单胞菌,也有葡萄球菌、链球菌、淋球菌及衣原体、支原体等,前列腺腺泡有多量白细胞浸润,组织水肿。大部分患者治疗后炎症可以消退,少数严重者变为前列腺脓肿。

【临床表现】

发病突然,有寒战和高热,尿频、尿急、尿痛,会阴部坠胀痛。可发生排尿困难或急性尿潴留。临床上往往伴发急性膀胱炎。

【诊断】

有典型的临床表现和急性感染史。直肠指检前列腺肿胀压痛局部温度升高,表面光滑,形成脓肿则有饱满或波动感。感染蔓延可引起精囊炎、附睾炎、菌血症,故禁止做前列腺按摩或穿刺。常见的并发症有急性尿潴留、附睾炎、直肠或会阴瘘,血行感染可同时发生急性肾盂肾炎。

【治疗】

积极卧床休息,输液,应用抗菌药物及大量饮水,并使用止痛、解痉、退热等药物以缓解症状。如有急性尿潴留,避免经尿道导尿引流,应用耻骨上套管穿刺造瘘。

抗菌药物:常选用复方磺胺甲唑(SMZ-TMP);喹诺酮类如环丙沙星、氧氟沙星以及头孢菌素、妥布霉素、氨苄西林、红霉素等。如淋球菌感染可用头孢曲松钠。如厌氧菌感染则用甲硝唑。7 日为 1 个疗程,可延长至 14 日。预后一般良好,少数并发前列腺脓肿,则应经会阴切开引流。

（二）慢性前列腺炎

慢性前列腺炎分为细菌性和非细菌性。

1. 慢性细菌性前列腺炎

大多数慢性前列腺炎患者没有急性炎症过程。其致病菌有大肠杆菌、变形杆菌、克雷白菌属、葡萄球菌或链球菌等，也可由淋球菌感染，主要是经尿道逆行感染所致。组织学上前列腺分为内层与周围层，内层腺管为顺行性，而周围层腺管呈逆行倒流。射精时，如后尿道有感染，则会有致病菌大量挤向周围层。如排尿不畅，感染的尿液也可经前列腺管逆流至前列腺组织内形成微结石，使感染更难控制。此外，前列腺腺上皮的类脂质膜是多种抗生素进入腺泡的屏障，也是慢性前列腺炎治疗不理想、难以根治的原因。

【临床表现】

（1）排尿改变及尿道分泌物：尿频、尿急、尿痛，排尿时尿道不适或灼热，排尿后和便后常有白色分泌物自尿道口流出，俗称尿道口"滴白"，合并精囊炎时，可有血精。

（2）疼痛：会阴部下腹隐痛不适，有时腰骶部、耻骨上、腹股沟区等也有酸胀感。

（3）性功能减退：可有阳痿、早泄、遗精或射精痛。

（4）精神神经症状：出现头昏、头胀、乏力、疲惫、失眠、情绪低落、忧虑焦急等。

（5）并发症：可表现变态反应如虹膜炎、关节炎、神经炎、肌炎、不育等。

【诊断】

慢性细菌性前列腺炎的诊断依据有：①反复的尿路感染发作；②前列腺按摩液中持续有致病菌存在。但是临床上常难以明确。

（1）直肠指检：前列腺呈饱满、增大、质软、轻度压痛。病程长者，前列腺缩小、变硬、不均匀、有小硬结。同时应用前列腺按摩获取前列腺液送检验。

（2）前列腺液检查：前列腺液白细胞 >10 个/高倍视野，卵磷脂小体减少，可诊断为前列腺炎。

（3）分段尿及前列腺液培养检查：检查前充分饮水，取初尿 10ml（VB$_1$），再排尿 200ml 后取中段尿 10ml（VB$_2$）。尔后，做前列腺按摩，收集前列腺液，完毕后排尿 10ml（VB$_3$），均送细菌培养及菌落计数。菌落计数 VB$_3$ > VB$_1$10 倍可诊断为细菌性前列腺炎。若 VB$_1$ 及 VB$_2$ 细菌培养阴性，VB$_3$ 和前列腺液细菌培养阳性，即可确定诊断。

（4）B 超显示前列腺组织结构界限不清、混乱，可提示前列腺炎。膀胱镜检查可见后尿道、精阜充血、肿胀。

【治疗】

治疗效果往往不理想。首选红霉素、复方磺胺甲唑（SMZ-TMP）、多西环素等具有较强穿透力的抗菌药物。目前应用于临床的药物还有喹诺酮类，亦可以联合用药或轮回用药，以防止耐药性。综合治疗可采用：①热水坐浴及理疗可减轻局部炎症，促进吸收；②前列腺按摩，每周 1 次，以引流炎性分泌物；③忌酒及辛辣食物，避免长时间骑坐，过有规律的性生活；④中医治疗，应用活血化瘀和清热解毒药物。

2. 慢性非细菌性前列腺炎

大多数慢性前列腺炎属此类，对此病的致病原未有统一意见。由其他微生物，如沙眼衣原体、支原体、滴虫、真菌、病毒等所致。发病可能与性生活无规律、勃起而不射精、性交中断或长途骑车、长时间坐位工作致盆腔及前列腺充血等有关。过量饮酒及辛辣食物常可加重前列腺炎症状。

【临床表现】

类似慢性细菌性前列腺炎,所不同的是没有反复尿路感染发作。体检与临床表现不一定相符。直肠指检前列腺稍饱满,质较软,有轻度压痛。前列腺液内白细胞 >10 个/高倍视野,但多次细菌涂片及培养都找不到细菌。用特殊的检测方法有时可获得关于衣原体、支原体的佐证。临床上具有慢性前列腺炎的症状,尤其是盆腔、会阴部疼痛明显,而前列腺液检查正常,培养无细菌生长,称为前列腺痛。

【治疗】

致病原为衣原体、支原体可用米诺环素、多西环素及碱性药物。其他可用红霉素、甲硝唑等。α 受体阻滞剂可以解痉、改善症状。此外,每日 1 次热水坐浴;每周 1 次前列腺按摩以及去除易造成盆腔、前列腺充血的因素,往往也可有良好的疗效。

(三) 急性附睾炎

【病因】

附睾炎多见于中青年人,常由泌尿系感染和前列腺炎精囊炎扩散所致。感染多从输精管逆行传播,血行感染少见。在老年人,开放性前列腺切除或经尿道前列腺电切后,射精管口向前列腺窝敞开,排尿时压力增高,可使菌尿经输精管逆流至附睾。无菌尿经输精管逆流到附睾亦会致化学性附睾炎。偶见由于输尿管异位开口引起。

【病理】

炎症可使附睾肿胀,由附睾尾部向头部蔓延,可形成脓肿。累及睾丸形成附睾睾丸炎。睾丸鞘膜可有渗液,形成继发性睾丸鞘膜积液。精索可增粗,炎症反应可波及腹股沟区。

【临床表现】

发病突然,全身症状明显,可有畏寒、高热。患侧阴囊明显肿胀、阴囊皮肤发红、发热、疼痛,并沿精索、下腹部以及会阴部放射。附睾、睾丸及精索均有增大或增粗,肿大以附睾头、尾部为甚。有时附睾、睾丸界限不清,下坠时疼痛加重。可伴有膀胱刺激症状。血白细胞及中性粒细胞升高。

【诊断】

根据典型临床表现,易于诊断。但要注意与阴囊内其他疾病鉴别。附睾结核形成寒性脓肿,合并细菌感染时往往出现急性炎症表现;睾丸扭转多发于青少年,常在安静状态下发病,起病突然、急,阴囊部疼痛明显。采用钼靶 X 线睾丸摄片或放射性核素 99m-锝做睾丸显像或多普勒超声检查睾丸的血流情况,有助于鉴别诊断。多普勒超声可显示急性炎症为血流增加,睾丸扭转时有缺血,血流减少。

 知识链接

睾丸扭转

　　睾丸扭转(torsion of testis)又称精索扭转,由于剧烈运动或暴力损伤阴囊时螺旋状附着于精索上的提睾肌强烈收缩,导致扭转并引起睾丸的急性血液循环障碍,需要紧急处理的急症。临床并不罕见,往往发生于先天性睾丸系膜过长、睾丸引带发育不良、隐睾、睾丸下降不全、附睾与睾丸连接不完全、附睾与部分精索过度活动、精索过长等情况。分鞘膜内型和鞘膜外型两种。睾丸扭转方向多由外向内。阴囊抬高试验阳性可作为诊断的佐证,多普勒超声检查对于诊断睾丸扭转极有价值。一般统计,睾丸扭转10 小时以内复位后可以成活,无不良后果。睾丸扭转无法恢复其血液循环时,或睾丸扭转时间超过 24小时,应行患侧睾丸切除术,以免影响对侧睾丸生精功能,对侧睾丸应同时行固定术以预防扭转。

【治疗】

卧床休息,并将阴囊托起,采用止痛、热敷。可用0.5%利多卡因做精索封闭,减少疼痛,选用广谱抗生素治疗。病情较重者,宜尽早静脉用药。脓肿形成则切开引流。

(四)慢性附睾炎

【病因】

多由急性附睾炎治疗不彻底而形成。部分患者无急性炎症过程,可伴有慢性前列腺炎。

【病理】

附睾较硬,呈结节状,显微镜下检查可见附睾组织纤维增生,有大量瘢痕组织,附睾小管阻塞,白细胞及浆细胞浸润。

【临床表现】

为阴囊有轻度不适,或坠胀痛,休息后好转。附睾局限性增厚及肿大,与睾丸的界限清楚,精索、输精管可增粗,前列腺质地偏硬。需与附睾结核鉴别,后者附睾质地稍硬,常发生于附睾尾部,输精管可增粗并扪及串珠状结节,前列腺小而有结节,同侧精囊多有病变;尿液镜检有白细胞、红细胞,B超、X线及膀胱镜检查常可发现肾结核的证据。双侧附睾感染,可影响生育;有慢性前列腺炎者,要同时予以治疗。

【治疗】

托起阴囊,局部热敷、热水坐浴、理疗等可缓解症状。重视前列腺炎的综合治疗。如局部疼痛剧烈,反复发作,影响生活和工作,可考虑做附睾切除。

(朱云根)

复习思考题

1. 简述肾损伤的病理类型及临床表现。
2. 简述尿道损伤的临床表现。
3. 为什么下尿路感染会导致上尿路感染?
4. 简述尿路感染的治疗原则。
5. 简述急性细菌性前列腺炎的感染途径。

第三十四章 男 科 学

学习要点

男性生殖生理的特点;常用的男性计划生育措施;男子性功能障碍的病因、诊断及治疗要点;男性不育症的病因、诊断及治疗。

第一节 男性节育

计划生育是指有计划地生育子女,控制人口增长,提高人口素质。我国已将计划生育列为基本国策,为有效地实施计划生育,优生优育已成为计划生育科学研究的重要课题。本节就男性节育的专业技术方面做扼要介绍。

一、男性生殖生理的特点

1. 男性生殖系统包括生殖腺(睾丸)、生殖管道(附睾、输精管和尿道)、附属性腺(精囊、前列腺和尿道球腺管)以及生殖器(阴茎和阴囊)。

2. 男性生殖生理与女性相比有其独特性。①男性性成熟后,睾丸每日产生约 7000 万个精子;而女性周期性每月大多只排一个卵;②男性的精子发生没有明确的生育终止,年龄 70 岁或更大仍可有生育力,而女性多在 50 岁闭经后失去生育力。

二、男性计划生育的环节

1. 干扰男性生殖活动的激素调节如应用睾酮和孕酮制剂。其目的是抑制 FHS、LH 分泌以阻碍精子生成。

2. 干扰睾丸内精子生成如口服棉酚、微波阴囊局部照射、X 线等,主要作用是干扰精子发生中的糖代谢及核酸代谢。

3. 干扰附睾内精子成熟如雷公藤、α 氯代甘油,主要作用于正常精子的成熟过程,改变内环境。

4. 阻止精子与卵子相遇如自然避孕法、体外排精、使用阴茎套、输精管结扎。

5. 直接杀死精子如壬苯醇醚能强有效地杀死精子而不影响阴道的正常生理功能。

6. 其他如常用干扰射精过程的肾上腺 α 受体阻滞剂,干扰精子获能与受精的特异酶抑制剂,针对精子特异抗原的免疫避孕疫苗药。

三、常用的男性计划生育措施

1. 避孕套 避孕套用法简单、方便,对男女双方身体健康无影响。用前检查有无裂孔、大小是否适中。一般避孕可靠,可长期使用。

2. 输精管结扎术 输精管结扎术是结扎和切除一小段输精管,使精子不能排出,达到永久性节育,是现今男性计划生育主要的方法。适用于要求永久性绝育者,但有出血性体质者、精神病、严重神经官能症、患有其他器官的急慢性疾病、生殖系统感染者暂缓手术或禁忌手术。术前注意事项:①必须向受术者介绍输精管结扎术的有关科学知识,解除各种思想顾虑,如要讲明输精管结扎后除不能生育外,对身体健康及性生活(性欲、勃起、性交、射精和性欲高潮)没有影响,以增强受术者手术的信心;②询问有无药物过敏史,普鲁卡因皮试;③剃去阴毛及用肥皂水清洗外阴。

第二节　男子性功能障碍

正常男性性功能包括性欲、性兴奋、阴茎勃起、性交、射精和性欲高潮等过程。这一过程是正常的心理、神经、内分泌系统及正常生殖系统参与下完成的一个极为复杂的过程。男性性功能障碍临床表现包括勃起功能障碍(ED)、射精功能障碍、早泄、性交不射精和逆行射精等。最常见的男性性功能障碍是勃起功能障碍、早泄。

一、勃起功能障碍

阴茎的勃起硬度持续或反复不足以插入阴道或不能维持足够硬度以完成满意的性生活,称勃起功能障碍(ED),亦称阳痿。一般认为,病程至少应在3个月以上方能诊断。

【病因】

基本上分两大类,即心理性阳痿和器质性阳痿。心理性因素包括精神受到创伤、夫妻关系不和、性知识缺乏、焦虑等;器质性因素包括全身疾病,如心血管、内分泌疾病,局部因素如勃起神经、血管创伤;服用一些药物如抗精神病药、降压药、激素,吸烟、酗酒、吸毒等。

【诊断】

注意与阳痿有关的疾病及检查外生殖器。实验室血液性激素测定、夜间阴茎胀大试验(NPT)。正常时夜间熟睡后有4~6次阴茎勃起,每次20~30分钟。血管活性药物诱发勃起试验(ICI),即阴茎海绵体内注射罂粟碱30~60mg,能充分勃起并持续30分钟表明阴茎动、静脉正常,否则有动脉供血障碍或静脉瘘。彩色多普勒超声检查可直接了解阴茎动脉的口径、血流速度等。海绵体造影对诊断静脉瘘性阳痿有效。另外还有阴部内动脉造影、神经功能检测等。

【治疗】

①对于心理性阳痿应采用心理治疗,消除心理因素,增强信心。对于睾酮水平较低者应用睾酮治疗有效。还有育亨宾、中药治疗等有一定疗效。②海绵体药物注射,多采用罂粟碱30~60mg,前列腺素E10~20μg。对于心理性、神经性或轻度血管性阳痿有效。③真空缩窄吸引,利用负压,使阴茎充血勃起。适用于老年患者。④阴茎静脉结扎术适用于静脉性阳痿。阴茎血管重建如腹壁下动脉与阴茎动脉吻合,适用于动脉性阳痿。⑤阴茎假体植入:适用于老年或严重器质性病变经多方治疗无效者。

二、射精功能障碍

射精功能障碍不仅影响男性性活动的正常完成,而且可造成女性不育。常见的症状有早泄、不射精和逆行射精。射精即精液的排出,分3个时相。Ⅰ相:附睾及输精管收缩、精囊随之收缩,精子进入尿道;Ⅱ相:后尿道收缩,前列腺液排出,膀胱颈关闭,精液进入前尿道;Ⅲ相:球部海绵体节律收缩,将精液射出体外。

1. 早泄 性交时阴茎进入阴道之前或刚进入就射精称为早泄。以往性活动频繁或过快是发生早泄的心理因素,而神经系统病变,如多发性硬化、脊髓肿瘤和下尿道炎、前列腺炎,均可引起早泄。可通过心理治疗、手法训练、降低局部敏感性等方法治疗。

2. 不射精 性交时勃起功能良好,而进入阴道不射精称为性交不射精。其功能因素有缺乏性教育、新婚紧张等;器质性原因有手术、外伤史,特别是垂体、性腺病变。诊断应与逆行射精相鉴别。逆行性射精为性交后查尿有精子,而不射精为查尿无精子。大部分功能性不射精的治疗以性教育为主。其他可用药物如麻黄碱、左旋多巴等,也可用电震动和电刺激射精。

3. 逆行射精 精液不能从尿道射出体外而逆行流入膀胱称为逆行射精。动力学因素是神经系统病变、先天或后天膀胱颈收缩功能失调,后者如前列腺手术、腹膜后淋巴结清扫术。机械因素为各种梗阻。治疗采用麻黄碱、丙米嗪,如有些患者需要生育时,可在性交后即从膀胱采集精液与缓冲液混合行人工授精。

第三节 男性不育症

凡婚后夫妇双方均未采用避孕措施,正常性生活1年而未受孕,就应考虑不育症的可能。不育症的病因复杂,涉及夫妇双方。不育夫妇中男性因素所致不育约占1/2。因此对每对不育夫妇,都应进行检查。

【病因】

1. 内分泌因素

(1)下丘脑功能障碍:如选择性促性腺功能低下型性腺功能减退症,促滤泡激素(FHS)、促黄体生成素(LH)、睾酮(T)均降低,第二性征发育差。临床见小睾丸无精子、嗅觉障碍。

(2)垂体功能低下:如肿瘤、感染、放射或手术后垂体功能低下,睾丸小而软。FHS、LH、T低,而呈高泌乳素血症,可导致生精功能障碍。肾上腺疾病,如21-羟化酶缺陷影响可的松合成,可抑制垂体分泌FSH、LH而引起不育。

2. 睾丸功能障碍 染色体异常如47,XXY及46,XY/47,XXY嵌合的Klinefelter综合征。临床表现为细高身材,四肢过长,第二性征发育差,睾丸小,FHS、LH升高,而T正常或偏低、无精子、隐睾、无睾症。精索静脉曲张,睾丸的炎症感染,尤其是青春期腮腺炎1/3可发生双侧睾丸炎。有些抗肿瘤药物、放射线、环境因素均可造成不育。

3. 精子与精浆功能异常 生殖道的感染,如前列腺炎,衣原体、支原体感染均可影响精子的活动力。

4. 精道阻塞 可以是先天性,也可是后天性。先天性常见如输精管囊阙如,睾丸与附睾分离,附睾与输精管连接中断,检查时发现无精子、精液量少、缺乏果糖、pH降低。

5. 性功能障碍与射精障碍 如勃起功能障碍、早泄、不射精、逆行射精、尿道下裂而在阴道外排精。

6. 免疫性不育 睾丸受外伤、感染、梗阻等因素影响破坏了血睾屏障使精子抗原暴露,精子抗原经过淋巴进入血液引起免疫反应产生自身免疫。而这种免疫并不表现于全身,而仅影响生育。

【诊断】

1. 仔细询问病史及体格检查　包括与不育有关的先天的和后天性病史、生活和药物应用等。检查主要包括全身及与第二性征相关的腋毛、阴毛、乳房检查,特别注意睾丸的发育,有无隐睾及阴茎发育情况,有无尿道下裂、附睾与输精管情况,精索静脉有无曲张,前列腺精囊情况等。

2. 精液的检查　是男性不育的主要诊断方法,采集前应嘱 3~5 天内无排精。精子数减少、活力及活动率下降,畸形精子过多均可导致不育。其他检查包括血激素水平的测定、输精管造影、睾丸活检、前列腺液的检查及免疫学抗精子抗体检查。

【治疗】

1. 对症治疗　药物治疗适用于促性腺功能低下致生精功能低下者、精索静脉高位结扎术后少精及免疫不育者,采用丙酸睾酮 50mg 肌内注射,每周 3 次,连续 12~20 周。氯米芬 25~50mg,每日 1 次,连服 3 个月可以促进 LH、FSH 增加,刺激生精功能。维生素 E,每日 10~20mg。胰激肽释放酶,口服每日 600U 或每次 40U 肌内注射,每周 3 次。生殖道炎症可用抗生素治疗。

2. 手术治疗　如精索静脉曲张可做高位结扎、栓塞及硬化术。输精管及附睾阻塞可行输精管吻合、输精管附睾吻合术,尿道下裂行下裂矫正术。隐睾行松解固定术。

3. 辅助生殖技术的应用　近年来用卵子胞质内精子注射,是应用显微技术将单个精子直接注入成熟卵子胞质内使其受孕,适用于许多少精症、弱精症的不育症。人工授精精子库的应用以及中医辨证治疗有一定效果。

(朱云根)

❓复习思考题

1. 简述输精管结扎术的目的。
2. 简述男性节育的主要措施。

第三十五章 运动系统疾病

 学习要点

　　骨折、脱位的临床表现、诊断、治疗和急救原则；各种常见骨折、脱位的表现特征、治疗方法；常用的骨科检查方法；急性血源性骨髓炎、骨关节结核的临床表现、诊断和治疗；颈肩痛和腰腿痛的病因、分类、表现特征、诊断和治疗；骨折的并发症。

第一节　骨折概述

一、骨折的定义、病因、分类及移位

【定义】

骨折即骨或软骨的完整性或连续性中断，儿童的骨骺分离也属于骨折。

【病因】

1. 外伤性骨折

（1）直接暴力：暴力直接作用使受伤部位发生骨折，常伴有不同程度的软组织损伤。如重物砸伤、车轮撞击、碾轧（图35-1）。

（2）间接暴力：暴力经过传导、杠杆、旋转和肌收缩使远离受伤处发生骨折，如跌倒时手掌着地，依其上肢与地面角度不同，暴力向上传导，可致桡骨远端或肱骨髁上骨折（图35-2）。

图35-1　直接暴力引起骨折

图35-2　间接暴力引起骨折

（3）牵拉暴力：暴力使肌肉猛烈收缩致肌肉附着处骨质断裂发生骨折。如骤然跌倒摔地，股四头肌猛烈收缩，导致髌骨骨折。

（4）积累劳损：长期、反复、轻微的直接或间接损伤可致使肢体某一特定部位骨折。如战士长途行军易致第二、三跖骨及腓骨下 1/3 骨干骨折，称为疲劳性骨折。

2. 病理性骨折　因肿瘤、骨髓炎、结核等疾病造成骨质破坏，在轻微外力作用下即可断裂造成骨折。

【分类】

根据骨组织的损伤程度、形态、损伤时间进行骨折分类，骨折类型不同治疗方法也不同。

1. 根据骨折处皮肤、黏膜的完整性分类

（1）开放性骨折：指骨折处皮肤或黏膜破裂，骨折处与外界或脏器相通。

（2）闭合性骨折：骨折处皮肤或黏膜完整，骨折不与外界或脏器相通。

2. 根据骨折断端的程度和形态分类　分为横形骨折、斜形骨折、螺旋形骨折、粉碎性骨折、青枝骨折、压缩骨折、嵌插骨折、凹陷骨折（图 35-3）。

图 35-3　骨折断端形态

3. 根据骨折端稳定情况分类

（1）稳定性骨折：骨折端不易移位或复位后不易再发生移位，如裂缝骨折、青枝骨折、嵌插骨折等。

（2）不稳定性骨折：骨折端易移位或复位后易再发生移位，如斜形骨折、螺旋形骨折、粉碎性骨折。

4. 根据骨折的程度分类

（1）完全骨折：骨的完整性和连续性全部中断，如横形骨折、斜形骨折、螺旋形骨折、粉碎性骨折。

（2）不完全骨折：骨的完整性和连续性部分中断，如裂缝骨折、青枝骨折。

5. 按骨折发生的时间分类　分为新鲜骨折、陈旧骨折。3 周以内发生的骨折为新鲜骨折，超过 3 周的骨折则为陈旧骨折。

【骨折移位】

骨折后大多发生骨折段不同程度的移位(图35-4)。

1. 成角移位　两骨折段纵轴线交叉成角。

2. 侧方移位　骨折远端向近端的前、后、内、外侧移位。

3. 短缩移位　两骨折段相互重叠或嵌插,使骨干缩短。

4. 旋转移位　远侧骨折段围绕骨干纵轴旋转。

5. 分离移位　两骨折段在纵轴线上相互离开,形成间隙。

侧方　　成角　　缩短(重叠)　旋转　　延长(分离)

图35-4　骨折移位

二、骨折的诊断

骨折诊断包括是否骨折、骨折类型、骨折移位情况和并发症等,应详细询问病史、分析症状体征及 X 线检查,做出正确诊断。

1. 询问病史　了解受伤暴力形式、程度、性质,患者受伤时体位、环境、受伤前后表现及急救处理经过,推断受伤程度、部位、有无复合伤。

2. 体格检查

(1)全身情况:①昏迷:重点检查颅脑是否损伤;②休克:多见于骨盆骨折、股骨骨折及多发性骨折;③呼吸困难:警惕有无胸部损伤。

(2)局部情况

1)一般表现:①疼痛压痛:骨折处疼痛明显,环绕骨折线平面的局限、固定压痛。沿长骨纵轴自远端向近侧的叩击痛;②肿胀瘀斑:骨折后血肿形成及创伤性炎症使局部肿胀明显,血肿浸及皮下可见瘀斑,开放性骨折可见伤口及骨外露;③功能障碍:骨折引起疼痛、肌反射性痉挛或失去支架作用致肢体活动受限。

2)特有体征:①创伤处畸形:骨折段发生侧方、成角、旋转、重叠等移位呈现的形态改变;②异常活动:原本连贯非骨关节部位,出现反常类似关节的角度活动;③骨擦音或骨擦感:肌肉痉挛或肢体位置变动,致使骨断端相互触碰摩擦引起声响,当体检时手下可感觉到骨折断端的异常活动。具有以上三个骨折特有体征之一者,即可诊断为骨折。

3. X 线检查　凡疑有骨折者,应常规做 X 线检查。①正、侧位或轴位:可证实骨折及显示类型、程度、移位情况;②稳定性骨折的裂缝骨折、嵌插骨折早期不易发现,需 2 周后再次复查得到证实;③骨折治疗期间为了解骨折复位、愈合情况,应定期行 X 线检查。

三、骨折的并发症

骨折的发生和愈合过程中可出现多种并发症。

1. 早期并发症

(1)休克:多发骨折、骨盆骨折、股骨骨折及合并重要脏器损伤,出血量大,易发生创伤性和失血性休克。

(2)内脏损伤:复杂性损伤常有颅脑、胸腹部伤。如肋骨骨折可致气血胸、肝脾破裂,骨盆骨折可致膀胱、直肠损伤。应密切注意观察全身和局部的症状体征。

(3)血管、神经损伤:骨折部邻近的重要神经和动脉、静脉有损伤的可能。如肱骨髁上骨折可损伤肱动脉和正中神经(图 35-5)。血管损伤造成肢体远端血循环障碍,严重时导致坏死或致残。脊柱骨折可致脊髓损伤引起截瘫。

(4)感染:开放性骨折易发生感染,可引起化脓性骨髓炎、脓毒血症等。

(5)脂肪栓塞综合征:骨折部位的骨髓破坏后,大量脂肪球进入血循环中,可导致严重的肺、脑栓塞。肺栓塞表现为呼吸功能不全、发绀、血压下降,胸部拍片有广泛的肺实变。脑栓塞表现为意识障碍、烦躁、谵妄、昏迷等。

图 35-5　骨折端损伤神经、血管

(6)骨筋膜室综合征:由深筋膜与骨、骨间膜、肌间隔和深筋膜围成的骨筋膜室内肌肉、神经急性缺血而出现的一系列早期症候群。最多见于前臂掌侧和小腿,常由创伤骨折时所形成的血肿和软组织水肿或外包扎过紧导致间室内压力增高,若超过前臂 65mmHg、小腿 55mmHg 致使供应肌肉的小动脉关闭,形成缺血—水肿—缺血的恶性循环。早期表现为剧烈疼痛,患肢肿胀、红热、压痛明显。早期及时恢复血运患肢功能可保存,缺血时间较长、肌肉坏死增多,虽积极恢复血运,部分坏死肌肉只能瘢痕修复,出现缺血性肌挛缩,形成爪型手或肢体坏死等严重后果。

2. 晚期并发症

(1)关节僵硬:患肢固定日久或缺少锻炼,关节囊与周围软组织形成粘连、挛缩,导致关节活动受限。这是骨折和关节损伤最为常见的并发症。

(2)损伤性骨化:又称骨化性肌炎,关节附近骨折因局部形成骨膜下血肿,处理不当使血肿扩大,机化并在关节附近的软组织内广泛骨化,造成严重关节功能障碍。多见于肘关节、肩关节。

(3)骨折愈合障碍或畸形愈合:全身情况差骨折处血供不佳、骨折复位固定不当、骨折断端分离、软组织嵌入、不适当的活动、局部感染等诸多因素均可使骨折延期愈合、不愈合或使骨折在重叠、旋转、成角畸形状态下愈合。

(4)创伤性关节炎:关节内骨折未解剖复位,畸形愈合后,造成关节面损伤不平整,活动或负重时关节疼痛。

(5)缺血性骨坏死:骨折造成某一骨折段的血液供应障碍,导致该骨折段骨质因缺血而坏死,如腕舟骨骨折致近骨折段坏死、股骨颈骨折引起股骨头坏死。

四、骨折的愈合过程

1. 血肿机化期 骨折后髓腔内、骨膜下血管破裂,在骨折端及其周围形成血肿,骨断端缺血坏死诱发无菌性炎性反应,坏死细胞的释放产物,引起局部毛细血管增生扩张,血浆渗出、炎性细胞浸润,血凝块被逐渐清除使血肿机化形成肉芽组织,约两周时间形成纤维连接,将骨折两端连接起来。

2. 骨痂形成期 骨外膜、骨内膜新生血管长入、成骨细胞大量增生,形成新骨,称为内骨痂和外骨痂,充填骨折端和髓腔内的纤维组织逐渐转化为连接骨痂,内、外骨痂及连接骨痂合为原始骨痂,这些骨痂将骨断端包绕加强,当达到足以抵抗肌收缩、剪力和旋转力时,骨折则达到临床愈合阶段,X线片骨折端可显示梭形骨痂阴影。此期需4~8周时间。

3. 骨痂塑形期 原始骨痂中的骨小梁逐渐增粗、规则排列和致密,骨折端死骨清除,原始骨痂被板层骨替代,使骨折部位形成坚强的骨性连接,此期需8~12周时间。随肢体运动和负重,应力轴线骨痂不断改造、加强,多余的周围骨痂逐渐吸收,最后塑形为生理需要的永久骨痂,髓腔再通恢复正常骨结构(图35-6)。

图35-6 骨折愈合过程
(1)血肿机化 (2)原始骨痂形成 (3)骨痂塑形 (4)塑形完成

4. 影响骨折愈合的因素

(1)全身因素:全身健康状况差,营养不良,患有慢性疾病如糖尿病、恶性肿瘤、钙磷代谢紊乱等。

（2）局部因素：骨折部位血运不良、断端嵌有软组织；骨折损伤严重、缺损大；反复整复、对位不佳、固定不牢；手术剥离骨膜过多及合并感染等都可导致骨折延期愈合或不愈口。

五、骨折的急救

目的是应用简单有效的方法抢救生命、保护患肢、防治休克，使伤者安全、迅速转送医院，尽快得到妥善治疗。

1. 抢救生命　初步检查判定有无颅脑、胸腹部合并伤。有颅脑伤或昏迷应保持呼吸道通畅。有气胸、窒息应紧急给予处理。有休克在条件允许时应迅速输血补液、吸氧、保暖。有伤口大出血立即加压包扎止血，必要时使用止血带。

2. 防止继续损伤或污染　①四肢检查要动作轻柔、稳妥，必要时应剪开病人的衣袖和裤脚；②开放性骨折发现骨折端外露时不要还纳复位，用无菌敷料或清洁布类包扎伤口加压止血、固定肢体。已包扎伤口不应无故打开；③可疑骨折者应按骨折处理。闭合骨折发现局部明显畸形，有致血管神经损伤或穿破皮肤危险者，应适当手法牵引，尽量消除显著移位畸形，恢复肢体正常轴线后再妥善固定肢体，以免骨折端移位造成软组织再损伤，同时减轻转运中疼痛，利于防止休克发生；④四肢长骨固定应超过上下关节，固定物可使用预制的夹板，也可就地取材，如树枝、木棍、木板等。在无材料可用时上肢骨折可固定于胸部，下肢骨折可固定于对侧下肢。

3. 脊柱骨折急救　应三人分别托扶起病人头背、腰臀及双下肢，协调动作平稳放于硬板担架上抬运。保持脊柱中立位，切忌背驮抱持等方法，以免脊柱扭曲、旋转致骨折处移位而损伤脊髓。颈椎受伤时须双手牵引头部维持中立位，转运途中头颈两侧加垫保持脊柱中立，避免扭曲旋转。

六、骨折的治疗原则

早期正确复位、有效固定、康复治疗是治疗骨折的三项基本原则。

中西医结合治疗骨折提出：①动静结合（固定与活动相结合）；②筋骨并重（骨与软组织并重）；③内外兼治（局部与全身兼治）；④医患合作等治疗观点。尽可能达到骨折复位不增加软组织损伤，固定骨折不妨碍肢体活动，因而不但加速骨折愈合并且使骨折愈合与功能恢复同时进行。

1. 早期正确复位　早期正确复位，骨痂形成快，骨折愈合好。骨折后半小时内局部无肿胀疼痛、肌肉松弛，是复位的最好时机，超过半小时后复位则应在麻醉下进行。

（1）复位要求：①解剖复位：骨折通过复位，恢复了正常的解剖关系，对位、对线完全良好；②功能复位：骨折复位后未恢复正常的解剖关系，但愈合后肢体功能无明显影响。

（2）复位方法

1）手法复位：应用手法使骨折复位，大多数骨折都采用此法矫正骨折移位。手法复位必须轻柔，争取一次成功。粗暴手法反复多次复位，不但增加组织损伤影响愈合，而且引起各种并发症。手法复位操作步骤：①给予麻醉药物解除肌肉痉挛，消除局部疼痛；②沿肢体纵轴拔伸牵引，矫正骨折移位，也可使用牵引架；③根据骨折类型，应用各种矫正手法，如旋转屈伸、捺正端提、摇摆叩击、夹挤分骨、折顶回旋、按摩推拿等使骨折复位（图35-7）。

2）切开复位：应用手术方法切开软组织，暴露骨折端直视下将骨折复位、固定。适用于

图 35-7 手法复位

（1）反折法 （2）回旋法

神经血管损伤、手法复位失败牵引不成功、关节内骨折、陈旧或不愈合骨折。切开复位可使骨折达到解剖复位，但可引起伤口感染，手术破坏局部血循环引起骨折不愈合等并发症。

2. 有效的局部固定 骨折固定有内固定、外固定，目的为防止骨折复位后再移位，要求固定牢固有效，不稳定的骨折可影响骨折愈合。

（1）小夹板固定：通过对骨折三点挤压的杠杆作用固定骨折。取有弹性的柳木、竹板和塑料板制成宽窄不同的小夹板，绑缚在骨折肢体的外面，外扎横带固定（图35-8）。

图 35-8 夹板固定

1）优缺点：优点是利于关节活动、增进血循环、防止肌萎缩与关节僵硬，缺点是小夹板松紧度患者不易掌握，必须随时调整，绑扎过紧产生压迫性溃疡，引起肢体坏死，绑扎太松骨折可发生再移位，因此应密切观察肢体感觉、温度、颜色、肿胀、脉搏等。

2）适应证与禁忌证：适用于四肢骨折、创口小的开放骨折。不适用于肿胀严重、有血管神经损伤并感染的开放骨折、长途转运的病人。

3）固定方法：①放置固定垫，胶布固定；②安放小夹板，前后左右放四块；③捆绑横带四条，带结放在外侧板上，松紧度以横带上下活动 1cm 为准。

（2）石膏绷带固定：将石膏绷带按骨折部位制作成适宜的石膏托、石膏夹等，温水浸泡后固定在病人的肢体上，维持位置 5～10 分钟后即可硬结成形，待干燥后对肢体即起到固定作用（图 35-9）。

短臂石膏

长臂石膏　　短腿石膏　　长腿石膏　　髋人字石膏

图 35-9　石膏绷带固定

1）优缺点：石膏固定确实可靠、符合体型、伤员舒适、固定时间长，便于转运。缺点是固定范围大，超过上下两关节，妨碍伤肢功能恢复，可引起肌萎缩、关节僵直等并发症。

2）固定指征：①开放性骨折术后、伤口愈合之前的外固定；②某些难以固定者和某些切开内固定术后的辅助性外固定；③畸形矫正术后位置的维持以及骨关节手术的术后固定；④化脓性骨髓炎、骨肿瘤术后的肢体固定。

3）注意事项：①固定前先清洁皮肤伤口换药，敷料、胶布应纵置；②将肢体固定于功能位，骨突或凹陷部加垫；③浸泡石膏水温为 40℃ 左右；④管型固定时，石膏绷带卷要行滚过式包缠重叠前一周 1/3，用手均匀抹平；⑤石膏固定时助手应维持肢体位置，用手掌托扶肢体不可手指顶压石膏产生局部压迫，导致皮肤坏死。在石膏未干时禁止搬动，以免折断；⑥石膏固定完毕后在石膏上注明诊断及固定时间；⑦石膏固定过程中抬高伤肢，做肌肉收缩和关节运动；⑧石膏因肢体消肿而过松，或浸湿变软、折断者应及时更换；⑨石膏固定期间应注意观察肢体远端皮肤颜色、温度感觉，如有疼痛剧烈、麻木发凉、颜色暗紫应立即采取措施进行处理。

4）石膏管型固定范围：①短臂石膏肘下至手掌横纹；②长臂石膏腋下至掌横纹，屈肘90°；③长腿石膏，大腿上 1/3 至趾端，膝屈 15°；④短腿石膏，膝下至趾端；⑤髋人字石膏上至病侧乳腺下至趾端，腹部开窗。

（3）持续牵引固定：持续牵引有复位和固定双重作用，分为皮牵引、骨牵引两种方法。

1）方法：①皮牵引适用于儿童，用宽胶布绷带包扎重量不超过 5kg；②骨牵引适用于成人，将骨圆针贯穿跟骨、胫骨结节等骨的松质骨处，通过滑轮等装置进行牵引，重量为体重的1/7～1/10（图 35-10）。

2）指征：①颈椎骨折脱位；②股骨骨折；③开放性骨折及开放骨折合并感染者；④复位困

图 35-10 皮牵引、骨牵引

难的肱骨髁上骨折。

3)牵引注意事项：①经常检查牵引装置有无松脱及方向位置；②早期加大重量力争复位，复位后改维持重量，对比两侧长度避免过牵；③及时处理胶布引起的皮炎水泡；④每天用70%的乙醇消毒牵引针眼；⑤牵引针两端套小药瓶用于防护意外损伤。

(4)内固定：采用手术切开复位方法，使用金属内固定物，如加压钢板、螺纹钉、髓内针等，将骨折段于解剖位置予以固定。切开复位内固定可使骨折达到解剖复位，但增加了骨折部位感染的机会和引起骨折不愈合等并发症，另外须二次手术取出金属内固定物。

3. 开放性骨折处理　处理原则是及时正确处理伤口，尽可能防止感染，将开放性骨折变成闭合性骨折。

(1)清创：开放性骨折在伤后6~8小时进行清创术，冬季伤口污染轻，清创时间可适当延长。骨外膜应尽量保留，以保证骨愈合，骨折端既要彻底清理干净，又要保留骨的完整性，污染的松质骨可以刮除，密质骨可用骨刀凿除。与组织尚有相连的小骨片应予保留，游离的大骨片要重新放回原处以保证骨的连续性。

(2)骨折内固定：清创术后直视下将骨折解剖复位，同时选最快捷、最简单的内固定为宜，必要时可适当加用外固定。

(3)闭合伤口：完全闭合伤口是将开放性骨折变成闭合性骨折的关键。清创术后采用直接或减张缝合、皮瓣移植和植皮术等各种不同方法闭合伤口。

清创术完成后，根据伤情选择适当方法固定患肢，并应用抗生素和TAT治疗，以预防感染和防止破伤风发生。

七、骨折的功能锻炼

骨折的功能锻炼是骨折治疗康复的重要手段，使患肢血运通畅，代谢旺盛以促进骨折愈合及功能恢复，防止关节僵硬、肌萎缩等并发症的发生。要求医务人员要充分发挥病人的积极性，根据骨折不同部位、不同时期，遵循动静结合、主被动结合、循序渐进的原则，指导病人由轻到重，由小到大进行早期功能锻炼。

1. 早期　骨折后1~2周，目的是促进患肢血循环，消除肿胀防止肌萎缩。应以患肢肌肉主动收缩为主，为防止疼痛和骨折段再移位，骨折上、下关节原则不活动，身体其他部位关节可正常活动。

2. 中期　骨折2周后已形成纤维连接，骨折断端日趋稳定，此期可开始进行骨折上、下关节的活动，其强度和活动范围逐渐增加，以防止肌萎缩和关节僵直。

3. 晚期　骨折已达临床愈合标准，外固定已拆除，应在物理治疗下，促进肌力恢复、增大关节活动范围,使肢体尽快恢复正常功能。

八、骨折的愈合标准

1. 临床愈合标准　①局部无压痛、无肢体纵向叩击痛;②局部无异常活动;③X 线显示骨折线模糊,有连续性骨痂通过;④解除外固定后,追踪观察 2 周局部无变形;⑤受伤上肢向前平举 1kg 能坚持 1 分钟,受伤下肢不扶拐可在平地上行走 3 分钟且不少于 30 步。

2. 骨性愈合标准　①具备临床愈合标准;②X 线片显示骨折线消失。

第二节　上肢骨折

一、锁骨骨折

锁骨骨折多见于儿童及青壮年,多为间接暴力造成,患者于侧身跌倒肩部着地所致。成人为短斜形或粉碎性,儿童为青枝骨折。

【移位特点】

骨折近端受胸锁乳突肌牵拉向上、后移位,远端因上肢重量牵拉向下,受胸大肌、斜方肌和背阔肌牵拉向前、内移位。骨折断端可重叠(图 35-11)。

【临床表现】

病人肩部下垂,骨折处肿胀、瘀血。为减少疼痛常用手托起肘部,头偏向患侧。检查时局部有压痛和骨擦感并扪及骨断端。儿童青枝骨折,以患侧上肢不敢活动为主要症状,易误认为上肢损伤,应注意鉴别。

X 线摄片检查,可明确骨折类型和移位方向。

【治疗】

1. 无移位的骨折和儿童青枝骨折　可用三角巾悬吊患肢 3～6 周后开始练习患肢活动。

2. 有移位的中段骨折　手法复位,横行"8"字绷带固定(图 35-12)。

图 35-11　锁骨骨折

胸锁乳突肌

图 35-12　锁骨骨折横"8"字绷带固定

3. 手术切开内固定　在以下情况时,可考虑切开复位内固定:①病人不能忍受"8"字绷带固定的痛苦;②复位后再移位,影响外观;③合并血管、神经损伤;④开放性骨折;⑤陈旧性骨折不愈合;⑥锁骨外端骨折,合并喙锁韧带断裂。切开复位时,应根据骨折部位、骨折类型及移位情况选择钢板、螺钉或克氏针固定。在选用钢板时,要按锁骨形状进行预弯处理,并应将钢板放在锁骨上方,尽量不放在前方。

4. 功能锻炼　主动进行挺胸抬肩、握拳、屈伸肘关节。

二、肱骨干骨折

肱骨干骨折较为多见,多发生于青壮年。骨折位于中下 1/3 者常伴有桡神经损伤。

【病因与分类】

肱骨干上、中 1/3 骨折大都由直接暴力所致。多为横形骨折或粉碎性骨折。骨折位于三角肌止点以上时,近折段向前、向内移位,远折段向上向外移位。骨折位于三角肌止点以下时,近折段向前、向外移位,远折段向上移位(图 35-13)。肱骨干下 1/3 骨折多由间接暴力所致,多为斜形骨折或螺旋形骨折。

上段骨折　　　　　中段骨折

图 35-13　肱骨干骨折移位

【临床表现】

可有局部肿胀、压痛、畸形、反常活动及骨擦音(感)等。合并桡神经损伤时,有垂腕、各指掌指关节不能伸直,拇指不能伸直以及手背桡侧皮肤有大小不等的感觉麻木区。

【并发症】

肱骨干中下 1/3 交界处后外侧有一桡神经沟,沟内有桡神经紧贴通过,若此处发生骨折,可伤及桡神经。

【诊断】

根据患侧上肢直接暴力或跌倒时,肘部着地受伤史,畸形反常活动或骨擦感及 X 线拍片可明确诊断。

【治疗】

1. 不完全骨折或骨折无移位者,以夹板固定 3 周,前臂悬吊,练习活动。

2. 大多数有移位的肱骨干骨折可用手法复位和小夹板固定治疗(图 35-14、图 35-15),肱骨中下 1/3 骨折手法复位禁用折顶方法,以免损伤桡神经。复位后用两长两短四块夹板固定。如侧移位及内外侧成角未完全恢复者,可用棉花纱布垫放在移位的骨折端逐渐矫正。接近上 1/3 骨折时要有超肩关节固定;接近下 1/3 骨折者要有超肘关节固定,屈肘 90°,前臂中立位,悬吊胸前。固定期内注意功能锻炼。固定时间成人 6~8 周,儿童少年 4~6 周。合并桡神经损伤时,复位后先观察 2~3 个月,一般挫伤都能逐渐恢复。若骨折愈合后神经仍未恢复时,可做肌电图测定,如有手术指征,可手术处置。观察期间应注意防止前臂屈肌群挛缩及手指关节僵硬,使屈肌群能经常被动伸展。

图 35-14　肱骨干中 1/3 骨折复位法

图 35-15　肱骨中 1/3 骨折夹板固定

3. 如果闭合骨折手法复位失败、同一肢体多发骨折及关节损伤或合并有血管神经损伤,应做切开复位内固定。一般上段用髓内针固定,中下段可选用钢板螺钉或加压钢板固定,也可用外固定架固定。

三、肱骨髁上骨折

肱骨髁上骨折是儿童常见骨折,多为间接暴力所致,肱骨下端宽而薄,向前屈曲(肱骨干轴线与肱骨髁轴线形成 30°~50°的前倾角),此为容易发生肱骨髁上骨折的解剖因素。根据暴力不同和骨折移位的方向,分为伸直型、屈曲型。伸直型骨折可并发神经血管损伤。

【移位特点】

1. 伸直型　跌倒时手掌着地,暴力经前臂向上传导,有上下产生的剪力使肱骨髁发生骨折,骨折线由前下方斜向后上方,骨折远端向后上移位,近端向前下移位,易损伤血管和神经。

2. 屈曲型　跌倒时肘关节处于屈曲位,肘后着地,暴力传至肱骨下端造成骨折。骨折线由后下方斜向前上方,骨折远端向前上移位(图 35-16)。

【临床表现】

有手掌着地外伤史,肘部明显肿胀疼痛、皮下瘀斑、活动障碍。伸直型肘部向后方突出,呈半屈位畸形,局部检查:肘后三角正常,触及骨折端、有反常活动、骨擦音,合并肱动脉损伤时桡动脉搏动消失。

X 线摄片检查可进一步确诊骨折类型和移位方向。

伸直型　　　　　屈曲型

图 35-16　肱骨髁上骨折分型

【治疗】

1. 伸直型骨折及早手法复位,尽快解除骨折端压迫,石膏托固定于屈90°以上。

2. 屈曲型骨折以伸肘位牵引复位,石膏托固定肘关节稍屈40°左右。4～6周后开始练习肘关节活动。

3. 肘部肿胀、水疱形成时宜用尺骨鹰嘴牵引,消肿后再复位固定。

4. 手法复位失败、合并肱动脉损伤者应及时手术探查,修复损伤血管神经,同时用克氏针、螺钉行骨折内固定。

5. 儿童已出现肘内外翻畸形造成功能障碍者可在12～14岁时行肱骨下端截骨矫正术。

四、前臂双骨折

尺桡骨双骨折为前臂中多见的一种骨折,约占全身骨折的6%。多见于幼儿和青少年。

【病因与分类】

直接暴力致伤,如打击、重物砸伤和压轧伤,两骨多在同一平面发生骨折,呈横断、粉碎或多节骨折。间接暴力致伤,如跌倒时手掌着地,作用力通过桡骨上传,在桡骨中或上1/3处发生骨折,同时暴力通过骨间膜斜行向远侧传导至尺骨,造成较近位的尺骨骨折。前臂受到一种扭转暴力时,则造成两骨螺旋形骨折(图35-17)。桡骨上1/2骨折,骨折线在旋前圆肌止点以上,近侧端因肱二头肌及旋后肌的牵拉而呈屈曲、旋后位。远侧端因受旋前圆肌及旋前方肌的牵拉而旋前。桡骨下1/2骨折,骨折线在旋前圆肌止点以下,近侧端因旋后肌和旋前圆肌的牵拉力相抵消而处于中立位,远侧端因受旋前方肌的作用而旋前(图35-18)。

（1）直接暴力　　（2）间接暴力　　（3）扭转暴力

图35-17　不同暴力造成的前臂骨折平面

（1）桡骨上1/2骨折　　（2）桡骨下1/2骨折
（旋前圆肌止点以上）　　（旋前圆肌止点以下）

图35-18　尺、桡骨骨干双骨折移位情况

【临床表现】

前臂骨折后,局部肿胀、疼痛、活动受限及反常活动。拍X线片可明确诊断。拍片时注意包括肘、腕关节,以便了解上下尺桡关节。

【并发症】

骨折后前臂肌肉血管损伤或软组织严重肿胀,可引起前臂骨筋膜室综合征。

【诊断】

根据病因、临床表现及 X 线片即能明确诊断。

【治疗】

尺桡骨骨折的治疗较为复杂，除治疗骨折外，还应注意骨筋膜室综合征的发生和治疗。

1. 手法复位　闭合性移位较小的骨折直接用四块定型夹板固定 4～6 周。对有移位的骨折，复位后再用夹板或石膏固定。复位可采用牵引、分骨、折顶、端提、摇摆等手法。

2. 手术治疗　对软组织损伤较重的开放骨折、尺桡骨干多处骨折，以及难以手法复位或难以外固定的骨折，应切开复位，行钢板或髓内针、钢针、螺钉内固定。

五、桡骨下端骨折

骨折发生于桡骨下端 3cm 内，此处是松质骨与密质骨的交界处，为解剖薄弱部位，一旦遭受外力容易发生骨折，多为间接暴力引起。常见于老年人及成人，分伸直型称 Colles 骨折和屈曲型称 Smith 骨折。

【移位特点】

伸直型跌倒时手掌着地，远折段向背侧、桡侧移位；屈曲型跌倒时腕关节屈曲手背着地，远折段向掌侧移位。

【临床表现】

典型损伤史，腕关节肿胀疼痛，功能障碍。专有体征：Colles 骨折呈餐叉畸形和枪刺刀状畸形（图 35-19）。Smith 骨折，腕掌部畸形严重，腕部下垂，背侧皮下瘀血，检查局部压痛、骨擦音明显。X 线检查，显示骨折类型及有无尺桡关节分离。

图 35-19　桡骨下端骨折的畸形

【治疗】

1. Colles 骨折复位后，石膏固定于尺偏掌倾位。

2. Smith 骨折复位后，长臂石膏固定于腕关节背伸，旋前屈肘 90°位 4～6 周。

3. 手术治疗　适用于重粉碎骨折、移位明显、桡骨下关节面破坏；复位失败外固定不稳定者。可采用直视下解剖复位，松质骨螺钉、钢针固定。

第三节　下肢骨折及关节损伤

一、股骨颈骨折

股骨颈骨折好发于老年人，与骨质疏松骨质量下降有关，遭到轻微旋转暴力则发生骨折,因走路滑倒一侧臀部着地引起,易发生股骨头缺血坏死。青年人因坠落、车祸等较大暴力造成。

【分类】

1. **按骨折线位置**　分为以下三型。①头下型:骨折线位于股骨头下、使旋股内、外侧动脉发出的营养股骨头的血管分支损伤,导致股骨头严重缺血,使股骨头坏死的机会增大。②经颈型:骨折线位于股骨颈中部、呈斜形,骨折使股骨干发出的滋养动脉升支损伤,造成股骨头供血不足,引起股骨头坏死或骨折不愈合。③基底型:骨折线位于股骨颈与大转子间连线处,由于有旋股内、外侧动脉分支吻合的动脉环供血,骨折处血循环丰富骨折容易愈合(图35-20)。

2. **按骨折两端关系**　分为(Paunel 角)内收型 Paunel 角 > 50°、外展型 < 30°者(图35-21)。

图 35-20　按骨折线位置分型

头下型骨折
经颈型骨折
基底部骨折

图 35-21　按 Paunel 角分型
(1)内收型　(2)外展型

【临床表现】

中老年人有典型外伤史,伤后髋部疼痛、下肢功能障碍,不能站立行走。检查伤肢呈短缩外旋内收畸形,大转子上移,伤肢纵轴叩击痛。外展型骨折嵌插者,有时可以行走但数天后出现髋部疼痛加重,伤肢有外旋畸形,纵轴叩击痛明显。

X 线摄片检查可显示骨折部位、类型,了解骨折移位程度,指导临床治疗。

【治疗】

1. **无明显移位的嵌插型、外展型骨折**　皮牵引3~8周,3周后在床上练习屈髋活动,3个月后离床架拐不负重练习行走,半年后去拐逐渐负重功能锻炼。

2. **内收型有移位骨折**　择期手术复位,采用加压螺纹钉和角钢板内固定,3个月后下床扶双拐不负重练习行走。

3. **高龄患者疑有股骨头坏死者**可行人工股骨头置换或人工全髋关节置换术,以利早期下床活动,减少并发症发生。

二、股骨干骨折

为小转子与股骨髁之间的骨折,常见于儿童或青壮年。

【移位特点】

移位情况由于骨折部位而不同(图35-22)。

1. **股骨上 1/3 骨折**　呈前屈、外旋、外展移位,远端向上、后、内移位。

2. 股骨中 1/3 骨折　因内收肌收缩引起向外成角畸形。

3. 股骨下 1/3 骨折　远折端受腓肠肌牵拉向后倾斜,可压迫动、静脉、神经。

（1）　　　　　　（2）　　　　　　（3）

图 35-22　股骨干骨折

（1）上 1/3 骨折　（2）中 1/3 骨折　（3）下 1/3 骨折

【临床表现】

　　大腿部剧烈疼痛、肿胀,有短缩、成角、异常扭曲等畸形。检查局部有异常活动、触及骨擦音,伤肢、膝关节活动障碍。损伤神经、血管时感觉障碍、足背动脉搏动消失等,股骨干骨折因失血过多常出现休克,应注意观察病人的全身情况。

　　X 线摄片检查可确定骨折类型、部位和移位情况,指导临床治疗。

【治疗】

1. 非手术治疗

（1）悬吊式皮牵引,适用于 3 岁以下儿童（图 35-23）。

（2）滑动式皮牵引,适用于 4~12 岁儿童。

（3）骨牵引加小夹板固定,适用于 12 岁以上任何类型病人,牵引 6~8 周后去牵引,夹板固定开始活动。

2. 手术治疗

（1）适应证:①非手术治疗失败者;②开放性骨折;③合并神经血管损伤;④不愈合或畸形愈合影响功能者。

（2）方法:①加压钢板内固定:为临床较常用的方法,术后可早期功能锻炼。②带锁髓内针固定:近几年开展的一种新的治疗方法,将髓内针打入髓腔内,在股骨干两端打入螺栓加压,形成既可加压又可防止旋转的髓内针固定术。

图 35-23　悬吊皮牵引

三、膝关节半月板损伤

　　股骨两髁与胫骨平台之间,两侧各有一个半月形的软骨即半月板。它附于胫骨内外髁的边缘,边缘厚,中央薄,与股骨两髁半球面相适应,有稳定膝关节的作用。

【病因】

造成半月板损伤必须有四个因素:膝的半屈、内收外展、挤压和旋转。不同类型的半月板撕裂由不同的暴力产生(图35-24、图35-25)。

图35-24　导致内侧半月板损伤典型姿势

（1）纵裂　　　　　　　　（2）中1/3撕裂　　　　　　　（3）前角撕裂

（4）前1/3撕裂　　　　　　（5）后1/3撕裂　　　　　　　（5）分层擘裂

图35-25　膝关节半月板损伤的类型

【临床表现】

1. 多数病人有膝关节外伤史,局限性疼痛,关节不能主动伸直,部分病人有膝部打软腿及绞锁现象。

2. 膝关节间隙有压痛。

3. 部分病人研磨试验阳性。

4. 回旋挤压试验(McMurray 征)多为阳性。

【诊断】

根据临床表现疑有半月板损伤者,下列检查有助于明确诊断:①关节镜检查,阳性率较高,创伤较小;②关节造影检查有重要意义;③磁共振检查,具有较高诊断价值的无创检查。

【治疗】

1. 非手术治疗　石膏固定,局部中药外敷,早期股四头肌功能练习。

2. 手术治疗　保守治疗无效时应及时做半月板部分摘除术。

3. 关节镜治疗　具有创伤小、术后并发症少、病人复原快的特点,是近年来骨科领域的新技术。

四、膝关节韧带损伤

膝关节的稳定性主要依靠骨、韧带、关节囊、半月板和肌肉的完整性,其中以韧带最为重要。侧副韧带、交叉韧带损伤颇为常见。

【病因】

膝韧带损伤的机制常较复杂,不同体位不同方向和强度的应力造成不同韧带的不同程度损伤。韧带损伤往往为复合伤,很少只波及单一韧带。常见损伤机制如下。

1. 屈膝位使胫骨外旋外展的暴力引起内侧副韧带、前交叉韧带或内侧半月板损伤。

2. 屈膝位使胫骨内收内旋的暴力引起外侧副韧带、前交叉韧带损伤。

3. 屈膝位使胫骨后移的暴力引起后交叉韧带损伤。

4. 屈膝位使胫骨前移的暴力引起前交叉韧带损伤。

【检查方法】

1. 侧方应力试验　先将膝置于完全伸直位,然后屈至 30°位,分别做膝的被动外翻和内翻检查,与健侧对比。若超出正常范围则为阳性。

2. 抽屉试验　将膝置于屈曲 15°位,前后抽动小腿上端,并与健侧进行对比,若超过正常活动范围则为阳性。有利于判断前后交叉韧带损伤。

3. 旋转试验　将膝分别置于 90°、45°和 0°,做内旋、外旋活动,与健侧对比。如一侧旋转范围增加,表明一组韧带断裂或松弛。

（一）前交叉韧带损伤

这是运动员最常见的损伤。

【临床表现】

检查时屈膝 15°前抽屉试验阳性(Lachman 试验),显示前交叉韧带断裂。X 线片可显示胫骨髁间隆突撕裂骨折。

【诊断】

经查体疑有前交叉韧带损伤的病人,关节镜检查对诊断具有重要意义。

【治疗】

1. 非手术治疗　前交叉韧带不完全断裂,可先用长腿石膏固定患膝于屈曲 30°位 6 周,固定 3 天后开始练习股四头肌。

2. 手术适应证　前交叉韧带断裂合并内侧副韧带损伤、后交叉韧带断裂合并外侧副韧带损伤、胫骨止点撕脱骨折、伴有内侧半月板损伤。

（二）内侧副韧带损伤

是膝韧带中最常见的损伤，多发生于膝关节轻度屈曲时，小腿强力外展而造成。

【临床表现】

完全断裂时，在内侧副韧带损伤处可摸到裂隙。侧方应力试验阳性。

【诊断】

根据外伤史和查体多可做出初步诊断，X线检查对伴有撕脱骨折者有重要诊断价值。

【治疗】

1. 非手术治疗　适用于韧带部分断裂。将膝置于20°～30°屈曲位，用前后石膏托固定6周，早期练习股四头肌。

2. 手术治疗　适用于新鲜或陈旧韧带完全断裂者，内侧副韧带对膝关节稳定极其重要，必须修补。

（三）后交叉韧带损伤

【诊断】

有外伤史，后抽屉试验阳性及X线检查胫骨髁部有撕脱骨折，大多数患者可明确诊断。关节镜检查具有重要诊断价值。

【治疗】

1. 非手术治疗　适用于韧带不全断裂或单纯后交叉韧带断裂。将膝置于20°～30°屈曲位，用前后石膏托固定6周，早期练习股四头肌。

2. 手术治疗　适用于后交叉韧带断裂合并内侧副韧带或前交叉韧带断裂、后交叉韧带断裂合并膝内、外侧韧带损伤、胫骨止点撕脱骨折移位者、合并有半月板损伤者。

五、胫腓骨干骨折

胫腓骨位于皮下较表浅，又是承重的骨骼，易遭暴力引起骨折，直接暴力致横断、粉碎性骨折，间接暴力致长斜形、螺旋形骨折。胫骨中1/3骨折可引起骨筋膜室综合征，胫骨中下1/3骨折可发生骨延迟愈合，腓骨上端骨折易致腓总神经损伤。

【移位特点】

胫骨的前内侧位于皮下、肌肉位于后外侧，骨折后断端向前内侧移位刺破皮肤致开放骨折。

【临床表现】

病人骨折部肿胀、疼痛、畸形，检查沿胫骨嵴易触及骨折线、异常活动。开放性骨折见伤口处骨折端外露。并发骨筋膜室综合征时，可有足背动脉搏动消失、足发凉、苍白、发绀、剧痛。合并腓总神经损伤呈足下垂表现。

X线检查，应摄胫腓骨全长片明确骨折部位。

【治疗】

原则为矫正成角、旋转畸形，恢复胫骨上、下关节面平行关系和小腿长度，防治并发症。

1. 胫腓骨双骨折　①闭合性骨折：无移位可用夹板或石膏外固定6～8周后下床架拐负重行走；有移位行手法复位，石膏固定3～4个月后扶拐下床活动；②不稳定、移位螺旋形骨折：先行跟骨结节牵引，夹板固定4～6周，牵引中注意观察肢体长度，避免过牵导致不愈合。待骨折矫正短缩畸形后，再改用石膏管型固定2～3个月，固定期间可下床活动。

2. 开放性骨折　早期清创，正确复位，钢板螺丝钉或髓内针固定。粉碎性骨折通常采用跟骨结节牵引和小夹板加外固定架固定,既稳定骨折又有利于伤口换药。伤口愈合后改长腿石膏管型外固定。

六、踝部骨折

【病因与分类】

此种骨折多由间接暴力造成,如足于内翻或外翻位时负重,由高处坠落足于内翻、外翻或跖屈位着地。根据暴力的大小、方向和受伤时足所处的位置,可产生不同类型的骨折。分类方法较多,但尚无理想分类方法。一般分为 4 型。Ⅰ 型:内翻(内收)型;Ⅱ 型:外翻(外展)型;Ⅲ 型:外旋型;Ⅳ 型:垂直压缩型(图 35-26)。

【临床表现】

踝部疼痛,有肿胀、皮下瘀血和踝关节功能障碍,严重者可有外翻或内翻畸形。

【诊断】

根据上述临床表现多能做出初步诊断,X 线拍片可确定诊断和类型。

【治疗】

治疗原则是争取解剖复位,稳妥固定,适当进行关节活动,防止继发创伤性关节炎。

1. 手法复位 是首选方法。复位前必须仔细研究骨折类型和分析受伤机制,一般顺序是先复内外踝,再前后踝,尽可能解剖复位。复位后可用夹板、U 形石膏托或小腿管形石膏托固定 6～8 周。

2. 手术复位 对手法复位不成功、开放性骨折或陈旧性骨折对位不佳者应尽早切开复位,用螺丝钉或克氏针内固定。

图 35-26 踝部外伤的基本机制及骨折特点
A. 外旋型 B. 外展型 C. 内收型 D. 垂直型

第四节 关节脱位

一、概述

构成关节的各骨关节面失去正常的对合关系称脱位。

【分类】

1. 按脱位原因

(1)创伤性脱位:暴力作用于正常关节造成脱位。

(2)习惯性脱位:复位后关节屡次发生脱位。

(3)病理性脱位:因骨关节被病变破坏发生脱位。

(4)先天性脱位:因先天性骨关节发育不良引起脱位。

2. 按脱位时间

(1)新鲜性脱位:指关节脱位发生在 3 周以内。

(2)陈旧性脱位:指关节脱位超过 3 周。

3. 按脱位程度

（1）完全脱位：指脱位关节完全失去正常对合关系。

（2）不完全脱位：指脱位关节尚存部分对合关系。

4. 接关节腔是否与外界相通

（1）闭合性脱位：脱位处皮肤完整，关节腔不与外界相通。

（2）开放性脱位：脱位处皮肤破裂，关节腔与外界相通。

【病理】

创伤性脱位不仅造成关节面对合失常，同时发生关节软骨、滑膜、关节囊、韧带、肌肉等的损伤或破裂，关节腔积血，当血肿机化后将引起关节粘连，致使关节整复困难。

【临床表现和诊断】

1. 多见于青壮年，有相关外伤史。

2. 患肢肿胀、疼痛、关节功能障碍，有时合并骨折或神经、血管损伤。

3. 关节脱位特有体征 ①畸形：脱位关节处明显畸形，关节变粗大，患肢变短或变长；②弹性固定：关节脱位后因肌痉挛及关节囊、韧带的作用，使患肢保持在异常位置，被动活动关节时感到有弹性抗力；③关节盂空虚：检查发现关节盂处空虚，触诊可在关节盂外扪及脱出骨端。

4. X线摄片检查可显示关节脱位的方向、部位、程度，同时明确是否并发骨折。对陈旧性关节脱位观察有无骨化性肌炎或缺血性骨坏死。

【治疗】

1. 复位

（1）闭合性脱位：复位、固定、功能锻炼。

1）手法复位：可在麻醉下复位，时间越早越好。

2）切开复位：用于并发关节内骨折或软组织嵌入；陈旧性脱位手法复位不成功者。

（2）开放性脱位：力争 6~8 小时内进行伤肢创面彻底清创，同时将关节复位，术后用石膏绷带固定 3~4 周，给予抗生素治疗防止感染，肌内注射 TAT 预防破伤风。

2. 固定 关节脱位经手法复位后，将关节固定在功能位置，以利于损伤的关节囊、韧带等组织修复避免再次脱位，时间一般为 2~3 周，方法为石膏绷带或牵引等。

3. 功能锻炼 关节固定期间为消除患肢肿胀、促进血液循环，避免肌肉萎缩和关节僵直，积极进行关节周围肌肉运动和关节的主动活动是非常重要的。去除固定后应逐渐进行关节的主动功能锻炼，可在理疗、中药汽化治疗下进行，逐步恢复关节的功能。

二、肩关节脱位

肩关节脱位亦称肩肱关节脱位，分前脱位及后脱位两种，前脱位又分盂下脱位、喙突下脱位、锁骨下脱位（图 35-27）。

【脱位】

肩关节盂小而浅，肱骨头大而圆，其活动范围大而稳定性差。喙突下脱位是最常见的前脱位，当上臂外展外旋时，受间接暴力冲击肱骨头滑出关节囊前方即发生前脱位。或病人向后跌倒，肱骨后方直接撞击在硬物上，产生向前的暴力导致肩关节前脱位。足球运动员发生此种前脱位最为多见。

（1）盂下脱位　　　　　（2）喙突下脱位　　　　　（3）锁骨下脱位

图 35-27　肩关节前脱位的类型

【临床表现和诊断】

有手掌着地跌伤史,局部表现疼痛、患肢活动受限、外展弹性固定,呈"方肩"畸形（图 35-28）。检查关节盂处空虚,"Dugas 征阳性"（患者手掌置于健侧肩部,则患肢肘部未能贴近胸壁;或肘部贴近胸壁,则患者手掌不能置于健侧肩部）。

X 线摄片检查显示关节脱位类型,观察是否并发骨折。

【治疗】

1. 复位

（1）足蹬复位法:患者仰卧,整复者位于患侧床边,将同侧足跟置于病人伤侧腋窝向外上方推挤,术者双手握腕部于外展位做对抗牵引（图 35-29）。

图 35-28　方肩畸形

图 35-29　足蹬复位法

（2）拔伸托入法:病人取坐位,整复者站于患肩外侧,将两手拇指压住患侧肩峰,其余四指插入腋窝把住肱骨上端内侧,一助手站于患者健侧肩后,双手斜向环抱固定患者,另一助手握住患肢腕与肘部,先外展外旋向外拔伸牵引,逐渐将患肢内收内旋,此时术者双手握肱骨头向外方提托,使肱骨头复位。

2. 固定复位后伤肢贴近胸壁,用三角巾或绷带屈 90°悬吊固定于胸前 3 周。注意观察伤肢远端感觉、运动及血循环情况。

3. 功能锻炼　固定期间进行腕和手指关节活动,解除外固定后主动进行肩关节功能锻炼,配合理疗、热敷尽快恢复肩关节功能。禁忌粗暴搬拉以免增加新的损伤。

三、肘关节脱位

发生率为全身关节脱位之首,多见于青年人,根据尺桡骨近端移位的方向分为前脱位、后脱位、侧方脱位,其中最多见为后脱位。

【脱位机制】

当病人跌倒时,手掌着地肘关节完全伸展,前臂旋后位,暴力沿尺骨纵轴上传使肘关节过伸,鹰嘴尖端抵在鹰嘴窝处成为支点,使尺骨半月切迹离开肱骨滑车移向后方,尺骨上端和桡骨小头同时滑向后上方,而肱骨前下端突破薄弱的关节囊前壁滑向前方,形成肘关节后脱位。

肘关节脱位可合并肱骨内上髁骨折、喙突及桡骨小头骨折、尺神经损伤等。

【临床表现及诊断】

有外伤史,局部明显肿胀、疼痛功能障碍。病人用健侧手臂托起患侧前臂,肘关节被动活动时不能伸直。典型特征:①肘部畸形,患肘处于半伸位固定,肘部增粗前臂缩短;②肘后三点关系失常;③于肘前扪及肱骨远端,肘后触及鹰嘴。

X线摄片检查显示关节脱位类型,观察是否并发骨折。

【治疗】

1. 手法复位 局部麻醉下手法复位,术者站在病人前面,将病人患肢提起,肘半屈曲位环抱在术者腰部,一手握腕部牵拉,另一手沿前臂纵轴方向推挤尺骨鹰嘴,当听到响声后即为复位(图35-30)。用长臂石膏托固定屈肘90°功能位3周。指导病人正确进行功能锻炼。

2. 固定 石膏托固定于屈肘90°位,三角巾胸前悬吊2~3周。

3. 功能锻炼 固定期间指导病人早期进行肩、腕、手指关节活动,解除外固定后,主动进行肘关节屈伸和前臂旋转活动,配合理疗、热敷直至恢复肘关节正常功能。

图35-30 肘关节后脱位复位法

四、髋关节脱位

髋关节为杵臼关节,周围有坚强的韧带和强大的肌群,因此只有强大的暴力才可造成髋关节脱位,多为车祸引起。分前、后、中心性脱位三型,后脱位占85%~90%。

【脱位机制】

1. 髋关节后脱位 病人体位处于屈膝、髋关节屈曲内收、股骨轻度内旋,当膝部受到暴力时,股骨头即从髋关节囊后下部脱出。

2. 髋关节前脱位 患者由高空坠落,股骨外展、外旋,髋关节后部受到直接暴力作用,股骨头即从髋关节囊前内下方脱出。

3. 髋关节中心性脱位并髋臼骨折 暴力直接作用在股骨粗隆部,致使股骨头水平移位穿破髋臼内侧壁进入骨盆。

【临床表现和诊断】

1. 典型外伤史 通常为强大暴力所致。

2. 髋关节疼痛、畸形、活动障碍 后脱位患肢屈曲、内收、内旋畸形,臀部膨隆、扪及脱出的股骨头,股骨大粗隆上移;前脱位患肢外展、外旋屈曲畸形,腹股沟处触到脱出的股骨头;中心性脱位伤处肿胀疼痛、活动障碍,大腿上部外侧见较大血肿,肢体短缩,常合并内脏损伤。

X线检查明确脱位情况及有无骨折。髋关节中心性脱位,应检查CT了解髋臼骨折三维概念和盆腔脏器的损伤情况。

【治疗】

1. 复位 应在麻醉下进行复位。①提拉法(Allis法)用于髋关节后脱位复位(图35-31);②回旋复位法(问号法)用于髋关节前脱位复位(图35-32)。中心性髋关节脱位,经牵引复位不成功者应行手术切开复位,同时用螺丝钉、特殊钢板内固定。

图 35-31 提拉法复位

图 35-32 髋关节问号复位法

2. 固定 髋关节前、后脱位复位后须卧床4周,穿T字鞋或皮牵引,中心性髋关节脱位行骨牵引缓慢复位。

3. 功能锻炼　卧床 4 周,进行股四头肌收缩运动,2 周后进行关节活动,4 周后扶双拐下床活动。中心性脱位则应待骨折临床愈合后,可下床逐渐进行关节活动。

第五节　骨与关节感染

一、急性血源性骨髓炎

急性血源性骨髓炎是一种常见病,为致病菌引起的骨膜、骨髓、骨密质、骨松质等组织的化脓性感染。急性期以骨破坏为主,慢性期以骨增生为主。

【病因】

急性血源性骨髓炎最常见致病菌为溶血性金黄色葡萄球菌及乙型链球菌。本病最常发生在小儿长管状骨的干骺端。细菌由身体其他部位的感染病灶进入血液循环引起菌血症和脓毒症。小儿长管状骨生长活跃,骨骺板端的毛细血管更为弯曲形成血管袢,局部血流丰富缓慢,细菌易于滞留沉积。当局部受外伤或者因全身疾病、营养不良等,使全身抵抗力下降,细菌在干骺端生长繁殖,感染骨组织。

【病理】

病理变化为骨组织急性化脓性炎症,骨质破坏与死骨形成。早期以骨质破坏、吸收、坏死为主,后期以新骨增生为主,并形成骨包壳。

病理演变:大量菌栓滞留在长管状骨干骺端,阻塞了血循环导致骨坏死,并有充血、渗出、细胞浸润。在白细胞蛋白溶解酶的作用下,坏死的骨组织和细菌及渗出物形成小脓肿并逐渐增大,使容量不能扩张的骨髓腔压力更大,导致其他血管受压而形成更多的坏死骨组织。

蔓延成为骨髓炎:脓液可通过哈佛管蔓延到骨膜下形成骨膜下脓肿。脓肿内的脓液积聚使骨膜掀起,剥夺了外层骨密质的血供而使其成为死骨。脓肿也可穿破干骺端的骨密质形成骨膜下脓肿,脓液再经骨小管系统返回骨髓腔,沿髓腔内蔓延。脓肿也可穿破骨膜沿着筋膜间隙流注形成深部脓肿。穿破皮肤流出体外形成窦道。脓液还可直接进入关节腔引起化脓性关节炎。小儿骺板具有屏障作用,能阻止干骺端的感染向关节内扩散。髋关节比较特殊,其干骺端位于关节囊内,股骨上段的感染病灶可以穿破干骺端皮质进入关节腔,形成化脓性髋关节炎(图 35-33)。骨组织失去血供后,部分骨组织因缺血而坏死。死骨渐渐与周围骨组织分离,影响骨的强度,易出现病理性骨折。被掀起的骨膜受炎性刺激使骨膜内层的成骨细胞增生,产生骨膜下新骨。新生骨包绕在坏死骨周围,形成"骨性包壳",包壳上有"骨瘘孔"与窦道相通。包壳里存在死腔,有死骨和炎性肉芽组织,引流不畅成为骨性死腔。

小块死骨被吞噬细胞清除或可经皮肤窦道流出体外。大块死骨则长期留在包壳内,感

图 35-33　急性血源性骨髓炎的扩散途径

染不能被消灭,死腔不能被闭合演变为慢性骨髓炎。

【临床表现】

1. 全身表现 起病急骤,寒战、高热 39℃ 以上,有明显毒血症症状,烦躁不安、呕吐、惊厥等严重者可出现中毒性心肌炎、昏迷或休克,危及生命。

2. 局部表现 患区剧痛、患肢呈半屈状,患儿拒绝做主动与被动活动,呈"假性瘫痪"。局部皮肤温度增高,有深压痛。早期皮肤肿胀不明显。通常数日后形成骨膜下脓肿,骨膜下脓肿破溃形成软组织脓肿时,局部的红、肿、热及波动感相当明显,而疼痛则因脓肿减压而明显减轻。整个骨干都存在骨破坏后,可并发病理性骨折。

3. 化验检查 白细胞计数增多,在 $10 \times 10^9/L$ 以上,中性粒细胞计数 90% 以上。血或脓液培养可培养出致病菌。

4. 局部脓肿分层穿刺 抽出液做细菌培养加药物敏感试验。

5. X 线检查 发病后两周内 X 线检查无明显异常,不能作为早期诊断的依据。当骨脓肿出现后,干骺端出现散在虫蛀样骨质破坏,并向髓腔扩展,骨密质变薄,同时可见到密度增高的死骨阴影,有时可出现病理性骨折。

6. CT、MRI CT 可提前发现骨膜下脓肿。MRI 可早期发现骨内炎性病灶的范围、程度及有无脓肿形成。

【诊断与鉴别诊断】

早期诊断必须重视两个问题,疾病诊断与病因诊断。

早期诊断的依据:①急骤高热与毒血症表现;②骨干骺端持续剧痛、不愿活动;③该部位有明显压痛区;④白细胞计数及中性粒细胞增高。MRI 检查可早期发现炎性病灶。局部分层穿刺检查对早期诊断具有重要意义。

本病应与下列疾病鉴别。

1. 蜂窝织炎和深部脓肿 急性血源性骨髓炎与蜂窝织炎、深部脓肿可从以下三方面鉴别。①全身症状不同:急性血源性骨髓炎毒血症症状重;②部位不同:血源性骨髓炎为骨干骺端,蜂窝织炎、深部脓肿则不常见于此;③体征不同:急性血源性骨髓炎疼痛剧烈,压痛深、表面红肿不明显;而蜂窝织炎局部红肿明显。MRI 检查有助于鉴别。

2. 风湿性和化脓性关节炎 疼痛位于关节处,伴有活动障碍,关节有积液。且有肝、脾、淋巴结肿大;血源性骨髓炎疼痛部位是干前端。

【治疗】

目的是中断骨髓炎由急性期向慢性阶段演变,因此只有早期诊断治疗,才能有效控制炎症,避免其转变成慢性骨髓炎。

1. 抗生素治疗 由于致病菌大多数为金黄色葡菌球菌,要联合选用有效的抗生素,先选用一种针对革兰阳性球菌,另一种为广谱抗生素,再根据细菌培养和药敏试验结果调整、选用敏感有效的抗生素,剂量要足,疗程要够。

2. 手术治疗 手术目的是引流脓液、减少毒血症症状和阻止转变成慢性骨髓炎。及时做局部骨钻孔引流或开窗减压手术,可迅速控制病变发展、减轻症状、防止大块死骨形成。在疼痛最明显处纵行切开骨膜,向两侧分离骨膜,然后用 4mm 直径粗钻头向髓腔钻孔数个,直至出现脓液或渗出液。若脓液多或引流尚不充分,可用骨刀去除部分骨密质行"开窗"引流。

3. 全身支持疗法 高热时及时降温、补液,维持水、电解质代谢及酸碱平衡,补充营养。

化脓性感染往往出现贫血,少量多次输新鲜血,可以增加病人的抵抗力。适量补充维生素C、维生素B。保护心肌。

4. 局部辅助治疗 用皮肤牵引或石膏托固定患肢于功能位,防止关节畸形和病理骨折。急性炎症消退后,可改用石膏管型固定,直至X线摄片显示"包壳"坚固,方可解除外固定。如有窦道,可在石膏上开窗换药。

二、慢性化脓性骨髓炎

【病因】

急性血源性骨髓炎治疗不当或不及时,遗有死骨、死腔,迁延为慢性骨髓炎;机体抵抗力较强,细菌毒力弱,在发病时即表现为慢性骨髓炎。致病菌以金黄色葡萄球菌为主,但绝大部分病例为多种细菌混合感染。

【病理】

从急性骨髓炎到慢性骨髓炎不能截然分开,两者在时间上有重叠。慢性骨髓炎的基本病理改变是死骨存留、死腔形成、骨包壳及出现窦道。急性骨髓炎若未及时正确处理,以致产生死骨,虽然脓液溃破骨膜及皮肤形成窦道而引流,急性炎症逐渐消退,但死骨未能吸收或排出,被反应性新生骨形成的包壳包围,成一死腔。死腔内除死骨外,还有炎性肉芽组织、脓液和细菌残留。骨壳通常有多个孔道,经孔道排出脓液及死骨碎屑至体表面。死骨及炎性分泌物的刺激,使骨质增生、硬化,周围软组织损毁严重而形成瘢痕,窦道经久不愈,窦道附近的皮肤色素沉着,可出现上皮细胞过度增生,甚至癌变。

【临床表现】

静止期可无全身和局部症状。有反复发作局部红、肿、疼痛、流脓,有时自窦道排出小片死骨。患肢增粗、变形,局部皮肤菲薄,色暗黑,易形成慢性溃疡,皮下组织增厚、变硬。有长期不愈合或反复发作的窦道,窦道口肉芽组织增生,流出有恶臭味的脓液。经窦道口有时可见死骨或用探针可触到粗糙的骨质。儿童往往因骺板破坏而影响肢体发育,出现患肢短缩或内、外翻畸形。

X线检查:病变骨干增粗,骨质硬化,轮廓不规则;髓腔变窄或消失,有密度增高的死骨影以及圆形或椭圆形透亮区。

【诊断】

根据病史、临床表现和X线所见不难确诊,特别是有窦道及经窦道排出过死骨,诊断更易。

【治疗】

以手术治疗为主,原则是清除死骨、炎性肉芽组织和消灭死腔。手术前病人体质弱者,应增加营养,增强体质,为手术创造条件。手术前后使用有效抗生素。病灶清除术是慢性骨髓炎手术治疗的基本式式。病灶清除后遗留的死腔可采用碟形术、肌瓣填塞、闭式灌洗等方法消灭。

1. 病灶清除术 对死骨已分离清楚,有死腔伴窦道流脓,包壳已充分形成,能代替原有的骨干者,可以行病灶清除术。病灶清除包括摘除死骨,清除感染肉芽组织、坏死组织及瘢痕,通畅引流。儿童骨髓生长旺盛,骨腔容易愈合,对死骨较小,死腔不大的病灶,经彻底清除死骨及感染肉芽组织后,将骨腔边缘稍加修整,一期缝合伤口;慢性骨髓炎急性发作时,一般仅做切开引流而不宜做其他手术;开放性骨折若感染,发生大块死骨,通常要等骨折愈合后才能摘除死骨。无重要功能部位的慢性骨髓炎,如腓骨上段、肋骨、髂骨翼等,可将病骨整段切除,一期缝合伤口。对病程久且已有窦道口皮肤癌变,或足部广泛骨髓炎骨质损毁严重不可能彻底清除病灶者,可考虑截肢术。

2. 碟形手术 病灶清除后,再将骨腔边缘凿去一部分,使之呈口大底小的碟状,称碟形手术。适用于病程长、瘢痕多、窦道复杂、骨质破坏范围大的病人。碟状骨腔可容周围软组织贴近而消灭死腔。若周围软组织少,可开放或部分缝合伤口,用凡士林纱布填塞。管型石膏固定,石膏上开窗,定期更换敷料,待肉芽组织缓慢生长填满伤口后,再行植皮,称为 Orr 疗法。

3. 肌瓣填塞术 死腔较深,做碟形术恐怕丧失骨髓太多,可考虑将附近肌做带蒂肌瓣填塞,以消灭死腔;死腔较大、皮肤缺损较多者,可选用带蒂肌皮瓣转移,既填塞了死腔,又可修复皮肤缺损。

4. 闭式冲洗吸引法 儿童病例在病灶清除后,不必做碟形手术,可在伤口内留置两根引流管,一根为灌注管,经该管滴入含抗生素的生理盐水;另一根为吸引管,做负压吸引。待体温正常,吸出液清晰时,即可停止冲洗并拔管。

5. 庆大霉素珠链充填术 将庆大霉素粉剂放入骨水泥中,制成 7mm 直径左右的小球,以不锈钢丝串起来呈链状,即庆大霉素珠链。填入骨腔后,珠链在体内会缓慢释放出有效浓度的庆大霉素,2 周后取出珠链,腔内植自体松质骨。

三、化脓性关节炎

关节化脓性感染称为化脓性关节炎,常见于儿童,多发于髋关节、膝关节。

【病因】

金黄色葡萄球菌为常见致病菌,其次为白色葡萄球菌、淋病双球菌、肺炎球菌等。致病菌的感染途径有:①由身体其他部位的化脓性病灶通过血循环进入关节内;②关节邻近的化脓病灶蔓延至关节;③开放性关节损伤,化脓菌经伤口进入关节内;④医源性,关节腔穿刺检查、药物注射。

【病理】

1. 浆液性渗出期 滑膜充血、水肿,细胞浸润,有浆液性渗出物,关节软骨无破坏,治疗及时渗出物完全吸收,关节无损害。

2. 浆液纤维素性渗出期 渗出物增多浑浊,出现酶类物质使血管通透性增加,纤维蛋白沉积在关节软骨上影响其代谢,加之白细胞释放的溶酶体协同对软骨基质进行破坏,关节软骨出现崩溃、断裂、塌陷,导致关节粘连功能受限。

3. 脓性液渗出期 炎症侵犯软骨下骨质,滑膜、关节软骨破坏、渗出物为脓性,关节纤维粘连形成骨性僵直、功能丧失。

【临床表现和诊断】

1. 症状 起病急骤,寒战高热、食欲减退等感染中毒症状,体温达 39℃ 以上,患肢关节肿胀、疼痛,活动时疼痛加重。病情严重者可出现谵妄、惊厥等。

2. 体征 病变关节皮肤红、肿、热及压痛,关节呈半屈曲位。被动活动时引起剧烈疼痛、患肢功能受限,患者因疼痛拒绝做任何检查,关节腔积液,浮髌试验阳性,后期可有病理性关节脱位。

3. 化验检查 白细胞计数增多,为 $10 \times 10^9/L$ 以上,中性粒细胞增多,红细胞沉降率增快。关节穿刺液根据病情发展的不同阶段可为浆液性、血性或脓性,镜检可见大量白细胞、脓细胞和革兰阳性球菌。

4. X线检查　早期关节周围软组织肿胀阴影,关节间隙增宽;晚期关节骨质破坏,关节间隙变窄或消失。

根据全身和局部症状,结合病史不难确诊,关节穿刺液检查对早期诊断很有价值。

【鉴别诊断】

1. 风湿性关节炎　多发、对称、游走性、关节无红肿,穿刺液无病菌、抗链"O"(+)。

2. 类风湿性关节炎　起病不急,累及周身大小关节肿胀畸形。

3. 创伤性关节炎　有创伤史,单发,无炎症表现,活动时痛休息后好转。

4. 关节结核　有原发结核病灶,低热、单发、关节肿而不红、夜间疼痛明显。穿刺液见结核菌。

【治疗】

1. 支持疗法　降温、输液、纠正水和电解质代谢及酸碱失衡,增加营养、增强体质和抗病力。

2. 早期足量全身应用有效抗生素　先针对金黄色葡萄球菌用药,待关节液做细菌培养加药敏试验出结果后,根据试验结果调整应用敏感抗生素。

3. 关节穿刺注药　表浅较小的关节每天1次穿刺抽出关节液后,生理盐水冲洗,然后注入有效抗生素。

4. 关节制动　为缓解肌痉挛、减轻疼痛,防止病理性脱位,使用石膏托或牵引架固定患肢。

5. 关节镜灌洗　①关节镜直视下冲洗关节腔,清除脓苔、组织碎屑,留置抗生素;②关节腔持续灌洗适用于表浅大关节,经关节镜或穿刺套管插入两根硅胶管,一根为灌注管,另一根为引流管,每日滴入抗生素盐水溶液2000~3000ml至引流液变清,培养无细菌生长停止(图35-34)。

6. 关节切开引流　经关节穿刺套管不成功者应切开引流,并留置两根硅胶管做灌注、引流管,用抗生素盐水溶液做闭式冲洗及引流。

7. 功能锻炼　当急性炎症消退后无明显关节破坏者,在起病3周后鼓励病人进行主动活动关节功能,同时辅助热敷或理疗,防止关节粘连或僵直。

8. 手术治疗　关节僵直或陈旧性病理性脱位影响关节功能者,行关节矫形术、融合术。

图35-34　关节灌洗术

第六节　骨与关节结核

一、概述

骨与关节结核多发于儿童与青少年,30岁以内的病人占80%以上。好发于负重大、活动多、易创伤的部位。脊柱结核最常见,约占50%,其次为膝、髋、肘关节结核。常引起脊柱、四肢畸形,应早期诊断和治疗,防止发生关节功能障碍或残废。

【病理】

结核菌经血行进入骨与关节并不立即发病,可潜伏多年,当身体抵抗力降低时发病。最初病理变化为单纯性滑膜结核、单纯性骨结核,发病初期关节软骨面是完好的。如被很好地控制住,关节功能不会受影响,若病情进一步发展,使关节软骨面受到损害则称为全关节结核。晚期全关节结核出现继发感染,形成瘘管或窦道,将会遗留各种关节功能障碍。

【临床表现】

1. 全身症状 骨与关节结核是慢性病,早期可有低热、盗汗、乏力、食欲不振、贫血等结核中毒症状。也有起病急骤、高热及毒血症,多见于儿童患者。

2. 局部表现

(1)疼痛:骨关节结核局部疼痛较急性化脓性炎症轻微,与病变部位一致。关节内病变的压痛点分布在关节周围,叩击相应的棘突时,有时能引出疼痛。儿童于熟睡后由于保护性肌肉痉挛的消失,翻身或关节活动时引起疼痛,突然哭叫,称为"夜啼"。

(2)肿胀:位置表浅的膝、肘、腕、踝关节肿胀明显。随病情发展,关节附近的肌肉萎缩,关节成梭形肿胀。位置较深的髋、肩关节或脊柱结核,肿胀不明显。

(3)功能障碍:全关节结核影响关节功能,晚期全关节结核导致关节强直。脊柱结核可使脊柱活动受限;下肢骨关节结核可出现跛行。

(4)冷脓肿:骨关节结核病灶产生的脓肿,表皮不红,不热,称为寒性脓肿或冷脓肿。脓肿位于病灶周围,如颈椎结核形成咽后壁脓肿可引起吞咽障碍;也可以沿疏松的软组织间隙向远处流注,如腰椎结核形成腰大肌脓肿,可流注到髂窝,触诊时髂窝饱满,有波动感。脓肿破溃后在大腿部位形成窦道,流出稀薄脓液夹杂干酪样物、小块死骨,可继发混合感染。窦道闭合与反复发作交替,经久不愈。

(5)畸形:椎体结核楔形变引起角状后凸畸形;髋关节结核可出现髋关节屈曲挛缩畸形;下肢骨关节结核累及骨骺者,可造成双下肢不等长畸形。

(6)脊髓压迫:脊柱结核侵犯椎管压迫脊髓可产生肢体瘫痪。

(7)病理性脱位与骨折。

【实验室检查】

有轻度贫血,合并混合感染时白细胞计数增高、红细胞沉降率加快。冷脓肿脓液结核杆菌培养阳性率70%。

【影像学检查】

1. X线片检查 一般在2个月后有X线片的改变,对诊断骨关节结核及其疗效判定都具有重要价值。①单纯滑膜结核:滑膜肿胀,附近骨质疏松,关节间隙增宽;②单纯松质骨结核:骨小梁模糊呈磨沙玻璃状,晚期有溶骨性变化,可见死骨形成或空洞;③骨干结核:髓腔内溶骨性改变,骨膜新生骨较多,可见小死骨;④全关节结核:早期关节间隙稍变窄,骨端松质骨有破坏;晚期关节间隙明显狭窄或消失,常合并脱位或畸形;⑤脊柱结核:除具备松质骨结核的特征外,可见椎间隙变窄,椎体压缩变形及椎旁软组织脓肿阴影。

2. CT检查 可清晰显示病灶周围冷脓肿、死骨与病骨。

3. MRI检查 在炎症浸润阶段显示异常信号有早期诊断价值,并可观察脊髓受压情况。

【诊断】

骨关节结核早期诊断：①仔细询问结核病史及接触史；②骨关节结核临床表现；③影像学检查，特别是 MRI 检查在炎症浸润阶段显示异常信号有早期诊断价值，X 线检查对诊断骨关节结核具有重要价值，但滑膜结核 X 线征象不特异，需注意鉴别；④活动期红细胞沉降率加速、贫血。脓肿穿刺抽脓做细菌培养等有助于诊断。

【鉴别诊断】

1. 类风湿关节炎　单纯滑膜结核不易与类风湿关节炎鉴别。类风湿关节炎常累及多关节，呈骨性强直但不形成脓肿和窦道。血清类风湿因子呈阳性。诊断困难者可切取滑膜活检或关节液细胞学检查。

2. 化脓性关节炎　急性期发病急骤，寒战、高热、关节疼痛剧烈，白细胞计数升高，与骨关节结核一般不难鉴别。但骨结核穿入关节至全关节结核时，其表现可与化脓性关节炎类似。X 线检查、关节穿刺液细菌学检查有助于鉴别。

3. 骨肿瘤　脊柱结核须与椎体转移癌鉴别，后者多为中老年人，腰背疼痛剧烈，X 线片显示病变限于一个椎体。寒性脓肿应与实质肿瘤鉴别。必要时穿刺抽脓或切开行病理学检查。

【治疗】

1. 全身治疗

（1）支持疗法：注意休息、加强营养，给足蛋白质和维生素 B、C，提高机体抵抗力。贫血者应给补血药物，必要时应间断输新鲜血，混合感染时应用有效抗生素。

（2）抗结核药物治疗：用药原则为如下。①早期用药：一经诊断立即用药；②联合用药：单用 1 种易产生耐药性，宜 2 种以上抗结核药联合用药；③足量：包括药量足及用药时间足够，一般 3 个月为 1 个疗程，连续 3 个疗程，大关节及脊柱结核用药时间需 2 年左右。

一般主张异烟肼 + 利福平、或异烟肼 + 乙胺丁醇。长期使用抗结核药物，应注意药物反应和毒性作用，如链霉素可损伤第Ⅷ对脑神经，利福平可影响肝功能，乙胺丁醇从肾脏排泄，肾功能不全者慎用。

2. 局部治疗

（1）局部制动：用石膏、支架或牵引予以固定。以缓解肌肉痉挛，防止畸形及病理骨折。脊柱结核卧硬板床休息，四肢骨关节结核应减少负重，实践证明，全身药物治疗加局部制动，疗效优于单独抗结核药物治疗，一般小关节结核固定 1 个月、大关节固定 3 个月。

（2）局部注药：优点为药量小、浓度高、反应小，最适宜单纯滑膜结核，可向关节内注射异烟肼 100～200mg，每周 1 次，3 个月为 1 个疗程。注药前应抽净关节积液并注意无菌操作。寒性脓肿穿刺吸脓或切开排脓后，亦可置入抗结核药物。

（3）手术治疗：①切开排脓：冷脓肿混合感染，体温高、中毒症状明显，不能耐受病灶清除术者，可做冷脓肿切开排脓术。②病灶清除术：缩短疗程，提高疗效。手术直接进入骨、关节结核病灶，彻底清除脓液、死骨、结核肉芽与干酪样坏死物质，注入抗结核药物。适合于：a. 骨与关节结核有明显死骨及大脓肿；b. 单纯骨结核髓腔内积脓压力大；c. 单纯滑膜结核药物治疗效果不佳，有发生全关节结核可能；d. 窦道流脓经久不愈；e. 脊柱结核有脊髓受压并截瘫。禁忌证：a. 有其他脏器活动期结核性病变；b. 有混合感染，体温高、中毒症状明显；c. 患者合并有其他严重疾病，难于耐受手术者。③其他手术：关节融合、成形或者矫形手术。

二、脊柱结核

脊柱结核占全身骨关节结核首位,椎体结核占大多数,因椎体为松质骨,其滋养血管是终末动脉,结核杆菌容易停留在椎体内。整个脊柱以腰椎活动度最大,故腰椎发病率最高、胸椎次之、颈椎及尾椎较少。儿童患者为多,30岁以上者发病明显下降。

【病理】

椎体结核分两型。①中心型:多见于儿童,好发于胸椎,病变始于松质骨,以骨质破坏为主,易形成死骨和空洞致使椎体压缩成楔形;②边缘型:多见于成人,腰椎为好发部位,局限于椎体上下缘以溶骨性破坏为主,常侵犯椎间盘,因而椎间隙很窄形成死骨较少。

单纯椎弓结核很少,可继发椎体结核,多发生于棘突和横突,为溶骨性破坏,椎弓三面环绕脊髓,因此,椎弓结核易引起脊髓压迫症状。

形成冷脓肿后可有两种表现。①椎旁脓肿:脓液汇集在椎体周围将骨膜掀起,使椎体边缘发生骨腐蚀,还可压迫脊髓和神经根(图35-35);②流注脓肿:脓液沿肌筋膜间隙向下流动,在远离病灶部位出现脓肿(图35-36)。

图35-35 脊柱结核病变压迫脊髓

图35-36 脊柱结核脓液流注

【临床表现】

1. 全身症状 发病缓慢,低热、倦怠、消瘦、贫血与食欲不振等,小儿有夜啼、呆滞和性情急躁。

2. 局部症状和体征

(1)疼痛:持续性背部钝痛为脊柱结核的主要特点,疲劳后疼痛加重、休息后减轻。颈椎结核疼痛在颈肩部,胸、腰椎结核局限在胸背和腰骶。颈、腰椎结核因神经根刺激而发生上、下肢放射痛。

疼痛明显时病人用双手托住下颌,头前倾、颈部缩短,双手撑住下颌稳住颈项(图35-37)。病变椎体棘突有压痛和叩击痛。

(2)脊柱畸形:相邻椎体楔形破坏或压缩,脊柱生理弧度发生改变,棘突后凸成驼背畸形,以胸腰段病变明显。

3. 冷脓肿　腰大肌脓肿形成可在腰三角、髂窝或腹股沟处摸到脓肿。

4. 活动受限　颈椎结核表现颈部僵硬、斜颈、头颈转动受限。胸、腰椎结核站立行走时头与躯干向后倾斜,病人从地上拾物时不能弯腰,须挺腰屈膝、屈髋下蹲拾物,称拾物实验(＋)。

图 35-37　颈椎结核时姿势

5. 脊髓受压症状　胸椎结核最常见,脊髓受压时病变平面以下部位感觉、运动、反射和括约肌功能出现异常,严重者出现截瘫,若不及时解除则预后不良。

【影像学检查】

1. X 线片　确定病变部位,显示确切位置、范围大小、死骨与冷脓肿。表现为骨质破坏和椎间隙变窄,中心型骨质破坏集中在椎体中央,边缘型骨质破坏集中在椎体的上下缘,边缘型的骨质破坏及楔形变不及中心型,故脊柱后凸不严重。

2. CT 检查　对病灶周围冷脓肿、死骨与病骨可清晰显示。

3. MR 检查　有早期诊断价值,在炎症浸润阶段可显示异常信号,较清晰显示椎管内脊髓、神经根受压情况。

【诊断与鉴别诊断】

根据症状、体征及影像学检查,典型病例诊断不难,应与下列疾病相鉴别。

1. 强直性脊柱炎　有骶髂关节炎症,X 线片检查可明确。

2. 腰椎间盘突出　下肢神经受压症状,CT 检查发现突出髓核,无骨质破坏。

3. 脊柱肿瘤　多见于老年人,疼痛逐渐加重,有骨质破坏但椎间隙正常。

4. 退行性脊椎骨关节病　为老年性疾病,普遍椎间隙变窄,椎体上下缘硬化形成骨桥,但无骨质破坏与全身症状。

【治疗】

1. 全身治疗　支持疗法及抗结核治疗同概述。

2. 手术治疗

(1)切开排脓:用于寒性脓肿继发感染,全身中毒症状重不能耐受手术者。

(2)病灶清除术:分前、后入路两种式式,彻底清除脓液、结核肉芽组织、干酪样坏死组织及死骨。

3. 矫形手术纠正脊柱后凸畸形。

三、髋关节结核

髋关节结核多见于儿童和青少年,单侧发病居多,占全身骨关节结核发病率的第三位。发病部位以髋臼最好发,股骨头次之。

【病理】

早期病理变化为单纯性滑膜结核、单纯性骨结核,单纯性骨结核好发部位是股骨头的边缘或髋臼的髂骨部分,常于股三角和大转子附近产生冷脓肿,破溃后形成窦道继发感染,演变成全关节结核后常发生病理性脱位。

【临床表现】

发病缓慢,有低热盗汗、倦怠、食欲不振、消瘦与贫血等症,小儿有夜啼。

1. 髋关节疼痛　为首发症状,初起不剧烈,因髋关节和膝关节同为闭孔神经支配,当病变刺激闭孔神经时儿童诉膝部疼痛,随着疼痛加剧出现跛行。

2. 冷脓肿　腹股沟与臀部出现寒性脓肿,破溃后形成窦道。

3. 髋关节屈曲畸形　股骨头破坏严重时引起病理性脱位,并导致纤维性骨性强直,出现髋关节屈曲内收内旋畸形和下肢不等长。

4. 托马斯征阳性、"4"字试验阳性、髋关节过伸试验阳性。

【影像学检查】

1. X线检查　须摄双侧髋关节片对比,早期为进行性关节间隙变窄与边缘性骨质破坏,随着破坏加重出现空洞和死骨,股骨头破坏严重时可消失,并导致病理性脱位。

2. CT、MRI检查　有早期诊断价值,可清晰显示微小骨质破坏病灶,MRI检查可显示骨内的炎症浸润。

【诊断与鉴别诊断】

据病史、症状及影像学检查,诊断不难,应与下列疾病相鉴别。

1. 暂时性滑膜炎　7岁以下儿童多见,有过度活动史,X线片无异常。

2. 儿童骨软骨病　X线片表现特殊,早期关节间隙增宽,随后骨化中心为扁平、破碎和囊性变,红细胞沉降率正常。

3. 类风湿关节炎　特征为对称性、多发性。

4. 化脓性关节炎　发病急,高热、脓毒血症表现,血液及关节液中检出化脓性致病菌。

【治疗】

1. 单纯滑膜结核　全身治疗、抗结核药物治疗,同时关节腔注射抗结核药物,皮肤牵引制动。病情不见好转者可行滑膜切除术,术后皮牵引或髋人字石膏固定。

2. 单纯骨结核　应及时行病灶清除术,病灶范围大可用松质骨植骨。术后皮牵引或髋人字石膏固定。

3. 全关节结核

(1)早期:为挽救关节功能,对活动期的全关节结核病人,及时行病灶清除术。

(2)晚期:行病灶清除术后,15岁以上病人同时做关节融合术,术后行髋人字石膏固定3～6个月;15岁以下病人行髋人字石膏固定2～3个月;髋关节强直严重者可酌情选择截骨矫形术。

四、膝关节结核

膝关节有丰富松质骨和滑膜,故膝关节结核发病率高,仅次于脊柱结核占第二位,多见于儿童及青年。

【病理】

起病以滑膜结核多见,早期关节肿胀、滑膜充血、水肿有粟粒样结节,病情发展侵袭软骨及软骨下骨,成为全关节结核。单纯性骨结核好发于股骨远端和胫骨近端的干骺端,产生死骨、空洞或脓肿。破溃后继发感染形成经久不愈的窦道,骨结核侵袭关节,演变成全关节结核。晚期除软骨及软骨下骨进一步破坏外,并累及半月板交叉韧带,发生关节脱位。关节屈曲、外旋畸形,最终造成关节强直。儿童骨骺板受累,影响发育导致双下肢不等长。

【临床表现】

1. 有低热、乏力、疲倦、食欲不振、消瘦贫血等全身症状。

2. 关节肿胀疼痛 单纯滑膜结核疼痛较轻,单纯骨结核局部肿胀和压痛,活动后疼痛加重,全关节结核疼痛明显。因关节周围肌肉萎缩膝关节呈梭形肿胀,检查时发现膝关节两侧饱满,髌上囊肿大,浮髌试验阳性,关节穿刺可见黄色混浊液体。

3. 脓肿窦道 常见于膝关节两侧,触之波动感,破溃后形成慢性窦道,经久不愈合。

4. 功能障碍和畸形 单纯滑膜、骨结核时为轻度跛行,当演变成全关节结核后症状加重。晚期骨质破坏严重出现病理性脱位,膝关节强直、屈曲内、外旋畸形等。

【影像学检查】

单纯滑膜结核显示关节囊肿胀和骨质疏松。单纯骨结核于骨骺或干骺端有磨砂玻璃样改变,病情发展出现空洞和死骨。全关节结核 X 线表现为关节面破坏、间隙变窄。

【诊断】

根据病史、临床表现及影像学检查,诊断不难,要与单发的类风湿关节炎、其他慢性滑膜炎等鉴别。必要时做关节液细菌培养,滑膜活检。

【治疗】

1. 单纯滑膜结核 全身支持治疗、抗结核药物治疗,同时关节腔注射抗结核药物,注药前将关节液抽出,异烟肼每周 1 次,3 个月为 1 个疗程。注药无效或病情加重者可行滑膜切除术,术后皮牵引制动,2 周后开始功能练习,以促进关节功能恢复。

2. 单纯骨结核 早期无死骨空洞时采用非手术治疗,出现死骨空洞时及早做病灶清除术,搔刮病灶后遗留空腔用自体松质骨填塞,术后石膏管型固定。

3. 全关节结核

(1)早期及时行病灶清除术,尚可能保留部分关节功能。

(2)晚期全关节结核,在行病灶清除术同时做关节融合术或截骨术矫正畸形。15 岁以下病人不宜做关节融合术。

第七节 运动系统慢性损伤

一、狭窄性腱鞘炎

肌腱在跨越关节处有"骨-纤维隧道",腱鞘的缘锐硬,为环状韧带,肌腱在此缘上反复摩擦,引起肌腱及腱鞘的损伤性炎症(图 35-38)。手与腕部是最常见的发病部位,于指屈肌腱鞘炎,又称弹响指或扳机指。腕部为拇长展肌和拇短伸肌腱鞘炎,又称桡骨茎突狭窄性腱鞘炎。

【病因及病理】

关节频繁或用力活动,如织毛衣、乐器演奏、洗衣、打字等,肌腱和腱鞘发生渗出、水肿、增生、粘连等损伤性炎症,腱鞘的水肿和增生使"骨-纤维隧道"狭窄,压迫本已水肿的肌腱,阻碍肌腱的滑动。如用力伸屈手指,被压成葫芦状的肌腱强行挤过环状韧带,产生弹拨动作和响声,并伴有疼痛(图 35-39)。

【临床表现】

1. 手指屈肌腱狭窄性腱鞘炎 中年女性多见,各手指的发病频度依次为中、环、食、拇、小指。患者述近侧指骨或指间关节疼痛,手指屈伸活动不灵并伴有弹响。在远侧掌横纹处可触及黄豆大小的痛性结节,屈伸患指该结节随肌腱活动,或可出现弹拨现象。

图 35-38　肌腱的骨-纤维隧道

图 35-39　弹响指发生机制

2. 桡骨茎突狭窄性腱鞘炎　多为女性,桡骨茎突疼痛。桡骨茎突局限性压痛,有时可触及痛性结节。握拳尺偏腕关节,桡骨茎突处出现疼痛(图 35-40)。

【诊断】

根据病史、症状和典型体征可做出明确诊断。

【治疗】

1. 局部制动和局部封闭,封闭时要注意注射部位准确,特别要小心勿注入桡动脉分支血管,否则造成血管痉挛或栓塞。

2. 上述治疗无效可考虑行狭窄的腱鞘切除术。

二、腱鞘囊肿

图 35-40　握拳尺偏试验

腱鞘囊肿是关节部位腱鞘内黏液分泌增多疝出所致,慢性损伤或退行性变可能是发病的重要原因。

【临床表现】

年轻女性多见,好发于腕背、足背、及腕掌面桡侧,一般无疼痛。囊肿光滑、有弹性、不与皮肤粘连,基底固定,张力大者触之如橡皮样实质性感觉。

【诊断】

依据囊肿的特点、部位可做出诊断。

【治疗】

腱鞘囊肿有时可被挤破而自愈,但自愈者或其他方法治疗者都很容易复发。用粗针头抽出囊内黏液,然后向囊内注入皮质类固醇激素,加压包扎,必要时 1 周后再做 1 次。多次复发的腱鞘囊肿可行手术治疗,将囊肿壁及相连的部分腱鞘一并切除。

三、肱骨外上髁炎

又称"网球肘",是伸肌总腱起点处的慢性损伤性炎症。

【病因及病理】

握拳及伸腕可使位于肱骨外上髁处的伸肌总腱起点产生较大张力,如长期反复这种动作就可引起慢性损伤。不同的病人可以表现为筋膜炎、骨膜炎、滑膜炎及小血管神经束卡压等。

【临床表现】

1. 有明显的职业因素,近期劳累史。

2. 逐渐出现肘关节外侧疼痛,握拳伸腕时加重,持物及扭毛巾困难。

3. 肱骨外上髁及桡骨头部位有非常局限、敏锐压痛点。

4. 伸肌牵拉试验阳性:伸肘握拳屈腕,然后前臂旋前,引起肘外侧疼痛为阳性。

【诊断】

根据病史、症状和典型体征常可做出诊断。

【治疗】

1. 基本原则是限制握拳伸腕的用力动作。疗效好坏及是否复发,与限制腕关节活动很有关系。

2. 痛点注射肾上腺皮质激素,对绝大多数患者疗效确切。

3. 极少数经反复非手术治疗无效、症状顽固者,行伸肌总腱起点剥离松解术或神经血管束切除术常能奏效。

四、肩关节周围炎

肩关节周围炎简称肩周炎,又称冻结肩,中医称漏肩风、五十肩。多发于中老年人。是指肩部周围的肌肉、肌腱、韧带、滑囊、关节囊等软组织发生的无菌性炎症,引起充血水肿、渗出粘连,而以肩关节活动时疼痛、功能受限为其临床特点。

【病因】

1. 老年人因肩关节长期过度活动,引起软组织退行性变,导致肩部慢性损伤。

2. 当手术、外伤后上肢固定过久,导致肩周组织萎缩、粘连。

3. 肩部急性挫伤、牵拉伤治疗不当。

4. 肩部遭受风寒侵袭、着凉、颈椎病、心肺以及胆道等慢性疾病发生的肩部牵涉痛,经久不愈的病变使肩部肌肉持续痉挛、缺血形成无菌性炎症而转变为肩周炎。

【临床表现和诊断】

1. 症状 发病迟缓、病程长。本病多发生于中老年人,女性较男性为多,常发生于左肩。逐渐加重的肩部疼痛及关节活动障碍是临床主要症状,疼痛可放射至颈部或上臂中段。夜间疼痛常加重,以致夜不能眠,患肢疼痛严重时不能梳头、洗脸穿衣。

2. 检查 可见肩部肌肉萎缩,冈上肌腱、肱二头肌长、短头肌腱及三角肌前、后缘均有压痛。肩关节主动与被动活动均受限,尤以外展、外旋、后伸受限最明显,前屈受限较少。

3. X线 对年龄较大、病程长者可见局部骨质稀疏、冈上肌钙化、大结节密度增高。

根据临床表现一般不难做出诊断。本病需与颈椎病、颈肩部软组织劳损、肱骨外上髁炎等相鉴别。

【治疗】

1. 药物治疗 内服外用有舒筋活络、活血化瘀、消炎止痛作用的中西药,疼痛严重者可口服抗炎镇痛药物。本病与气候季节有关,不治也可自愈,自然病程在1年左右。

2. 康复疗法 每日按规定进行作业治疗,主动进行肩关节的后伸、外展及旋转活动如手指爬墙缝等,活动时以不引起剧痛为限。功能锻炼要贯穿于治疗全过程,才能有良好效果。

3. 痛点封闭 在疼痛点局部注射醋酸泼尼松龙药物,注意无菌操作技术。

4. 理疗　中药汽化、红外线与推拿按摩或针灸,理疗有助于解痉、消炎、止痛,推拿按摩既可减轻疼痛又可增加肩关节活动范围,促进关节功能恢复。

第八节　颈肩痛和腰腿痛

颈肩痛和腰腿痛是一组临床常见的症状,可由多种疾病引起,与解剖异常、急性损伤、慢性劳损、老年骨质退变和受风寒侵袭等因素有关,临床表现多样化。颈肩痛是指颈、肩、肩胛等处疼痛,有时伴有一侧或两侧上肢痛及颈脊髓损害症状。腰腿痛是指下腰、腰骶、骶髂和臀部等处疼痛,可伴有一侧或两侧下肢痛及马尾神经损伤症状。

一、颈肩痛

(一)颈部软组织急性损伤

颈部软组织急性损伤亦称急性颈扭伤或颈僵直,病因为直接暴力作用在头颈部或因颈部突然扭转,引起肌肉、筋膜、韧带的挫伤或撕裂,严重者可发生骨关节及神经的损伤。另因睡眠时头颈部位置异常,颈部肌肉因持续牵拉,即俗称的"落枕",或因遭受风寒侵袭引起某些肌肉痉挛而出现的急性颈肩痛,均属于颈部软组织急性损伤。

【临床表现】

患者可有明显外伤史或醒后起床时出现颈部疼痛,可向肩背、臂部放射。检查头部偏歪、颈部僵硬,头颈部活动受限。头转动常需连同躯干一同转动。多在颈椎棘突两侧或肩胛内侧缘、冈上肌等区域有明显压痛点。局部软组织肿胀,可触之肌肉痉挛。颈椎X线侧位片可见颈椎生理前凸减小或消失。

【治疗】

1. 颈托制动或颌枕带牵引　可缓解肌肉痉挛而引起的颈肩痛。

2. 局部药物封闭　对压痛点可行指按揉或普鲁卡因加泼尼松龙痛点封闭。

3. 理疗　推拿按摩、针灸,中药汽化治疗,也可口服活血化瘀、消炎止痛药。

(二)颈椎病

颈椎病是指由于颈椎间盘退行性变及其继发性椎间关节退行性变所致的脊髓、神经血管损害而表现的相应临床症状和体征。

【病因和病理】

颈椎活动度大且活动较多容易引起各种急、慢性损伤,导致颈椎病发生。

1. 颈椎间盘退行性变　是发生和发展中最基本的原因,由于颈椎间盘退变使椎间隙狭窄,韧带与关节囊松弛,致使脊柱活动时稳定性下降,引起椎体、关节突、黄韧带等变性、增生,导致椎间孔与椎管狭窄,刺激与压迫神经根、脊髓及椎动脉。颈椎间盘突出和骨质增生刺激与压迫神经根。

2. 损伤　急性损伤可使原已退变的颈椎和椎间盘损害、加重颈椎病,慢性损伤对已退变颈椎加速其退变过程而提前出现症状。但暴力所致骨折、脱位而并发的脊髓或神经根损害则不属颈椎病范畴。

3. 颈椎先天性椎管狭窄　在此前置因素基础上,即使退行性改变轻微,也可出现压迫症状而发病。

【临床表现】

颈椎病临床表现多样化,故分型方法不同,依据其病变为神经、脊髓、血管受刺激或受压表现的一系列症状、体征分为四种类型。好发部位依次为颈$_{5-6}$、颈$_{6-7}$椎间。

1. 神经根型 因颈椎间盘突出或椎体、关节突增生肥大,刺激压迫神经根,开始症状是颈肩痛、颈僵硬,疼痛可放射到前臂和手指,上肢有沉重感,皮肤麻木、手指活动不灵活,牵拉患肢时可引起闪电样锐痛。检查可见颈部活动受限,颈肩部有压痛,相应的神经根支配区出现感觉异常、肌力减退与腱反射改变。①臂丛神经牵拉试验阳性(图35-41):检查者一手扶患侧颈部,一手握患腕外展,双手反向牵引,使臂丛神经受牵拉,若患者感到放射痛或疼痛加重为阳性。②椎间孔压缩试验阳性(图35-42):病人头后仰及偏向患侧,检查者用于压迫头部,出现颈痛并向患手放射。颈椎X线片可见颈椎病变椎间隙狭窄或增生,颈椎生理前凸减少或消失,斜位片可见钩椎关节、关节突增生、椎间孔变形缩小;在过伸、过屈位X片可见颈椎不稳。CT、MRI显示椎间盘突出部位、脊髓和神经根压迫情况。

图35-41 臂丛神经牵挂试验

图35-42 椎间孔压缩试验

2. 脊髓型 因椎间后突的髓核、增生骨赘、韧带肥厚等压迫脊髓,此型早期多表现为四肢乏力、行走持物不稳,如踩棉花样感觉,随病情加重自下而上发生上运动神经元性瘫痪,躯干有束带感,大小便功能障碍。检查肢体有不同程度的瘫痪,手内在肌精细活动障碍,腱反射亢进,Babinski征阳性,髌阵挛、踝阵挛阳性。X线片改变与神经根型相似,相应椎体前缘骨质增生、椎间隙变窄。椎管造影与脑脊液动力试验可显示椎管梗阻征象。CT、MRI显示脊髓受压表现。

3. 椎动脉型 颈椎横突孔增生狭窄、关节突增生可直接刺激压迫椎动脉,颈椎退变活动时不稳定牵拉椎动脉;交感神经兴奋等因素所致。表现如下。①头痛、眩晕:于枕部、顶枕部胀痛,有时出现耳鸣;②视觉障碍:突发性弱视、失明或复视;③猝倒:为椎动脉受刺激突然痉挛所致,常于头部屈伸或旋转时发生,病人猝倒后站起来可继续正常活动;④其他:患者可有神经根受损或脊髓损害的症状。

4. 交感神经型 颈椎各种结构病变的刺激通过脊髓反射或脑-脊髓反射而发生一系列交感神经症状。①交感神经兴奋症状:有头痛或偏头痛、视物模糊、畏光、眼后部胀痛;耳鸣、听力障碍、心前区疼痛、心律失常和血压增高;②交感神经抑制症状:头昏、眼花、流泪、鼻塞、心动过缓、血压下降及胃胀气等。

【诊断】

中年以上患者,根据病史、体检,特别是神经系统检查以及 X 线摄片,一般不做出诊断,必要时行 CT、MRI、脊髓造影等特殊检查。仅有 X 线改变而无临床表现者,不能诊断为颈椎病,只可视为颈椎退行性变。

【治疗】

1. 非手术治疗

(1)颈椎颌枕带牵引:适用于脊髓型以外的各型颈椎病。取坐位或卧位(图 35-43),头微屈。牵引重量 2~6kg,每次 1~1.5 小时,每日 1~2 次,15 日为 1 个疗程。牵引后症状加重者,不宜再用。

(2)自我牵引疗法:在工休息时间或家中,双手交叉合拢置于枕颈部,头向后仰双手向头顶上方牵引 5~10 秒钟为 1 次。每日做 2 组,每组 15~20 次。自我牵引可使椎间隙牵开,突出髓核可能稍许还纳,也可改变椎间关节列线起到缓解症状之作用。此方法对突然感到的颈部疼痛有立即见效的功效。

(3)颈托和围领:主要用以限制颈椎过度活动,而病人行动则不受影响。

(4)理疗:可采用中药汽化疗法每日 1~2 次,每次 1 小时,起到舒筋活血、消退炎性水肿和松弛肌肉的作用。

(5)药物治疗:肌松弛剂及镇静剂等均属对症治疗药物,但长期使用可产生一定副作用,故宜在症状剧烈、严重影响生活及睡眠时才短期、交替使用。

2. 手术治疗　诊断明确的颈椎病经非手术治疗无效,或反复发作者,或脊髓型颈椎病症状进行性加重者适于手术治疗。

(1)前路及前外侧手术:摘除突出椎间盘、切除增生骨赘,解除脊髓神经压迫。加椎体间植骨融合术,以稳定脊柱。

(2)后路手术:椎板切除或椎板成形椎管扩大术,达到对脊髓的减压。

图 35-43　额枕带牵引

二、腰腿痛

(一)概述

腰腿痛是临床上常见的一组症状,病因和疼痛机制较复杂,本症严重影响人类的生活与劳动。

【病因与分类】

腰腿痛的病因繁多,可由脊椎性(包括周围软组织)病变和非椎性病变引起。后者为内脏病变刺激自主神经末梢,出现同脊节反射性腰腿痛或局部的神经、血管疾病引起。前者病因大致归纳如下。

1. 损伤性　骨折和(或)脱位、椎弓崩裂、脊椎滑脱、椎间盘突出,腰扭伤、腰肌劳损、棘上、棘间韧带损伤,第三腰椎横突综合征、臀上皮神经炎、陈旧性骨折、脱位等。

2. 退行性　肥大性脊柱炎、骨质疏松症、椎间小关节紊乱、退行性椎管狭窄、椎间盘退变。

3. 炎症性　脊柱结核、化脓性骨髓炎、强直性脊柱炎、肌筋膜性纤维组织炎、硬膜外感染、脊髓炎、神经根炎。

4. 发育及姿势不良性　脊柱侧凸、后凸、脊柱裂、移行椎、水平骶椎、脊肌瘫痪性侧弯、脊膜膨出等。

【疼痛性质】

1. 局部疼痛　由于病变或继发性肌痉挛所致,疼痛局限而且有固定的压痛点。经药物局部封闭治疗,疼痛迅速消失。

2. 牵涉痛　又称反射痛,是指腰骶椎或腹膜、盆腔脏器病变时,刺激传到脊神经根使同一节段的神经原兴奋,在其相应的皮肤支配区感到的疼痛,其疼痛部位较模糊,少有神经损害的客观体征,可有肌痉挛。

3. 放射痛　是神经根受到损害的特征性表现,疼痛沿受损神经向末梢放射,有较典型的感觉、运动、反射损害的定位体征。

（二）急性腰扭伤

急性腰扭伤是指腰部肌、筋膜、韧带、关节囊等软组织的急性损伤。在体力劳动中或体育运动时,由于动作不协调、姿势不正确,或外力超过腰部软组织的生理负荷量,造成腰部软组织的撕裂、出血及小关节滑膜嵌顿,引起腰部剧烈疼痛。

【临床表现】

病人常有腰部外伤史,即在弯腰搬重物或做运动时突感腰部剧痛,甚至伴有局部撕裂或响声,动作被迫中止。腰痛在咳嗽、喷嚏或腰部活动时加重。检查见腰部僵硬,主动活动受限,在棘突旁、横突旁或髂骨翼肌附着处压痛者,为骶棘肌或筋膜损伤。压痛点多在中线棘突间或棘突上者,为棘间或棘上韧带损伤。在腰骶关节、骶髂关节有压痛,多为关节损伤或滑膜嵌顿。此类患者一般无下肢痛;少数有下肢放射痛,直腿抬高试验可呈阳性,但加强试验阴性。

【治疗】

1. 卧床休息、牵引　疼痛严重者,卧硬板床休息或骨盆牵引,以缓解疼痛及肌痉挛,活动时亦可佩戴腰围保护。

2. 中西药物治疗　内服或外用中药,有舒筋通络,活血化瘀的功效,也可应用抗炎镇痛药物。药物封闭:泼尼松龙加利多卡因于疼痛点药物封闭,起抗炎镇痛作用。

3. 推拿按摩　可采用按揉、拿捏、弹拨等理筋手法。

4. 功能锻炼　待肌痉挛和疼痛缓解后,可配合理疗及腰背肌功能锻炼,以促进局部血循环,防止组织粘连、变性而成慢性腰痛。

（三）慢性腰部劳损

慢性腰部劳损是由于反复的机械力作用于肌肉、韧带、筋膜及关节囊而引起的积累性损伤,平时所见的腰痛大多属于此类。临床上常以病变部位命名,常见有棘上、棘间韧带炎(损伤)、腰肌筋膜炎(劳损)、第三腰椎横突综合征、臀中肌综合征等。

【病因和病理】

有关发病因素有:①急性腰扭伤未经及时与合理的治疗,迁延形成慢性腰肌劳损而引发疼痛;②长期弯腰工作和工作姿势异常,腰部软组织长期处于牵拉状态或反复轻微损伤。腰部肌力失调,致使小血管受压缺血形成损伤性炎症,导致肌痉挛、肌挛缩和退行性变;③脊柱先天异常和姿势不良,易造成脊柱与周围软组织动力平衡失调,继发软组织慢性劳损;④局部受风寒湿侵袭,形成软组织无菌性炎症,有充血、渗出、水肿继而组织变性、筋膜纤维化、粘连、挛缩并可能引起神经卡压征。

【临床表现和诊断】

无明显诱因的慢性疼痛,腰部酸胀痛,休息后可缓解,久坐或久立时即感不适,待腰稍活动几次后又感轻松。但活动过久后或气候变化时,疼痛症状加重或复发。检查疼痛区有固定压痛点,位置常在肌肉附着点,叩击腰部反而感觉舒适;部分病人腰部活动受限。有骶棘肌痉挛征,可为单侧或双侧。腰椎 X 线片多属正常;少数可见腰椎生理前凸变直、腰椎侧凸、骨质增生、腰骶椎先天异常等改变。

根据临床表现和 X 线改变多可诊断。少数病人应与非脊柱性病变的反射性腰痛、腰椎间盘突出症、腰椎管狭窄症相鉴别。

【治疗】

1. 预防保健法 调整改变劳动姿势、适当休息、避免弯腰持重物是减轻症状、防止病情再发的有效措施。

2. 非手术疗法 可采用局部理疗如推拿按摩、中药汽化、红外线或药物封闭。对疼痛影响工作、休息者还可服用非甾体抗炎止痛药。

3. 手术疗法 对少数非手术治疗无效、症状严重者,可行椎管外软组织松解术。

4. 病因治疗 及时有效地清除导致慢性腰部劳损的病因,对慢性腰部劳损的预防甚为重要。

（四）腰椎间盘突出症

腰椎间盘突出症是指因椎间盘变性,纤维环破裂,髓核突出刺激和压迫脊神经根、马尾神经所表现的一种综合征,为腰腿痛常见原因之一。腰椎间盘突出症以腰$_{4\sim5}$、腰$_5\sim$骶$_1$椎间隙发病率最高,占 90%～96%,多个椎间隙同时发病者仅占 5%～22%。

【病因和病理】

1. 椎间盘退行性变是基本因素 随年龄增长,纤维环和髓核水分减少,使髓核张力降低,椎间盘变薄。MRI 证实,15 岁青少年已可发生椎间盘退行性变,退变的椎间盘仅需 294kPa 的压力即发生破裂。正常椎间盘可承受 6865kPa 的压力。

2. 损伤 积累伤力是椎间盘变性的主要原因,也是椎间盘突出的诱因。患者反复弯腰、突然扭转腰部最易引起椎间盘损伤,故本病与患者职业、工作有关。

3. 遗传 有色人种发病率较低,20 岁以下的青少年患者,阳性家族史者占 32%。

4. 妊娠 妊娠期盆腔下腰部充血,各种组织松弛,腰骶部承受压力较平时增大,增加了腰椎间盘突出的机会。

【病理分型】

腰椎间盘突出的基本病理变化可分为三型。

1. 膨隆型 纤维环部分破裂,但表层完整,髓核因压力而向椎管膨胀,表面光滑,保守治疗可愈。

2. 突出型 纤维环完全破裂,髓核突向椎管,仅有后纵韧带或一层纤维膜覆盖,表面呈菜花状,常须手术治疗。

3. 脱垂游离型 破裂突出的椎间盘组织或碎块脱入椎管内或完全游离。压迫马尾神经,必须手术治疗。

【临床表现和诊断】

腰椎间盘突出症常见于 20～50 岁患者,男女之比 4～6:1。20 岁以内占 6%,老人发病率低,患者多数有腰部劳损病史。

1. 症状

(1)腰痛:是大多数病人最先出现的症状,主要是外层纤维环及后纵韧带中的窦椎神经受到突出髓核的刺激而产生的下腰部感应痛。

(2)坐骨神经痛:常与腰痛并存,典型的坐骨神经痛是从下腰部向臀部、大腿后方、小腿外侧至足部的放射痛。当做使腹内压增高的动作如咳嗽、喷嚏、用力排便等都可使疼痛加剧。病情较重者,疼痛区有麻木感。

(3)马尾神经受压:向正后方突出的髓核或脱垂、游离椎间盘组织可压迫马尾神经,出现大、小便障碍,鞍区感觉异常。

2. 体征

(1)腰椎侧突:是为缓解神经根受压、减轻疼痛的姿势性代偿畸形。

(2)腰部活动受限:主要是前屈活动受限最明显,由于前屈活动促使髓核进一步向后突出加重神经根牵张。

(3)压痛及骶棘肌痉挛:89% 患者在病变椎间隙棘突旁有压痛,沿坐骨神经放射痛。1/3 患者有骶棘肌痉挛,使腰部固定于强迫位。

(4)直腿抬高试验、加强试验阳性:正常神经根有 4mm 滑动度,患者因神经根受压或粘连,当患者下肢抬高到 60°～70°时即感觉不适,下肢抬高在 60°以上时即感到坐骨神经痛,称直腿抬高试验阳性(图 35-44)。在直腿抬高试验阳性时,缓慢降低患肢高度待疼痛消失时,再被动背屈踝关节,如再次出现患肢放射痛即为加强试验阳性。

(5)屈颈试验:患者坐位两下肢伸直,此时坐骨神经处于一定的紧张状态,向前屈颈引起患侧下肢放射性疼痛者为阳性。

3. 神经系统表现 感觉、反射异常、肌力下降。腰$_4$神经根受损,小腿前内侧感觉减退,出现股四头肌萎缩,伸膝无力,常有膝腱反射异常;腰$_5$神经根受损,感觉异常在小腿前外侧、足背内侧,踇趾背伸肌力减弱;骶$_1$神经根受损,感觉异常在小腿后外侧、足外侧,趾及足跖屈力减弱,跟腱反射减弱或消失。马尾神经受压则表现肛门括约肌麻痹、反射减弱或消失。

图 35-44 直腿抬高试验

【辅助检查】

1. 腰椎 X 线检查 正、侧位片不能直接反映是否存在椎间盘突出。可见腰椎生理前凸减小或消失,腰椎侧凸;病程较重时,可见椎间隙狭窄,椎体边缘骨质增生。

2. CT、MRI 检查 可清楚显示椎间盘突出的位置和脊髓、神经根受压程度,同时可显示椎板及黄韧带肥厚、小关节增生、椎管侧隐窝狭窄等情况,有较大诊断价值,现已普遍应用于临床。

【诊断与鉴别诊断】

根据患者病史、症状体征以及腰椎 X 线表现可做出初步诊断,结合 CT、MRI 检查能准确地诊断病变间隙、突出物大小和神经受压情况,如仅有 CT、MRI 表现无临床表现则不应诊断本病。

本病应与下列疾病鉴别。

1. **腰部软组织损伤** 可有腰痛及类似坐骨神经痛,但疼痛及压痛部位不同。下肢疼痛属反射性。少数病人直腿抬高试验可呈现阳性,但加强试验阴性。压痛区封闭治疗后,疼痛可明显缓解或消失。

2. **腰椎椎管狭窄症** 间歇性跛行为本病主要特点,症状重而体征轻,腰后伸受限。临床可有多条神经根受损的表现。常需借助 X 线片、椎管造影、CT 或 MRI 来诊断,个别病人需手术探查后才能确定。

3. **马尾肿瘤** 易与中央型椎间盘突出混淆。发病缓慢,呈进行性损害。疼痛于卧床后加重,夜间尤甚,稍活动后缓解。脊柱无侧弯,无压痛点。X 线平片显示椎弓根距离及椎间孔的孔径多增大。脊髓造影、MRI 及脑脊液检查是主要的鉴别诊断依据。

4. **其他** 腰椎间盘突出症还需与腰椎结核或肿瘤、椎弓根峡部不连与脊椎滑脱症、第三腰椎横突综合征、梨状肌综合征等相鉴别。

【治疗】

1. **绝对卧硬板床休息** 临床症状发作初期,则立即卧床休息,目的是使突出的椎间盘和受到刺激的神经根局部水肿、炎症消退,可减轻椎间盘的压力。急性期卧床至少 3 周。卧床期间可轻度屈髋、屈膝位仰卧或侧卧,直至症状明显缓解。疼痛基本缓解后,可佩戴腰围下床活动,尽量避免弯腰负重。

2. **持续牵引** 采用骨盆牵引带反向水平牵引 2 周,病人仰卧、床脚抬高(图 35-45)。牵引可使椎间隙增宽,减少椎间盘内压,从而缓解对神经根的刺激和压迫。牵引重量按病人个体差异为 7~15kg,每日 1~2 次,每次 1~2 小时。目前已有多种电脑控制的牵引床应用于临床,可控制重量,操作简单适用于各种不同的病人。

图 35-45 骨盆牵引

3. **理疗、按摩** 腰部深部理疗和按摩可使腰肌痉挛松弛,进一步减轻椎间盘的压力。

4. **皮质类固醇硬脊膜外注射** 适用醋酸泼尼松龙加 2% 利多卡因行硬膜外注射,可减轻椎间盘破裂口和神经根所发生的炎症反应,达到镇痛作用。

5. **髓核化学溶解法** 是将胶原蛋白酶注入椎间盘,选择性地溶解髓核和纤维环,使椎间盘内压力降低,突出髓核缩小,解除对神经根的压迫,使症状缓解。但此酶易产生过敏反应,并在局部引起出血、粘连,应引起重视。

6. **经皮髓核切吸术** 在 X 线监视下将特殊器械插入椎间隙,摘除一定量的髓核以降低椎间盘内压力,进而缓解临床症状。适用于椎间盘膨出或轻度突出的病人。

7. 手术治疗适应证　①椎间盘突出病史半年,经严格非手术治疗无效,症状严重者;②出现单根神经麻痹或有马尾神经受损者;③椎间盘突出伴椎管狭窄;④首次椎间盘突出,疼痛剧烈尤以下肢症状突出者,被迫于屈髋、屈膝、侧卧体位,严重影响睡眠和日常活动者。手术方法:多数采用经后路行椎板减压和髓核摘除术。手术治疗有可能发生椎间盘感染、血管或神经根损伤以及术后粘连、复发等并发症,故应严格掌握手术指征和提高手术技术。近年来经皮椎间盘切除术是治疗腰椎间盘突出症的一项新技术,因创口小、出血少,有时有立竿见影的效果,逐渐被病人所接受,现已逐步推广应用于临床。

（五）梨状肌综合征

梨状肌综合征是坐骨神经卡在臀部受到卡压形成的一种综合征,引起坐骨神经刺激与压迫症状,在下肢慢性神经损伤中最为常见。

【病因和病理】

臀部急、慢性损伤,致使局部出血、粘连肥厚、瘢痕形成,药物注射使梨状肌变性、纤维挛缩,髋臼后上部骨折移位或过大的骨痂,使坐骨神经在梨状肌处受压。此外,少数病人坐骨神经在出骨盆时行径变异,穿行于梨状肌之中,当髋外旋时肌肉强力收缩引起坐骨神经压迫。臀部其他肌、筋膜病变造成组织内压增高时,同样可缩小坐骨神经盆腔出口的有效空隙,坐骨神经也易受到刺激与压迫。

【临床表现和诊断】

以坐骨神经痛为主要症状,疼痛由臀部经大腿后方向小腿和足部放射,疼痛在活动后加重,休息后缓解,疼痛剧烈时影响行走。检查沿骶髂关节、坐骨切迹及坐骨神经走行有压痛点,以坐骨大孔区压痛明显。俯卧位在臀中部触到条索状、块状硬物或隆起的梨状肌。"4"字试验(髋关节内旋试验)可诱发坐骨神经痛。

梨状肌综合征缺乏典型的症状,故诊断较困难,诊断的要点是:本病一般无腰部症状;压痛点位于坐骨大孔区;梨状肌紧张试验阳性;腰椎 X 线片及椎管造影等检查一般无异常;局部封闭后症状缓解。本病应与腰椎间盘突出症、腰椎椎管狭窄症、腰臀部其他软组织慢性劳损相鉴别。

【治疗】

1. 口服药物加卧床休息可缓解疼痛。

2. 局部手法推拿、理疗或梨状肌药物封闭等,可消除梨状肌痉挛及粘连等。

3. 经非手术治疗无效,症状严重者,可行梨状肌切断及坐骨神经骨盆出口段松解术。手术效果与病程长短关系很大。

三、颈肩痛的鉴别诊断

引起颈肩痛的病因很多,由于多方面的原因容易造成诊断不清甚至误诊,现以颈椎病为例将可引起颈肩痛的疾病鉴别如下。

（一）需与神经根型颈椎病鉴别的疾病

1. 肩周炎　神经根型颈椎病可因颈$_5$神经根受到刺激出现肩部疼痛,而长时间疼痛、肌痉挛又可导致慢性损伤性炎症。故颈椎病可有肩部症状,也可继发肩周炎。二者主要鉴别点是颈椎病时单根神经损害少,往往有前臂及手的根性疼痛,且有神经定位体征。此外,头颈部体征多于肩周炎。

2. 腕管综合征 腕管综合征的体征在腕以远,而颈椎病的神经根损害除手指外,尚有前臂屈肌运动障碍,屈腕试验及腕部 Tinel 征均阴性。电生理检查两者有明显的区别。

3. 胸廓出口综合征 包括前斜角肌综合征、肩锁综合征及肋锁综合征等。是由先天性畸形、外伤瘢痕、骨痂或肿瘤等在上述解剖部位压迫臂丛神经或锁骨下血管而表现的神经、血管症状。在使斜角肌收缩、增大胸腔压力(挺胸深吸气)及改变患侧上肢位置(过度外展肩部或向下牵引上肢)时,可诱发或加重症状。X 线片可发现颈肋、锁骨与第 1 肋骨间隙狭窄等。锁骨下血管造影有助于诊断。

4. 肌萎缩型侧索硬化症 是一种原因不明的运动神经原疾病。表现为进行性肌萎缩,从手向近端发展,最后可侵及舌肌和咽部。与颈椎病不同点为:①对称性发病;②感觉正常,感觉神经传导速度亦正常;③无神经根性疼痛。

5. 颈神经根肿瘤 临床表现为进行性根性疼痛,有典型节段性损害体征。可借助 MRI 和脊髓造影进行诊断。

（二）需与脊髓型颈椎病鉴别的疾病

1. 脊髓肿瘤 病人有颈、肩、臂、手指的疼痛或麻木。压迫平面以下感觉减退及运动障碍的情况开始为 Brown-Sequard 综合征,最后发展为脊髓横贯性损害现象。其特点是:①X线平片显示椎间孔增大、椎体或椎弓破坏;②脊髓碘油造影,梗阻部位造影呈倒杯状;③在完全梗阻病例,脑脊液呈黄色,易凝固,蛋白含量增高。

2. 后纵韧带骨化症 病因不明,可能与劳损、韧带退行变有关。东方人发病率较白种人明显高。骨化的后纵韧带可为节段性或连续性,当骨化的后纵韧带厚度超过颈椎椎管的30%时,即可出现脊髓压迫症状。在 X 线片的侧位及 CT 片上可明确显示此种病变,诊断较容易。

（三）椎动脉型和交感神经型颈椎病的鉴别诊断

此二型颈椎病在临床表现方面有较多相似之处,且可同时存在,故放在一起讨论。其主要特点之一是可能发生眩晕,与颈椎不稳定和椎动脉旁骨质增生,在活动头颈部时牵拉、刺激椎动脉,使其痉挛、导致一过性脑缺血有关。故应注意与各类眩晕鉴别。

1. 能引起眩晕的疾病 眩晕可分为脑源性、耳源性、眼源性、外伤性及神经官能性等。颈椎病所致眩晕属脑源性。常见耳源性眩晕有:①梅尼埃病(美尼尔病),眩晕发作多与情绪变化有关,前庭功能减退,发作时有水平性眼震颤,神经系统无异常;②链霉素致内耳前庭损害,常在用药后 2~4 周出现眩晕,伴平衡失调、口唇及肢端发麻,无眼震。眼源性眩晕多由眼肌麻痹或屈光不正引起,当遮蔽病眼时眩晕可消失。头部外伤所致眩晕常伴有大脑皮质功能障碍及头痛等症状。神经官能症性眩晕者,常有多样临床表现,但检查时却无明显客观体征。其发作也无一定规律性,易受情绪影响。

2. 冠状动脉供血不足 与交感神经型颈椎病有相同的心前区痛、心律紊乱等表现,但前者没有上肢节段性疼痛和感觉异常。心电图检查有病理性改变,用血管扩张剂可缓解症状。

3. 锁骨下动脉缺血综合征 有椎-基底动脉供血不足表现,患侧上肢乏力、沉重、疼痛及麻木。检查可发现患侧上肢血压低于健侧,桡动脉搏动减弱及患侧锁骨处可闻及血管杂音。此病与椎动脉型颈椎病的鉴别方法主要是行椎动脉造影。如发现锁骨下动脉起始段狭窄或闭塞,伴患侧椎动脉血液向锁骨下动脉远端逆流,则诊断肯定。

四、腰腿痛的鉴别诊断

临床上引起腰腿痛的原因很多。易出现诊断不清甚至误诊，也影响了治疗效果。故在诊断腰腿痛时尽可能全面采集病史，详细体格检查。重视辅助检查，应常规进行 X 线平片、血尿常规、红细胞沉降率、肝肾功能及血糖检查，以利于各种疾病的排查。以下择要予以介绍。

1. 腰椎间盘突出症　腰腿痛是常见的主要症状，多见于青壮年，常有腰部扭伤史，X 线检查、MRI、CT 检查均可见腰椎间盘突出改变，肌电图检查可见神经根性损害。

2. 腰肌劳损　无明显诱因的慢性疼痛为主要症状，腰痛为酸胀痛，休息后可缓解。有固定压痛点。有单侧或双侧骶棘肌痉挛征。

3. 第 3 腰椎横突综合征　第 3 腰椎横突通常较第 2、4 腰椎横突长，又居于腰椎中部，故成为腰部活动的力学杠杆的支点，容易受到损伤。本症疼痛主要在腰部，少数可沿骶棘肌向下放射。检查可见髓棘肌痉挛，第 3 腰椎横突尖压痛，无坐骨神经损害征象。局部封闭治疗有很好的近期效果。

4. 椎弓根峡部不连与脊椎滑脱症　椎弓根先天性薄弱而发生的疲劳骨折或外伤骨折常不易连接，有可能在这一基础上发生脊椎向前滑脱。这二者均可能出现下腰痛，脊椎滑脱程度较重时，还可发生神经根症状，且常诱发椎间盘退变、突出。腰骶部 X 线斜位片可证实椎弓根骨折；侧位片可了解有无椎体向前滑脱及其程度。

5. 腰椎结核或肿瘤　腰椎骨、关节结核和肿瘤均是腰痛的重要原因。相应章节已作介绍。这里应指出的是，这两种疾病后果严重，不容延误，故对可疑的腰痛患者应常规行 X 线摄片，必要时做核素骨显像，以协助诊断。

6. 神经根及马尾肿瘤　神经根鞘膜瘤与椎间盘侧后方突出、马尾肿瘤与椎间盘正后方突出的临床表现相似。神经肿瘤发病较缓慢，呈进行性损害，通常无椎间盘突出症那样因动作而诱发的病史。X 线平片不一定有椎间盘退行性表现，而椎弓根距离及椎间孔的孔径均多增大。脊髓造影、MRI 及脑脊液检查是主要鉴别诊断依据。

7. 椎管狭窄症　椎管狭窄症是指多种原因所致椎管、神经根管、椎间孔的狭窄，并使相应部位的脊髓、马尾神经或脊神经根受压的病变。腰椎椎管狭窄症临床上以下腰痛、马尾神经或腰神经根受压，以及神经源性间歇性跛行为主要特点。过去认为有无间歇性跛行是椎管狭窄症与椎间盘突出症的重要区别，实际上大约 1/3 椎间盘突出症患者也发生间歇性跛行。两者主要鉴别需用 X 线摄片、造影、CT、MRI 来确立。

8. 梨状肌综合征　坐骨神经从梨状肌下缘（84.2%）或穿过梨状肌（15.8%）下行。如梨状肌因外伤、先天异常或炎症而增生、肥大、粘连，均可在肌收缩过程中刺激或压迫坐骨神经而出现症状。病人以臀部和下肢痛为主要表现，症状出现或加重常与活动有关，休息即明显缓解。体检时可见臀肌萎缩，臀部深压痛及直腿抬高试验阳性，但神经的定位体征多不太明确。髋关节外展、外旋位抗阻力时（梨状肌强直性收缩）可诱发症状，此点在椎间盘突出症时较少见。

9. 盆腔疾病　早期盆腔后壁的炎症、肿瘤等，当其本身症状尚未充分表现出来时，即可因刺激腰、骶神经根而出现骶部痛，或伴单侧或双侧下肢痛，这时鉴别较为困难。故对不典型之腰腿痛患者，应想到盆腔疾病的可能，常规进行直肠、阴道检查及骨盆平片、B 型超声检查。即使未发现异常，仍应严密随访，直到确诊为某一疾病为止。

（古仕明）

复习思考题

1. 骨折临床愈合标准是什么？
2. 骨折的早期并发症有哪些？
3. 影响骨折愈合的因素有哪些？
4. 简述锁骨骨折手术指征。
5. 肘关节脱位的诊断要点是什么？
6. 急性血源性骨髓炎的诊断依据是什么？
7. 简述腰椎盘突出症的神经系统表现。
8. 试述颈椎病的治疗方法。

第三十六章 外科微创技术

第一节 概　　述

微创外科(minimally invasive surgery,MIS)概念的提出是外科学的一场革命,它深刻地影响了外科学的根本理念。它应是一种措施,借助各种各样的器械,经过最小的手术切口、最小的器官组织创伤及产生最轻的全身和局部炎性反应,达到治疗疾病的目的。自 20 世纪后期,腔镜系统的出现使微创外科观念迅速建立并得以传播,使外科微创化和微创外科得以实施。法国 Mouret 在 1987 年完成第一例腹腔镜胆囊切除术,标志着腹腔镜外科技术的成熟并成为微创外科历史发展的里程碑。此后,以腹腔镜为首的微创技术渗透到普通外科、胸外科、泌尿外科、妇产科、心脏外科、神经外科、骨科等各具体专业,逐渐动摇并替代传统外科手术方式。随着大型 X 光机、B 超、CT 及磁共振等现代医疗影像设备的出现,在其引导或帮助下,介入治疗的出现,进一步减小了手术创伤。

 知识链接

微创外科的发展阶段

1. 内镜探索阶段　1880 年 Nitze 和 Leiter 制造出实用的膀胱镜,不久 Leiter 又与 Mikulicz 设计出胃镜和食管镜,1886 年膀胱镜上装上了微型灯泡,使术者可以看到比较清晰的图像,成为可靠的检查手段。

2. 内镜在体腔的应用和腹腔镜的形成与完善阶段　瑞典医学教授 Jacobaeus 于 1910 应用自己设计的套管先做气腹,再应用膀胱镜插入腹腔,进行腹腔和胸腔检查,首先提出用内镜诊断腹内疾病的可能。德国外科医师 Kelling 于 1923 年用内镜检查有助于胃癌的分期。Hopkins 柱状透镜和纤维导光束的发明,使现代腹腔镜问世。

3. 腹腔镜外科手术发展阶段　德国的 Semm 1983 年完成第一例腹腔镜阑尾切除术。1986 年电子内镜问世,主要是电子胃镜和电子结肠镜,1987 年电视腹腔镜做成,可以开展较复杂手术,腹腔镜外科手术的开展有了坚实的基础。

目前微创外科主要应用内镜、腔镜和介入技术来完成,由于采用了各种新型的摄影显像系统,借助放大功能,手术野反而能显示得更清楚,还可显示传统手术不易进入和观察到的部位,操作更准确、精细。

一、内镜技术

习惯上把经人体自然通道进入者称为内镜(endoscopic),如:胃镜、十二指肠镜、结肠镜、气管镜等。

内镜的发展过程分为三个阶段:硬性光学内镜,软性光导纤维内镜,电子内镜。

纤维内镜有以下 6 个基本构造:先端部、弯曲部、插入管、操作部、目镜部和导光光缆。电子内镜的主要结构由 CCD 耦合腔镜、腔内冷光照明系统、视频处理系统和显示打印系统等部分组成。电子内镜以光敏集成电路摄像系统取代了光纤传像,所能显示的影像质量好,光亮度强,图像大,可以检查出更细小的病变,而且电子内镜的外径更细,操作方便。

内镜对人体组织结构的成像成为进行诊断和治疗的基础。不但可以对病变部位、形状、大小、颜色等进行观察,还可对病灶进行染色、放大、造影、活检以确定病变的性质,甚至可以应用高频电凝及超声刀、激光、微波、射频、氩氦刀等对某些疾病进行治疗。

联合应用染色内镜和放大内镜可更准确地反映病变的病理学背景,如区分增生性、腺瘤性和癌性病变等,从而提高早期癌的检出率。食管黏膜喷洒碘溶液,通过观察黏膜是否着色来判定病变区域,在该部位取活检往往可以发现早期肿瘤。大肠黏膜喷洒靛胭脂染色,通过放大内镜观察黏膜隐窝的形态,判定病变的性质及浸润深度,决定是否进行内镜或手术治疗。

内镜下造影技术,如:经内镜逆行胰胆管造影术、膀胱镜下逆行输尿管肾盂造影术等扩展了常规 X 线造影技术的应用范围,提高了诊断准确率。经内镜可以利用活检钳取出组织标本获得病变的病理诊断,为进一步诊断和治疗打下基础。

内镜手术所用的基本的设备是高频电发生器,可产生电凝电流及电切电流,并根据需要可调整成不同比例的混合电流。高频电刀通过电极尖端产生的高频高压电流在与机体接触时,可使组织瞬时加热,实现对机体组织的分离和凝固,达到切除病变组织和止血的目的。

射频是一种高频交流变化电磁波。高于 10kHz 的高变电流通过活体组织时,组织内离子随高变电流产生振动在电极周围产生 90~100℃ 的高温,通过热传导使局部组织毁损,但并不引起神经肌肉的应激。射频现已应用于肝癌、消化道出血、消化道息肉、胃食管反流、骨关节炎等疾病的治疗。

内镜外科基本操作技术包括下面几种。

1. 注射术 使用内镜注射针,在内镜直视下对病灶,如出血点、病灶基底、肿瘤瘤体等,穿刺注射药物以达到止血、托起病灶、使肿瘤坏死或局部封闭等目的。

2. 钳夹术 使用内镜止血夹,对准出血点、息肉基底或裂开的黏膜边缘钳夹,起到止血、预防出血或闭合创面的作用。

3. 切除术 使用内镜圈套器,直接或剖开病灶表面的黏膜后将病灶套住,接通高频电流,切除病灶。

4. 导线置入或扩张术 在内镜直视下将导线前端对准狭窄的腔道口,捻动导线,依据阻力感觉盲视下或在 X 线透视监视下使导管通过狭窄段。然后经导线引导下用探条扩张器或气囊扩张器在内镜直视下或 X 线监视下对狭窄部位进行逐步扩张,以重建通道。

5. 支架放置术 在单独内镜或内镜联合 X 线监视下,对狭窄的通道置入塑料或金属支架以维持管腔的通畅性。

6. 氩气刀凝切术 使用 APC 探头,在内镜下对准目标物(肿瘤、狭窄环、出血点及异物等)行凝切,使目标物凝固、坏死和气化。

7. 超声内镜穿刺术 使用内镜穿刺针,在超声内镜下确定目标物,在单独超声内镜或联合 X 线监视下对目标物进行穿刺,以针吸组织。

二、腔镜技术

通常把经创伤进体腔或潜在腔隙者称为腔镜,如:腹腔镜(laparoscope)、胸腔镜(thoracoscopic)、关节镜等。

现以腹腔镜为例来说明腔镜的基本原理、基本器械和基本技术。腹腔镜主要由四部分组成:①腹腔镜图像显示系统,包括腹腔镜、光源、导光束、摄像机和电视监视器;②气腹系统,有气腹针、气腹机、CO_2 气瓶三部分组成;③切割止血系统,目前最常用的是高频电刀及超声止血刀;④冲洗吸引系统,包括冲洗吸引管和冲洗吸引装置。

腹腔镜外科的发展,形成了不同于开腹手术的基本技术。

1. 造气腹技术 有闭合式与开放式之分。闭合式造气腹最常用的是气腹针法,选好穿刺点后,通过穿刺点做一纵形或弧形切口,深达皮下或腹白线,此切口用来插入气腹针,也为插入第一套管做准备,捏住气腹针依次穿经筋膜和壁层腹膜,使针的侧孔进入游离腹腔,按程序完成抽吸注水试验、负压试验、初期充气压试验、容量试验等。开放式造气腹在穿刺点做一 2cm 左右小切口,逐层切开至腹膜,直视下检查和用手指探查并分离切开周围有无腹腔粘连,然后放置 10mm 套管,在套管上下方缝合腹膜以防漏气,并用此线固定套管以防其脱出,连通气腹管以低流量缓慢充起腹腔。

2. 穿刺套管安置技术 套管的数目一般决定于手术的部位、方式和手术者的习惯。最好选择小钝头圆锥形穿刺器,造成戳口出血的几率最小。最为关键的是首枚套管的盲穿置入,易发生并发症。其余套管必须在腹腔镜直视下安全置入。

3. 腹腔镜牵引暴露技术 手术野显露除良好的腹壁松弛和适当的气腹压力外,还需要术前服用泻药排空胃肠道,术中调节体位使肠管远离手术野,使用器械推压牵拉手术野附近的脏器和丰满的脂肪组织,使手术野显露良好。

4. 腹腔镜外科分离止血技术 与传统开腹手术相比,腹腔镜手术出血后的处理难度增大,所以术中特别强调先凝后断的原则,以尽量保持手术野的清楚干净和解剖层次。电刀是最为常用的外科设备,配以电钩、电铲、电凝棒、双极电凝钳等工具,可以满足大多数腹腔镜手术的需求。少量多次、循层递进是克服电刀烟雾大、热损伤范围广等缺点的基本原则与有效方法。日渐广泛应用的还有超声刀、射频刀、热凝刀、微波刀、氩气刀等。

5. 腹腔镜施夹技术 腹腔镜施夹闭合管状组织结构简便易行、安全可靠。在闭合炎性水肿增粗的管状结构时最好先结扎再施夹。腹腔镜手术用的夹子既有不可吸收的钛夹,也有可吸收的生物夹。

6. 腹腔镜钉合吻合技术 腹腔镜钉合切割器主要用来闭合离断胃肠或重要管状组织结构(如脾蒂、肾蒂等),以及侧侧吻合或功能性端端吻合。一定要根据组织厚度选择相应钉腿长度的钉匣,在完成数排相互交错、均匀分布的钛钉线中间推进刀片切割离断。管状吻合器与传统开腹手术相同,常用于腹腔镜结直肠手术、胃食管手术和减肥手术等。此外,腹腔镜疝修补钉合器主要用于腹腔镜腹股沟疝修补术、腹腔镜切口疝修补术和腹腔镜食管裂孔疝修补术。

7. 腹腔镜缝合打结技术 此乃腹腔镜手术必须掌握的复杂技术之一。与传统开腹手术相比,增加了进出针线、体内拾针、失去立体视觉不易绕线等许多方面的技术难度。掌握2种体外打结法和1~2种体内打结法可以应对大多数复杂的腹腔镜手术。对腹腔镜缝合打结技术依赖性较大的腹腔镜手术主要有腹腔镜胆总管切开探查术、腹腔镜食管裂孔疝修补胃底折叠术、腹腔镜 Heller-Dor 手术、腹腔镜胆总管囊肿切除胆肠吻合术、腹腔镜近端胃大部切除食管-胃吻合术等。

8. 非气腹腹腔镜技术　这是一种以机械方式提拉或拱升起前腹壁替代气腹营造腹腔镜手术所需空间的技术。与气腹形成的球形膨隆所不同的是它所建立的是梯形或半球形空间。

9. 手助腹腔镜技术　对于那些肿块直径超过8cm的腹腔镜肿瘤根治术以及腹腔镜肝、胰、脾、肾等实质性脏器切除术,手助腹腔镜技术不仅可以大大降低手术难度、提高手术安全性,而且能节省手术时间、降低手术费用。手助口原则上应选在避开腹直肌又便于左手操作的部位,如腹白线上的腹正中切口、左右下腹部的麦氏切口或类麦氏切口。

10. 腹腔镜取标本技术　原则上所有腹腔镜手术切除的标本均应装入标本袋后取出,尤其是肿瘤标本必须常规使用以免肿瘤种植于切口。除了手助式腹腔镜手术和腹腔镜辅助式手术的标本装袋后分别经手助口和辅助口直接取出外,全腹腔镜式手术最好常规装袋经脐部戳口拉出或送出。

腹腔镜外科手术过程中可能出现的并发症:①气胸、纵隔气胸、皮下气肿;②二氧化碳蓄积、高碳酸血症、酸中毒;③气栓;④静脉血栓形成;⑤颅内压升高;⑥低钠血症、水中毒;⑦脏器穿孔及血管损伤。

三、介入技术

介入治疗(interventional therapy)是以影像诊断学为基础,在现代医学影像诊断设备,如:在大型 X 光机、B 超、CT 或磁共振等引导或帮助下,利用穿刺针、导管、导丝、球囊、支架等介入器械引入人体,对体内病灶进行有目的的诊断和治疗的一种微创技术。介入治疗不用开刀,即可治疗许多过去无法治疗或必须手术治疗或内科治疗欠佳的疾病,如冠心病、心律失常、先天性心脏病、肿瘤、脑中风、各种脑血管畸形、各种出血、动脉瘤等。

介入治疗按照是否经血管系统可分为两类。

1. 经血管系统介入治疗

(1)血管本身的病变,利用成型术及灌注(栓塞)术治疗血管狭窄、血管畸形、动静脉漏及血管破裂出血。

(2)利用灌注(栓塞)术对肿瘤性疾病进行治疗,如化疗药物混合碘油加明胶海绵栓塞肝动脉治疗肝细胞癌。

(3)利用动脉栓塞术消除器官功能,如部分性脾栓塞治疗脾功能亢进。

(4)利用动脉灌注术治疗非特异性炎症,如非特异性结肠炎。

(5)血管造影及其与其他影像设备相结合的侵袭性影像诊断。

2. 非血管系统介入治疗

(1)利用成型术治疗各种原因造成的管腔狭窄,如食管狭窄。

(2)利用穿刺(引流)术治疗囊肿、脓肿、血肿、积液和梗阻性黄疸、肾盂积水等。

(3)利用穿刺术采取组织、病理学标本。

(4)利用穿刺术通过穿刺针注入药物或施加物理、化学因素治疗肿瘤或治疗疼痛。

介入治疗基本的器材如下。

1. **穿刺针** 是最基本的器材。经过穿刺针建立通道,才能进行下一步操作。1953年 Seldinger 首先采用的经皮穿刺血管插管技术,取代了以前直接穿刺血管造影或切开暴露血管插管造影的方法,操作简便、安全、合并症少,很快得到广泛应用。

知识链接

Seldinger 法

Seldinger 穿刺法的基本操作是:以带针芯的穿刺针经皮肤、皮下组织穿透血管前、后壁,退出针芯,缓慢向后退针,退至有血液从穿刺针尾端喷出(静脉血是缓慢溢出)时,即插入导丝,退出穿刺针,再沿导丝插入导管,并将导管插至靶血管,进行造影或介入治疗。

Seldinger 改良法是:以不带针芯的穿刺针直接经皮穿刺血管,当针尖穿透血管前壁,进入血管腔,有血液从针尾喷出时,即停止进针,不再穿透血管后壁,然后插入导丝、导管。一般把 Seldinger 改良法也笼统称为 Seldinger 术。

2. **导管** 是介入放射学的主要器材,根据使用目的可分为造影导管、引流导管、球囊扩张导管等,分别用于造影、引流、扩张狭窄管腔之用。

3. **导丝** 是引入导管,或利用导丝导向性能,将导管选择性插入的重要器材。根据物理特性不同可以分为超滑导丝、超硬导丝、超长的交换导丝,根据用途的不同可以有中空的溶栓导丝等。

4. **导管鞘** 为了避免导管反复出入组织或管壁对局部造成的损伤,尤其在血管操作时使用的一种器材。它由带反流阀的外鞘和能够通过导丝的中空内芯组成,用硅胶制成的反流阀在防止血液外溢同时,可以反复通过相应口径的导管,而血管壁不会受损伤;内芯较硬,前端成锥状,以保证导管鞘可以顺利沿导丝送入。

5. **支架** 用于支撑狭窄管腔以达到恢复管腔流通功能之用。内涵管用于非血管系统。金属支架根据其扩张的特性可分为自膨胀式和球囊扩张式,可用于血管系统和非血管系统管腔狭窄或建立新的通道之用。

第二节 外科微创技术在各专业的应用

一、普外科

普外科是微创手术最先开展的也是应用最广泛的专业,目前腹腔镜手术已基本涵盖了除肝移植以外的所有腹部手术。

腹腔镜胆囊切除术主要应用于胆囊结石、胆囊良性隆起样病变及一些非结石性胆囊炎。相比于传统的开放胆囊切除术,在达到同样的治疗效果的前提下,腹腔镜下胆囊切除术的术后并发症少、住院时间短,并且手术瘢痕小。腹腔镜胆囊切除术已成为胆囊切除术的金标准,也是微创手术最经典、最具代表性的手术。

腹腔镜胆囊切除术的操作方法及程序如下。

1. **麻醉选择** 气管插管全身麻醉,以保证充分的腹肌松弛,建立和维持稳定的气腹。

2. **病人体位及手术人员站位** 病人取平卧位,置入套管后,采取头高脚低、向左倾斜

15°~30°的体位。术者及扶镜者站于病人的左侧。如果有第四孔,将增加一名助手立于病人的右侧。监视器置于病人头侧右方。

3. 建立气腹及观察孔 传统的腹腔镜胆囊切除术多采用三孔法或四孔法。一般于脐部,采用 Veress 针穿刺,建立气腹,腹腔内压力逐渐达到 12~13mmHg,仔细地插入 10mm 套管,由此插入腹腔镜。首先大体观察腹腔,然后观察胆囊外观及与周围组织的解剖关系。

4. 手术操作主要步骤

(1)建立操作孔:一般选择剑突下镰状韧带右侧,平肝脏下缘水平线处,用 5mm/10mm 套管建立主操作孔,由此插入电凝钩。一般选在右侧肋缘下锁骨中线处,通常正对胆囊底处,用 5mm 套管建立辅助操作孔,此通道为胆囊抓钳的操作孔。一般选在右侧腋前线肋缘下,通常选择气腹建立后肋缘下气体、内脏器官交界点稍上方,用 5mm 套管建立第二辅助孔,第一助手可经此孔术中协助暴露手术视野。

(2)处理胆囊三角:若胆囊与腹腔内脏器有粘连,则先钝性分离。在能够分辨胆总管、肝总管、胆囊管后,用电凝钩于胆囊壶腹处仔细的切开浆膜,由此向胆总管做钝性分离,充分显露胆总管、肝总管、胆囊管。在确认以上解剖关系以后,分离胆囊管周围的组织,此时注意不要灼伤胆总管,距胆总管 3~5mm 处用钛夹夹闭胆囊管,并切断之。于胆囊三角内侧钝性分离寻找胆囊动脉,显露胆囊动脉无误后,钳夹切断胆囊动脉。

(3)剥离胆囊:提起胆囊颈部,距肝约 5mm 将胆囊逐渐的从胆囊床上切下。充分电凝处理胆囊床上的渗血。并仔细探查确认腹腔内无活动性出血,无胆管及腹腔内其他脏器损伤之后,将胆囊置入标本袋中,再将腹腔镜移到剑突下,经脐部切口将胆囊取出体外。

(4)放出 CO_2,消除气体,脐部和剑突下的切口需缝合腹直肌前鞘,防止疝,创口用创可贴闭合。

 知识链接

腹腔镜胆囊切除术主要并发症及处理

出血:可分为渗血、小动脉出血、大动脉出血及静脉出血。可先用压迫法或电凝法止血,凡无法止血或有严重的出血,均需立即开腹止血。

胆管损伤:解剖变异,术中解剖关系不清,容易发生胆管误伤。对于损伤小或侧壁的损伤,可予缝合并予以腹腔引流。若胆管损伤严重,则需开腹手术。

胆囊破损:术中胆囊破损属常见现象,不会增加死亡率。移出胆囊、吸净胆汁后,用生理盐水冲洗右结肠旁沟即可。

内脏器官损伤:多发生于横结肠、十二指肠以及上腹部小肠,可在腹腔镜下缝合修补,必要时开腹手术,术后需使用抗生素。

随着消化道切除和重建技术的发展,各种微创手术器械的进步,消化道肿瘤手术成为腹腔镜手术研究的又一大热点。

腹腔镜下胃癌手术按手术方式可分为内镜下黏膜切除术、腹腔镜下胃癌局部切除术及腹腔镜下胃癌根治术。按腹腔镜技术分类,可以分为完全腹腔镜下胃癌手术、腹腔镜辅助下胃癌手术和手助腹腔镜下胃癌手术三种。

腹腔镜结直肠癌手术是腹腔镜在恶性肿瘤治疗中开展较早且较为成熟的,可以获得和传统开腹手术相同的根治效果和远期疗效。

由于解剖和生理作用的特殊性,腹腔镜技术在肝脏和胰腺的恶性肿瘤治疗中的发展相对迟缓。近年来,腹腔镜下超声显像技术应用于肝脏手术方面,不仅能准确判断肿瘤位置、足够地游离切缘,而且还能帮助识别大血管、胆管等重要管道结构,避免管道损伤造成的大出血与 CO_2 气栓等严重并发症的发生,大大增加了手术安全性。但目前腹腔镜肝脏肿瘤手术仍主要局限于左肝的Ⅱ、Ⅲ段与右肝前部的Ⅳ、Ⅴ、Ⅵ段。胰腺肿瘤,尤其是胰头及壶腹部肿瘤部位解剖复杂,手术涉及多个吻合口的重建,因此一直是普外科手术中的难点。

腹腔镜手术逐渐扩展到腹部各种病损脏器的切除和功能性手术中,如:腹腔镜阑尾切除术、腹腔镜脾切除术、腹腔镜疝修补术、腹腔镜下的胃底折叠术都已成功实施。

内镜技术在胆道手术方面取得了良好的效果。纤维胆道镜可用于胆道探查取石,也能完成取异物、止血、狭窄胆管扩张、胆道支架放置等操作。纤维胆道镜可在术中指引狭窄段胆管的扩张,或经肝实质切开处或肝断面取出胆管结石。胆道镜经 T 管窦道取出残留结石是传统胆道探查术的重要补救措施。双镜联合(腹腔镜 + 胆道镜)、三镜联合(腹腔镜 + 胆道镜 + 十二指肠镜)治疗胆总管结石等也已广泛开展,腹腔镜和内镜疗法相结合,更能发挥微创外科的优势。

二、普胸外科

微创外科技术在胸外科的运用,以胸腔镜的应用为主要代表手段,加上各种小切口、支气管镜、纵隔镜或腹腔镜的联合应用。

微创胸外科手术包括了电视胸腔镜手术、影像辅助的小切口手术以及手辅助的电视胸腔镜手术三种方式。这一技术广泛应用于诊治胸膜及胸壁疾病、肺疾病、食管疾病和纵隔疾病。

胸膜及胸壁疾病的诊断和治疗:采用胸腔镜技术进行病变胸膜活检术、胸膜剥除术或胸膜固定术,以及清除积液积脓、清除积血、或对断裂的肋间动脉或破裂的胸导管进行结扎,已经普遍开展。小儿漏斗胸矫治术使漏斗胸的治疗取得重大进展。

肺疾病的诊断和治疗:目前肺活检、肺部分切除、肺叶切除、全肺切除以及支气管成形手术均可采用微创胸外科技术完成。

肺活检和肺部分切除的目的常常是为了明确诊断,小部分是直接治疗,常用于肺内小结节活检、肺弥漫性疾病活检以及气胸肺大疱治疗等。对于需要切除较多肺组织的手术,通常是明确诊断后施行的治疗过程,主要包括肿瘤患者不能耐受肺叶切除时施行的大楔形切除手术、肺段切除术、肺气肿肺减容术或巨大肺大疱的切除等。对于手术中需要连续的肺组织切除,一般不涉及肺血管及支气管的单独处理,此时采用内镜缝合切割器进行切除和缝合的连续操作非常方便,显示出微创手术的优势,目前开展也很普遍。对于需要解剖式肺叶切除的疾病,如:肺癌、支气管扩张、毁损肺等,手术涉及血管及支气管的解剖处理,重点在于如何保证胸腔镜手术操作的可靠与安全,避免手术中出现大出血及手术后出现支气管胸膜瘘。对于肺癌还需要保证能够达到可靠的淋巴结清扫的效果。

电视胸腔镜系统能够提供比常规手术更良好的照明,对深部和细微之处的清晰放大影像是常规手术无法做到的,把电视胸腔镜技术和常规开胸技术有机地结合起来,进行肿瘤手术时就能完成足够的切除范围和标准的淋巴结清扫。如果在电视胸腔镜或小切口辅助电视胸腔镜手术中发现不能满足安全的根治性切除、达不到传统手术的治疗效果,都应即刻中转为小切口手术。近年来,随着微创胸外科技术的发展和观念的更新,不但Ⅰ期、Ⅱ期的肺癌患者,对Ⅲ期肺癌患者亦可实施微创胸外科手术。

纵隔疾病的诊断和治疗：电视纵隔镜技术是通过颈部和胸骨旁小切口置入纵隔镜，结合影像技术，直接对气管周围、气管隆突下及支气管区域的病变组织或肿大的淋巴结进行视诊和切除，还被用于淋巴结清扫、纵隔肿物切除或替代胸腔镜行食管癌切除术以及治疗恶性胸腔积液和手汗症等。大部分纵隔的肿瘤和外科性疾病都可以用微创手术完成，诸如纵隔异位甲状腺、胸腺囊肿、重症肌无力时切除胸腺以及Ⅰ期胸腺瘤等都是微创手术的适用疾病，疗效不亚于传统开胸手术。如果术中发现胸腺瘤具有侵犯邻近组织等恶性征，或发现胸腔镜切除胸腺不完全，应立即改为胸骨正中切口手术或前外侧切口手术。

食管疾病的诊断和治疗：目前电视胸腔镜与腹腔镜相结合的应用范围几乎涵盖了食管疾病的各种外科治疗。在治疗食管的良性疾病中，胸腔镜下实行 Heller 肌层切开术治疗贲门失弛缓症已是安全有效的方法；食管良性肿瘤或食管憩室电视胸腔镜切除术也方便易行。近年来胸腔镜和腹腔镜结合用于处理食管癌及重建术越来越普及。目前临床应用较多的是利用电视胸腔镜或辅助小切口游离食管，经腹部正中切口或是利用腹腔镜游离胃，胸内或颈部切口做胃食管吻合术等。

对气管内疾病，已开展应用电视激光硬质气管镜对气管内窄蒂良性肿瘤切除术，气管内恶性肿瘤或良性病变致狭窄置入支架做恢复气道通畅的姑息治疗。

三、心脏外科

目前临床上比较成功的微创心脏外科治疗技术包括：小切口心脏手术；电视胸腔镜辅助的心脏外科手术；机器人心脏手术；不停跳心脏手术；介入方法治疗心脏病。

当微创外科影响到心脏外科的治疗时，人们首先想到的是通过切口的缩小而最直接减小创伤，但术野的缩小增加了手术的难度，加大了手术的风险。胸腔镜心脏手术的出现，可以看作是小切口发展的最高形式，通过视频影像辅助，使心脏手术的操作部位有理想的显露。现在已能开展电视胸腔镜下动脉导管闭合术、房间隔缺损修补术、室间隔缺损修补术、瓣膜成形术或置换手术、单发性房颤的消融治疗、电视胸腔镜辅助下冠脉搭桥术和旁路材料的采集等。2000 年起 Zeus 系统、Aesop 系统和 daVinciS 系统机器人辅助手术装置使完全内镜下外科手术成为可能，使心脏手术的微创化程度进一步加深。目前这种技术已经应用于房间隔修补术，二尖瓣修补术和冠脉搭桥术。

不停跳心脏手术时由于心肌仍持续供血，这就消除了缺血再灌注损伤，使心肌得到良好保护，术后恢复明显加快，促进了心脏手术方法的改进，如：并行体外循环下不停跳房间隔缺损修补术和室颤状态下瓣膜置换术。20 世纪 90 年代以来，随着心脏固定器、分流栓和一些特殊器械的发明，使心脏不停跳冠脉搭桥术逐渐得到普及，并对某些高危患者显示出其优势。

介入方法在心脏外科中的应用从微创的角度来讲，既减少了创伤，又避免了体外循环的损伤，对心脏外科疾病进行治疗是非常理想的。冠状动脉球囊扩张及支架置入、二尖瓣狭窄的球囊扩张以及动脉导管未闭的介入治疗都取得了明显的疗效，和常规的心脏外科手术治疗相比，其优越性逐渐得到了认同。目前，简单的先天性心脏病，如肺动脉瓣狭窄、动脉导管未闭、中央型房间隔缺损等，采用微创介入治疗已成为首选的方法。但室间隔缺损的疗效并不十分满意，这主要与室间隔缺损位置形状的多样性和其周围结构的特殊性有关，近年随着国产封堵器的应用，室间隔缺损封堵术的成功率明显增加，出现房室传导阻滞并发症的几率降低。在大血管疾病的治疗方面，由于介入方法及介入器械的改进，采用外周动脉置入覆膜支架治疗 DeBaKey Ⅲ型主动脉夹层动脉瘤和腹主动脉瘤已成为首选治疗方案,明显降低了死亡率。

近年来,心脏手术中结合介入技术治疗的临床应用取得长足发展。结合经皮冠脉成形术支架植入的"杂交"(Hybrd)冠脉搭桥术技术,使心脏外科观念开始有了新的转变。用手术置换主动脉加支撑型人工血管"象鼻"技术治疗累及胸降主动脉的动脉瘤和主动脉夹层,取得了明显的效果。法洛四联症行根治术时介入封堵大的体肺侧支循环,是另一个介入与传统技术有机结合的例子。

四、泌尿外科

泌尿外科是内镜技术应用最为广泛的临床科室之一,约90%以上的泌尿外科手术均可通过内镜来施行。镜下直视碎石设备越来越先进,从液电碎石器、超声波碎石器、气压弹道碎石器到激光碎石器,泌尿系结石已经很少需要进行开放手术治疗。目前95%的输尿管结石可以通过经膀胱输尿管镜技术碎石或取石,使输尿管的结石无论位于哪段位置,均可以获得良好的疗效。

自20世纪70年代以来,经尿道前列腺电切术已经成为治疗良性前列腺增生症的"金标准",目前在国内县级以上医院已广泛开展,其成功率达85%～90%。还有经尿道前列腺汽化术,经尿道等离子体双极电切,经尿道旋转式前列腺切除术,经尿道激光前列腺切除术等方式。

腹腔镜技术发展迅速,实施范围已由腹腔镜下精索静脉高位结扎、肾囊肿去顶减压,发展到泌尿外科绝大部分手术,包括肾上腺切除、肾上腺腺瘤切除、肾切除、肾癌根治术、肾输尿管切除、肾输尿管切开取石、膀胱全切、膀胱癌根治、前列腺癌根治、活体供肾切除以及肾盂输尿管连接部成形术。肾脏的冷冻消融使腹腔镜肾部分切除保留肾单位成为可能。腹腔镜根治性前列腺切除及尿道重建和根治性膀胱切除及肠道新膀胱术,创伤小,恢复快,显示出腹腔镜的独特优势。后腹腔镜对腹腔内脏器干扰少,术后肠功能恢复快,无腹腔并发症。手助腹腔镜技术因手指灵活地辅助腹腔镜进行操作,使手术时间大大缩短、安全性提高、合并症减少,恢复快。

荧光膀胱镜在临床广泛应用,在早期诊断膀胱黏膜微小病变和彻底治疗方面较普通膀胱镜有较大优势。膀胱癌根据其不同分期,可以选择不同的内镜治疗。浅表性膀胱癌可经尿道做膀胱肿瘤电切术。侵袭性膀胱癌可在腹腔镜下做膀胱癌根治术。镜下手术与开放手术在肿瘤的控制上没有区别,镜下手术反而视野更清晰、操作更精细,对保护神经和血管有很大的优越性,且较开放手术出血少,术后排尿及性功能恢复也好。

20世纪70年代 Fermtmn 开创经皮肾镜技术,国内80年代开始经皮肾微造瘘输尿管镜术推动了经皮肾镜术的发展。经皮肾穿刺输尿管镜术治疗移植肾输尿管梗阻可获得满意的效果。

经皮血管介入或腔内插管主要用于临床诊断,如经皮血管内插管术肾动脉造影、膀胱动脉造影等。经皮介入治疗可以用于栓塞精索内静脉,肾癌、肾血管畸形等,经皮腔内血管成形术用于肾动脉狭窄,成功率达80%～90%,并发症少,可重复应用。

五、骨科

骨科的微创技术应用相对较晚。20世纪70年代,国外关节镜外科已开始迅速发展。而我国到 20 世纪 80 年代开始,部分大医院才相继开展了关节镜检查及手术。

关节镜的运用不仅显著深化了人们对关节局部的活体结构、生理及病理的认识,极大提高了关节疾病的确诊率和诊疗范围,而且完成了许多常规手术很难完成的关节内病变手术。随着关节镜性能的提高,镜下手术器械的改善和操作技术的成熟,其临床应用范围不断拓展,包括急性关节创伤、关节内骨与软骨的骨折及慢性关节创伤的治疗等。目前镜下半月板成形、镜下交叉韧带修复、胫骨平台骨折后的镜下复位小切口内固定等主要集中运用在膝关节,而用于肩、踝、腕、肘等关节还很少。利用遗传工程对软骨细胞培养以获得软骨组织,于镜下修复骨关节炎的软骨损害,是关节镜外科的发展方向之一。

脊柱内镜技术是微创外科在骨科领域的新进展。脊柱疾病采用内镜技术行前路或后路的脊柱手术具有组织损伤小、出血少、脊柱稳定性能破坏小、术后疼痛轻、住院时间短和功能康复快等优点。第三代光纤内镜、显微摄像、三维影像系统的改进和手术器械的进展,使内镜在脊柱外科中的应用得到长足发展。借助显微内镜的辅助,可以有效实现开窗手术的内镜化,不仅使开窗切口更小,还可通过内镜电视监视系统,将术野组织放大后便于更清楚的显露与分辨,在完成开窗、神经剥离、椎间盘摘除等过程中使创伤减至最低,使经椎板间隙入路显微内镜椎间盘摘除术成为目前国内开展得最多的脊柱内镜技术。经胸腔镜前路内固定脊柱畸形的矫治术,兼有开放式前侧入路内固定和前路胸腔镜下松解术的优点;还有应用腹腔镜技术植入椎体间融合器,以治疗因脊柱不稳及椎间盘退行性变导致的下腰部疼痛。

六、神经外科

神经内镜技术作为微创神经外科的重要组成部分,近 10 年有了突破性进展,手术适应证不断拓展。按内镜在手术中的地位,内镜手术可分为以下三类。①单纯内镜神经外科手术:指单纯应用神经内镜及专用手术器械,在视频图像指导下进行神经外科手术,适用于脑积水、肿瘤活检切除、脑室内出血及胸腔交感神经切断等;②内镜控制的神经外科手术:适用于颅内出血、涉及蛛网膜下腔的囊性病变、椎间盘病变、脊髓空洞开窗以及寄生虫疾病等手术;③内镜辅助的显微外科手术:适用于经鼻蝶入路垂体瘤切除、斜坡区肿瘤切除、颅内动脉瘤夹闭术、桥小脑角肿瘤切除及颅底肿瘤手术等。辅助显微外科手术内镜具有更广阔的视角,采用经鼻蝶垂体瘤切除术及斜坡手术可使肿瘤得到更彻底的切除。颅内动脉瘤手术时,通过内镜可观察动脉瘤夹背侧夹持位置是否正确。内镜在桥小脑角区手术(如胆脂瘤、三叉神经微血管减压、听神经瘤等)及幕下小脑上入路四叠体区手术中可减少脑组织的牵拉损伤。

随着血管内导管技术的发展,介入技术逐渐应用于脑血管病的预防和治疗。目前已经开展的介入技术包括经导管选择性动脉内溶栓术、颈动脉狭窄血管成形和支架置入术、静脉血栓血管内溶栓术、颅内外动脉瘤弹簧圈填塞术、脑动静脉畸形的介入治疗、缺血性脑血管病的介入治疗、颈动脉海绵窦瘘、硬脑膜动静脉瘘和脊髓血管畸形的介入治疗等。介入治疗技术已经成为神经外科、神经内科治疗脑血管病的重要力量,而且必将得到更加广阔的发展。

七、肿瘤的介入治疗

介入治疗是与传统药物、手术并列成为临床肿瘤三大诊疗技术之一,具有微创、安全、有效、并发症少及住院时间短等优点,是目前肿瘤治疗的重要方法之一。

肿瘤的介入治疗包括血管性介入和非血管性介入，前者主要指经动脉灌注疗法和动脉栓塞疗法，后者主要指经皮穿刺行肿瘤消融术和内支架置入术。

动脉灌注疗法是通过导管选择性将药物直接注入肿瘤的一支或多支供血动脉，化疗药物直接作用于肿瘤区域，以达到提高肿瘤组织药物浓度、增加抗肿瘤作用的目的。但仍存在着灌注药物从给药器官快速排泄及不能显著降低全身毒副作用。适应于各种实质性脏器和骨、软组织中晚期肿瘤或手术后、放疗后肿瘤复发以及转移。如肝癌、肺癌、头颈部癌、乳腺癌、胆管癌、胰腺癌、食管癌等。

动脉栓塞疗法为饥饿疗法，是通过导管将栓塞剂，如明胶海绵、不锈钢圈、自体血凝块等暂时或永久的阻断肿瘤供应血管，使其闭塞以达到治疗肿瘤的目的。但是，一般栓塞在较大的动脉及分支，短时间内易形成侧支循环，又恢复供血，治疗效果欠佳。肝癌、肺癌、盆腔等部位肿瘤均可通过导管将栓塞剂注入供血动脉，阻断其血运，达到"饿死肿瘤"的目的。晚期肿瘤常引发大出血，如不及时控制，常引起其他并发症，导致死亡。如肺癌、膀胱癌、胃底食管静脉曲张破裂等，该类患者应行急诊介入治疗，栓塞其供血血管，控制出血。如支气管动脉、髂内动脉、胃冠状静脉等。

动脉栓塞化疗是将栓塞所致的肿瘤缺血作用和化疗药物的抗肿瘤作用相结合，达到杀死肿瘤组织的目的。是选择性动脉灌注化疗和动脉栓塞两种方法的结合，可提高局部药物浓度和延长局部药物作用时间，同时降低全身药物浓度，减少毒副作用。

动脉栓塞化疗治疗采用的栓塞剂是超液态碘油与各种化疗药物的混合乳剂。其他栓塞剂还包括明胶海绵颗粒、PVA 微粒、三丙烯明胶微粒等，但这些微粒均不能负载化疗药物，只能起到机械栓塞肿瘤供血动脉的作用。近年来，新的药物剂型出现，如载药微球，将化疗药物和微球结合起来，通过选择性动脉插管，将其输送到肿瘤局部，将会发挥高浓度局部化疗和肿瘤供血动脉机械栓塞的双重作用，取得了明显的效果。

肿瘤介入治疗的优势瘤种集中于肝脏肿瘤。我国肝癌多为继发于肝硬化的原发性肝癌，且多为晚期，手术切除率仅 5.5% ~28%。介入治疗为不能手术切除者提供了一种有效的治疗手段。目前经导管肝动脉灌注化疗和经导管肝动脉栓塞化疗已成为中晚期肝癌的首选治疗手段。

肿瘤消融治疗是指在影像设备的导向下，通过穿刺肿瘤组织，向瘤体内直接注入破坏性化学物质如乙酸、乙醇、热盐水或利用物理的射频、微波、激光等方法使肿瘤组织凝固坏死，起到局部治疗肿瘤的作用。适用于原发性肝癌动脉栓塞化疗术后病灶内碘油充盈不全或肿瘤血管闭塞、乏血供的转移性肝癌、肺癌、盆腔肿瘤等。射频消融是目前研究最为深入、应用最广泛的肿瘤消融治疗方法。射频消融对肝脏、肺、肾、肾上腺、骨转移癌等实体肿瘤均取得了很好的治疗效果。冷冻消融是利用 Joule-Thomson 效应，向插入肿瘤内的冷冻探针内先后充入氩气和氦气，从而形成冻融循环，使肿瘤组织产生冻融和凋亡。在前列腺癌、肝癌、肺癌的治疗中得到了广泛应用。我国研制了具有自主知识产权的 HIFU 治疗系统，称为"海扶刀"，在肝脏、胰腺和骨肿瘤的治疗方面取得了一定成绩。不可逆电穿孔技术治疗肿瘤不会产生热量，因此更加适用于大血管周围肿瘤的消融治疗。

内支架置入术是在影像设备的导向下通过导管、导丝、支架输送器，将支架放置于管道狭窄处或漏口部位，使之再成型或堵住漏口的一系列技术。适应于：①食管癌引起的食管狭窄、食管气管瘘、食管纵隔瘘；②胆道及其周围组织恶性肿瘤引起的阻塞性黄疸；胆管结石、炎症和手术引起的胆道狭窄并阻塞性黄疸；先天性胆管囊肿和化脓性胆管炎；③气管内或气管外肿瘤引起的气道狭窄;④各种原因引起的血管腔狭窄。

　　肿瘤介入是介入放射学中非常重要和活跃的领域之一,近年来,随着肿瘤发病率的不断上升和微创治疗理念的深入人心,肿瘤介入治疗的理论、技术方法和临床研究也不断深入,取得了长足的进步。基础研究方面,新材料、新技术和新设备如药物洗脱微球、放疗微球、IRE、新型射频和微波消融设备等不断涌现,进一步提升了肿瘤局部治疗的安全性和有效性,深入开展了以微创治疗为中心的肿瘤综合治疗,如不同消融技术的联合、肿瘤消融与动脉栓塞化疗的联合、动脉栓塞化疗与放化疗的联合、肿瘤消融与放化疗的联合、介入治疗与分子靶向治疗药物间的联合等;再有,在肿瘤介入治疗的引导手段和影像随访方面,也出现了多种影像检查手段联合应用的趋势,提高了介入治疗的安全性和准确性。

（周家旺）

复习思考题

1. 内镜外科基本操作技术有哪些?
2. 腹腔镜外科与开腹手术有哪些不同技术?
3. 介入技术在肿瘤治疗中有哪些应用?

《西医外科学》教学大纲

(供中医学、针灸推拿、中医骨伤、护理等专业用)

一、课程性质和任务

西医外科学是一门研究以手术或手法为主要疗法的疾病的发生、发展规律、诊断、治疗和预防知识及手术前后处理的科学。它包括外科学基础、常见外科病和手术学基础三部分。其总任务是使学生获得外科学的基本知识和技能;对常见外科病能做出初步诊断和处理;认识外科疾病的一般发生、发展规律,提出可行的预防措施。本教材共计36章学90学时。

在教学过程中,要充分利用电教、挂图、模型、标本、实物、X线片、动物实验、参观及参加手术等各种教学手段,培养学生分析问题和解决问题的能力,充分发挥学生在学习上的主动性。通过提问、技能考核、测验等进行评价。

二、课程教学目标

本大纲适用于三年制中医、中药、及中西医结合专业高职高专层次使用,根据目前医疗卫生体制改革方向以及此次教材编写的原则及要求,以就业为导向,以够用实用为主,培养技能型、实用型人才为目标。为农村、城镇社区医疗机构培养德才兼备的高级实用型技术应用型中医药人才为在宗旨。本科承的教学目标是使本专业学生掌握适应临床岗位所需的西医外科学的基础理论、基本技能、具有运用这些理论知识和基本技能处理常见病多发病的能力。

【知识教学目标】

1. 掌握西医外科学基本理论基本知识;掌握各章节中常见病多发病的临床表现、诊断、鉴别诊断等。

2. 熟悉各种常见病的病因、病理、预防及相关的西医外科技术。

3. 了解西医外科学的研究范围、发展简史和少见外科疾病的相关知识。

【能力培养目标】

1. 具有对常见外科病的防治能力、急危重症的诊断及初步处理能力、外科临床思维能力和自学能力。

2. 在实验中,要规范地进行无菌操作和外科基本操作;独立完成浅表脓肿切开引流、呼吸心跳骤停的初期复苏、清创、静脉切开、体表肿瘤切除、拔甲。

3. 在上级医师指导下进行阑尾切除、腹股沟疝修补、输精管结扎、包皮环切、大隐静脉高位结扎等常见手术。

【素质培养目标】

培养学生良好的职业道德以及勤奋好学、严肃认真、刻苦钻研的精神。具有严谨求实的科学态度、关心病人、献身医学事业的高度责任心和良好的医德医风。

三、教学内容和教学要求

第一章 绪 论

【知识教学目标】

1. 掌握外科学的范畴及外科疾病发展的趋势和学习方法。

2. 熟悉外科医生应具备的素质。

3. 了解外科学的进展。

【能力培养目标】

1. 熟练掌握中、外外科学发展简史,掌握学习外科学的基本方法和要点。

2. 具备对常见外科疾病大致分类的能力。

第二章 无菌术和手术基本技术

【知识教学目标】

1. 掌握无菌术的基本概念及灭菌抗菌方法。

2. 掌握手术人员的术前准备和手术区域的准备及外源性感染途径。

3. 熟悉手术室无菌原则和手术室的无菌管理。

【能力培养目标】

1. 掌握手术器械、物品消毒和灭菌技术,能正确进行无菌技术操作。

2. 具备对各种不同手术部位进行正确的消毒和铺无菌巾单的能力。

第三章 麻 醉

【知识教学目标】

1. 掌握麻醉前病人准备项目和用药目的。

2. 掌握腰麻和硬膜外麻醉的适应证、禁忌证及并发症的防治。

3. 熟悉常用麻醉药物和麻醉期间的观察要点。

4. 熟悉常用麻醉药物的毒性反应,了解全麻适应证、禁忌证和并发症的防治。

【能力培养目标】

1. 掌握局部麻醉技术。

2. 基本掌握腰麻、硬膜外麻醉的概念和方法并能进行简单操作。

3. 能够对常见外科手术选择合适的麻醉方法;具备对麻醉并发症的处理能力。

第四章 心肺脑复苏

【知识教学目标】

1. 掌握心跳、呼吸骤停的原因、诊断、预防。

2. 掌握常用复苏药物及其给药途径。

3. 熟悉复苏的概念。

4. 了解复苏后监测和处理。

【能力培养目标】

1. 掌握心跳呼吸骤停的临床复苏技术,能够对此类病人进行初期复苏。

2. 能对初期心肺复苏病人进行正确的监测和处理。

第五章 围术期处理

【知识教学目标】

1. 掌握手术前一般准备和特殊准备。

2. 掌握手术后病人体位、活动、病情观察、饮食和各种不适的处理。

3. 掌握术后常见并发症的处理。

4. 熟悉术后常见并发症的表现。

5. 了解术后常见并发症的原因。

【能力培养目标】

1. 能够对常见手术病人进行正确的手术前、后处理。

2. 对常见的手术并发症能进行正确的初期处理。

3. 基本能够对营养不良、心脏病、糖尿病、高血压、肾脏疾病、肝脏疾病,呼吸功能障碍等特殊病人进行正确的手术前特殊准备。

第六章 外科病人的体液失衡

【知识教学目标】

1. 掌握水和钠的代谢紊乱、钾的代谢紊乱和低钙血症。

2. 掌握代谢性酸中毒;掌握外科补液的方法。

3. 熟悉代谢性酸、碱中毒;熟悉正常的体液平衡。

4. 了解呼吸性酸、碱中毒。

【能力培养目标】

1. 掌握电解质、酸解平衡代谢紊乱的临床表现和试验室检查。并能对此做出正确诊断和判断。

2. 掌握外科补液方法,对各种缺水病人的每日补水量能进行正确的计算制定补液方案。

第七章 外科病人的营养支持

【知识教学目标】

1. 掌握营养支持的适应证。

2. 熟悉外科病人营养状况的估计。

3. 熟悉外科病人的营养疗法。

4. 了解全胃肠道外营养和要素饮食。

5. 了解要素饮食的配方。

【能力培养目标】

能对外科病人营养状况做出基本正确的估计并能制订营养治疗方案。

第八章 输 血

【知识教学目标】

1. 掌握输血的适应证和常见并发症的防治。

2. 熟悉自身输血的方法。

3. 熟悉移植的注意事项和并发症处理。

4. 了解自身输血的适应证和禁忌证。

5. 了解移植常用方法。

【能力培养目标】

1. 能对需要输血的病人做出正确估计。

2. 掌握自体输血的方法并能运用于临床。

第九章 外科感染

【知识教学目标】

一、概述

1. 掌握外科感染的临床表现、诊断、预防和治疗。

2. 熟悉外科感染的定义、分类、特点、转归。

3. 熟悉外科感染的病因、病理。

4. 了解引起外科感染的常见致病菌。

二、浅表软组织的急性化脓性感染

1. 掌握脓肿的诊断、鉴别诊断及其处理方法。

2. 熟悉疖、痈、急性蜂窝织炎、丹毒、急性淋巴管炎和淋巴结炎、脓肿的定义、表现特点、危害和预防、治疗。

三、手部急性化脓性感染

1. 掌握手部急性化脓性感染的处理原则。

2. 熟悉甲沟炎、化脓性指头炎、急性化脓性腱鞘炎和化脓性滑囊炎及其手掌深部间隙感染的病因和临床表现。

四、脓毒血症和真菌性败血症

1. 掌握脓毒血症的处理原则。

2. 熟悉脓毒血症的概念、临床表现、诊断和预防。

3. 了解真菌性败血症的临床表现及诊断。

五、特异性感染

1. 掌握破伤风的临床表现、诊断、急救、预防和治疗原则。

2. 熟悉气性坏疽的预防、临床表现和治疗原则。

【能力培养目标】

1. 能对常见浅表软组织化脓性感染做出正确判断和处理。

2. 掌握疖、痈、急性蜂窝织炎等的手术技术。

3. 掌握拔甲术、化脓性指头炎、急性化脓性腱鞘炎和化脓性滑囊炎的手术技术。

4. 能够对败血症进行正确的诊断和处理。

5. 能对特异性感染患者作出正确诊断和初步处理以及进一步的转诊治疗。

第十章 创 伤

【知识教学目标】

1. 掌握常见闭合性损伤和开放性损伤的特征及其处理方法。

2. 熟悉损伤的病因、分类、临床表现、诊断和急救、预防和治疗原则。

【能力培养目标】

1. 能对损伤病人进行分类、初步诊断及转诊治疗。

2. 能对闭合性和开放性损伤病人作出初步诊断及治疗。

第十一章 烧 伤

【知识教学目标】

1. 掌握烧伤面积计算方法和烧伤的临床分期、急救、转送和治疗。

2. 熟悉烧伤分度的特点。

3. 熟悉冷伤的病因、病理、诊断和治疗。

【能力培养目标】

1. 掌握烧伤面积的计算方法,能对烧伤病人进行正确的补液治疗。

2. 能对冷伤病人做出正确的诊断和治疗。

第十二章 外科休克

【知识教学目标】

1. 掌握休克的概念。

2. 掌握休克的临床分期和诊断、病情判断、预防治疗。

3. 掌握常见的外科休克的治疗原则。

4. 熟悉休克的发生、分类和病理。

5. 熟悉几种常见的外科休克。

【能力培养目标】

1. 能够对休克病人的临床分期、病情等做出正确判断并能制订出正确的治疗原则。

2. 能对创性休克和感染性休克进行正确的诊断和治疗。

第十三章 多器官功能障碍综合征

【知识教学目标】

1. 掌握多器官功能障碍综合征的预防和治疗。

2. 掌握急性肾衰竭的临床表现、诊断和防治。

3. 熟悉急性呼吸窘迫综合征临床表现、诊断和治疗。

4. 熟悉多器官功能障碍综合征的概念。

5. 了解多器官功能障碍综合征的病因病理。

6. 了解急性呼吸窘迫综合征的病因和发病机制。

【能力培养目标】

1. 能对急性肾衰竭、急性呼吸窘迫综合征做出正确诊断和初步处理。

2. 具备多脏器功能衰竭综合征的基本理论知识,对相关疾病能及早提出预防措施和方案。

第十四章 肿 瘤

【知识教学目标】

1. 掌握恶性肿瘤的诊断、治疗原则。

2. 熟悉良性与恶性肿瘤的表现特点、预防措施。

3. 熟悉各种体表肿瘤的临床特征。

4. 熟悉各种体表肿瘤的治疗原则。

5. 了解肿瘤的病因病理。

【能力培养目标】

1. 能对良性肿瘤和恶性肿瘤进行鉴别诊断。

2. 掌握常见体表肿瘤的手术技术。

第十五章　颅内压增高症

【知识教学目标】

1. 掌握颅内压增高症的表现和治疗原则。

2. 了解颅内压增高症的病因、类型。

【能力培养目标】

能对颅内压增高病人做出正确的诊断和常规处理。

第十六章　颅脑损伤

【知识教学目标】

1. 掌握头皮损伤、颅骨骨折、脑损伤的表现特征和治疗原则。

2. 了解颅脑损伤的分类、病因、分级。

【能力培养目标】

掌握头皮损伤、颅骨骨折、脑损伤的临床特征和治疗原则,具备常规处理能力。

第十七章　甲状腺疾病

【知识教学目标】

1. 掌握甲状腺功能亢进症的术前准备要点和甲状腺大部切除术要领及术后并发症的处理。

2. 熟悉甲状腺功能亢进症、单纯性甲状腺肿的外科治疗原则。

3. 熟悉颈部肿块的鉴别。

4. 熟悉甲状腺结节的性质和鉴别。

5. 了解甲状腺癌的表现、治疗。

6. 了解甲状旁腺功能亢进的表现、治疗。

【能力培养目标】

1. 能对甲状腺、甲状旁腺疾病做出正确诊断。

2. 能对该类患者给予正确的咨询指导意见。

第十八章　乳腺疾病

【知识教学目标】

1. 掌握乳房检查的正确方法。

2. 掌握乳房癌的表现特征、治疗原则。

3. 掌握乳腺炎的临床表现、诊断、治疗原则。

4. 掌握乳腺囊性增生症、乳房纤维腺瘤、乳管内乳头状瘤的表现特征、治疗原则。

5. 了解乳腺囊性增生症、乳房癌的病因、病理。

【能力培养目标】

1. 掌握乳腺检查的正确方法。

2. 掌握乳腺脓肿切开引流技术。

3. 掌握乳房良性肿瘤手术技术。

4. 能对各种乳腺常见病做出正确诊断。

第十九章　胸部疾病

【知识教学目标】

1. 掌握肋骨骨折、损伤性气胸、损伤性血胸的治疗原则。

2. 掌握肺癌、食管癌的早期症状、诊断、鉴别和治疗原则。

3. 熟悉肋骨骨折、损伤性气胸、损伤性血胸和急、慢性脓胸的临床表现和诊断。

4. 熟悉肺结核、慢性肺脓肿、支气管扩张症的外科治疗适应证。

5. 了解肋骨骨折、损伤性气胸、损伤性血胸和急、慢性脓胸的病因、病理。

6. 了解肺癌、食管癌和病因、病理。

【能力培养目标】

1. 能够对损伤性血、气胸进行正确的急救处理。

2. 掌握肋骨骨折、连枷胸的外固定方法。

3. 能对食管癌、肺癌做出正确诊断。

4. 能对慢性肺脓肿做出诊断。

第二十章　心脏外科疾病

【知识教学目标】

1. 熟悉先天性、后天性心脏病的外科治疗。

2. 了解先天性、后天性心脏病的表现和诊断。

【能力培养目标】

能对常见先天性心脏外科疾病给予正确的咨询意见。

第二十一章　腹　外　疝

【知识教学目标】

1. 掌握腹股沟斜疝、直疝和股疝的鉴别要点、治疗原则。

2. 熟悉腹外疝的定义、病因病理、表现特征。

3. 熟悉腹外疝修补术的要领。

【能力培养目标】

1. 能对各种腹外疝做出正确的诊断。

2. 能在导师指导下进行斜疝修补手术或担任助手。

第二十二章　急性腹膜炎与腹腔脓肿

【知识教学目标】

1. 掌握三种腹腔脓肿的临床表现、诊断与鉴别诊断及其治疗原则。

2. 掌握急性腹膜炎的病因病理、分类、临床表现、诊断、预防和治疗。

【能力培养目标】

1. 掌握急性腹膜炎的临床表现和腹部诊断方法并能做出诊断。

2. 能对腹腔脓肿做出诊断和鉴别诊断。

第二十三章　腹部损伤

【知识教学目标】

1. 掌握腹部损伤的临床表现、诊断和治疗原则。

2. 熟悉腹部损伤的病因和分类。

3. 了解小肠损伤、脾损伤、肝损伤、结肠损伤病因、表现特征和处理原则。

【能力培养目标】

1. 能对腹部损伤做出诊断并制订治疗原则。

2. 能够鉴别空腔脏器损伤和实质性脏器损伤。

第二十四章　胃、十二指肠外科疾病

【知识教学目标】

1. 掌握胃、十二指肠外科疾病的手术适应证。

2. 掌握胃大部切除术后并发症及其防治。

3. 熟悉胃、十二指肠溃疡急性穿孔及大出血、瘢痕性幽门梗阻、胃癌的病因病理、表现特征、诊断和治疗。

4. 了解胃、十二指肠解剖生理概要。

【能力培养目标】

能对胃、十二指肠疾病做出正确诊断并能提出治疗原则。

第二十五章　阑　尾　炎

【知识教学目标】

1. 掌握急性阑尾炎的临床表现、诊断治疗和术后并发症的防治。

2. 熟悉几种特殊类型急性阑尾炎的特点和治疗原则。

3. 熟悉急性阑尾炎的病因病理。

4. 了解慢性阑尾炎的临床表现和治疗。

【能力培养目标】

1. 能对阑尾炎做出正确诊断和鉴别诊断。

2. 掌握阑尾切除手术技术。

第二十六章　肠　疾　病

【知识教学目标】

1. 掌握肠梗阻的分类、病理生理、临床表现、诊断、治疗原则。

2. 掌握结肠癌的表现特征、诊断和治疗原则。

3. 熟悉常见各种肠梗阻的诊断和防治。

4. 熟悉大肠癌的病因病理、分期。

5. 了解急性坏死性肠炎、先天性巨结肠的临床表现、诊断和治疗。

6. 了解肠息肉病的病因病理、分类、表现和治疗原则。

7. 了解小肠肿瘤的病因病理、表现、诊断及其处理。

【能力培养目标】

1. 掌握肠梗阻的分类和临床表现，对各类肠梗阻能做出诊断并制订出治疗方案。

2. 能对结肠癌、直肠癌做出正确诊断。

第二十七章　肝脏疾病与门静脉高压症

【知识教学目标】

熟悉肝脓肿、原发性肝癌、门静脉高压症的病因病理、表现特征、诊断、鉴别诊断及其治疗。

【能力培养目标】

能对肝脓肿、原发性肝癌、门静脉高压症等进行诊断和鉴别诊断。

第二十八章　胆道疾病

【知识教学目标】

1. 掌握急性胆囊炎、慢性胆囊炎、急性梗阻性化脓性胆管炎、胆道蛔虫病、胆石症的临床表现、诊断、鉴别诊断和治疗。

2. 了解胆管系统、胆囊的解剖生理及胆道疾病分类与检查方法。

3. 了解急性胆囊炎、慢性胆囊炎、急性梗阻性化脓性胆管炎、胆道蛔虫病、胆石症、胆道息肉样病变、胆道肿瘤、先天性胆系疾病的病因病理。

4. 了解胆道息肉样病变、胆道肿瘤、先天性胆系疾病的临床表现、诊断、鉴别诊断和治疗。

【能力培养目标】

1. 能对胆道疾病进行正确的诊断和鉴别诊断。

2. 具备急性梗阻性化脓性胆管炎的基本理论知识并且能对该病做出正确的诊断。

第二十九章　胰腺疾病

【知识教学目标】

1. 掌握急性胰腺炎的临床表现、诊断、鉴别诊断及其治疗方法。

2. 熟悉急性胰腺炎的病因病理。

3. 了解胰腺的解剖生理概要和胰腺疾病的检查方法。

4. 了解慢性胰腺炎、胰腺假性囊肿、胰腺癌和壶腹部癌的病因病理、临床表现、诊断和治疗。

【能力培养目标】

1. 能够对胰腺疾病进行诊断和鉴别诊断。

2. 掌握重症胰腺炎非手术治疗方法。

第三十章　腹部外科疾病及鉴别诊断

【知识教学目标】

1. 掌握上消化道出血、腹部肿块的鉴别诊断。
2. 熟悉腹痛的类型、引起腹痛的疾病及腹痛时检查方法。

【能力培养目标】

1. 能对腹部肿块进行诊断和鉴别诊断。
2. 能对急腹症进行鉴别诊断。
3. 能对上消化道出血和下消化道出血进行鉴别诊断。

第三十一章　周围血管疾病

【知识教学目标】

1. 掌握下肢静脉瓣膜和深静脉功能试验。
2. 熟悉下肢动脉硬化闭塞症、下肢深静脉血栓形成的病因病理、临床表现、诊断和防治。
3. 熟悉血栓闭塞性脉管炎的病因病理、临床表现、诊断和治疗。
4. 熟悉大隐静脉高位结扎及剥脱术。
5. 了解血管外科疾病和临床特点和检查。

【能力培养目标】

1. 掌握下肢静脉瓣膜和深静脉功能试验方法。能对下肢静脉曲张做出正确诊断。
2. 掌握下肢动脉缺血性病变临床表现并能对该类疾病做出正确诊断。
3. 熟悉大隐静脉高位结扎及剥脱手术技术并能给指导老师担任助手。

第三十二章　泌尿、男性生殖系统外科疾病的主要症状及鉴别诊断

【知识教学目标】

1. 掌握泌尿、男性生殖系统外科疾病的主要临床表现。
2. 掌握血尿的鉴别和分类。
3. 熟悉泌尿、男性生殖系统外科检查方法。

【能力培养目标】

1. 能对血尿进行鉴别和分类。
2. 能够进行泌尿、男性生殖系统外科检查。

第三十三章　常见泌尿、男性生殖系统外科疾病

【知识教学目标】

1. 掌握泌尿系损伤、感染、结石、肿瘤、尿路梗阻的表现特征、诊断和治疗原则。
2. 了解尿道下裂、包茎和包皮过长、隐睾、鞘膜积液、精索静脉曲张的临床表现、诊断和治疗。
3. 了解泌尿系损伤、感染、结石、肿瘤、尿路梗阻的病因病理。

【能力培养目标】

1. 能够对泌尿系结石和泌尿系肿瘤进行诊断。
2. 能够对泌尿系损伤和男生殖系统外科疾病进行正确的诊断和治疗。

第三十四章　男　科　学

【知识教学目标】

1. 熟悉男性不育症的病因和治疗。
2. 了解男性计划生育的意义、措施。
3. 了解性功能障碍的病因、病理。

【能力培养目标】

1. 能对男性计划生育进行正确的咨询和指导。
2. 掌握男性绝育手术技术。
3. 能对性功能障碍患者进行咨询和指导。

第三十五章 运动系统疾病

【知识教学目标】

1. 掌握骨折、脱位的临床表现、诊断、治疗和急救原则。
2. 掌握各种常见骨折、脱位的表现特征、治疗方法。
3. 掌握常用的骨科检查方法。
4. 掌握急性血源性骨髓炎、骨关节结核、骨肿瘤的临床表现、诊断和治疗。
5. 掌握颈肩痛和腰腿痛的诊断和治疗。
6. 熟悉骨折的并发症。
7. 熟悉急性血源性骨髓炎、骨关节结核、骨肿瘤的病因病理。
8. 熟悉颈肩痛和腰腿痛的病因、分类、表现特征。
9. 了解骨折的病因、分类、愈合过程。
10. 了解关节脱位的分类、病理。
11. 了解膝关节半月板和膝关节韧带损伤的临床表现、治疗原则。
12. 了解慢性骨髓炎、化脓性关节炎、非化脓性关节炎的病因病理、临床表现、诊断和治疗。
13. 了解运动系统慢性损伤的病因病理、临床表现和治疗原则。

【能力培养目标】

1. 掌握各种骨科检查方法。
2. 能够对骨折、脱位进行外固定或手法复位以及急救治疗。
3. 能够对急性血源性骨髓炎、骨关节结核、骨肿瘤进行诊断和治疗。
4. 能够对颈肩痛、腰腿痛进行正确的诊断和治疗。

第三十六章 外科微创技术

【能力培养目标】

1. 了解微创外科治疗的常见技术。
2. 了解微创技术在各临床专业的应用。

四、实验内容

实验次	实验内容	学时
实验一	手术人员、手术区无菌准备	2
实验二	器械认知和单手打结	2
实验三	离体组织切开、止血、分离、缝合	2
实验四	心肺复苏	1
实验五	清创、换药	2
实验六	阑尾切除术	2
实验七	小夹板、石膏固定、牵引术	2

五、学时分配

章次	理论学时	实验学时	总学时
第一章 绪论	0.5		0.5
第二章 无菌术和手术基本技术	1.5	6	7.5
第三章 麻醉	3		3

续表

章次	理论学时	实验学时	总学时
第四章　心肺脑复苏	1	1	2
第五章　围术期处理	2		2
第六章　外科患者的体液失衡	4		4
第七章　外科患者的营养支持	1		1
第八章　输血	1		1
第九章　外科感染	4		4
第十章　创伤	2	2	4
第十一章　烧伤	1		1
第十二章　外科休克	2		2
第十三章　多器官功能障碍综合征	2		2
第十四章　肿瘤	2		2
第十五章　颅内压增高症	1		1
第十六章　颅脑损伤	3		3
第十七章　甲状腺和甲状旁腺外科病	2		2
第十八章　乳腺疾病	2		2
第十九章　胸部疾病	2		2
第二十章　心脏外科疾病概述	2		2
第二十一章　腹外疝	2		2
第二十二章　急性腹膜炎与腹腔脓肿	2		2
第二十三章　腹部创伤	2		2
第二十四章　胃、十二指肠外科疾病	2		2
第二十五章　阑尾炎	2	2	4
第二十六章　肠疾病	4		4
第二十七章　肝脏疾病与门静脉高压症	2		2
第二十八章　胆道疾病	2		2
第二十九章　胰腺疾病	1		1
第三十章　腹部外科疾病及鉴别诊断	2		2
第三十一章　周围血管疾病	1		1
第三十二章　泌尿、男性生殖系统外科疾病的主要症状及鉴别诊断	1		1
第三十三章　常见泌尿、男性生殖系统外科疾病	3		3
第三十四章　男科学	1		1
第三十五章　运动系统疾病	6	2	8
第三十六章　外科微创技术	2	0	2
机动	2		2
合计	75	13	90

主要参考书目

1. 梁力建.外科学[M].第 6 版.北京:人民卫生出版社,2009.
2. 贾奎.西医外科学[M].第 2 版.北京:人民卫生出版社,2010.
3. 陈孝平,汪建平.外科学[M].第 8 版.北京:人民卫生出版社,2013.

40检